新世纪全国高等中医药院校规划教材

药 剂 学

（供药学类专业用）

主　编　李范珠（浙江中医药大学）
副主编　金描真（广东药学院）
　　　　李永吉（黑龙江中医药大学）
　　　　冯年平（上海中医药大学）
　　　　李超英（长春中医药大学）

中国中医药出版社
·北京·

图书在版编目(CIP)数据

药剂学/李范珠主编. — 北京：中国中医药出版社，2011.2 (2018.4重印)
新世纪全国高等中医药院校规划教材
ISBN 978-7-5132-0331-9

Ⅰ.①药… Ⅱ.①李… Ⅲ.①药剂学-中医学院-教材 Ⅳ.①R94

中国版本图书馆 CIP 数据核字(2011)第008235号

中国中医药出版社出版
北京市朝阳区北三环东路28号易亨大厦16层
邮政编码100013
传真 010 64405750
河北省武强县画业有限责任公司印刷
各地新华书店经销

*

开本 850×1168 1/16 印张 27.75 字数 650 千字
2011年2月第1版 2018年4月第7次印刷
书 号 ISBN 978-7-5132-0331-9

*

定价 78.00元
网址 www.cptcm.com

如有印装质量问题请与本社出版部调换
版权专有 侵权必究
社长热线 010 64405720
读者服务部电话 010 64065415 010 84042153
书店网址 csln.net/qksd/

全国高等中医药教材建设
专家指导委员会

名誉主任委员　李振吉（世界中医药学会联合会副主席兼秘书长）
　　　　　　　　邓铁涛（广州中医药大学　教授）
主　任　委　员　于文明（国家中医药管理局副局长）
副主任委员　王永炎（中国中医科学院名誉院长　教授　中国工程院院士）
　　　　　　　　姜在旸（国家中医药管理局人事教育司司长）
委　　　　员（按姓氏笔画排列）
　　　　　　　　马　骥（辽宁中医药大学校长　教授）
　　　　　　　　王　华（湖北中医药大学校长　教授）
　　　　　　　　王　键（安徽中医学院院长　教授）
　　　　　　　　王乃平（广西中医学院院长　教授）
　　　　　　　　王之虹（长春中医药大学校长　教授）
　　　　　　　　王北婴（国家中医药管理局中医师资格认证中心主任）
　　　　　　　　王绵之（北京中医药大学　教授）
　　　　　　　　王新陆（山东中医药大学校长　教授）
　　　　　　　　尤昭玲（湖南中医药大学校长　教授）
　　　　　　　　石学敏（天津中医药大学教授　中国工程院院士）
　　　　　　　　龙致贤（北京中医药大学　教授）
　　　　　　　　尼玛次仁（西藏藏医学院院长　教授）
　　　　　　　　匡海学（黑龙江中医药大学校长　教授）
　　　　　　　　任继学（长春中医药大学　教授）
　　　　　　　　刘红宁（江西中医学院院长　教授）
　　　　　　　　刘振民（北京中医药大学　教授）
　　　　　　　　刘延祯（甘肃中医学院院长　教授）
　　　　　　　　齐　昉（首都医科大学中医药学院院长　教授）
　　　　　　　　严世芸（上海中医药大学　教授）
　　　　　　　　李庆生（云南中医学院院长　教授）
　　　　　　　　李连达（中国中医科学院研究员　中国工程院院士）
　　　　　　　　李佃贵（河北医科大学副校长　教授）

　　　　　　　　肖培根（中国医学科学院研究员　中国工程院院士）
　　　　　　　　吴咸中（天津中西医结合医院主任医师　中国工程院院士）
　　　　　　　　吴勉华（南京中医药大学校长　教授）
　　　　　　　　张伯礼（天津中医药大学校长　教授　中国工程院院士）
　　　　　　　　陈可冀（中国中医科学院研究员　中国科学院院士）
　　　　　　　　陈立典（福建中医药大学校长　教授）
　　　　　　　　范永升（浙江中医药大学校长　教授）
　　　　　　　　范昕建（成都中医药大学校长　教授）
　　　　　　　　周　然（山西中医学院院长　教授）
　　　　　　　　周永学（陕西中医学院院长　教授）
　　　　　　　　周仲瑛（南京中医药大学　教授）
　　　　　　　　郑玉玲（河南中医学院院长　教授）
　　　　　　　　胡之璧（上海中医药大学教授　中国工程院院士）
　　　　　　　　洪　净（国家中医药管理局人事教育司副司长）
　　　　　　　　贺兴东（世界中医药学会联合会　副秘书长）
　　　　　　　　耿　直（新疆医科大学副校长　教授）
　　　　　　　　徐志伟（广州中医药大学校长　教授）
　　　　　　　　高思华（北京中医药大学校长　教授）
　　　　　　　　曹洪欣（中国中医科学院院长　教授）
　　　　　　　　梁光义（贵阳中医学院院长　教授）
　　　　　　　　程莘农（中国中医科学院研究员　中国工程院院士）
　　　　　　　　谢建群（上海中医药大学常务副校长　教授）
　　　　　　　　路志正（中国中医科学院　研究员）
　　　　　　　　颜德馨（上海铁路医院　主任医师）
秘　书　长　　王　键（安徽中医学院院长　教授）
　　　　　　　　洪　净（国家中医药管理局人事教育司副司长）
办公室主任　　王国辰（中国中医药出版社社长）
办公室副主任　林超岱（中国中医药出版社副社长）

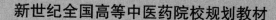

《药剂学》编委会

主　编　李范珠（浙江中医药大学）
副主编　金描真（广东药学院）
　　　　李永吉（黑龙江中医药大学）
　　　　冯年平（上海中医药大学）
　　　　李超英（长春中医药大学）
编　委　（以姓氏笔画为序）
　　　　马　燕（广州中医药大学）
　　　　王志萍（广西中医学院）
　　　　王　阳（天津中医药大学）
　　　　吕　佳（辽宁中医药大学）
　　　　李春花（河北医科大学）
　　　　李凌军（山东中医药大学）
　　　　李孝栋（福建中医药大学）
　　　　肖学成（湖北中医药大学）
　　　　余　琰（甘肃中医学院）
　　　　张兴德（南京中医药大学）
　　　　桂双英（安徽中医学院）
　　　　贾永艳（河南中医学院）
　　　　韩　丽（成都中医药大学）
　　　　颜　红（湖南中医药大学）
　　　　戴俊东（北京中医药大学）
　　　　魏颖慧（浙江中医药大学）

前　言

"新世纪全国高等中医药院校规划教材"是依据国家教育部有关普通高等教育教材建设与改革的文件精神，在国家中医药管理局宏观指导下，由全国中医药高等教育学会、全国高等中医药教材建设研究会组织，全国高等中医药院校学科专家联合编写，中国中医药出版社出版的高等中医药院校本科规划教材。

自 2001 年以来，全国高等中医药教材建设研究会组织编写、出版了一批中药学类专业的中医药行业规划教材，这些教材在全国各高等中医药院校教学中广泛使用，产生了良好的影响。随着学科的发展，目前各院校的中药学院大部分都已改为药学院，所设专业大大增加，这些专业除部分课程与中药专业相同外，还有许多具有专业特色的课程，由于这些课程多采用自编教材或综合性院校编写的教材，所以一直没有统一的教学计划，在教学上难以体现高等中医药教育的特色。基于以上现状，全国高等中医药教材建设研究会在进行充分调研的基础上，应各高等中医药院校一线教师以及教学主管部门的呼吁，于 2006 年开始了编写全国中医药院校药学类专业规划教材的准备工作。

按照国家中医药管理局关于行业规划教材建设的精神，本套教材的编写组织工作采用了"政府指导，学会主办，院校联办，出版社协办"的运作机制。全国高等中医药教材建设研究会于 2007 年 5 月在北京召开了"全国高等中医药院校药学类专业教材建设研讨会"，会前共收到 23 所院校提供的药学类相关专业教学计划，全国高等中医药教材建设研究会秘书处对这些材料进行了分析汇总，并将专业和课程设置情况汇总表提交会议讨论。会上来自 20 所院校的专家对药学类专业的教学情况进行了交流，并对需编写教材的专业、课程名称进行了讨论。从研讨会专家讨论情况和分析汇总各院校调研情况来看，目前高等中医药院校所开设的药学类专业和专业方向已达 12 个以上，其中"制药工程专业"、"中药学专业"、"药物制剂专业"、"药学专业"开设的院校达75%以上，其余专业和方向较为分散。上述四个专业除中药学专业已出版规划教材外，制药工程专业、药物制剂专业、药学专业尚无规划教材，故全国高等中医药教材建设研究会决定先期启动这三个专业规划教材的编写工作，并按照各院校申报的专业（除外中药学专业）课程设置情况，汇总后再次征求各院校药学院的意见，根据各院校的反馈意见，除外与中药学专业相同课程、合并上述三个专业的相同课程，初步提出22门课程的教材目录。全国高等中医药教材建设研究会于2007年9月发出"关于申报、推荐全国高等中医药院校药学类专业规划教材主编、副主编、编委的通知"，共有24所院校踊跃参加申报推荐工作。之后全国高等中医药教材建设研究会又组织有关专家对申报情况进行全面分析，最终确定首先编写13门全国高等中医药院校药学类专业规划教材，具体书目为《分子生物学》《工业药剂学》《生物药剂学与药物动力学》《生药学》《天然药物化学》《物理药剂学》《药剂学》《药物分析学》《药物合成》《药学文献检索》《药学专业英语》《制药工艺学》《中成药学》《药用高分子材料学》。

　　本套教材在组织编写过程中，严格贯彻国家中医药管理局提出的"精品战略"精神，从教材规划到教材编写、专家论证、编辑加工、出版，都有计划、有步骤地实施，层层把关，步步强化，使"精品意识"、"质量意识"贯彻全过程。每种教材均经历了编写会、审稿会、定稿会的反复论证，不断完善，重在提高内在质量。注意体现素质教育和创新能力、实践能力的培养，为学生知识、能力、素质协调发展创造条件；同时在编写过程中始终强调突出中医药人才的培养目标，在教材中尽量体现中医药特色。

　　本套教材从开始论证到最后编写工作的完成，始终得到了全国各高等中医药院校各级领导和教学管理部门的高度重视，各校在人力、物力和财力上均给予了大力支持。广大从事药学类专业教学的一线教师在这套教材的编写工作中倾注了大量心血，充分体现了扎实的工作作风和严谨的治学态度。在此一并致以诚挚的谢意！

　　新世纪全国高等中医药院校规划教材的编写是一项全新的工作，所有参与工作的教师都充分发挥了智慧和能力，通过教材建设工作对教学水平进行总结和提高，并进行了积极的探索。但是，一项创新性的工作难免存在不足之处，希望各位教学人员在使用过程中及时发现问题并提出宝贵意见，以便我们重印或再版时予以修改和提高，使教材质量不断提高，逐步完善，更好地适应新世纪中医药人才培养的需要。

全国中医药高等教育学会
全国高等中医药教材建设研究会
2009 年 7 月

编写说明

药剂学是药学类专业的主干专业课，是以剂型为中心研究其配制理论、处方设计、制备工艺与设备、质量控制及合理应用等内容的一门综合性应用技术学科。

普通高等教育"十一五"国家级规划教材和卫生部"十一五"规划教材《药剂学》（第六版）出版以来，在全国各医药院校药学类专业中广泛使用。进入21世纪，全国各高等中医药院校发展迅速，相继设置了药学类专业。同时药剂学学科亦迅猛发展，进入了一个全新的发展阶段。为了及时更新教学内容，反映近年来药学教育教学改革的最新成果，适应全国高等中医药院校药学类专业的增设需求，在国家中医药管理局统一规划、宏观指导下，由全国中医药高等教育学会、全国高等中医药教材建设研究会具体负责，组织全国20所高等中医药院校从事药剂学研究并具有丰富教学经验的一线教师精心编写了新世纪全国高等中医药院校规划教材《药剂学》。

本教材根据高等中医药院校专业特点，从编写体例到内容等方面进行了慎重考虑。在"绪论"之后，将全书分为五大部分：第一部分（第2章）为"基本理论"，主要介绍表面活性剂、流变学及粉体学与处方设计、制备工艺紧密相关的基本理论；第二部分（第3~14章）为"主要剂型"，介绍药物制剂主要剂型的处方组成、制备技术与质量控制等；第三部分（第15~17章）为"新剂型与新技术"，介绍药剂学研究发展前沿的新剂型及新技术；第四部分（第18章）为"中药制剂"，突出中医药院校特色与优势，介绍浸出技术与中药制剂；第五部分（第19~21章）为"药剂与疗效"，介绍药物制剂的稳定性、药物制剂的配伍变化及药物制剂的设计。教材具有鲜明的特点：

1. 立足改革，更新观念，勇于探索，在继续传统理论基础上，择优吸收最新研究成果，拓宽思路，开阔视野。

2. 吸收了2010年版《中国药典》及现行《药品注册管理办法》的相关内容，使教材的科学性、适用性和指导性达到了一个新水平。

3. 贯彻"内容清晰、层次分明、重点突出、易于领会和把握"的原则，注重"三基"（基本理论、基本知识、基本技能）和"五性"（思想性、科学性、先进性、启发性、实用性）。

4. 以"剂型"为主线，辅以为"剂型"服务的基本理论以及与剂型相关的基础知识和单元操作，突出与药学专业紧密结合的举证和实例内容。

5. 各章首有"学习要求"，分为掌握、熟悉、了解3个层次，起到教学引导的作用。

本书主要作为药学、药物制剂、制药工程等本科专业《药剂学》课程的教材选用，也可作为药学工作者的参考用书。

本教材参加编写的同志大多是多年从事药剂学教学与科研工作、具有丰富教学经验的教授，也有从事药剂学教学与科研工作、思维活跃的青年教师，编委成员分布广，基本能反映国内高等中医药院校药剂学教学水平和需求,保证了教材质量。教材在编写过程中得到了各位编委所在院校领导的支持,在此深表谢意;同时感谢参加本教材编写和校正的全体人员,以及所引参考文献的作者;亦感谢中国中医药出版社的领导和编辑们给予的帮助和支持。

药剂学涉及知识领域非常广泛,专业性与实用性很强,限于编者的水平及编写时间较仓促,不当甚至错误之处在所难免,殷切希望读者提出宝贵意见和建议以便今后进一步修订。

《药剂学》编委会
2010 年 12 月于杭州

目　录

第一章　绪论 … 1
- 第一节　药剂学的概念和任务 … 1
- 第二节　药剂学的分支学科 … 3
- 第三节　药物剂型 … 5
- 第四节　辅料在药物制剂中的应用 … 7
- 第五节　药品标准 … 8
- 第六节　药品管理规范 … 14
- 第七节　药剂学的发展 … 15

第二章　药物制剂的基本理论 … 20
- 第一节　表面活性剂 … 20
- 第二节　流变学简介 … 33
- 第三节　粉体学简介 … 39

第三章　液体制剂 … 52
- 第一节　概述 … 52
- 第二节　液体制剂的溶剂和附加剂 … 54
- 第三节　增加药物溶解度的方法 … 59
- 第四节　真溶液型液体制剂 … 62
- 第五节　高分子溶液剂 … 65
- 第六节　溶胶剂 … 67
- 第七节　乳剂 … 69
- 第八节　混悬剂 … 77
- 第九节　不同给药途径用液体制剂 … 84
- 第十节　液体制剂的包装与贮存 … 87

第四章　灭菌制剂与无菌制剂 … 89
- 第一节　概述 … 89
- 第二节　注射剂 … 99
- 第三节　注射剂的制备 … 111
- 第四节　输液剂 … 119
- 第五节　注射用无菌粉末与其他注射剂 … 124
- 第六节　眼用溶液剂 … 130

第五章　散剂 … 135
- 第一节　概述 … 135

第二节　散剂的制备 …………………………… *136*
　　第三节　散剂的质量检查 ………………………… *145*
第六章　颗粒剂 …………………………………… *147*
　　第一节　概述 …………………………………… *147*
　　第二节　颗粒剂的制备 …………………………… *148*
　　第三节　颗粒剂的质量检查、包装与贮存 ………… *150*
第七章　胶囊剂 …………………………………… *152*
　　第一节　概述 …………………………………… *152*
　　第二节　胶囊剂的制备 …………………………… *153*
　　第三节　胶囊剂的质量评价、包装与贮存 ………… *161*
第八章　片剂 ……………………………………… *163*
　　第一节　概述 …………………………………… *163*
　　第二节　片剂的常用辅料 ………………………… *165*
　　第三节　片剂的制备 …………………………… *170*
　　第四节　片剂的包衣 …………………………… *184*
　　第五节　片剂的质量评价、包装与贮存 …………… *190*
　　第六节　片剂举例 ……………………………… *193*
第九章　丸剂 ……………………………………… *196*
　　第一节　滴丸剂 ………………………………… *196*
　　第二节　小丸 …………………………………… *200*
　　第三节　丸剂的质量检查、包装与贮藏 …………… *206*
第十章　栓剂 ……………………………………… *208*
　　第一节　概述 …………………………………… *208*
　　第二节　栓剂的基质与附加剂 …………………… *211*
　　第三节　栓剂的制备 …………………………… *214*
　　第四节　栓剂举例 ……………………………… *217*
　　第五节　栓剂的质量评价、包装和贮存 …………… *218*
第十一章　软膏剂、乳膏剂与凝胶剂 ……………… *221*
　　第一节　软膏剂与乳膏剂 ………………………… *221*
　　第二节　凝胶剂 ………………………………… *233*
第十二章　贴剂 …………………………………… *236*
　　第一节　概述 …………………………………… *236*
　　第二节　皮肤的结构与药物的透皮吸收 …………… *237*
　　第三节　透皮贴剂 ……………………………… *242*
　　第四节　透皮贴剂透皮渗透的研究方法 …………… *250*
第十三章　气雾剂、粉雾剂与喷雾剂 ……………… *253*
　　第一节　气雾剂 ………………………………… *253*

第二节　粉雾剂 ……………………………………………………… 264
　　第三节　喷雾剂 ……………………………………………………… 267
第十四章　膜剂、涂膜剂、糊剂 …………………………………………… 271
　　第一节　膜剂 ………………………………………………………… 271
　　第二节　涂膜剂 ……………………………………………………… 276
　　第三节　糊剂 ………………………………………………………… 278
第十五章　缓释、控释和迟释制剂 ………………………………………… 280
　　第一节　概述 ………………………………………………………… 280
　　第二节　缓释、控释制剂 …………………………………………… 281
　　第三节　迟释制剂 …………………………………………………… 297
第十六章　靶向制剂 ………………………………………………………… 300
　　第一节　概述 ………………………………………………………… 300
　　第二节　被动靶向制剂 ……………………………………………… 301
　　第三节　主动靶向制剂 ……………………………………………… 303
　　第四节　物理化学靶向制剂 ………………………………………… 306
第十七章　浸出技术与中药制剂 …………………………………………… 311
　　第一节　概述 ………………………………………………………… 311
　　第二节　浸出技术 …………………………………………………… 312
　　第三节　中药制剂 …………………………………………………… 324
第十八章　药物制剂新技术 ………………………………………………… 341
　　第一节　固体分散体制备技术 ……………………………………… 341
　　第二节　包合物制备技术 …………………………………………… 348
　　第三节　脂质体制备技术 …………………………………………… 353
　　第四节　聚合物胶束、纳米乳与亚微乳制备技术 ………………… 358
　　第五节　微囊、微球制备技术 ……………………………………… 362
　　第六节　纳米粒制备技术 …………………………………………… 374
第十九章　药物制剂的稳定性 ……………………………………………… 381
　　第一节　概述 ………………………………………………………… 381
　　第二节　制剂中药物的化学降解途径 ……………………………… 384
　　第三节　影响药物制剂稳定性的因素及稳定化方法 ……………… 387
　　第四节　药物制剂稳定性试验方法 ………………………………… 393
　　第五节　固体制剂的稳定性 ………………………………………… 397
第二十章　药物制剂的配伍变化 …………………………………………… 400
　　第一节　概述 ………………………………………………………… 400
　　第二节　药物制剂体外配伍变化 …………………………………… 401
　　第四节　体内药物相互作用 ………………………………………… 405
　　第五节　配伍变化的研究与处理方法 ……………………………… 407

第二十一章　药物制剂的设计 ……………………………… 410
　第一节　概述 ………………………………………………… 410
　第二节　给药途径对剂型的要求 …………………………… 412
　第三节　药物制剂处方设计前研究工作 …………………… 413
　第四节　药物制剂处方与工艺的优化设计 ………………… 417

第一章 绪 论

【学习要求】

1. 掌握 药剂学的概念、性质和任务;药物剂型的重要性、药物剂型的选择原则;我国现行的药品标准。

2. 熟悉 药物剂型的分类方法;辅料在药物制剂中的重要作用;GMP与GLP在药物制剂生产和研究中的意义。

3. 了解 药剂学的发展简史及研究进展;药剂学的分支学科。

第一节 药剂学的概念和任务

一、药剂学的概念

药剂学(pharmaceutics)是研究药物制剂的基本理论、处方设计、制备工艺、质量控制和合理应用等内容的综合性应用技术学科。

药剂学包括制剂学和调剂学两个部分。制剂学是研究制剂相关理论和生产工艺技术的学科;调剂学是研究方剂调配、服用等有关方法和理论的学科。由于制剂工业的发展,药剂学与制剂学的含义已比较接近。

药剂学研究的核心内容是将原料药(化学药、中药和生物技术药物等)制备成适用于疾病预防、诊断、治疗的医药品的过程。药品(drug)是指用于预防、治疗、诊断人的疾病,有目的地调节人的生理机能并规定有适应证或者功能主治、用法和用量的物质(《药品管理法》)。

药物剂型简称剂型(dosage forms),是指将药物制成与一定给药途径相适应的给药形式。剂型是药物临床使用的最终形式,是所有基本制剂形式的集合名词,如溶液剂、注射剂、散剂、颗粒剂、胶囊剂、片剂、丸剂、栓剂、软膏剂、贴剂、气雾剂等。剂型的产生初期只是指为了适应给药途径而设计的形态,随着新技术和新辅料的出现,开发出了药物传递系统(drug delivery system, DDS),如缓释制剂、控释制剂和靶向制剂等,可以理解为药物的新剂型。

药物制剂简称制剂(drug preparations),是按一定质量标准将药物制成适合临床用药需求的,并规定有适应证、用法、用量的具体药品。如复方碘溶液、硫酸阿托品注射液、硫酸阿托品散剂、速效感冒颗粒、复方乙酰水杨酸片、氯霉素耳滴丸、克霉唑栓、水杨酸乳膏、东莨菪碱贴剂、沙丁胺醇气雾剂等。制剂中除了具有活性成分的药物外，还包括其他成分，这些成分统称为辅料（excipients）。如溶液剂中使用的增溶剂、助溶剂等；片剂中使用的填充剂、润湿剂、黏合剂、崩解剂、润滑剂；栓剂和软膏剂中使用的基质；气雾剂中使用的抛射剂等。辅料是制剂必不可少的重要组成部分。

二、药剂学的任务

药剂学的宗旨是制备安全、有效、质量可控、使用方便的药物制剂。在制剂的研究和开发过程中，首先应根据药物本身的理化性质、生物学特性以及临床用药需求等确定合适的给药途径和药物剂型。然后，选择合适的辅料、制剂技术，应用相应的制剂设备，筛选制剂的最佳处方和工艺条件，确定包装，将药物制成符合药品标准，适合于产业化生产和临床应用并发挥预防、治疗、诊断疾病作用的制剂。因此，药剂学的主要任务概述如下。

（一）研究药剂学的基本理论

药剂学的基本理论系指药物制剂的配制理论，包括处方设计、制备工艺、质量控制、合理应用等方面的基本理论。如药物的化学稳定性和物理稳定性的理论研究；提高难溶性药物的溶解度，以提高药物生物利用度的理论研究；表面活性剂及相关理论在制剂中的重要作用；微粒分散理论在非均相液体制剂中的应用；粉体性质对固体物料的处理过程及制剂质量的影响；流变学性质对混悬剂、乳剂、软膏剂质量的影响等。这些理论对于提高制剂的生产技术水平、开发应用制剂新技术和新型给药系统、提高产品质量等方面具有重要的指导意义。

（二）研究和开发制剂新技术

剂型是药物应用的具体形式，剂型因素与药效学研究表明，除了药物本身的性质和药理作用外，在制备剂型过程中所应用的技术、药物在制剂中的存在状态等均直接影响着制剂的稳定性及临床疗效。近几年来蓬勃发展的固体分散体制备技术、包合物制备技术、脂质体制备技术、聚合物胶束、纳米乳与亚微乳制备技术、微囊和微球制备技术等，均为剂型的改进、新剂型的开发，以及制剂质量的提高奠定了基础，但有些技术应用于批量生产时还不够完善，需要进一步改进。

（三）研究和开发新型药用辅料

药物制剂中除主药外，还含有各种药用辅料。辅料与剂型密切相关，新型辅料的应用对药物剂型的研究、发展以及产品质量的提高、制剂新技术的应用等起着至关重要的作用。如近年来开发的聚乳酸（PLA）、聚乳酸聚乙醇酸共聚物（PLGA）等体内可降解辅料促进了缓释微球注射剂的发展；微晶纤维素（MCC）、低取代羟丙基纤维素（L-HPC）等辅料的开发使粉末直接压片技术实现了工业化。尽管目前药用辅料的种类很多，但仍然难以满足制剂工业发展对辅料的需求。如现有辅料对一些生物活性大分子（如多肽蛋白质类）药物稳定性的保护作用有待提高；缓控释制剂、靶向制剂等新剂型需要新型辅料；有些特殊患者，如糖尿病、乳糖代谢酶缺失的病人，对辅料有特殊要求等。因此，需进一步研究和开发安全性、功能性、适应性、高效性的优良新型药用辅料，以适应现代药物剂型和制剂的发展需要。

（四）研究和开发新剂型

随着药剂学基本理论研究的深入、制剂新技术的广泛应用以及药用辅料的发展，新剂型的研究也越来越深入。普通剂型（如溶液剂、注射剂和片剂等）已很难满足高效、低毒、定时、定量、定位等要求。新剂型（如缓释制剂、控释制剂、靶向制剂）可以提高药物的有效性，减低血药浓度的峰谷现象，延长药物在体内的作用时间，增加药物对靶组织的选择性等。因此，大力开发新剂型在药剂学研究中占有非常重要的位置。

（五）研究和开发制剂新设备

制剂设备是制剂生产的重要手段和工具。为保证药品质量和用药安全，制剂设备正向着密闭、高效、多功能、连续化和自动化的方向发展。如入墙层流式注射剂灌装生产线、高效喷淋式加热灭菌器、粉针灌封机与无菌室组合的整体净化层流装置等有效保障了注射剂的质量；搅拌流化制粒机、挤出滚圆制粒机、离心制粒机等使制得的颗粒更加致密、球形化，在制剂生产中得到了广泛应用；流化床制粒机在一台机器内可完成混合、制粒、干燥甚至包衣，与传统的摇摆式制粒机相比大大缩短了工艺过程，减少了与人接触的机会；高效全自动压片机的问世，使片剂的质量和产量进一步提高。因此，进一步研究和开发制剂新设备，对提高制剂生产效率，保证制剂质量具有重要意义。

（六）研究和开发现代中药制剂

中医药是中华民族的宝贵遗产，在继承和发扬中医中药理论和中药传统制剂的同时，运用现代科学技术和方法进一步丰富和发展中药新剂型和新品种，实现中药制剂现代化，是中药制剂走向世界最紧迫的任务。

（七）研究和开发生物技术药物制剂

21世纪生物技术的发展为疾病的治疗开创了一条崭新的道路，也给药物制剂的设计带来了新的挑战。基因、核糖核酸、酶、蛋白质、多肽、多糖等生物技术药物普遍具有活性强、剂量小的优点，但同时具有分子量大、稳定性差、吸收差、生物半衰期短等问题，因此给药途径多采用注射方式。随着脂质体、微囊、微球、纳米粒等制剂新技术迅速发展并逐渐完善，国内外学者将其广泛应用于生物技术药物制剂以实现给药途径多样化（如口服、注射、吸入、皮肤、黏膜给药等），提高药物稳定性，增加药物吸收，提高患者顺应性，使药物具有缓释和靶向特点等，为生物技术药物的临床应用奠定了基础。但目前上市品种很少，制剂的研究相对落后。如何运用药剂学手段，研究适宜于生物技术药物的，有效、安全、稳定、使用方便的新剂型是药剂学工作者面临的一项新任务。

第二节　药剂学的分支学科

药剂学是一门综合性应用学科，它以数学、物理学、化学、生物化学、微生物学、药理学、药物分析等学科的理论为基础，结合药物的性质和医疗要求，用药剂学的方法和手段，将药物设计并制备成符合临床医疗需要的药物剂型，并实现工业化生产，最终将生产出的各种制剂用于疾病的预防和治疗的学科。在这一过程中，各学科相互影响，相互渗透，促进了药剂学各分支学科的发展。

一、物理药剂学

物理药剂学（Physical Pharmacy）是应用物理化学的基本原理和手段研究药物的理化性质和剂型性质的一门学科。在20世纪50年代该学科已基本形成相对独立的学科体系，主要通过对物质的化学、物理性质与变化规律的认识，指导药物制剂的处方前处理、设计处方及制备工艺和控制质量等。如应用表面化学和络合原理阐述药物的增溶、助溶机理；应用胶体化学及流变学的基本原理，指导混悬剂、乳剂、软膏剂等药物制剂的处方、工艺设计和优化；应用粉体学原理指导固体药物制剂的处方、工艺设计和优化；应用化学动力学原理研究、评价药物制剂的稳定性等。物理药剂学在药剂学中的应用日益增多，使制剂的剂型设计、制备工艺、质量控制等迈向了科学化和理论化的进程。

二、工业药剂学

工业药剂学（Industrial Pharmacy）是研究药物制剂工业化生产的基本理论、技术工艺、生产设备和质量管理的一门学科。它除了继承药剂学的基本内容外，加强了制剂加工技术，如粉碎、分级、混合、制粒、压片、过滤、灭菌、空气净化等制剂单元操作及设备。工业药剂学吸收融合了材料科学、机械科学、粉体工程学、化学工程学的理论和实践，在新剂型的研究和开发、处方设计、生产工艺技术的研究与改进以及提高生产质量等方面发挥了关键作用。

三、药用高分子材料学

药用高分子材料学（Polymer Science in Pharmaceutics）是研究药剂学的剂型设计和制剂处方中常用的天然及合成高分子材料的结构、物理化学特征及其功能与应用的一门学科。它是为适应现代药学的发展，于20世纪90年代在我国建立起来的一门崭新的学科。药用高分子材料学吸收高分子物理、高分子化学和聚合物合成工艺学的理论与实践，为制剂处方和剂型设计提供新型高分子材料和应用方法，在提高制剂质量和开发新剂型等方面起着重要的支持和推动作用。

四、生物药剂学

生物药剂学（Biopharmaceutics）是研究药物及其剂型在体内吸收、分布、代谢、排泄过程，阐明药物因素、剂型因素和生理因素与药物疗效之间相互关系的一门学科。生物药剂学是20世纪60年代发展起来的一门新学科，主要研究目的是正确评价药剂质量，设计合理的剂型及制剂工艺以及为临床合理用药提供科学依据，保证用药的安全性与有效性，是药剂学的重要基础学科。

五、药物动力学

药物动力学（Pharmacokinetics）是应用动力学原理与数学处理方法，研究药物在体内吸收、分布、代谢、排泄的经时过程与药效之间相互关系的一门学科。药物动力学自20世纪70年代初确认为一门独立学科以来发展十分迅速，目前新的研究方向如时辰药物动力学、手性药物动力学、群体药物动力学、药物动力学与药效学结合链式模型等，对指导新药设计，优选给药方案，改进药物剂型，指导安全合理用药等提供了量化控制指标，已成为药剂学的重要基础学科和边缘学科。

第三节　药物剂型

一、药物剂型的重要性

药物剂型（简称剂型）是药物的"载体"，用以将药物输送到体内发挥疗效。一般同一药物可以制备成多种剂型，但不同剂型可能产生不同的治疗效果。剂型的重要性可概括如下。

1. 剂型决定药物的作用性质　多数药物改变剂型后作用性质不变，但有些药物改变剂型后作用性质会发生变化，如硫酸镁口服剂用作泻下药，但5%注射液静脉滴注，能抑制大脑中枢神经，有镇静、解痉作用；又如依沙吖啶（ethacridine，即利凡诺）1%浓度的注射液用于中期引产，但0.1%～0.2%浓度的溶液局部涂抹有杀菌作用。

2. 剂型决定药物的作用速度　同一药物制备的剂型不同，作用速度往往产生很大差别。如地塞米松注射剂和地塞米松片、泼尼松龙注射剂和泼尼松龙片，尽管注射剂和片剂药物主成分相同，但注射剂的起效速度明显较片剂快。氨茶碱为支气管扩张药，它可以制成多种剂型，如注射剂、片剂、栓剂等，它们的药理作用是相同的，但注射剂起效迅速，适宜于哮喘发作时使用；栓剂经直肠给药，可避免氨茶碱对胃肠道的刺激，减少副作用，且吸收较快，维持药效时间较长；长效片剂可维持药效达8～12小时，减少了服药次数，使哮喘病人免于夜间服药。

3. 剂型影响药物的毒副作用　剂型不同，药物的毒副作用可能不同。如氨茶碱治疗哮喘效果很好，但有引起心跳加快的副作用，若制成栓剂则可消除这种副作用；缓、控释制剂能保持血药浓度平稳，避免血药浓度的峰谷现象，从而在一定程度上可降低药物的毒副作用。

4. 剂型影响药物的体内分布　药物在体内的分布除与自身理化性质有关之外，与剂型也有很大的关系。如以微球、微囊、脂质体等载体装载药物进入血液循环后，被网状内皮系统的巨噬细胞所吞噬，从而使药物浓集于肝、脾等器官，发挥肝、脾的被动靶向作用。

5. 剂型影响药物的疗效　同一药物，制成同一剂型，由于处方组成及制备工艺不同，会对药效产生显著影响。固体剂型，如片剂、丸剂、颗粒剂等，药物粒子大小、药物晶型、赋形剂和辅料的种类和用量、包衣材料以及工艺条件不同，都会导致生物利用度的明显差异，影响药物的疗效。

二、药物剂型的选择原则

药物剂型的选择和设计着重考虑以下三个方面。

（一）药物的理化性质和生物学特性

药物的理化性质和生物学特性是剂型选择的重要依据。例如对在胃液中不稳定、对胃刺激性大的药物，一般不宜制成胃溶制剂，宜制成肠溶制剂，如肠溶片、肠溶胶囊等；易氧化的药物，宜选择具有遮蔽作用的包衣片剂、胶囊剂等剂型；存在明显肝脏首过效应的药物，可考虑制成非胃肠道给药途径的制剂；在溶液状态下稳定性差、易降解的药物（如某些头孢类抗生素）则不宜制成注射液、输液等溶液剂型。

（二）临床治疗的需要

剂型的选择要考虑临床治疗的需要。例如用于出血、休克、中毒等急救药物，通常应选择注射剂型；心律失常抢救用药宜选择静脉推注的注射剂型；控制哮喘急性发作的药物宜选择吸入剂型；用于治疗恶性肿瘤且无选择性的药物宜选择微球、脂质体等具有靶向性的新剂型。

（三）临床用药的顺应性

临床用药的顺应性也是剂型选择的重要考虑因素。对于老年、儿童及吞咽困难的患者，宜选择口服溶液、泡腾片、分散片等剂型；开发缓释、控释制剂可以减少给药次数，减小血药浓度波动，降低毒副作用，提高患者的顺应性。

另外，剂型选择还应考虑制剂工业化生产的可行性及生产成本。一些抗菌药物在剂型选择时应考虑到尽量减少耐药菌的产生，延长药物临床应用周期。

三、药物剂型的分类

药物的剂型种类繁多，为了便于学习、研究和应用需要对其进行分类。其分类方法有多种，常用的分类方法有如下几种。

（一）按物态分类

1. 液体剂型 如溶液剂、糖浆剂、芳香水剂、醑剂、注射剂等。

2. 固体剂型 如散剂、颗粒剂、胶囊剂、片剂、丸剂、栓剂等。

3. 半固体剂型 如软膏剂、凝胶剂等。

4. 气体剂型 如气雾剂等。

按物态进行分类的方法比较简单，对制剂制备、贮藏、运输等有一定指导意义，但未考虑到制剂的内在分散特征和给药途径。

（二）按分散系统分类

为了便于应用物理化学的原理来阐明各类制剂的内在分散特征，按分散系统将剂型分为：

1. 真溶液型 药物以分子或离子状态（直径小于 1nm）分散于分散介质中所形成的均相分散体系，也称为低分子溶液，如溶液剂、芳香水剂、甘油剂、醑剂等。

2. 胶体溶液型 包括亲水胶体溶液和疏水胶体溶液。前者系指高分子药物（直径 1~100nm）分散在分散介质中所形成的均相分散体系，也称为高分子溶液，如胶浆剂；后者系指固体药物的微细粒子分散在水中形成的非均相分散体系，又称溶胶剂，如火棉胶剂。

3. 乳剂型 油类药物或药物的油溶液（直径 0.1~50μm）以液滴状态分散在分散介质中所形成的非均相分散体系，如口服乳剂、静脉乳剂、部分搽剂等。

4. 混悬液型 固体药物（直径 0.1~50μm）以微粒状态分散在液体分散介质中形成的非均相分散体系，如合剂、洗剂、混悬剂等。

5. 气体分散型 液体、固体药物分散在气体分散介质中形成的分散体系，如气雾剂。

6. 固体分散型 药物以固体形式分散在其他固体介质中形成的分散体系，如散剂、颗粒剂、胶囊剂、片剂等。

按分散系统分类的方法可以反映出制剂的内在分散特征，但不能反映给药途径对制剂的要求。

（三）按给药途径与给药方法分类

1. 经胃肠道给药剂型 系指药物制剂经口服用后进入胃肠道，起局部或经吸收而发挥全身作用的剂型，如糖浆剂、散剂、颗粒剂、胶囊剂、片剂等。

2. 非经胃肠道给药剂型 系指除口服给药途径以外的所有其他剂型，可在给药部位发挥局部作用或被吸收后发挥全身作用。

（1）注射给药剂型：包括静脉注射、肌内注射、皮内注射、皮下注射、其他部位（如动脉内、腹腔、鞘内）注射等多种注射途径。

（2）呼吸道给药剂型：如气雾剂、粉雾剂等。

（3）皮肤给药剂型：如外用溶液剂、洗剂、搽剂、软膏剂、凝胶剂、贴剂等。

（4）黏膜和腔道给药剂型：如滴鼻剂、含漱剂、滴眼剂、舌下片剂；用于直肠、阴道、尿道等腔道的栓剂等。

按给药途径与方法进行分类的优点是，与临床用药密切相关，可反映给药途径与方法对剂型制备的特殊要求；缺点是一种制剂由于给药途径的不同，使剂型分类复杂化，如氯化钠溶液，可以是注射给药剂型，也可以是黏膜给药剂型，同时这种分类方法不能反映剂型的内在分散特征。

剂型分类方法各有其优缺点。本书根据教学、生产实践、临床等方面的长期沿用习惯，并结合药剂学的最新发展，采用综合分类的方法。

第四节 辅料在药物制剂中的应用

辅料是药物制剂中除主药以外其他物料的总称，辅料是药物制剂必不可少的重要组成部分，在制剂中有重要作用。

1. 有利于制剂形态的形成 如溶液剂中加入溶剂,片剂中加入稀释剂、黏合剂,软膏剂、栓剂中加入基质等均是使制剂具有形态特征。

2. 有利于制备过程顺利进行 如溶液剂中加入助溶剂、增溶剂等,片剂中加入助流剂、润滑剂等可改善物料的粉体性质,使制备过程顺利进行。

3. 有利于药物稳定 制剂中加入化学稳定剂(抗氧剂等)、物理稳定剂(助悬剂、絮凝剂和反絮凝剂、乳化剂等)、生物稳定剂(防腐剂)等,可使药物的稳定性提高。

4. 调节药物作用或使制剂达到增效减毒的目的 如加入辅料可使制剂具有速释性、缓释性、肠溶性、靶向性、热敏性、生物黏附性等性质。

5. 满足生理需求 如适应生理需求的缓冲剂、等渗剂、矫味剂、止痛剂、色素等。

随着科学技术的发展、社会的进步,优质、多功能的药用辅料得到了充分的发展,从而使药物制剂的新剂型也得到进一步的开发与应用。例如:①羟丙甲基纤维素(HPMC)、乙基纤维素(EC)和羧甲基纤维素钠(CMC-Na)等纤维素的衍生物和卡波姆(Carbomer)、壳聚糖(Chitosan)以及聚丙烯酸树脂(Eudragit)、聚乙烯醇(PVA)、聚乙烯吡咯烷酮(PVP)等高分子聚合物的出现和应用,促进了口服缓释、控释制剂的发展;②聚乳酸(PLA)、聚乳酸聚乙醇酸共聚物(PLGA)等体内可降解辅料促成了新型缓释注射剂的出现;③乙烯-醋酸乙烯共聚物(EVA)、聚丙烯(PP)、聚乙烯(PE)、聚对苯二甲酸乙二酯(PET)等辅料促进了透皮贴剂的发展;④聚乳酸(PLA)、聚乙二醇(PEG)、N-(2-羟丙基)甲基丙烯酰胺(HPMA)、低分子量蛋白(LMWP)等辅料使靶向制剂得到了深入的研究和广泛的应用。

总之,辅料的应用不仅仅是制剂成形以及制备工艺过程顺利进行的需要,更是多功能化发展的需要。新型药用辅料对于制剂性能的改良、生物利用度的提高、药物的缓释、控释、靶向以及相应的毒副作用的降低等都有非常显著的作用。因此,药用辅料的创新与合理应用越来越成为药剂工作者关注的热点。为了适应现代化药物剂型和制剂的需要,药用辅料将继续向安全性、功能性、适应性、高效性等方向发展。

第五节 药品标准

药品标准(drug standard)是国家对药品质量、规格及检验方法所作的技术规定,是保证药品质量,供药品生产、经营、使用、检验和管理部门共同遵循的法定依据。我国现行的药品标准是国家药品标准。国家药品标准是指国家食品药品监督管理局(State Food and Drug Administration,SFDA)颁布的《中华人民共和国药典》、药品注册标准和其他药品标准。

一、药典

(一)概述

药典(Pharmacopoeia)是一个国家记载药品标准、规格的法典,一般由国家药典委员会组织编纂,并由政府颁布执行,具有法律约束力。药典收载的品种是疗效确切、副作用小、质量稳定的常用药品及其制剂,并明确规定了这些品种的质量标准,例如含量、熔点、鉴别、杂质的含量限度以及试验方法和所用试剂等;在制剂通则中还规定各种剂型的有关标准、检查方法等,是药品生产、检验、供应与使用的重要依据。

不同时代的药典代表着当时医药科技的发展与进步,在一定程度上药典可以反映一个国家的药品生产、医疗和科学技术水平。

659 年,我国唐代政府组织编纂的《新修本草》是我国第一部具有药典性质的国家药品标准,全书 54 卷,收载药物 844 种,堪称世界上最早的一部法定药典。15 世纪印刷术的进步促进了欧洲近代药典编纂的发展。1498 年由佛罗伦萨学院出版的《佛罗伦萨处方集》(Florence Formulaiton),一般公认为欧洲第一部法定药典。其后有不少城市纷纷编订具有法律约束性的药典。其中纽伦堡的瓦莱利乌斯医生编著的《药方书》(Formulation Catalogue) 赢得了很高的声誉,被纽伦堡当局认定为第一本《纽伦堡药典》(Nurnberg Pharmacopoeia),并于 1546 年出版。在《纽伦堡药典》的影响下,奥格斯堡、安特卫普、里昂、巴塞尔、巴伦西亚、科隆、巴黎和阿姆斯特丹等地也相继有药典问世。这一进展标志着欧洲各地区性药典向法定性国家药典转化的新阶段。至 20 世纪,我国于 1930 年颁布了《中华药典》;世界卫生组织(WHO)于 1951 年颁布了《国际药典》;瑞典、丹麦、挪威于 1964 年颁布了《北欧药典》;欧共体于 1969 年颁布了《欧洲药典》。至 21 世纪初,世界上已有近 40 个国家编制了国家药典,另外,尚有区域性药典 4 种(北欧药典、欧洲药典、亚洲药典及非洲药典)和 WHO 编订的《国际药典》。这些药典对世界医药科技交流和国际医药贸易具有极大的促进作用。

由于医药科技水平的不断提高,新的药物和新的制剂不断被开发出来,对药物及制剂的质量要求也更加严格,所以药品的检验方法也在不断更新和提高,因此,各国的药典需要经常修订。例如,美国自从 2005 年出版 USP(28)/NF(23)后每年出一次修订版;日本和中国的药典每 5 年出一次修订版。在新版药典中,不仅增加新的品种,而且增设一些新的检验项目或方法,同时对有问题的药品进行删除。在新版药典出版前,往往由国家药典委员会编辑出版增补本,以利于新药和新制剂在临床的应用,增补本与药典具有相同的法律效力。可见,药典在保证人民用药安全有效,促进药品研究和生产方面起着重要作用。

(二)《中华人民共和国药典》

《中华人民共和国药典》(The Pharmacopoeia of the People's Republic of China)简称《中国药典》(Ch. P.),由国家药典委员会编纂。新中国成立以来,先后共编纂颁布《中国药典》九版,即 1953 年版、1963 年版、1977 年版、1985 年版、1990 年版、1995 年版、2000 年版、2005 年版、2010 年版。从 1985 年起,每 5 年修订颁布新版药典。除 1953 年版为一部和 2005 年版、2010 年版为三部外,其他版次均为两部。各新版药典均在前一版药典的基础上得到改进和提高,见表 1-1。

现行版药典为《中国药典》2010 年版,分为一部、二部、三部。一部收载药材及饮片、植物油脂和提取物、成方制剂和单位制剂等;二部收载化学药品、抗生素、生化药品、放射性药品及药用辅料等;三部收载生物制品。各部编写的体例包括凡例、正文、附录和索引四个部分。"凡例"是制定和执行药典必须了解和遵循的规则。《中国药典》(2010年版)的凡例,除了说明书名与内容编排要求外,并把一些与标准有关的、共性的、需要明确的问题,以及采用的计量单位、符号与专门术语等,用条文加以规定,以避免在全书中重复说明。正文部分专门收载药品或制剂的质量标准。正文部分药品质量标准的主要内容包括法定名称、结构式、分子式和分子量、来源、性状、鉴别、纯度检查、含量测定、类别、剂量、规格、贮藏、制剂等。正文品种收载药品中文名称系按照《中国药品通用名称》收载的名称及其命名原则命名,《中国药典》收载的药品中文名称均为法定名称;药品英文名除另有规定外,均采用国际非专利药品名(International Nonproprietary Names, INN)。附录是药典的重要组成部分。《中国药典》(2010年版)二部附录包括制剂通则、一般鉴别试验、分光光度法、色谱法、有关理化常数测定法、有关滴定法及测定法、一般杂质检查法、有关检查法及测定法、制剂检查法及测定法、抗生素效价测定法及安全检查法、升压素生物测定法、放射性药品检定法、生物检定统计法、试药与滴定液、制药用水、灭菌法、原子量表及指导原则等内容。

表1-1 《中国药典》各版简况表

版次	分部	收载药品数量	收载于制剂通则的剂型种类	主要改进和提高
1953年版	1	531种	10种剂型,外加抗生素、菌苗两类药品	
1963年版	2	一部:643种 二部:667种	一部9种 二部10种	一部记载药品的"功能与主治",二部增加了药品的"作用与用途"
1977年版	2	一部:1152种 二部:773种	一部14种 二部8种	检验方法增加了显微鉴别和理化鉴别
1985年版	2	一部:713种 二部:776种	一部12种 二部10种	1988年10月,出版了我国第一部英文版《中国药典》(1985年版),同年还出版了药典二部注释选编。自1985年开始,《中国药典》均编写相应的英文版
1990年版	2	一部:784种 二部:967种	一部18种 二部12种	药典二部品种项下规定的"作用与用途"和"用法与用量",分别改为"类别"和"剂量",另组织编著《临床用药须知》(1996年出版)和《药典注释》(1993年出版)两本重要参考书。有关品种的红外光吸收图谱,收入《药品红外光谱集》另行出版,该版药典附录内不再刊印

(续 表)

版次	分部	收载药品数量	收载于制剂通则的剂型种类	主要改进和提高
1995年版	2	一部：920种 二部：1455种	一部21种 二部14种	增加了茶剂、露剂、颗粒剂、口服液和缓释制剂等剂型；二部药品外文名称改用英文名，取消拉丁名；中文名称只收载药品法定通用名称，不再列副名
2000年版	2	一部：992种 二部：1699种	一部26种 二部21种	一部新增附录10个，修订附录31个；二部新增附录27个，修订附录32个。二部附录中首次收载了药品标准分析方法验证要求等六项指导原则
2005年版	3	一部：1146种 二部：1967种 三部：101种	一部26种 二部22种 三部12种	首次将《中国生物制品规程》并入药典；本版药典收载的附录，一部为98个，其中新增12个，修订48个，删除1个；二部为137个，其中新增13个，修订65个、删除1个；三部为140个，其中新增62个，修订78个，删除1个。一、二、三部共同采用的附录分别在各部中予以收载，并进行了协调统一。本版药典在标准要求、形式内容等方面，与2000年版相比均有重大改进与提高
2010年版	3	一部：1146种 二部：1967种 三部：101种	一部26种 二部21种 三部12种	本版药典收载的附录，一部为112个，其中新增14个，修订47个；二部为152个，其中新增15个、修订69个、删除1个；三部为149个，其中新增18个、修订39个。一、二、三部共同采用的附录分别在各部中予以收载，并尽可能做到协调统一、求同存异、体现特色。本版药典，更加注重一部、二部、三部体例和内容的规范性，以及各部之间、正文品种与附录之间的协调与统一，科学性、权威性、先进性比历版药典有进一步提升

（三）国外药典

据不完全统计，世界上已有近40个国家编制了国家药典，另外还有区域性药典和世界卫生组织（WHO）组织编制的《国际药典》等，均对世界医药科技交流和国际医药贸易具有极大的促进作用。其中具代表性的有《美国药典》、《英国药典》、《日本药典》和《欧洲药典》。

《美国药典》的英文全称是 The United States Pharmacopoeia（缩写为 USP），是目前世界上唯一一部由非政府机构出版的法定药品汇编，由美国政府所属的美国药典委员会（The United States Pharmacopeial Convention）编辑出版。现已在 131 个国家销售，一些没有法定药典的国家通常都采用《美国药典》作为本国的药品法定标准。

1820 年，11 位来自美国各州的医师、药剂师及药学院的代表，自发在华盛顿特区召开会议，成立了美国药典委员会，共同制订了 USP，建立了美国第一部药品标准和质量控制（处方）系统，这就是美国药典的最早版本。自 1950 年以后 USP 每 5 年出版一次修订版，从 2002 年（25 版）开始每年出版一次修订版。此外，由药剂师们自发编辑的国家处方集（The National Formulary，缩写为 NF）于 1883 年首次出版。国家处方集自 1896 年起又对那些尚未编入 USP 的药品提供标准规范，并成为药品最终收入 USP 的评审之列。为减少重复，方便使用，NF 于 1980 年 15 版起并入 USP。美国药典委员会将这两个法定药品标准（USP 和 NF）制成合订单行本出版，前面部分为 USP，后面部分为 NF。所以，这本出版物的完整名称应该叫做《美国药典/国家处方集》（U. S. Pharmacopoeia/National Formulation，用 USP/NF 表示）。目前 USP（33）/NF（28）版已于 2009 年 11 月 1 日出版，2010 年 5 月 1 日正式生效。

《美国药典》正文药品名录分别按法定药名字母顺序排列，各药品条目大都列有药名、结构式、分子式、CAS 登记号、成分和含量说明、包装和贮藏规格、鉴定方法、干燥失重、炽灼残渣、检测方法等常规项目，正文之后还有通则，通则列有详细的各种分析测试方法和要求的通用章节以及对各种药物的一般要求。

目前，USP/NF 有英文版和西班牙文版两个版本，USP/NF 英文版提供印刷版、在线电子版和光盘版。从 USP（30）/NF（25）（2007 年）开始，USP/NF 的印刷版以三卷一套的形式出版。每卷具体内容如下（表 1-2）。

表 1-2　　　　　　　　USP（30）/NF（25）各卷具体内容

卷	具体内容
I	完整目录、前言、USP 通则、附录、试剂、营养表格、营养补充剂、辅料、NF 通则、NF 各论、完整索引
II	完整目录、USP 通则、USP 各论 A-L、完整索引
III	完整目录表、USP 通则、USP 各论 M-Z、完整索引

《英国药典》的英文全称是 British Pharmacopoeia（缩写为 BP），是由英国药典委员会（British Pharmacopoeia Commission）编纂、英国卫生和社会安全部颁布实施的英国国家药品标准，是英国制药标准的重要来源。英国药典具有悠久的历史，最早的药典是 1618 年编写的《伦敦药典》，后又有《爱丁堡药典》和《爱尔兰药典》，1864 年合为《英国药典》。1948 年以前是根据当时情况不定期改版，1948 年以后为每 5 年改版一次。1980 年版是全面

修订、改变较大的版本，收入了英国药学会编纂的《英国副药典》中的许多药品制剂，分为卷一和卷二，卷一收载原料药；卷二收载各类制剂、手术材料、放射性药品、血液制品、免疫制品以及附录索引等。《英国药典》在世界各国药典中享有一定信誉。在国际贸易中，一些贸易机构和贸易商常以《英国药典》为标准签订合同，作为药品质量检验的依据。1980年以后，《英国药典》出版周期不定，2000～2009年，每年出版一部。目前最新的版本是BP2009版，2008年8月出版，2009年1月1日起开始正式生效。BP2009共收载约3200个品种，包括药用物质、制剂和在药品实践中使用的物品。其中一部分品种来源于英国本土，另外一部分品种来源于欧洲药典第6版。该版药典共分5卷，每卷具体内容如下。

表1-3　　　　　　　　　　　BP各卷具体内容

卷	具 体 内 容
Ⅰ、Ⅱ	药用物质
Ⅲ	制剂、血液制品、免疫制品、放射药品制剂、外科材料、草药和草药制剂、顺势疗法制剂制备中使用的材料
Ⅳ	红外参考图谱、附录、补充章节、索引
Ⅴ	兽药

《日本药典》即《日本药局方》，英文全称是Pharmacopoeia of Japan（缩写为JP），是由日本药局方编委会编纂，由日本厚生省颁布执行的。《日本药局方》历史悠久，1886年出版了《日本药局方》第一版。《日本药局方》分为两部，一部包括凡例、制剂通则、一般试验方法（系指各类测定方法）和医药品各论（主要为化学药品、抗生素、放射性药品及各种制剂）；二部包括通则、生药总则、制剂总则、一般试验方法和医药品各论（主要为生药、生物制品、调剂用附加剂等）。《日本药局方》现行版本是2006年出版的第十五改正版，以JP（15）表示。该版药典收载药品1483种，其中新收载102种。日本药典有日文版和英文版两种。

《欧洲药典》的英文全称是European Pharmacopoeia（缩写为EP）。《欧洲药典》由欧洲药典质量委员会编纂，欧洲药品质量管理局负责出版和发行，有英文和法文两种法定文本，对其成员国皆有法律约束力。欧洲药典委员会于1964年成立，1977年出版第一版《欧洲药典》。从1980～1996年期间，每年将增修订的项目与新增品种出版一本活页本，汇集为第二版《欧洲药典》各分册，未经修订的仍按照第一版执行。1997年出版第三版《欧洲药典》合订本，并在随后的每一年出版一部增补本。由于欧洲一体化及国际间药品标准协调工作不断发展，增修订的内容显著增多。2002年1月1日第四版《欧洲药典》开始生效，第四版《欧洲药典》除了主册之外，还出版了8个增补版。为适应科学技术的发展，及时增补新的内容，剔除过时内容。自2002年开始《欧洲药典》每年出版三部增补本，目前《欧洲药典》最新的版本为第六版，即EP 6.0，于2007年6月出版，2008年1月1日开始生效。《欧洲药典》第六版分为一部、二部。此外，欧洲药典委员会还根据例会决议进行非累积性增补，一年3次。欧洲药典第六版有8个增补版（EP 6.1～6.8）。

近几年来,《欧洲药典》的权威性和影响力正在不断扩大,参与制定和执行《欧洲药典》的国家在不断增加。欧洲药典委员会在人用药品注册技术规定国际协调会议(International Conference on Harmonization of Requirements for Registration Pharmaceuticals for Human Use,缩写为 ICH)上与美国、日本等国药典委员会协调统一药典标准进程中也起着积极主导作用。中国药典委员会于 1994 年成为欧洲药典委员会的观察员之一。

二、药典外药品标准

国家药典是药品法典,它不可能包含所有已生产、使用的药品品种,因此,除药典外,还有其他标准,作为国家药典的补充。

我国有国家食品药品监督管理局颁布的《药品标准》和《药品注册标准》。英国除国家药典外,尚有国家处方集(National Formulation)和英国准药典(British Pharmaceutical Codex,简称 BPC)。日本的药典外标准有《日本抗生物质医药品基准》、《放射性医药品基准》、《生物学制剂基准》、《诊断用医药品基准》等。

第六节 药品管理规范

一、药品生产质量管理规范

《药品生产质量管理规范》(Good Manufacturing Practice,简称 GMP)系指药品生产过程中,用科学、合理、规范化的条件和方法来保证生产优良药品的一整套系统的、科学的管理规范,是药品生产和管理的基本准则。适用于药物制剂生产的全过程和原料药生产中影响成品质量的关键工序,也是新建、改建和扩建医药企业的依据。药品是特殊的商品,推行和实施 GMP 认证制度的目的是使产品符合所期望的质量要求与标准。

GMP 的检查对象是人、生产环境、制剂生产的全过程。"人"是实行 GMP 管理的软件,也是关键管理对象,而"物"是 GMP 管理的硬件,是必要条件,缺一不可。

GMP 的三大要素是:①将人为产生的错误减小到最低;②防止对医药品的污染和低质量医药品的产生;③保证产品高质量的系统设计。1963 年美国率先实行 GMP,此后各国积极响应,陆续制定并实施了符合各国国情的 GMP 条例。我国于 1982 年由中国医药工业公司颁发了《药品生产管理规范(试行本)》,这是我国医药工业第一次试行的 GMP。试行后于 1986 年、1988 年、1992 年和 1999 年进行了修订和完善。1999 年,国家食品药品监督管理局最终修订并颁布了《药品生产质量管理规范(1998 年修订)》,共 14 章 88 条,规定于 1999 年 8 月 1 日起全面施行。GMP 对药品生产的人员、厂房、设备、卫生条件、原料、辅料、包装材料、生产管理、包装、贴签、管理文件、质量管理部门、自检、销售记录、用户意见、不良反应报告等都有非常具体的标准和要求;同时于 1999 年 6 月印发药品 GMP 的附录,对无菌药品、非无菌药品、原料药、生物制品、放射性药品、中药制剂等的生产和质量管理的特殊要求予以补充规定。

为加强对药品生产企业的监督管理,SFDA 于 2002 年 12 月修订了《药品生产质量管理规范认证管理办法》(简称《药品 GMP 认证办法》),自 2003 年 1 月 1 日起施行。对认证合格的企业(车间)颁发《药品 GMP 证书》,并予以公告,有效期 5 年(新开办的企业为 1 年,期满复查合格后为 5 年),期满前 3 个月内,按药品 GMP 认证工作程序重新检查、换证。按规定,今后所有生产药品的企业(车间)必须通过 GMP 认证。

药品 GMP 认证是国家依法对药品生产企业(车间)实施药品 GMP 监督检查并取得认可的制度,是国家药品监督管理工作的重要内容,是保证药品质量的一种科学先进的管理方法,是药品国际贸易质量认证体制的重要内容,同时也是与国际认证机构开展双边、多边认证合作的基础。推行 GMP 是保证人民用药安全有效的基础,可以从整体上提高我国制药企业的素质,也是配合经济部门调控、克服药品生产低水平重复的重要措施。

二、药品非临床研究质量管理规范

我国的《药品非临床研究质量管理规范》(Good Laboratory Practice,简称 GLP)系指对从事药物实验研究的规划设计、执行措施、管理监督、记录报告、实验室的组织管理、工作方法和有关条件提出的法规性文件。

GLP 实施的主要目的包括:①严格控制各种可能影响试验结果的主客观因素,尽可能减少试验误差,确保新药安全性评价的科学性和可靠性;②使我国新药研究的安全性试验符合国际上公认的标准。

GLP 主要应用于药品的安全性试验,主要包括急性毒性、亚急性毒性、慢性毒性、生殖毒性、致突变性、致癌性、刺激性、药物依赖性、抗原性等方面。目前尚不包括药效学试验部分。

GLP 的组织系统主要包括:有关毒理学研究的各种功能性实验室(病理、生理、生化、药理及特殊毒理研究室),实验动物中心,资料和档案的管理,质量保证部门等。

GLP 是 1965 年由日本制药团体联合会发表。1975 年日本规定,研究开发新药必须进行动物试验,并规定了试验的基本技术和方法。1976 年美国 FDA 提出 GLP 草案,1978 年正式实行,1979 年列入美国联邦法律中。目前加拿大、德国、法国、瑞典及欧盟等都已制定了 GLP。我国的 GLP 于 1999 年发布并于 1999 年 11 月 1 日起试行,并于 2003 年 6 月 4 日经国家食品药品监督管理局局务会审议通过,自 2003 年 9 月 1 日起施行。

GLP 是关于药品非临床研究中实验设计、操作、记录、报告、监督等一系列行为和实验室条件等质量管理的规范。GLP 的实质是一套保证药品非临床试验质量的保证体系。

第七节 药剂学的发展

一、国外药剂学的发展

国外药剂学发展最早的是埃及与巴比伦王国(今伊拉克地区)。《伊伯氏纸草本》是约公元前 1552 年的著作,记载有散剂、硬膏剂、丸剂、软膏剂等剂型,并有药物的处方和制备方法等。被西方各国认为是药剂学鼻祖的格林（Galen，131~201年）是罗马籍希腊人（与我国汉代张仲景同一时期），在格林的著作中记载了溶液剂、酒剂、散剂、丸剂、浸膏剂等剂型，人们称之为"格林制剂"。

从公元7世纪起，阿拉伯人继承了古希腊和罗马的医药学遗产，又吸收我国和印度的经验加以发扬，到13世纪已成为世界医药文化的中心之一。在这期间阿拉伯人广泛使用了糖浆剂、醋剂、甘香酒剂，并发明创造了蒸馏法制水和丸剂包衣等技术。

19世纪是西方科学和工业技术蓬勃发展的时期，制药机械的发明使药剂生产的机械化、自动化得到了迅猛发展。1843年Brockedon首次制备了模印片剂；1847年Murdock发明了硬胶囊剂；1862年出现加压包装的概念；1876年Remington发明了压片机，出现了压制片；1886年Limousin发明了安瓿，使注射剂得到了迅速发展。与此同时，随着科学技术与基础学科的发展，学科分工越来越细。1847年德国药师莫尔的第一本药剂学教科书《药剂工艺学》问世，宣告了药剂学成为一门独立的学科。

药剂学经历了18世纪和19世纪的初级发展阶段后，在发展迅速的基础学科的渗入和推动下，药剂学在20世纪加快了发展步伐，根据在此期间发展的几个比较明显的特征，可以将药剂学近代发展归纳成以下几个历史时期。

20世纪50年代后期，由于合成化学、微生物学、药理学、生物化学、物理化学和化学动力学的渗入和发展，促使药剂学进入了以化学和物理化学理论为基础来设计、生产和评价药物制剂的物理药剂学时代。从化学和物理性状方面提高药品的内在和外在质量是该时期药剂学的主要特点，在这一时期药剂学初步建立了药物剂型和制剂处方设计以及工艺设计的基础理论。

20世纪60~70年代，药物数量有较快的增长，制剂水平有较大提高，但从体外的化学标准和一般性状来评价药物制剂质量逐渐暴露出局限性。随着临床药理学、生物药剂学、药物动力学、药效学、临床化学、生物统计学的渗入和发展，促使药剂学从药物在体内的吸收、分布、代谢和排泄（AMDE）过程及其与机体、疾病的关系来设计剂型和制剂、评价药品质量，把药剂学推进到生物药剂学时代。

20世纪80年代，在合理评价药物体内外质量的基础上，随着伦理学、药物经济学、毒理学、药物相互作用及高分子科学、计算机技术等的发展和渗入，社会对生命和生存质量的关注提升到一个新的高度，促使药剂学家在设计剂型和制剂时更加周密地考虑到药物在体内的ADME的量变过程与生理状态、病理变化及与疾病过程的关系，使制剂符合患者用量最小、疗效最高、毒副作用最小、使用方便舒适的要求，药剂学进入了临床药剂学时代。

20世纪90年代以来，药物剂型和制剂研究已进入药物传输系统（Drug Delivery System，DDS）时代。由于分子药理学、体内药物分析、细胞药物化学、药物分子设计学及系统工程学等学科的渗入、发展以及新技术的不断涌现，人们不仅用客观数据来科学地阐述药物制剂的体外溶出与体内过程的相关性，还结合器官、组织和细胞的生理特点与药物分子的关系来探索剂型的结构与其功能的关系，有目的地解决制剂对病灶、细胞的有效传递和主动传递问题。因此，从发展的趋势来看，21世纪的药剂学是药物制剂向细胞水平和分子水平发展的 DDS 时代。

二、国内药剂学的发展

国内药剂的起源可追溯至夏禹时期（公元前 2140 年），那时已能酿酒，并有多种药物浸制而成的药酒。酿酒同时又发现了曲（酵母），是一种早期应用的复合制剂。商汤时期（公元前 1766 年），伊氏首创汤剂，并总结了《汤液经》，为我国最早的方剂和制药技术专著。战国时期（公元前 221 年以前），在《黄帝内经》中提出了"君、臣、佐、使"的组方原则，同时还在《汤液醪醴论》中论述了汤液醪醴的制法和作用，并记载了汤、丸、散、膏、药酒等不同剂型及制法。秦、汉时代，是我国药剂学理论和技术显著发展的时期。马王堆汉墓出土的《五十二病方》中，用药方式除外敷和内服外，尚有药浴法、烟熏或蒸汽熏法、药物熨法等的记载。东汉时期成书的《神农本草经》是现存最早的本草专著。该书论及了制药理论和制备法则，序例指出："药性有宜丸者，宜散者，宜水煎者，宜酒渍者，宜煎膏者，亦有一物兼宜者，亦有不可入汤酒者，并随药性，不得违越。"他强调应根据药物性质选择剂型。在东汉张仲景（142～219 年）的《伤寒论》和《金匮要略》中记载有糖浆剂、汤剂、散剂、丸剂、酒剂、浴剂、洗剂、熏剂、灌鼻剂、滴耳剂、软膏剂、栓剂等十余种剂型，并记载了可以用动物胶、炼制的蜂蜜和淀粉糊为黏合剂制成丸剂。晋代葛洪（281～341 年）所著的《肘后备急方》内记载了干浸膏、铅硬膏、蜡丸、浓缩丸、锭剂、条剂、尿道栓剂等剂型，并将成药、防疫药剂及兽用药剂列为专章论述，可见当时的药物剂型已经很丰富，对预防人、兽疾病药剂的制备和应用已很重视。梁代陶弘景的《本草经集注》中提出以治病的需要来确定剂型，指出"疾有宜服丸者，宜服散者，宜服汤者，宜服酒者，宜服膏煎者"，并规定了汤、丸、散、膏、药酒的制作常规，实为近代制药工艺规程的雏形。唐代孙思邈（581～682 年）著《备急千金要方》和《千金翼方》分别收载成方 5300 首和 2000 首，有汤剂、丸剂、散剂、膏剂、丹剂、灸剂等剂型。唐代显庆四年（659 年）由政府组织编纂并颁布的《新修本草》，是我国第一部也是世界上最早的国家药典。宋代编制的《太平惠民和剂局方》是我国最早的一部国家制剂规范，比英国最早的局方早 500 多年。明代李时珍（1518～1593 年）编著了《本草纲目》，其中收载药物 1892 种，剂型 61 种，方剂 11096 则。《本草纲目》现已被译成多个国家的文字，不仅为现代药剂学提供了研究资料，对世界药学的发展也有重大贡献。

19 世纪初至 20 世纪初的近百年间，西洋医药的传入对我国近代药剂学的发展也产生了一定的影响，如引进一些技术并建立药厂，将进口的原料药加工生产成注射剂、片剂等制剂，但这些药厂规模较小、水平较低、产品质量较差。新中国建立后，确定优先发展原料药，在解决"无米之炊"的基础上发展制剂工业的方针，促进了我国医药工业的迅速发展。

改革开放为药剂学的进一步迅速发展带来了契机，在药用辅料、生产技术和设备、剂型和制剂质量、新剂型、新技术等方面取得了很大的进步。

在药用辅料的研究方面，先后开发出粉末直接压片用辅料如微晶纤维素、可压性淀粉；黏合剂如聚乙烯吡咯烷酮（PVP）；崩解剂如 CMS-Na、低取代羟丙基纤维素（L-HPC）；薄膜包衣材料如丙烯酸树脂系列产品；优良的表面活性剂如泊洛沙姆、蔗糖脂肪酸酯；栓剂基质如半合成脂肪酸酯等。在生产技术和设备方面，层流空气洁净技术的应用和灭菌参数的控制以及新的生产机械如全自动洗瓶灭菌机、自动光电安瓿检查机和微粒分析仪等大大提高了注射剂的质量和安全性；高速旋转压片机的应用使粉末直接压片技术得到广泛的应用，流化搅拌制粒、喷雾制粒、高速搅拌制粒等技术提高了固体制剂的产量和质量。

在剂型和制剂质量方面，各种剂型在外观、品种及制剂内在质量等方面均得到了发展和提高。如片剂在片形、色泽、大小等外观指标上更趋于完备；品种的多样化如薄膜衣片、多层片、肠溶片、分散片、咀嚼片、速溶片、泡腾片以及异形片等大大提高了病人的顺应性；对片剂的内在质量如溶出度、含量均匀度和生物利用度也有了明确的标准。胶囊剂的发展也十分迅速，空心胶囊、肠溶空心胶囊（包括结肠用肠溶空心胶囊）的质量有了很大提高，对胶囊剂内容物种类（小丸、小粒、小片以及它们的包衣产品等）、内容物流动性和均匀性的设计趋于规范化；在品种方面，除了常见的软胶囊和硬胶囊外，还出现了肠溶胶囊、双层胶囊、阴道胶囊、缓释胶囊等。

在新剂型的研究方面，正在逐渐缩小与国际先进水平的差距，缓释、控释制剂、透皮贴剂已有新产品上市；脂质体、微球与微囊、纳米粒与纳米囊等靶向制剂的研究也取得了空前进步；多肽类、蛋白质等生物技术制剂的研究正在深入发展。

在新技术方面，固体分散体制备技术、包合物制备技术、脂质体制备技术、聚合物胶束、纳米乳与亚微乳制备技术、微囊、微球制备技术等都在提高制剂质量或制备新制剂方面取得了成功；核穿孔技术为控释制剂、透皮贴剂的研究提供了极好的膜穿孔法；超声技术、激光技术、离子交换技术也被广泛应用于药剂制备。

参 考 文 献

1. 崔福德. 药剂学. 第六版. 北京：人民卫生出版社，2007.
2. 张强，武凤兰. 药剂学. 北京：北京大学医学出版社，2005.
3. 毕殿洲. 药剂学. 第四版，北京：人民卫生出版社，2000.
4. Gilbert S. Banker, Christopher T. Rhodes. Modern Pharmaceutics, 5th. Volume Two: Applications and Advances. London: Informa Healthcare, 2009.
5. 陆彬. 药剂学. 北京：中国医药科技出版社，2003.
6. 国家药典委员会. 中华人民共和国药典. 2010 年版. 北京：中国医药科技出版社，2010.
7. 侯世祥，毛声俊，张强. 2008—2009 药学学科发展报告——药剂学学科发展. 北京：中国科学技术出版社，2009.
8. Vuorinen S, Heinämäki J, Antikainen O, et al. Sugar end-capped poly-D, L-lactides as excipients in oral sustained release tablets. AAPS PharmSciTech. 2009, 10 (2)：566～573.
9. Kato Y, Onishi H, Machida Y. Application of chitin and chitosan derivatives in the pharmaceutical field. Curr Pharm Biotechnol. 2003, 4 (5)：303～309.
10. Yellepeddi VK, Kumar A, Palakurthi S. Surface modified poly (amido) amine dendrimers as diverse nanomolecules for biomedical applications. Expert Opin Drug Deliv. 2009, 6 (8)：835～850.

11. Beneke CE, Viljoen AM, Hamman JH. Polymeric plant-derived excipients in drug delivery. Molecules. 2009, 14 (7): 2602~2620.
12. Zarate J, Igartua M, Hernández RM, et al. Polymeric materials and formulation technologies for modified-release tablet development. Mini Rev Med Chem. 2009, 9 (13): 1504~1517.

第二章 药物制剂的基本理论

【学习要求】

1. 掌握 表面活性剂的基本性质、表面活性剂的生物学性质；流变学的基本概念；粉体的基本性质；粉体流动性的测定方法及改善流动性的措施；粉体学在固体制剂中的应用。

2. 熟悉 表面活性剂在药剂学中的主要应用；流体的胀性流动和触变流动；粉体的密度及孔隙率；粉体的充填性和压缩性。

3. 了解 表面活性剂胶束形成机理；表面活性剂的其他应用；流体流变性质的测定。

第一节 表面活性剂

一、概述

一定温度下的任何纯液体都具有一定的表面张力。如20℃时，水的表面张力为7.28×10^{-2} N·m^{-1}，乙醇的表面张力为2.23×10^{-2} N·m^{-1}。当纯液体（如水）溶入溶质后，水溶液的表面张力就会因溶质的加入而发生变化，如一些无机盐或糖类物质可以使水的表面张力略有增加，一些低级醇则使水的表面张力略有降低，而肥皂和洗衣粉等可使水的表面张力显著降低。使液体表面张力降低的性质称为表面活性；使液体表面张力降低的物质称为表面活性物质；具有很强表面活性、少量应用就能使液体的表面张力显著降低的物质称为表面活性剂（surfactant）。此外，表面活性剂还具有增溶、乳化、润湿、去污、杀菌、消泡和起泡等应用性质，这是与一般表面活性物质的主要区别。

表面活性剂之所以能显著降低液体的表面张力是由其结构特征所决定的。表面活性剂分子由极性的亲水基和非极性的亲油基组成，且两部分分处两端，如图2-1 硬脂酸钠结构示意图，为不对称结构。因此，表面活性剂具有既亲水又亲油的两亲性质。

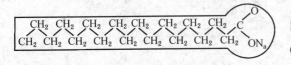

图2-1 表面活性剂硬脂酸钠分子的基本结构

表面活性剂分子中非极性基团最常见的是8～18碳的直链烷烃或环烃等，如$C_{17}H_{35}$—、R—〇— 等。极性基团可以是解离的离子基团，也可以是非解离的亲水基团，如极性基团可以是羧酸、磺酸、硫酸、氨基或胺基及其盐，也可是羟基、酰胺基、羧酸酯基等。如肥皂是脂肪酸类（R—COO$^-$）

表面活性剂，其结构中的脂肪酸碳链（R—）为亲油基团，解离的脂肪酸根（COO⁻）为亲水基团。

表面活性剂溶于水中，低浓度时，其在水-空气表面定向排列，亲水基团插入水相而亲油基团朝向空气，以减小排斥，在液面形成单分子膜。疏水基与水分子间的斥力相当于使表面水分子受到一个向外的推力，抵消其原来受到的向内的拉力，亦即使水的表面张力降低。这就是表面活性剂的发泡、乳化和湿润作用的基本原理。如果增大表面活性剂的浓度至溶液表面达到饱和时，表面活性剂就会转入溶液内部。

二、表面活性剂的分类

表面活性剂的分类方法很多，根据来源可分为天然表面活性剂与合成表面活性剂；根据溶解性质可分为水溶性表面活性剂与油溶性表面活性剂；根据疏水基结构，分为直链、支链、芳香链、含氟长链表面活性剂等。通常根据极性基团的解离性质将表面活性剂分为离子表面活性剂与非离子表面活性剂两大类，其中离子表面活性剂根据所带电荷不同又可分为阳离子表面活性剂、阴离子表面活性剂和两性离子表面活性剂。

（一）离子表面活性剂

1. 阴离子表面活性剂 阴离子表面活性剂起表面活性作用的部分是阴离子，带有负电荷，如肥皂、长链烃基的硫酸盐。因阴离子表面活性剂有溶血现象，主要用于外用制剂；不可与阳离子表面活性剂一同使用，否则在水溶液中会生成沉淀而失去活性。

（1）肥皂类：系指高级脂肪酸的盐，通式为 $(RCOO^-)_n M^{n+}$。其中脂肪酸烃链（R—）一般为11～17个碳的长链（低于10个碳原子的脂肪酸盐亲水性过强，表面活性较低，不适于应用；18个碳原子以上的则溶解度太小，也不利于应用），以硬脂酸、油酸、月桂酸等较为常用。根据 M 代表的物质不同，又可分为碱金属皂（一价皂，其降低水相表面张力的能力强于降低油相表面张力的能力，常用作 O/W 型乳化剂），如硬脂酸钠、硬脂酸钾等；碱土金属皂（多价皂，其降低油相表面张力的能力强于降低水相表面张力的能力，常用作 W/O 型乳化剂），如单硬脂酸铝、硬脂酸钙等；有机胺皂如硬脂酸三乙醇胺皂等。肥皂类表面活性剂均有良好的乳化性能和分散油的能力，但易被酸破坏，其中碱金属皂还可以被钙、镁盐等破坏，电解质亦可使之盐析。

（2）硫酸化物：系指硫酸化油和高级脂肪醇硫酸酯类，通式为 $R—O—SO_3^- M^+$，其中脂肪烃链（R—）一般为12～18个碳的长链。硫酸化油的代表是硫酸化蓖麻油，俗称土耳其红油，为黄色或橘黄色黏稠液，有微臭，可与水混合，常用作去污剂和润湿剂，无刺激性。高级脂肪醇硫酸酯类中常用的有十二烷基硫酸钠（SDS，又称月桂醇硫酸钠 SLS）、十六烷基硫酸钠（鲸蜡醇硫酸钠）、十八烷基硫酸钠（硬脂醇硫酸钠）等。硫酸化物类表面活性剂的乳化性很强，且较肥皂类稳定，受酸及钙、镁盐的影响较小，但可与一些阳离子药物发生作用而产生沉淀，且对黏膜有一定刺激性，主要用作外用乳膏剂的乳化剂。

（3）磺酸化物：系指脂肪族磺酸化物、烷基芳基磺酸化物和烷基萘磺酸化物等，通式为 $R—SO_3^- M^+$。脂肪族磺酸化物，如二辛基琥珀酸磺酸钠（阿洛索-OT）、二乙基琥珀酸磺酸钠；烷基芳基磺酸化物，如十二烷基苯磺酸钠，这两种磺酸化物为目前广泛应用的洗涤剂。

磺酸化物的水溶性和耐酸、钙、镁盐性较硫酸化物稍差，但在酸性溶液中不易水解。另外，甘胆酸钠、牛磺胆酸钠等胆酸盐也属此类，常用作胃肠道脂肪乳的乳化剂和单硬脂酸甘油酯的增溶剂。

2. 阳离子表面活性剂 阳离子表面活性剂起表面活性作用的部分是阳离子，亦称为阳性皂。其分子结构主要部分是一个五价氮原子，所以也称为季铵化合物。其特点是水溶性大，在酸性与碱性溶液中较稳定；易吸附于一般固体表面，具杀菌作用（因细菌细胞一般带负电荷，易吸引带正电的阳离子表面活性剂于细胞膜上相互作用，在两相界面产生物理化学变化，降低界面张力而使细胞膜破裂，原生质被溶解，而起杀菌作用），因此主要用作杀菌剂和防腐剂；乳化能力强，但毒性大、刺激性也大。常用的有十二烷基二甲基苄基氯化铵（苯扎氯铵、商品名为洁尔灭）、十二烷基二甲基苄基溴化铵（苯扎溴铵、商品名为新洁尔灭）、十六烷基三甲基氯化铵（1631）和十八烷基三甲基氯化铵（1831）等。

3. 两性离子表面活性剂 两性离子表面活性剂分子结构中同时具有正、负电荷基团，在不同 pH 值介质中可表现出阳离子或阴离子表面活性剂的性质。

（1）卵磷脂：是天然的两性离子表面活性剂，主要来源于大豆和蛋黄，根据来源不同，又可称豆磷脂和蛋磷脂。阴离子部分是磷酸酯盐，阳离子部分是季铵盐，基本结构见图 2-2。卵磷脂的组成十分复杂，在不同来源和不同制备过程中的卵磷脂中各组分的比例可发生很大的变化。卵磷脂外观为透明或半透明黄色或黄褐色油脂状物质，对热十分敏感，在 60℃ 以上可变为褐色，在酸和碱及酯酶作用下易水解，不溶于水，溶于氯仿、乙醚、石油醚等有机溶剂，是制备注射用乳剂及脂质体制剂的主要辅料。

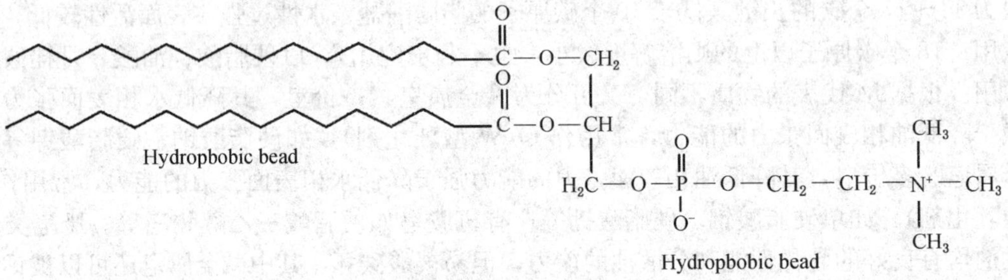

图 2-2 卵磷脂的基本结构

（2）合成的两性离子型表面活性剂：合成的两性离子表面活性剂的阴离子部分是羧酸盐，阳离子部分为胺盐或季铵盐。由胺盐构成者即为氨基酸型（$R-NH_2^+-CH_2CH_2-COO^-$）；由季铵盐构成者即为甜菜碱型 [$R-N^+(CH_3)_2-COO^-$]。

两性离子表面活性剂在碱性水溶液中呈阴离子表面活性剂的性质，具有良好的起泡、去污作用；在酸性溶液中则呈阳离子表面活性剂的性质，具有很强的杀菌能力。

（二）非离子表面活性剂

系指在水溶液中不解离的一类表面活性剂，其亲水基团常为甘油、聚乙二醇和山梨醇等多元醇，亲油基团常为长链脂肪酸或长链脂肪醇以及烷基或芳基等，亲水基团与亲油基团以酯键或醚键相连。由于其在溶液中不解离，不易受强电解质、无机盐的影响，也不易受酸、碱的影响，故稳定性高；且与其他类型表面活性剂相容性好，可以配伍使用；在水及有机溶剂中皆有较好的溶解性能，所以目前应用较为广泛。同时由于其毒性低、溶血性小，不仅可以外用，也可以内服，某些品种还可用于静脉注射剂。

1. 多元醇型 系指由含有多个羟基的多元醇与脂肪酸进行酯化而生成的酯，一般常见的有甘油酯、聚甘油酯、糖酯及失水山梨醇酯类。多元醇型表面活性剂毒性低，故应用广泛。

（1）脂肪酸甘油酯：主要有脂肪酸单甘油酯和脂肪酸二甘油酯，外观为黄色或白色的油状或蜡状物质，熔点 30℃～60℃，不溶于水，在水、热、酸、碱及酶等作用下易水解成甘油和脂肪酸，表面活性较弱，HLB 值 3～4，主要用作 W/O 型乳剂的辅助乳化剂。

（2）蔗糖脂肪酸酯：简称蔗糖酯，系蔗糖与脂肪酸生成的多元醇型非离子表面活性剂。蔗糖酯为白色至黄色粉末，在室温下稳定，在酸、碱和酶的作用下可水解；HLB 值为 5～13，主要用作 O/W 型乳化剂、分散剂。

（3）脂肪酸山梨坦：系山梨糖醇及其单苷和二苷与各种不同脂肪酸反应而生成的酯类化合物，商品名为司盘（Span），其结构通式为：

$$\text{结构式}$$

根据反应的脂肪酸的不同，可分为山梨醇单月桂酸酯（司盘 20）、山梨醇单棕榈酸酯（司盘 40）、山梨醇单硬脂酸酯（司盘 60）、山梨醇三硬脂酸酯（司盘 65）、山梨醇单油酸酯（司盘 80）、山梨醇三油酸酯（司盘 85）等品种。

脂肪酸山梨坦是黏稠状、白色至黄色的油状液体或蜡状固体；不溶于水，易溶于乙醇，在酸、碱和酶的作用下易水解；HLB 值为 1.8～3.8，常用作 W/O 型乳剂的乳化剂，多用于乳膏剂，还可用作注射用乳剂的辅助乳化剂。

（4）聚山梨酯：系在司盘类表面活性剂的剩余羟基上，再结合聚氧乙烯基而制得的醚类化合物，商品名为吐温（Tween），其结构通式为：

$$H(C_2H_4O)_xO \quad O(C_2H_4O)_yH$$
$$O(C_2H_4O)_zH$$
$$CH_2OOCR$$

与脂肪酸山梨坦相似，聚山梨酯类因所结合的脂肪酸的不同可分为聚山梨酯 20（吐温 20）、聚山梨酯 40（吐温 40）、聚山梨酯 60（吐温 60）、聚山梨酯 65（吐温 65）、聚山梨酯 80（吐温 80）、聚山梨酯 85（吐温 85）等品种。

聚山梨酯是黏稠的黄色液体；易溶于水、乙醇及多种有机溶剂，不溶于油；对热稳定，但在酸、碱和酶的作用下也会水解。由于其分子中增加了亲水性的聚氧乙烯基，因此亲水性大大增加，常用作 O/W 型乳剂的乳化剂、增溶剂、分散剂和润湿剂。

2. 聚氧乙烯型

（1）聚氧乙烯脂肪酸酯类：系由聚乙二醇与长链脂肪酸缩合而成的酯类化合物，商品名为卖泽（Myrij），其结构通式为 $RCOOCH_2(CH_2OCH_2)_nCH_2OH$，其中 n 是聚合度。卖泽类表面活性剂有较强的水溶性，乳化能力强，常用作 O/W 型乳化剂，常用的有聚氧乙烯 40 硬脂酸酯（polyoxyl 40 stearate）。

（2）聚氧乙烯脂肪醇醚：系由聚乙二醇与脂肪醇缩合而成的醚类化合物，商品名为苄泽（Brij），其结构通式为 $RO(CH_2OCH_2)_nH$。因聚乙二醇的聚合度和脂肪醇的不同而有不同的品种。如 Brij 30 与 Brij 35 是不同分子量的聚乙二醇与月桂醇的缩合产物，二者都可作为 O/W 型乳化剂；西土马哥（Cetomacrogol）为聚乙二醇与十六醇的缩合产物；平平加 O（Perogol O）则是 15 个单位的氧乙烯与油醇的缩合产物。埃莫尔弗（Emolphor）是一类聚氧乙烯蓖麻油化合物，HLB 值为 12～18，如 Cremophore EL 为聚氧乙烯蓖麻油甘油醚，HLB 为 12～14，亲水性强，常用作增溶剂及 O/W 型乳化剂。

3. 聚氧乙烯-聚氧丙烯共聚物 系由聚氧乙烯和聚氧丙烯聚合而成，又称泊洛沙姆，国外商品名为普朗尼克（pluronic），其结构通式为 $HO(C_2H_4O)_a(C_3H_6O)_b(C_2H_4O)_cH$，其中 b 为聚氧丙烯链段的链节数，至少为 15，$(C_2H_4O)_{a+c}$ 为聚氧乙烯链段。分子结构中聚氧乙烯是亲水基团，聚氧丙烯是亲油基团。根据共聚的比例不同，泊洛沙姆相对分子质量为 1000～14000；HLB 值为 3.5～29，具有乳化、润湿、分散、起泡和消泡等多种性能，但增溶能力较弱。其中泊洛沙姆 188 是一种 O/W 型乳化剂，是目前能应用于静脉注射乳剂的一种合成乳化剂，用泊洛沙姆 188 为乳化剂制备的乳剂能耐受热压灭菌和低温冰冻。

三、表面活性剂的基本性质

（一）形成胶束

1. 临界胶束浓度 水中表面活性剂浓度低时，表面活性剂在表面富集形成单分子膜，见图 2-3（a），当超过一定浓度后，表面层表面活性剂已达饱和，表面活性剂分子就不能在表面继续富集，而会转入溶液内部，见图 2-3（b）。由于亲油基的疏水作用仍竭力促使其分子逃离水环境，导致表面活性剂分子在溶液内部聚集，即亲油基向内聚集形成内核，亲水基向外，形成胶束，见图 2-3（c）。表面活性剂分子在溶剂中缔合形成胶束的最低浓度即为临界胶束浓度（critical micell concentration，CMC）。

形成胶束后，表面活性剂的分子排列情况以及总质点数目发生了显著变化，表面活性剂溶液的许多理化性质，如表面张力、溶解度、渗透压、电导率、去污力、增溶作用等都会发生急剧变化，见图 2-4。可利用表面活性剂溶液某些理化性质的变化来测定表面活性剂的临界胶束浓度。但采用不同测定方法得到的临界胶束浓度在数值上可能会有所差别，且其数值也受温度、浓度、电解质、pH 等因素的影响而发生变化。一些常用表面活性剂的临界胶束浓度见表 2-1。图 2-4 还说明，欲使表面活性剂发挥较为理想的去污、增溶等作用，则必须使表面活性剂浓度高于 CMC 值。

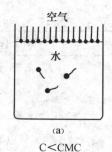 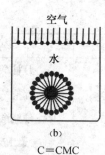 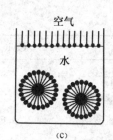

(a) C＜CMC
分子在溶液表面定向排列，表面张力迅速降低

(b) C＝CMC
溶液表面定向排列已经饱和，表面张力达到最小值；开始形成小胶束

(c) C＞CMC
溶液中分子的亲油基相互吸引，分子自发聚集，形成球状、层状胶束，将亲油基埋在胶束内部

图 2-3　胶束形成过程

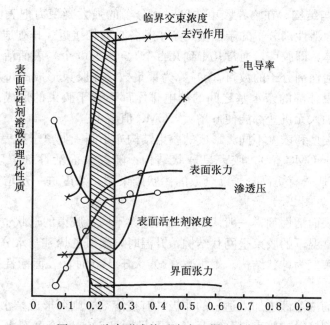

图 2-4　胶束形成前后溶液理化性质突变图

表 2-1　　　　　　一些常用表面活性剂的临界胶束浓度（测定温度 25℃）

名称	CMC（mol/L）	名称	CMC（mol/L）
氯化十六烷基三甲基铵	1.60×10^{-2}	月桂醇聚氧乙烯（12）醚	1.40×10^{-4}
溴化十六烷基三甲基铵	9.12×10^{-5}	月桂醇聚氧乙烯（9）醚	1.00×10^{-4}
溴化十二烷基三甲基铵	1.60×10^{-2}	十四醇聚氧乙烯（6）醚	1.00×10^{-5}
溴化十二烷基代吡啶	1.23×10^{-2}	对十二烷基苯磺酸钠	1.40×10^{-2}

(续表)

名称	CMC (mol/L)	名称	CMC (mol/L)
辛烷基磺酸钠	1.50×10^{-1}	月桂酸蔗糖酯	2.38×10^{-6}
辛烷基硫酸钠	1.36×10^{-1}	棕榈酸蔗糖酯	9.50×10^{-5}
十二烷基硫酸钠	8.60×10^{-3}	硬脂酸蔗糖酯	6.60×10^{-5}
十四烷基硫酸钠	2.40×10^{-3}	聚山梨酯 20	6×10^{-2}(以下单位 g/L)
十六烷基硫酸钠	5.80×10^{-4}	聚山梨酯 40	3.10×10^{-2}
十八烷基硫酸钠	1.70×10^{-4}	聚山梨酯 60	2.80×10^{-2}
油酸钾	1.20×10^{-3}	聚山梨酯 65	5.00×10^{-2}
月桂酸钾	1.25×10^{-2}	聚山梨酯 80	1.40×10^{-2}
十二烷基磺酸钠	9.0×10^{-3}	聚山梨酯 85	2.30×10^{-2}

2. 胶束的大小与结构 在临界胶束浓度时水分子的强大凝聚力把表面活性剂分子从其周围挤开，迫使表面活性剂分子的亲油基和亲水基各自互相接近，排列成亲油基在内、亲水基在外的球形缔合体，即胶束。通常几十到几百个（50～200 个）表面活性剂分子形成一个胶束，胶束中表面活性剂分子的数目（n）称为聚集数。在胶束形成的过程中，表面活性剂分子的热运动和胶束外部的亲水基之间的静电排斥都不利于胶束的形成。因此，增加亲油基、降低温度以及加入无机盐都能使 n 增大，CMC 值减小。

表面活性剂的类型和浓度不同，形成的胶束结构亦不同。如离子型表面活性剂，在一定浓度范围内（稍高于 CMC 值），胶束呈球状结构；随着表面活性剂浓度的增加（20% 以上），球状结构转变成具有更高分子缔合数的棒状胶束图，浓度进一步增大，则胶束合并为板状或层状胶束。（见图 2-5）

对于非离子型表面活性剂，一般认为分子聚集数不同，胶束的形状也不同。聚氧乙烯基的聚合度较大时，常温下的胶束呈网状结构；升温时，聚氧乙烯基与水分子之间的氢键被破坏，发生失水，胶束变为球状结构。聚集数（n）大于 150 时，表面活性剂分子纵向排列成圆棒状胶束。

若在表面活性剂浓溶液中加入适量的非极性有机溶剂，则可形成亲水基向内，亲油基向外与非极性有机溶剂接触的胶束，称为反胶束（见图 2-6）。反胶束亲水基向内，形成一个极性核，此极性核具有增溶水的能力。极性核增溶水后形成"水池"（water pool），极性分子可溶于这个水池中，如蛋白质、核酸和氨基酸等生物活性物质可以溶解于"水池"。

（二）亲水亲油平衡值

表面活性剂分子是由亲水基团和亲油基团组成，其对油或水的综合亲和力称为亲水亲油平衡值（hydrophile-lipophile balance，HLB）。亲水亲油平衡值的概念是 Griffin 于 1949 年首次提出的。根据经验，一般将表面活性剂的 HLB 值范围限定在 0～40，其中非离子表面活性剂的 HLB 值范围为 0～20，即完全由疏水碳氢基团组成的石蜡分子的 HLB 值为 0，完全由亲水性的氧乙烯基组成的聚氧乙烯的 HLB 值为 20，既有碳氢链又有氧乙烯链的表面活

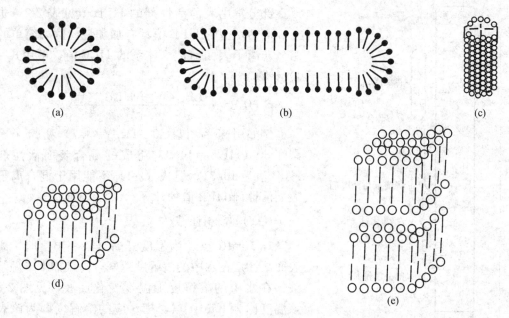

图 2-5　胶束的结构 [(a)球状胶束；(b)、(c)棒状胶束；(d)层状胶束；(e)板状胶束]

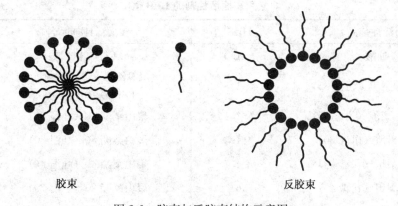

　　　　胶束　　　　　　　　　　反胶束

图 2-6　胶束与反胶束结构示意图

性剂的 HLB 值则介于 0～20 之间。离子型表面活性剂的亲水基的亲水性超过聚氧乙烯，因此其 HLB 值较高，如十二烷基硫酸钠的 HLB 值为 40。HLB 值愈高，亲水性愈强；反之，亲油性愈强。一般 HLB 值小于 10 的表面活性剂主要具有亲油性质，等于或大于 10 则主要具有亲水性质。

　　表面活性剂的 HLB 值与其应用性质有密切关系，Griffin 建立了不同 HLB 值表面活性剂的适用范围，见图 2-7。如 HLB 值在 3～6 的表面活性剂适合做 W/O 型乳化剂；HLB 值在 8～18 的表面活性剂适合做 O/W 型乳化剂；HLB 值在 7～9 的表面活性剂适合做润湿剂；HLB 值在 13～18 的表面活性剂适合做增溶剂等。

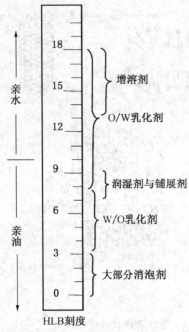

图 2-7 不同 HLB 值表面活性剂适用范围

部分常用表面活性剂的 HLB 值见表 2-2。非离子表面活性剂的 HLB 值具有加和性，例如简单的两组分非离子表面活性剂体系的 HLB 值，可用式 (2-1) 计算：

$$HLB=\frac{HLB_a \times W_a + HLB_b \times W_b}{W_a + W_b} \quad 式（2-1）$$

例如用 45% 司盘 60（HLB＝4.7）和 55% 聚山梨酯 60（HLB＝14.9）组成的混合表面活性剂的 HLB 值为 10.31。但式 (2-1) 不能用于混合离子型表面活性剂 HLB 值的计算。

（三）Krafft 点与昙点

1. Krafft 点 当温度升高至某一温度时，离子表面活性剂在水中的溶解度急剧升高（如十二烷基硫酸钠在水中的溶解度随温度变化曲线，见图 2-8），该温度称为 Krafft 点，相对应的溶解度即为该表面活性剂的临界胶束浓度（CMC）。

表 2-2　　　　　　　　　常用表面活性剂的 HLB 值

表面活性剂品名	HLB 值	表面活性剂品名	HLB 值
油酸	1.0	聚氧乙烯十二胺-5	13.0
三油酸山梨坦（司盘 85）	1.8	聚氧乙烯辛基苯酚醚-10 ［TritonX-10(Tx-10)］	13.5
三硬脂山梨坦（司盘 65）	2.1	聚山梨酯 60（吐温 60）	14.9
油酸山梨坦（司盘 80）	4.3	聚山梨酯 80（吐温 80）	15.0
硬脂山梨坦（司盘 60）	4.7	聚山梨酯 40（吐温 40）	15.6
棕榈山梨坦（司盘 40）	6.7	聚山梨酯 20（吐温 20）	16.7
月桂山梨坦（司盘 20）	8.6	十二烷基三甲基氯化铵（DTC）	15.0
聚氧乙烯月桂酸酯-2（LAE-2）	6.1	聚氧乙烯硬脂酸酯-30（SE 30）	16.0
聚氧乙烯油酸酯-4（OE-4）	7.7	聚氧乙烯硬脂酸酯-40（SE 40）	16.7
聚氧乙烯十二醇醚-4（MOA-4）	9.5	聚氧乙烯辛基苯酚醚-30（Tx-30）	17.0
二（十二烷基）二甲基氯化铵	10.0	油酸钠（钠皂）	18.2
十四烷基苯磺酸钠（ABS）	11.7	油酸钾（钾皂）	20.0
油酸三乙醇胺（FM）	12.0	十六烷基乙基吗啉基乙基硫酸盐（阿特拉斯 G263）	25.0～30.0
聚氧乙烯壬基苯酚醚-9（OP-9）	13.0	十二烷基硫酸钠（AS）	40.0

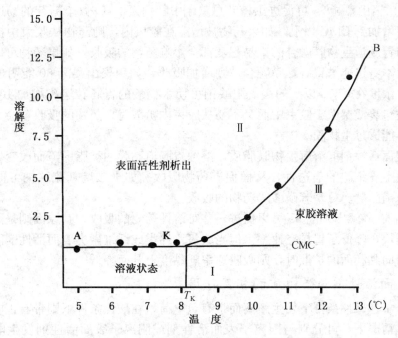

图 2-8　十二烷基硫酸钠的溶解度与温度关系图

Krafft 点是离子型表面活性剂的特征值，亦是离子型表面活性剂应用温度的下限，即只有高于 Krafft 点，表面活性剂才能发挥更大地作用。如十二烷基硫酸钠的 Krafft 点为 8℃，而十二烷基磺酸钠的 Krafft 点为 70℃，在室温条件下，前者可以作为增溶剂使用，后者因 Krafft 点高增溶效果不够理想。

2. 昙点　某些含有聚氧乙烯基的非离子型表面活性剂的溶解度，开始随温度的上升而增大，到某一温度后，溶解度急剧下降，溶液变浑浊，甚至分层。这种由澄明变浑浊的现象称为起昙，转变点的温度称为昙点（cloud point），亦称浊点。昙点是非离子型表面活性剂的特征值，其昙点在 70℃～100℃。例如聚山梨酯 20 的昙点为 90℃，聚山梨酯 60 的昙点为 76℃，聚山梨酯 80 的昙点为 93℃。聚山梨酯类产生昙点的原因主要是由于含聚氧乙烯基的表面活性剂其亲水基与水呈氢键结合，起初其溶解度随温度升高而增大，至温度达昙点后，聚氧乙烯链与水之间的氢键断裂，水合能力下降，使得溶解度急剧下降，溶液出现浑浊。在聚氧乙烯链相同时，碳氢链越长，则昙点越低；在碳氢链长度相同时，聚氧乙烯链越长则昙点越高。但泊洛沙姆 108、泊洛沙姆 188 等聚氧乙烯类非离子表面活性剂在常压下观察不到昙点。

四、表面活性剂的生物学性质

（一）表面活性剂对药物吸收的影响

表面活性剂的存在可能增进药物的吸收也可能降低药物的吸收。表面活性剂浓度在 CMC 以下时，由于能降低表面张力，从而使得药物润湿性增加，进而可以加速药物溶解和吸收。如0.1%聚山梨酯80可促进山楂叶总黄酮中牡荆素-2″-O-鼠李糖苷的肠道吸收。表面活性剂的浓度增加到CMC以上，如果药物被增溶在胶束内，则药物从胶束中扩散的速度和程度及胶束与胃肠道生物膜融合的难易程度都会影响药物的吸收。如果药物可以顺利从胶束内扩散或胶束本身迅速与胃肠黏膜融合，则增加吸收，如用聚山梨酯80能明显促进螺内酯的口服吸收；浓度在CMC以上的去氧胆酸钠可使水杨酸的胃肠转运率增加100%~125%。反之，药物被包裹或镶嵌于胶束中而又不易从胶束内扩散时，药物的吸收就会大大减少，胶束太大时还不能透过生物膜。

此外，表面活性剂能溶解生物膜脂质，溶蚀胃肠道黏膜的类脂屏障而改变生物膜分子排列，因而增加上皮细胞的通透性，从而促进药物吸收。如十二烷基硫酸钠可促进头孢菌素钠、四环素、磺胺脒、氨基苯磺酸等药物的吸收。

聚山梨酯80和聚山梨酯85可以促进一些难溶性药物的吸收，其原因则是因其在胃肠中形成高黏度团块，降低了胃排空速率。但当聚氧乙烯类或纤维素类表面活性剂因增加胃液黏度而阻止药物向黏膜面的扩散时，则吸收速率随黏度上升而降低。

（二）表面活性剂与蛋白质的相互作用

蛋白质分子在碱性条件下发生解离而带有负电荷，在酸性条件下则带有正电荷。因此在两种不同带电情况下，可分别与阳离子表面活性剂或阴离子表面活性剂发生电性中合。此外，表面活性剂还可能破坏蛋白质二维结构中的次级键（盐键、氢键和疏水键），从而使蛋白质各残基之间的交联作用减弱，螺旋结构变得无序或受到破坏，最终使蛋白质发生变性。

（三）表面活性剂的毒性

一般阳离子表面活性剂的毒性最大，其次是阴离子表面活性剂，非离子表面活性剂毒性最小。两性离子表面活性剂的毒性小于阳离子表面活性剂。表面活性剂用于静脉给药的毒性大于口服给药。

阴离子及阳离子型表面活性剂不仅毒性较大，还具有较强的溶血作用。如0.001%的十二烷基硫酸钠溶液就有强烈的溶血作用。非离子表面活性剂的溶血作用较轻微，亲水基为聚氧乙烯的非离子型表面活性剂的溶血作用顺序为：聚乙烯烷基醚＞聚氧乙烯芳基醚＞聚氧乙烯脂肪酸酯＞聚山梨酯类，以聚山梨酯类的溶血作用为最小，且聚山梨酯20＞聚山梨酯60＞聚山梨酯40＞聚山梨酯80。

（四）表面活性剂的刺激性

表面活性剂长期应用或高浓度使用可能造成皮肤或黏膜损害。例如季铵盐类化合物高于1%即可对皮肤产生损害；阴离子型的十二烷基硫酸钠产生损害的浓度为20%以上；非离子型表面活性剂，如聚山梨酯类，对皮肤和黏膜的刺激性很低，但一些聚氧乙烯醚类表面活性剂浓度在5%以上即可产生损害作用。

五、表面活性剂在药剂中的应用

（一）增溶作用及应用

在药物制剂的生产中，经常需要将药物制成溶液，但有些药物的溶解度低于治疗所需的浓度。如肌内注射或静脉注射所用的氯霉素需配制成12.5%的浓溶液,而氯霉素室温下溶解度仅为0.25%。所以,欲将药物制成治疗所需的浓度,需要采用一些方法来增加药物的溶解度。增加药物溶解度的方法很多,其中应用表面活性剂的增溶作用是一种重要方法。

1. 增溶的概念和机理 表面活性剂在水中浓度达到CMC后即形成胶束,一些水不溶性或微溶性药物在胶束溶液中的溶解度可显著增加,形成透明胶体溶液,这种现象称增溶(solubilization)。被增溶的物质称为增溶质;具有增溶作用的表面活性剂称为增溶剂。增溶质依据自身的化学结构,以不同方式与胶束结合。极性较强的物质,如对羟基苯甲酸,由于分子两端都有极性基团,可完全被胶束的亲水基团所增溶;既具有极性基团又具有非极性基团的物质,如水杨酸,则以其非极性基插入胶束内部,极性基则伸入胶束的栅状层和亲水基中;非极性物质,如苯和甲苯可完全进入胶束内核的非极性环境而被增溶。

增溶后形成的溶液是均匀透明的胶体溶液,胶束增溶体系是热力学稳定体系,也是热力学平衡体系。在CMC值以上,随着表面活性剂用量的增加,胶束数量增加,增溶量也相应增加。当表面活性剂用量固定时,增溶质达到饱和的浓度即为最大增溶浓度(maximum additive concentration,MAC)。如1g十二烷基硫酸钠可增溶0.262g黄体酮,1g聚山梨酯80和聚山梨酯20可分别增溶0.19g和0.25g丁香油。

增溶体系是指溶剂、增溶剂和增溶质组成的三元体系,它的最佳配比常通过制作三元相图来确定。如图2-9是薄荷油-聚山梨酯20-水的三元相图,两曲线上的各点均为出现混浊或由浊变清的比例点,以曲线为分界线,在Ⅱ、Ⅳ两相区内的任一比例均不能制得澄明溶液;在Ⅰ、Ⅲ两相区内任一比例均可制得澄明溶液,但只有在沿曲线的切线上方区域内的任意配比,如A点(7.5%薄荷油,42.5%聚山梨酯20和50%水),在加水稀释时才不会出现混浊。

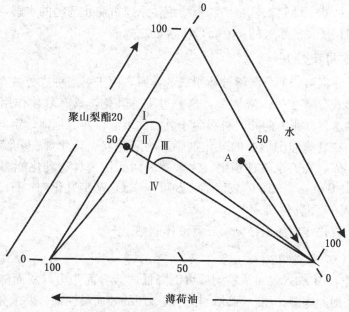

图2-9 薄荷油-聚山梨酯20-水三元相图(20℃)

2. 增溶作用的应用

(1) 增加药物的溶解度：增加药物的溶解度是表面活性剂最基本的应用。增溶作用在药物制剂中应用广泛，既可用于口服制剂、注射剂，也可用于外用制剂。口服制剂和注射剂大多采用非离子型表面活性剂作为增溶剂，如维生素 A 常用聚山梨酯 80 来增溶；外用制剂多用阴离子型表面活性剂作为增溶剂，如松节油和煤酚用肥皂增溶等。阳离子型表面活性剂因毒性较大，很少应用。

在药物制剂的增溶过程中，增溶剂的加入顺序不同，增溶效果也不同。一般先将药物与增溶剂混合均匀后再加水稀释，增溶量较大，增溶效果好；如先将增溶剂溶于水，再加药物则增溶效果较差。另外，在增溶药物时，达到增溶平衡（即维持稳定的澄明或混浊状态）往往需要较长的时间。在实际应用中可用二元相图选择配比，直接在已知浓度的表面活性剂溶液中加入不同量增溶质至溶解平衡（产生混浊或沉淀）即可。

表面活性剂相互间或与其他化合物（如可溶性的中性无机盐、有机物以及水溶性高分子）的配合使用称为复配，在表面活性剂的增溶应用中，如果能够选择适宜的配伍，则可以大大增加表面活性剂的增溶能力，从而减少表面活性剂的用量。

值得注意的是，抑菌剂或其他抗菌药物在表面活性剂溶液中会因被增溶而降低活性，其原因是抑菌剂溶解在胶团中心而使游离的杀菌剂减少。如聚山梨酯类非离子型表面活性剂会使酚类和尼泊金类抑菌剂杀菌力降低。在这种情况下，必须增加抑菌剂用量才能达到良好的抑菌效果。

(2) 增加药物的稳定性：胶束增溶体系可防止或减少药物氧化和水解。如维生素 A 和 D 都极易氧化而失效，用非离子表面活性剂增溶，则能防止其氧化，在室温下氧化破坏速度很慢，其水溶液比维生素 A 的油溶液还稳定得多。这是因为药物被增溶在胶团之内，与氧隔绝，从而有效地防止了药物被氧化。胶束增溶体系还可防止药物的水解，这是由于胶束的电荷排斥或胶束阻碍了促进水解的 H^+ 或 OH^- 接近之故。

（二）乳化作用及应用

两种或多种不相混溶或部分混溶液体组成的体系，由于第三种成分的存在，使其中一种液体以细小液滴形式分散在另一液体中，这一过程称乳化，具有乳化作用的物质称为乳化剂。乳化剂降低油水界面张力的同时可吸附于乳滴的表面，并有规律地定向排列形成膜，可阻止乳滴的合并。在乳滴周围形成的乳化剂膜称为乳化膜。乳化剂在乳滴表面上排列越整齐，乳化膜就越牢固，乳剂也就越稳定。大多数表面活性剂具有乳化能力，是优良的乳化剂。一般来说，HLB 值在 8～16 的表面活性剂可用作 O/W 型乳化剂；HLB 值在 3～8 的表面活性剂适用于 W/O 型乳化剂。

表面活性剂的乳化作用应用详见第三章液体制剂。

（三）润湿作用及应用

在固/液界面体系中加入表面活性剂后可以降低固液界面张力，从而降低固体与液体的接触角，对固体表面起润湿作用。因此，作为润湿剂的表面活性剂，要求分子中的亲水基和亲油基应该具有适宜的相对平衡，其 HLB 值一般在 7～9 之间，并应有适宜的溶解度。表面活性剂的润湿作用应用详见第三章液体制剂。

（四）其他应用

表面活性剂除用于增溶、乳化、润湿外，还可用作助悬剂、起泡剂、消泡剂、去污剂、消毒剂和杀菌剂等。

第二节 流变学简介

一、概述

流变学（rheology）系指研究物体流动和变形的学科，物体在适当的外力作用下表现出的流动性和变形性，称为流变性。

物体流动和变形都是物体中质点相对运动的表现和结果。一般变形是理想固体弹性相关性质的表现，流动是理想液体黏性相关性质的表现。对固体施加外力时，固体产生大小或形状的改变，外力除去后，固体恢复原状的性质称为弹性，这种可逆的形变称为弹性形变（elastic deformation）。当外力作用于水和液体石蜡等液体时，液体产生不可逆的变形，即出现流动。流体的流动难易程度与其本身的黏性有关。实际上许多物体往往表现出较为复杂的力学性质，它们既能流动，又能变形；既有黏性，又有弹性，这种性质称为黏弹性（viscoelasticity）。具有黏弹性的物料称为黏弹性物体，如药剂学中的凝胶、软膏等半固体制剂。

因此，需要把固体和液体的性质结合为整体进行研究，流变学便应运而生。流变学的概念是在1928年由美国物理化学家E.C.Bingham正式定义的，目前已应用于石油、石化、轻工、食品、医药等许多领域。在药剂学领域中流变学不仅涉及溶液剂、乳剂、混悬剂等液体制剂，而且与软膏、凝胶等半固体制剂也密切相关，对药物制剂的处方设计、制备工艺和质量控制等方面有着重要的指导意义。

二、流变性质

物体按流动和变形一般可分为两类，即牛顿流体和非牛顿流体。凡符合牛顿黏性定律的流体称为牛顿流体（Newtonian fluid），例如纯液体、大多数低分子溶液等。牛顿流体的流动现象称为牛顿流动（Newtonian flow）。非牛顿流体（non-Newtonian fluid）不符合牛顿黏性定律，如乳剂、混悬剂、软膏剂等，其流动现象称为非牛顿流动（non-Newtonian flow）。

（一）牛顿流动

牛顿认为流体是由许多极薄的液层组成的，当在应力F的作用下，液体相邻两层间作相对运动时会产生内摩擦力，由于内摩擦力的存在将运动依次传递到各层流体，各层的流动速度依次递减，见图2-10。所形成的速度梯度du/dy称为切变速率（shearing rate），单位

为 s^{-1},用 D 表示。流体流动时在单位面积上所施加的力称为切变应力(shearing stress),单位为 N/m^2,用 S 表示。

牛顿提出了著名的牛顿黏性定律,即切变应力 S 与切变速率 D 成正比:

$$S = \eta D \quad \text{式(2-2)}$$

根据式(2-2)可知,牛顿流体的切变速率 D 与切变应力 S 之间呈直线关系,且直线经过原点,见图2-11(a)。

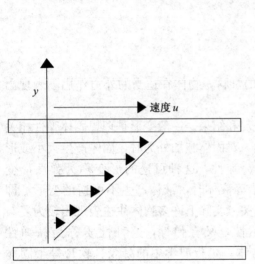

图 2-10 牛顿流体流动示意图

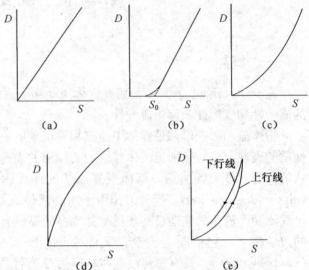

图 2-11 各种类型流体的流动曲线
(a)牛顿流动;(b)塑性流动;(c)假塑性流动;
(d)胀性流动;(e)假塑性流体的触变流动

式(2-2)中,η 为切变应力与切变速率之比,定义为流体的黏度或动力黏度,单位为 $MPa \cdot s$,是表征流体黏性的物理常数。牛顿流体的黏度随温度升高而减小,常用液体在20℃条件下的动力黏度见表2-3。

表 2-3　　　　　　　　　　　　　常用液体的动力黏度

溶媒	动力黏度($MPa \cdot s$)	溶媒	动力黏度($MPa \cdot s$)
乙醇	1.20	蓖麻油	986
水	1.002	橄榄油	100
氯仿	0.563	甘油	1499

（二）非牛顿流动

药剂学中许多制剂的流动均不符合牛顿黏性定律，即切变应力与切变速率之间无线性函数关系，如高分子溶液、胶体溶液、乳剂、混悬剂、软膏剂及凝胶剂等，这些流体称为非牛顿流体（non-Newtonian fluid），这种流动现象称为非牛顿流动（non-Newtonian flow）。将切变速率 D 随切变应力 S 的变化规律绘制成的曲线称为流动曲线，表示流动曲线形状的数学关系式称为流动方程。根据流变曲线，非牛顿流动可分为塑性流动、假塑性流动、胀性流动和触变流动。

1. 塑性流动（plastic flow） 塑性流动的流动曲线，见图 2-11（b）。它不通过圆点，起点是沿 S 轴相切方向的某点开始，形成一段向上弯的曲线，达到 S_0 点后切变速率呈直线增加。当切变应力在 S_0 以下时，流体不发生流动，而表现为弹性形变；当切变应力增大到 S_0 后，液体开始流动，切变速率 D 和切变应力 S 呈直线关系，流体的这种性质称为塑性流动。引起流动的最低切应力 S_0 称为屈服值（yield value）。塑性流动的流动方程为：

$$D=\frac{S-S_0}{\eta} \qquad 式（2-3）$$

式中，η 为塑性黏度。

药剂学中高浓度的乳剂和混悬剂中的粒子絮凝时往往表现为塑性流动性质。因强絮凝作用形成了网状结构，具有类似弹性固体性质，切变应力较小时不发生流动，表现为弹性变形（外部应力解除时，可恢复原状的形变）。当切变应力达到屈服值时，网状结构被破坏，液体开始流动，见图 2-12（a）。

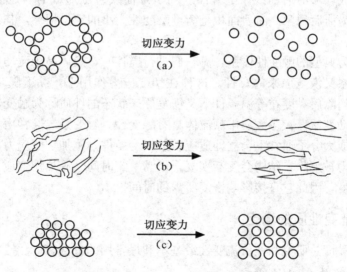

图 2-12 非牛顿流体的结构变化
(a) 塑性流体；(b) 假塑性流体；(c) 胀性流体

2. 假塑性流动（pseudoplastic flow） 假塑性流动的流动曲线，见图 2-11（c）。从原点开始，没有屈服值，黏度随切变速率的增大而下降，其流动方程为：

$$D=\frac{S^n}{\eta_a} \qquad 式（2-4）$$

式中，η_a 为表观黏度，随切变速度的改变而改变；n 为指数，$n=1$ 时为牛顿流体，n 越大，假塑性流动特征越显著。

许多天然或合成的高分子溶液表现为假塑性流动，如阿拉伯胶、甲基纤维素、西黄芪胶、海藻酸钠、明胶、聚乙烯吡咯烷酮等。对高分子溶液施加切变应力时，其长链高分子沿流动方向呈线状排列，溶剂分子也逐渐脱离高分子，使流动阻力减小，黏度下降，见图 2-12（b）；对处于絮凝状态的粗分散体系而言，由于粒子间作用力较弱，难以抵抗切变应力的作用，使絮凝状态破坏而黏度降低。

3. 胀性流动（dilatant flow） 胀性流动的流动曲线见图 2-11（d）。大多为通过原点，为向上突起的曲线。胀性流动与假塑性流动相反，胀性流体的黏度随切变速率的增加而增加，即这类流体搅拌越快就越稠，这种现象称为切变增稠。胀性流动的流动方程仍为式（2-4），但式中 $n<1$。

通常含有大量固体微粒的高浓度混悬剂（如 50% 的淀粉混悬剂）、糊剂等一般显示胀性流动性质。具有胀性流动的液体静置时，粒子紧密靠拢，间隙很小，间隙内被分散介质填充，低切变速率时，粒子一起滑动，流体的黏度较小，流动性较好。随着切变应力的增大，粒子易结成团块，导致粒子团间产生较大的间隙，分散介质难以填满间隙，因此流动阻力增加，黏度加大，见图 2-12（c）。

4. 触变流动（thixotropic flow） 触变流动的流动曲线见图 2-11（e）。上升曲线与下降曲线不重合，形成环形滞后曲线。上升曲线与下降曲线包围形成的一定面积，称为滞后面积，这种现象称为滞后现象。滞后面积是衡量触变性大小的定量指标，其大小由切变时间和切变速率来决定。

凝胶、溶胶为典型的触变性体系，对它们进行搅拌时，液体易于流动，但搅拌停止后放置一段时间，体系又恢复原来的黏性。这种在切变应力作用下，黏度随切变速率改变而改变，而切变应力消除后黏度在等温条件下又恢复原来状态的性质称为触变性。触变性是非牛顿流体的一种流动性质，大多数非牛顿流体具有触变性。触变系统通常由不对称的粒子或大分子组成，粒子或大分子通常不会立即适应新的切变条件，施加切变应力后，体系的结构被破坏，当切变应力被解除，结构会逐渐恢复，但需一定时间。施加切变应力的时间长短会影响结构破坏的程度，因此它直接影响恢复所需的时间。

三、流体流变性质的测定

测定流体的黏度是研究和评价流变性最基本和最常用的方法。

（一）牛顿流体黏度的测定

在等温条件下，牛顿流体的黏度是常数，采用一点法（即不随时间变化的静止测定法）测定。可用具有一定切变速率的黏度计进行测定，常用的仪器有毛细管黏度计、落球黏度计。

1. 毛细管黏度计 常用的毛细管黏度计有平氏黏度计和乌氏黏度计两种，见图 2-13。

平氏黏度计用于测定运动黏度或动力黏度，乌氏黏度计用于测定特性黏度。两种黏度计的基本原理均是在一定压力下，利用液体的重力或外加的压力，测定已知黏度的液体（通常为水）和待测黏度液体经过一定长度的标准毛细管的时间或流速，以此计算出待测液的黏度，可用式（2-5）表示。

$$\frac{\eta_1}{\eta_2}=\frac{\rho_1 t_1}{\rho_2 t_2}$$ 式（2-5）

式中，η_1，η_2 与 ρ_1，ρ_2 分别为待测液与已知液体的黏度和密度；t_1，t_2 分别表示已知黏度液体和待测黏度液体通过毛细管的时间。

采用毛细管黏度计测定流体的黏度方法简便，结果精确，且所用液体量少，但测定过程中必须严格控制温度。

2. 落球黏度计 常用 Hoeppler 落球式黏度计，见图 2-14。落球黏度计的基本原理是让一个钢球在充满待测液体的玻璃管中自由下落，通过测定球的下落速度计算待测液体的黏度。测定时，将待测液和球放在内层的玻璃管中，外围是恒温水浴，使球位于玻璃管上端，测定球经过玻璃管上相邻两个刻度所需要的时间，反复测数次，根据式（2-6），计算黏度。

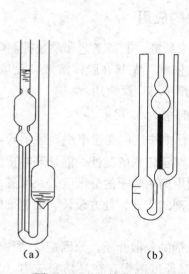

图 2-13 毛细管黏度计
(a) 平氏黏度计；(b) 乌氏黏度计

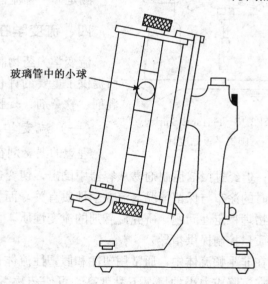

图 2-14 Hoeppler 落球式黏度计

$$\eta=t(\rho_b-\rho_t)\cdot B$$ 式（2-6）

式中，t 为经过两个相邻刻度所需的时间；ρ_b、ρ_t 分别为测定温度条件下球和液体的密度；B 为仪器常数。

（二）非牛顿流体黏度的测定

非牛顿流体的黏度随切变速率的改变而改变，所以不能用一点法，一般采用多点法来测定。非牛顿流体的黏度测定通常采用可改变切变速率的旋转式黏度计，常用的有圆锥平板黏度计和转筒黏度计。

1. 圆锥平板黏度计 常用 Ferranti-Shirley 黏度计，见图 2-15。测定时待测液放在用循环水恒温的平板中央，然后将平板升到圆锥之下，平板与圆锥间的距离极小。使圆锥旋转，待测液在静止的平板和旋转的圆锥之间产生切变，切变速率可由仪器控制，通过读取产生于圆锥的黏性引力，可计算出待测液的黏度。

圆锥平板黏度计在测定过程中切变速率可保持恒定，待测液的装样和取样很容易，所需样品量较少，适用于微量待测液的测定。

2. 转筒黏度计 常用 Searle 型转筒黏度计。仪器由内外两个圆筒组成，两圆筒之间有一定间隙，间隙中充满待测液体。外筒固定，内筒以一定转速作匀速旋转，内筒旋转产生的转矩与待测液的黏度成正比，通过驱动轴和内筒连接的弹簧及检测器可测定出待测液的黏度。转筒黏度计使用方便，测定结果准确。

测定非牛顿流体的黏度计均可用于牛顿流体的黏度测定。

四、流变学在药剂中的应用

流变学为药物制剂的开发研究、制备工艺和质量控制等方面提供了重要的评价指标和依据。尤其在胶体溶液、混悬剂、乳剂、软膏剂、凝胶剂和栓剂中有广泛应用。

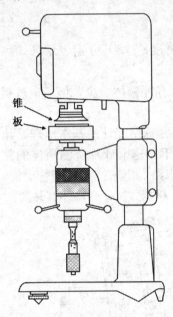

图 2-15 Ferranti-Shirley 圆锥平板黏度计

（一）流变学在混悬剂中的应用

理想的混悬剂在贮存过程中往往切变速率小，显示较高的黏性；但经过振摇后制剂易从容器中倒出，切变速率大，显示较低的黏性。混悬剂在皮肤上应用时的涂布与保留情况与流变学性质有关，而且混悬剂中药物粒子的分散度大，混悬剂常存在物理稳定性问题，研究混悬剂的流变性质，可为助悬剂的优选、处方设计、混悬剂的制备和质量控制提供指导。

在非牛顿流体中，通常用塑性和假塑性流体作为混悬剂的分散介质。原因是这两种分散介质在沉降应力小的情况下黏度高，可使药物微粒的沉降速度减慢；在高切变应力（如振摇）情况下，结构被破坏，有利于倾出。混悬剂常用呈假塑性流动的天然或合成的高分子物质作为助悬剂，如西黄芪胶、海藻酸钠、羧甲基纤维素钠等。此外，皂土、胶性硅酸镁铝以及皂土和羧甲基纤维素钠的混合物助悬效果均非常好。因流动曲线显示，5%的皂土具有非常明显的滞后曲线；5%的胶性硅酸铝具有较大的触变性；皂土和羧甲基纤维素钠的混合物具有假塑性流动性兼有触变性，有助于提高混悬剂的稳定性。

（二）流变学在乳剂中的应用

在乳剂的生产和使用过程中，制剂的流动性往往有较大的影响。如乳剂的流动性应满足工业化大生产的要求，此外，用于皮肤外用的乳剂应具备较好的伸展性。除了很稀的药用乳剂（低于 5%）外，大部分乳剂表现为非牛顿流体的性质。改变分散相的浓度、分散相的粒子大小及粒度分布、分散介质的黏度、乳化剂的性质和用量等因素，均可能引起产品质量的明显改变。例如通常减小粒径能增加黏度，在同样的平均粒径情况下，粒度分布宽的系统比粒度分布窄的系统黏度低。分散介质的黏度是影响乳剂流动性的主要因素，通常切变速率增大，使得液滴间的距离增大而引起黏度减小。此外，提高乳化剂的浓度，乳剂的黏度也会增大。

（三）流变学在软膏剂、凝胶剂等制剂中的应用

软膏剂、凝胶剂等半固体制剂的基质选择、处方设计、含量均匀性、涂布性、黏附性等均与流变学有关。如应容易从瓶中或管状容器中挤出，涂抹在皮肤上应有较好的伸展性和黏附性，我们可结合流变学的原理优选出制剂的处方组成和制备工艺。此外，眼膏剂、栓剂等制剂都涉及药物从基质中释放，扩散到黏膜中并穿过黏膜屏障等流变学问题。

第三节 粉体学简介

一、概述

粉体学（Micromeritics）系指研究无数个固体粒子集合体的基本性质（如表面性质、力学性质、电学性质和流体动力学性质）及其应用的学科。粒子是组成粉体的最小单元，通常所说的"粉"、"粒"都属于粉体的范畴。药剂学中，一般将大小在 $100\mu m$ 以下的粒子称为"粉"，$100\mu m$ 以上的粒子称为"粒"。组成粉体的单元粒子可能是单体的结晶，称为一级粒子，也可能是多个单体粒子聚结在一起的粒子，称为二级粒子。在制药行业中，常用的粒子大小范围为从药物原料粉的 $1\mu m$ 到片剂的 $10mm$。

传统上将物质分为三态，即固态、液态和气态。粉体兼具有类似液体的流动性、气体的压缩性以及固体的抗变形能力。因此常把粉体视为物质的第四态。

粉体是药物中最重要、最基本的组成，散剂、颗粒剂、片剂、粉针、胶囊剂、混悬剂等剂型几乎都是通过对药物粉体的处理与加工而制成的。粉碎、分级、混合、制粒、干燥、压片、包装等操作单元都与粉体的性质密切相关。粉体学对药物制剂，特别是固体药物制剂的处方设计、制剂制备、质量控制、包装等都具有重要的指导意义。

二、粉体粒子的基本性质

（一）粒子大小与粒度分布

组成粉体的粒子大小及其分布状态，对粉体的性能有重要的影响，控制药物粉体的粒子大小对提高药效，改变药物的给药途径，降低毒副作用等都具有重要意义。

1. 粒子大小（粒径）的表示方法 粒子大小（粒径）是指粒子所占据空间的线性尺寸，而粉体是由各种不同形状、不同大小的粒子集合而成的。多数情况下粒子的形态是不规则的，很难像球形、立方体等规则粒子一样根据它的平面图形确定其直径，往往只能用一些近

似的方法来描述。粒子形状不同，粒径也需不同的表示方式。常用的粒径表示方法如下。

(1) 三轴径（diameter of the three dimensions）：将粒子放于每边与其相切的长方体中，长方体的三条边，即长、宽、高称为粒子的三轴径。常用于表示不规则粒子的大小，反映粒子的实际尺寸。

(2) 定方向径（投影径，projected diameter）：利用显微镜测定粒径时，常用本法。常见的有以下几种，见图2-16。

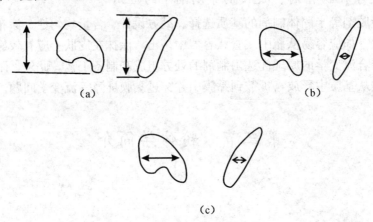

图2-16 定方向径
(a) 定方向接线径；(b) 定方向等分径；(c) 定方向最大径

①定方向接线径（Feret径或Green径）：与粒子投影相切的两条平行线之间的距离，记作D_F。

②定方向等分径（Martin径）：在一定方向上将粒子的投影面积分割为两等分的长度，记作D_M。

③定方向最大径（Krumbein径）：在一定方向上粒子投影的最大长度，记作D_K。

(3) 球相当径（equivalent diameter）：不规则粒子的粒径用相对较规则形体的尺寸来表示，称为相当径。其中，采用球体的粒径来表示是最为普遍的。

①等体积（球）相当径（equivalent volume diameter）：与粒子的体积相同的球的直径，记作D_V，用库尔特计数器测得。

②等表面积（球）相当径（equivalent surface diameter）：与粒子表面积相等的球的直径，记作D_S。采用透过法、吸附法测得比表面积后计算求得。

③等比表面积（球）相当径（equivalent specific surface diameter）：与粒子的比表面积相等的球的直径，记作D_{SV}。测定方法与等表面积球相当径相同。

④沉降速度相当径（settling velocity diameter）：粒径相当于在液相中具有相同沉降速度的球形粒子的直径。该粒径根据Stock's方程计算而得，因此又称Stock's径，记作D_{Stk}，也称有效径。

$$D_{stk}=\sqrt{\frac{18\eta}{(\rho_p-\rho_l)\cdot g}\cdot\frac{h}{t}} \qquad 式（2-7）$$

式中，ρ_p，ρ_l 分别为被测粒子与液相的密度；η 为液相的黏度；h 为等速沉降距离；t 为沉降时间。

（4）筛分径（sieving diameter）：当粒子通过粗筛网且被截留在细筛网时，粗细筛孔直径的算术或几何平均值称为筛分径，记作 D_A。

2. 粒子径的测定方法 粒子径的测定方法有多种，不同方法的测定范围、特点及表示方法均不同。表 2-4 列出了常用的粒径测定方法及测定范围。

表 2-4　　　　　　　　　常用粒径测定方法与测定范围

测定方法	粒子径（μm）	测定方法	粒子径（μm）
光学显微镜	0.5 以上	沉降法	0.5~100
电子显微镜	0.01 以上	库尔特计数法	1~600
筛分法	45 以上	激光光散射法	0.02~500

（1）显微镜法（microscopic method）：显微镜法是《中国药典》2010 年版规定测定粒径的第一法，该法是检测超细粉体粒子大小及其分布的最常用和最直观的手段。显微镜法的测量范围较广，光学显微镜可以测定微米级的粒径，电子显微镜可以测定纳米级的粒径。但粒度测试结果一般无统计规律，为了得到具有统计意义的测量结果，需要对尽可能多的粒子进行测量，一般要求被测量的粒子数不少于 600 个。此外，显微镜法的取样量少，测量时应注意样品的均匀性，且避免粒子间的重叠，以减少测量结果的误差。

（2）筛分法（method）：是一种应用最早的粒径测定方法，成本较低，操作简单，在我国制药行业中应用广泛。测定时一般将筛由粗到细按筛号上下排列，将粉体置于最上层筛中，振摇一定时间后，称量各个筛号上的粉体重量，求得各筛号上的粉体重量百分比，由此获得以重量为基准的筛分粒径分布及平均粒径。筛分测量结果在很大程度上与测量粒子的形状有关，筛分法时应尽可能使小于筛孔的粒子均通过筛网，还应防止物料聚结而影响测定结果。筛分法主要用于粒径较大的粒子的测量，测量结果的精度不高。对于小于 $10\mu m$ 的超细粉体，采用传统的筛分法进行粒度分析和检测有一定的困难。

（3）沉降法（sedimentation method）：是通过混悬粒子在液相中的沉降速度求出粒径的方法。沉降法主要分为重力沉降法和离心沉降法。Stock's 定律是沉降法测定粒径的理论基础，它表述了层流条件下粒子的沉降速度与粒径之间的关系。对于密度相同的粒子，沉降速度是粒径大小的函数。而在实际测量中，直接测量粒子的沉降速度往往很困难，故通常在液面下某一深度处测量混悬液浓度的变化率来间接测定粒子的沉降速度，从而得出粒度分布。

（4）库尔特计数法（coulter counter method）：又称电感应法。基本原理是将被测粒子分散于电解质溶液中，在测定管中装入电解质溶液，且管壁上设有一细孔，孔两侧各有一个电极并构成回路，再将测定管置于装有相同电解质溶液的容器中，由于液面差使粒子随电解质溶液通过细孔，当粒子通过细孔时，排除孔内电解质而电阻发生改变。利用电阻与粒子的体积成正比的关系将电信号换算成粒径，即可得粒径分布和粒子总数。该法测量速度快，精度高，重复性好。近年来广泛应用于混悬剂、乳剂、脂质体、粉末药物等制剂的测定，此外，还可用于注射液中微粒的检测。

（5）激光光散射法（laser light scattering method）：激光光散射法是近年来发展较快的粒径测量的新方法。是利用粒子被光照射时光的散射强度和衍射强度与粒子大小密切相关的原理来测定粒子大小及粒度分布的方法。该法具有粒径测量范围宽、测量速度快、测量准确、精度高等优点。

3. 粒度分布 一般的粉体均是由不同粒径范围的粒子所组成。粒度分布是对粒子群的不同粒径质点数出现频率的描述，表示粉体的均匀性，是粉体的重要基本性质。两种粉体的平均粒径相同，但其粒度分布却可能有很大的差别。粒度分布可直接影响粉体的其他性质（如相对密度、流动性等），并对制剂的制备有一定的影响，如粒度分布很宽的粉体，制备时往往较困难。

粒度分布常用的表示方法是频率分布和累积分布。频率分布是表示各个粒径的粒子群在全体粒子群中所占的百分数（微分型）；累积分布表示小于或大于某粒径的粒子群在全体粒子群中所占的百分数（积分型）。用筛分法测定累积分布时，大于某粒径的粒子群的百分数曲线称为筛上分布曲线；反之，小于某粒径的粒子群的百分数曲线称为筛下分布曲线。频率分布和累积分布可用图示法的直方图或分布曲线表示，见图2-17。

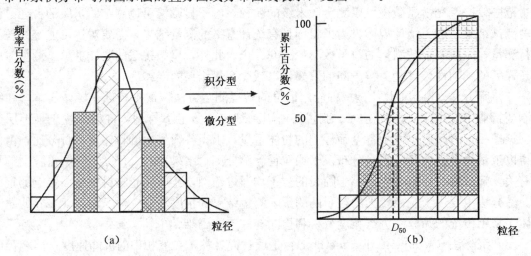

图2-17 直方图和分布曲线表示的粒度分布示意图
(a) 频率分布　(b) 累积分布

百分数的基准可采用粒子的个数、体积、质量、长度和面积等。基准不同，粒度分布曲线也不同。通常在用筛分法和沉降法测定时，常用质量为基准；在用显微镜法及库尔特计数法测定时，常用粒子个数为基准。

4. 平均粒径 粒子群中粒子的粒径并不是均一的，粒子的大小可用粒子的平均粒径表示。粉体的平均粒径有不同的表示方法，常用的有以下几种。

（1）算术平均径（arithmetic mean diameter）

$$d_{av} = \sigma \sum nd / \sum n$$

式(2-8)

(2) 平均表面积径（mean surface diameter）

$$d_s = (\sum nd^2 / \sum n)^{1/2} \qquad 式(2\text{-}9)$$

(3) 平均体积径（mean volume diameter）

$$d_v = (\sum nd^3 / \sum n)^{1/3} \qquad 式(2\text{-}10)$$

(4) 中位径 D_{50}（medium diameter）：在制药行业中，中位径是最常用的平均径。是指在累积分布曲线上占粒子总量为 50% 所对应的粒子径。

（二）粒子形态

粒子的形态系指一个粒子的轮廓或表面上各点所构成的图像。粒子的形状往往各异，除了球形和立方形等规则而对称的形态外，其他如片状、针状、粒状、棒状、纤维状等对粒子形状的描述都不太精确。

采用形状指数（shape index）和形状系数（shape factor）可定量地描述粒子的几何形状。形状指数常用球形度和圆形度表示。形状系数是反映待测粒子的实际形状与偏离理想状态（球形）的程度，形状系数越大，偏离理想形态越远。形状系数主要有三类：体积形状系数、表面积形状系数和比表面积形状系数。

（三）粒子的比表面积

比表面积是单位粒子群所具有的表面积。比表面积不仅是表示粉体吸附能力、溶出速率等的重要参数，而且对药物的生物利用度和疗效都有很大影响。比表面积分为重量比表面积和体积比表面积。重量比表面积系指单位重量粉体的表面积，用 S_w（m^2/g）表示；体积比表面积系指单位体积粉体的表面积，用 S_v（m^2/cm^3）表示。

比表面积的测定通常使用气体吸附法和气体透过法。此外还有浸润热法、折射法等方法。

1. 气体吸附法（BET 法） 根据 BET 吸附理论，粉体比表面积影响其吸附气体分子的能力，通过测定粉体对气体的吸附量，可以计算其比表面积。吸附方程为：

$$\frac{P}{V(P_0-P)} = \frac{1}{V_mC} + \frac{C-1}{V_mC} \cdot \frac{P}{P_0} \qquad 式(2\text{-}11)$$

式中，P 为吸附平衡时气体的压力；P_0 为实验温度下所吸附气体的饱和蒸气压；C 为与吸附热有关的常数；V 为吸附气体的体积；V_m 为粉体的表面达饱和吸附时气体的体积。在一定实验温度下测定一系列 P 对 V 的数值，以 $P/V(P_0-P)$ 对 P/P_0 作图，得一条斜率为 $(C-1)/V_mC$，截距为 $1/V_mC$ 的直线，求得 V_m，由 V_m 可得 S。

目前，吸附实验常用的气体为氮气，以低温氮为吸附质的比表面积的测定方法是国家标准规定的方法，具有精度高、测量范围广等优点。

2. 透过法 测定气体流过粉体层时的阻力，根据 Kozeny-Carman 公式计算粉体比表面积的方法。Kozeny-Carman 公式可表示为：

$$S_w = \frac{14}{\rho}\sqrt{\frac{A \cdot \Delta P \cdot t\varepsilon^2}{\eta \cdot L \cdot Q(1-\varepsilon)^2}} \qquad 式(2\text{-}12)$$

式中，ρ 为粒子密度；η 为气体的黏度；ε 为粉体层的孔隙率；L 为粉体层长度；A 为粉体层断面积；ΔP 为粉体层压力差（阻力）；Q 为 t 时间内通过粉体层的气体流量。

气体透过法不能测粒子内部空隙的比表面积，故只适合测量粒子较大且由非多孔粒子组成的粉体。

三、粉体的密度与孔隙率

（一）粉体的密度

粉体的密度是指单位体积粉体的质量。由于粒子表面粗糙，粒子内部有裂缝和孔隙，粒子之间也有空隙。在计算粉体密度时，根据粒子的体积是否计入这些孔隙的体积而具有不同的值，分为真密度、粒密度、松密度三种。

1. 真密度（true density）　是指粉体质量除以不包括颗粒内外孔隙的粉体所占有的真实体积所求得的密度。常用氦置换法测定真密度。氦能进入极其微小的裂缝和孔隙，且本身不被吸附。测定原理为首先在测定器中通入已知重量的氦并测定其容积，然后往测定器中加入一定量的粉体，抽空并升高温度除去粉体内的空气，再导入一定量的氦气，测定压力和温度，求得氦的体积，从而计算出真密度。

如用很大的压力将粉体压缩成块，其中几乎已无孔隙，测定其体积，求出的密度称为高压密度，其值与真密度十分接近。

2. 粒密度（granule density）　是指粉体质量除以包括粒子本身存在的细小孔隙，而不包括粒子间的空隙的体积所求得的密度。测定粉体的体积常采用液体置换法，所用的液体一般为汞，汞有较大的表面张力，在常压下不能透过小于 $20\mu m$ 的细孔，但可以透入粒子间的孔隙中，从而可求出包括粒子内部孔隙的粉体体积。

液体置换法的原理是将粉体置于测量容器中，加入液体介质，并让此介质充分浸透至粉体粒子的孔隙中。根据阿基米德原理，测出粉体体积，计算出粒密度。常采用比重瓶来进行测定。

3. 松密度（bulk density）　又称为堆密度。是指粉体质量除以包括粒子本身的孔隙和粒子间的空隙在内的总体积所求得的密度。松密度常用量筒法测定。

粉体的装填速度、装填方式等均影响粉体体积。将粉体自然地装入容器所测得的密度称为松装密度。将粉体装入容器中，经一定规律振动或轻敲后直至体积不再减小所测得的密度称振实密度。

通常几种密度的大小顺序为真密度≥粒密度＞振实密度≥松密度。某些药物的松密度和真密度，见表 2-5。

表 2-5　　　　　某些药物的真密度和松密度

药物	真密度(g/cm^3)	松密度(g/cm^3)	药物	真密度(g/cm^3)	松密度(g/cm^3)
滑石粉	2.75	0.48	磺胺噻唑	1.50	0.33
苯巴比妥	1.30	0.34	轻质碱式碳酸铋	6.86	0.22
轻质碳酸镁	3.04	0.07	重质碱式碳酸铋	6.86	1.01
重质碳酸镁	3.04	0.39			

（二）孔隙率

孔隙率是粒子本身的孔隙及粒子间的孔隙所占的容积与粉体总容积的比值，通常用百分率表示。孔隙率是与粉体密度有关的基本系数，根据不同的体积表示方法，可分为粒子内孔隙率、粒子间孔隙率和总孔隙率，可表示为：

$$\varepsilon_{内} = \frac{V_g - V_t}{V_g} = 1 - \frac{\rho_g}{\rho_t} \quad \text{式（2-13）}$$

$$\varepsilon_{间} = 1 - \frac{\rho_b}{\rho_g} \quad \text{式（2-14）}$$

$$\varepsilon_{总} = \frac{V - V_t}{V} = 1 - \frac{\rho_b}{\rho_t} \quad \text{式（2-15）}$$

孔隙率与粉体的很多重要性质（吸水性、强度等）密切相关，对药物制剂的制备及产品质量有较大影响。测定粉体孔隙率的方法主要有真密度求算法、压汞法、气体吸附法等。

四、粉体的流动性与充填性

（一）粉体的流动性

1. 粉体流动性的表示方法　粉体的流动性是粉体在重力、摩擦力等外力作用下具有改变原来稳定态趋势的一种性质。粉体的流动性与粒子的形状、大小及其分布，粒子表面摩擦力等因素有关。

粉体的流动性对制剂生产、应用及质量控制具有重要意义。例如散剂和颗粒剂的分剂量、胶囊剂的填充、片剂的压片等都与粉体的流动性有关。流动性直接影响粉体的充填性，通常粉体的流动性越好，其填充率就越高。粉体的流动形式很多，如重力流动、振动流动、压缩流动、流态化流动等，其对应的流动性的评价方法也有所不同。在制药行业中常用的表示方法有休止角、流速、摩擦角、压缩度等。

（1）休止角（angle of repose）：休止角是静止状态下粉体堆积体的自由斜面与水平面之间的夹角，用 θ 表示，它是测定粉体流动性最常用的方法之一。休止角不但可以直接测定，还可以通过测定粉体层的高度 H 和圆盘半径 r 后计算而得。公式为：

$$\tan\theta = H/r \quad \text{式（2-16）}$$

一般而言，粉体流动性越好，其休止角越小。粉体的休止角小于 30°时，表明流动性良好；休止角大于 40°，则流动性差。但在实际生产中，休止角小于 40°即可满足生产过程中流动性的需要。

休止角常用的测定方法有固定漏斗法（注入法）和固定圆锥底法（排出法），此外还有倾斜箱法（倾斜角法）及转动圆筒法等。见图 2-18。

①固定漏斗法：将漏斗置于坐标纸上适宜高度 H 处，将粉体注入漏斗并从其下口流出，直到漏斗下形成的圆锥体的顶与漏斗下口相平，从坐标纸上读出 r 值，即可计算出休止角。

②固定圆锥底法：将圆锥底的直径固定，例如可将适宜大小的圆盘置于水平位置，粉体由圆盘上的漏斗流下，直至得到高度最大的圆锥体为止，用适宜方法测定 H，即可计算出休止角。

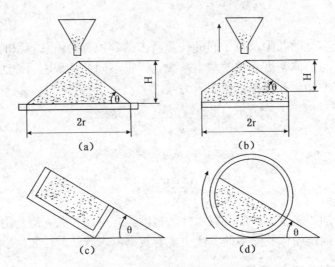

图 2-18 休止角的测定方法
(a) 固定漏斗法；(b) 固定圆锥底法；(c) 倾斜箱法；(d) 转动圆筒法

(2) 流速 (flow velocity)：流速又称流出速度，系指将粉体物料加入漏斗中，全部物料从一定孔径流出所需的时间来描述的速度。流速快，粉体的流动性好，一般情况下，流动的均匀性也好。流出速度的测定可直接模拟颗粒从料斗流出后进入压片、装胶囊等计量阶段的生产线，具有应用价值。

(3) 压缩度 (compressibility)：压缩度通常也称为 Carr 指数，是将一定量粉体轻轻装入量筒后测量最初松体积，然后将量筒置于振荡器上振荡一定时间，使粉体处于最紧状态，测量最终体积。计算最松密度与最紧密度，根据式 (2-17) 计算压缩度。

$$C=\frac{\rho_f-\rho_0}{\rho_f}\times100\%$$ 式 (2-17)

压缩度 20% 以下时粉体的流动性较好，随压缩度的增大流动性下降，当 C 值达到 40%~50% 时粉体就很难从容器中自动流出。

2. 改善粉体流动性的方法 粉体的流动性与构成粉体的粒子大小、形态、表面结构、含湿量、孔隙率、密度等性质有关。在制药工业中，常采取以下的措施改善粉体流动性。

(1) 适当增大粒子大小：通常情况下，粒径大于 200μm 的粉体具有良好的流动性；当粒径小于 100μm 时，因粉体的比表面积、内摩擦力增大，粒子发生聚集，流动性差。所以可对粒径小于 100μm 的黏附性粒子进行造粒，以改善粉体的流动性。如乳糖粉体，粒径小于 70μm 时，休止角为 60°；造粒后粒径在 150~400μm 之间，休止角为 38°，乳糖的流动性得到了改善。

(2) 改善粒子形态及表面粗糙度：若球形粒子表面光滑，能减少粒子间的接触点数，减少摩擦力。

(3) 保持粒子合适的含湿量：粉体吸湿后，因水的表面张力、毛细管力等作用力使粒子间的引力增大，致使流动性变差。控制粒子合适的含湿量是保证粉体流动性的重要方法之一。

（4）加入助流剂：助流剂的加入可改善粉体的流动性，例如滑石粉、微粉硅胶等。助流剂的加入量一般以 0.1%～2% 为宜，加入的量过多，会产生助流剂粉的离析，流动性反而变差。

（二）粉体的充填性

1. 粉体充填性的表示方法 充填性是粉体集合体的基本性质，在胶囊剂的填充、片剂的饲粉过程中具有重要意义。充填性的常用表示方法有松比容、松密度、空隙率、空隙比、充填率、配位数等。

2. 颗粒的排列方式 颗粒的排列方式也会影响颗粒的充填状态。颗粒排列方式中最简单的模型是大小相等的球形粒子的充填方式。Graton 提出了著名的 Graton-Fraser 模型，当大小相等的球形粒子处于规则排列时，可按立方格子形、斜方格子形、四面楔格子形和棱面格子形等方式进行充填。

3. 充填速度方程 容器中轻轻加入粉体后给予振动或冲击时粉体层的体积减少，粉体层密度的变化可由振动次数和体积的变化求得。这种充填速度可用久野方程［式（2-18）］和川北方程［式（2-19）］进行分析。

川北方程 $$\frac{n}{C}=\frac{1}{ab}+\frac{n}{a}$$ 式（2-18）

久野方程 $$\ln(\rho_f-\rho_n)=-kn+\ln(\rho_f-\rho_0)$$ 式（2-19）

式中，ρ_0、ρ_n、ρ_f 分别为最初（0 次）、n 次、最终（体积不变）的密度；C 为体积减少度，即 $C=(V_0-V_n)/V_0$；a 为最终的体积减少度，a 值越小流动性越好；k、b 为充填速度常数，其值越大充填速度越快，充填越容易进行。在一般情况下，粒径越大 k 值越大。根据上式，对 $n/C\sim n$、$\ln(\rho_f-\rho_n)\sim n$ 作图，根据测得的斜率、截距求算有关参数，如 a、b、k、C。

五、粉体的吸湿性与润湿性

（一）吸湿性

吸湿性（moisture absorption）系指固体表面吸附水分的现象。粉体的吸湿性对制剂的影响较大，尤其是中药粉体制剂。空气中水分和物料中水分达到动态平衡时，此时物料的含水量称为平衡吸湿量。粉体的吸湿特性可用吸湿平衡曲线来表示，以平衡吸湿量对相对湿度作图，即可绘出吸湿平衡曲线。

水溶性药物在相对湿度较低的环境下，几乎不吸湿，而当相对湿度增大到一定值时，吸湿量急剧增加。通常把吸湿平衡曲线开始急剧上升（吸湿量开始急剧增加）时的相对湿度称为临界相对湿度（Critical Relative Humidity，CRH），CRH 是水溶性药物的固有特征参数，是药物吸湿性大小的衡量指标。物料的 CRH 越小则越易吸湿；反之则不易吸湿。即 CRH 值高的粉体在较高湿度下才易大量吸水，而 CRH 值低的粉体在较低温度时就能大量吸水。不同粉体的吸湿平衡曲线亦不同，见图 2-19。

水不溶性药物的吸湿性随相对湿度的变化而缓慢变化，因此吸湿平衡曲线没有临界点。

（二）润湿性

润湿性（wetting）系指固体界面由固-气界面变为固-液界面的现象。良好的润湿性能可使颗粒迅速与分散介质接触，有助于颗粒的分散。润湿是药物溶出的前提，粉体润湿性对片剂、颗粒剂等固体制剂的崩解、溶解等具有重要意义。

粉体的润湿性常用接触角（contact angle）来衡量，用 θ 表示。接触角是指在气、液、固三相交界处，气-液界面和固-液界面之间的夹角。当液滴滴到粉体表面时，润湿性不同可出现不同形状，见图2-20。水在玻璃板上的接触角约等于

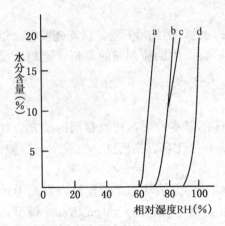

注：a. 尿素；b. 枸橼酸；c. 酒石酸；d. 对氨基苯甲酸钠

图2-19 水溶性药物的吸湿平衡曲线

0°，水银在玻璃板上的接触角约为140°，原因是水分子间的引力小于水和玻璃间的引力，而水银原子间的引力大于水银与玻璃间的引力。接触角最小为0°，最大为180°，接触角越小润湿性越好。液滴在固体表面上所受的力达到平衡时符合杨氏（Yong's）公式，表示如下：

$$\gamma_{sg} = \gamma_{sl} + \gamma_{gl}\cos\theta \qquad 式（2-20）$$

式中，γ_{sg}、γ_{gl}、γ_{sl} 分别为固-气、气-液、固-液间的界面张力；θ 为液滴的接触角。表2-6列出了一些常见药物粉体的接触角。

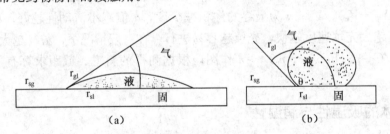

图2-20 粉体的润湿性与接触角

（a）粉体能被液体润湿；（b）粉体不能被液体润湿

表2-6　　某些常见药物粉体的接触角

药物	接触角（°）	药物	接触角（°）
阿司匹林	74	乳糖	30
咖啡因	43	苯巴比妥	70
地西泮	83	保泰松	109
氯霉素	59	磺胺嘧啶	71
茶碱	48	甲磺丁脲	72
异烟肼	49	氢化泼尼松	63

接触角常用的测定方法如下:

1. h-ε 法(液滴高度 h 和压块孔隙率 ε 法) 将粉体用适宜模具压缩成均匀的压块,水平放置后,滴上液滴,直接用量角器测定。

2. 透过速度法 将粉体按固定方法装入孔性管底的圆筒玻璃管中,使管底接触液面,则液面在毛细管作用下上升,见图 2-21。测定上升的高度和时间,根据 Washburn 方程计算接触角:

$$h^2 = \frac{r\gamma\cos\theta}{2\eta} \cdot t$$ 式(2-21)

式中,h 为液体上升的高度,γ 为液体的表面张力,η 为液体的黏度;r 为粉体层内毛细管半径,t 为时间,θ 为接触角。

六、粉体的压缩性

1. 粉体的压缩性 粉体具有压缩成形性,压缩成形性表示粉体在压力下体积减小、紧密结合形成一定形状的能力。片剂制备过程就是将药物粉末或颗粒压缩成具有一定形状和大小的坚固聚集体的过程。压缩成形性的评价指标很多,如压痕硬度、轴向强度、破碎功等,也有在粉末的压缩过程中测定应力缓和值、黏结指数、可压性参数等,其中最常用而简便的指标是测定硬度与抗张强度。

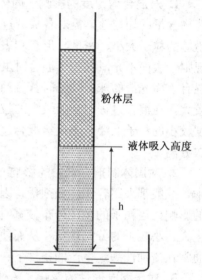

图 2-21 接触角的测定方法

2. 粉体的压缩方程 在医药品的压缩成形研究中应用较多的方程为 Heckel 方程、Cooper-Eaton 方程和川北方程等,其中 Heckel 方程是最常用于压缩过程中粉体致密性的比较研究,其表达式经换算后见式(2-22):

$$\ln\frac{1}{1-D} = KP + \ln\frac{1}{1-D_0}$$ 式(2-22)

式中,P 为压力;D 为压力为 P 时粉体层的相对密度;D_0 为最初粉体层的相对密度;K 为压缩特性参数。

根据 Heckel 方程曲线将粉体的压缩特性分为以下三种类型。

(1) A 型:压缩过程以塑性变形为主,初期粒径不同而造成的充填状态的差异影响整个压缩过程,即压缩成形过程与粒径有关,如氯化钠等。

(2) B 型:压缩过程以颗粒的破碎为主,初期的充填状态(粒径不同)被破坏后在某压力以上时压缩曲线按一条直线变化,即压缩成形过程与粒径无关,如乳糖、蔗糖等。

(3) C 型:压缩过程中不发生粒子的重新排列,仅靠塑性变形达到紧密的成形结构,如乳糖中加入脂肪酸时的压缩过程。

七、粉体学在固体制剂中的应用

粉体学与药物制剂的制备工艺及产品质量密切相关。尤其对于在医药产品中占约70%~80%的固体制剂，粉体学具有更重要的意义。

（一）粉体学在制剂成型工艺中的应用

粉体学贯穿于散剂、颗粒剂、片剂、胶囊剂等固体制剂制备与生产过程的始终，如粉碎、分级、混合、干燥、制粒、压片、包装、输送、贮存等单元操作均与之紧密相关。

1. 对混合均匀度的影响 固体药物制剂产品往往由多种成分混合而成，为保证制剂中药物含量的均匀性，需对各成分进行粉碎、过筛，使其成一定粒度的粉末之后再进行混合。粉体的粒子大小、密度、形态和表面状态等都会影响生产过程中的混合均匀度。例如形状不规则、表面不光滑的粒子混合时虽不易混合均匀，但一旦混合后就不易分离；但在混合物中混有表面光滑的球状粒子时其流动性过强则易于分离出来。此外，若组分间粒径差与密度差较大，在混合过程中粒径较大的粒子上浮，粒径较小的粒子下沉；密度较大的粒子下沉，密度较小的粒子上浮。不仅给混合过程带来困难，而且已混合好的物料也可能在输送过程中再次分离。

2. 对固体制剂分剂量的影响 在散剂分装、胶囊剂的填充以及片剂的制备等生产过程中，一般都采用容积法分剂量，因此，粒子的流动性、充填性会对分剂量的准确性产生较大的影响。当粒子的粒度分布较宽时，小粒子可通过大粒子的空隙沉积到容器的底部，容易产生大、小粒子的分离现象，从而使松密度产生差异，充填不均匀，容易造成分剂量的差异。通常在流动性满足生产的条件下粒度越小充填越均匀。

3. 对压缩成形性的影响 粉体的压缩特性对片剂的压片过程影响较大，可压性差的粉体往往不易成型，且易发生松片、裂片等现象。此外，粉体的压缩特性对于片剂处方设计和工艺选择具有重要意义。例如，在粉末直接压片工艺中，采用微晶纤维素、可压性淀粉等辅料，可改善该工艺容易裂片的缺点。

（二）粉体学在制剂质量控制中的应用

1. 对固体制剂崩解的影响 片剂崩解是水溶性药物溶出及发挥疗效的首要条件，水渗入片剂内部的速度与程度对崩解起决定性作用。粒子的可压性、硬度、粒度等可影响片剂的孔隙率和孔隙径，从而可影响片剂的崩解。如通常可压性强的粒子被压缩时易发生塑性变形，片剂的孔隙率及孔隙径小，片剂的崩解缓慢。此外，润湿性较差的粉体所制备的片剂，通常水较难通过毛细管渗入片剂内部，片剂的崩解缓慢。

2. 对固体制剂溶出的影响 对难溶性药物而言，药物的溶出过程是其吸收的限速过程。减小药物的粒径，则药物的比表面积增大，有助于提高药物的溶解度和溶出速度。例如微粉化螺内酯比未微粉化的螺内酯溶出速率要快很多。

3. 对生物利用度和疗效的影响 药物的崩解和溶出的改善，可提高药物的生物利用度和疗效。通过减小固体制剂中粒子的粒径，有利于药物的溶出，可促进难溶性药物的吸收，进而可提高药物的生物利用度与疗效。如灰黄霉素是一种难溶性药物，研究表明，经超细化的灰黄霉素制剂与一般细度的制剂相比,血药浓度高,且用药剂量可减少约50%。此外在外用散剂的涂布中,粉体流动性差的散剂往往涂布不均匀,会造成局部用药过多或过少,从而影响制剂的疗效。吸入粉雾剂的药物粒子大小、形态、吸湿性等性质在一定程度上也会影响药物的肺部吸收。

总之,粉体学在固体药物制剂的生产中得到了充分的体现与应用,它的发展也必将推动固体药物制剂的制备工艺与产品质量的创新与提高。

参 考 文 献

1. 张汝华,屠锡德.工业药剂学.北京:中国医药科技出版社,1999.
2. 崔福德.药剂学.第六版.北京:人民卫生出版社,2007.
3. 陆彬.药剂学.北京:中国医药科技出版社,2003.
4. 侯新朴.物理化学.第四版.北京:人民卫生出版社,2000.
5. 郑俊民.药用高分子材料学.北京:中国医药科技出版社,2000.
6. 李范珠.药物制粒技术.北京:化学工业出版社,2007.
7. 张义同.热黏弹性理论.天津:天津大学出版社,2002.
8. 罗杰英,王玉蓉,张自然.现代物理药剂学理论与实践.上海:上海科技文献出版社,2005.
9. 鲁统洁,赵会英,杨英禄等.表面活性剂对山楂叶总黄酮中牡荆素-2″-O-鼠李糖苷的肠道吸收促进作用.中国新药杂志,2008,17(2):129~131.

第三章 液体制剂

【学习要求】

1. 掌握 液体制剂的含义、分类与特点；药剂中增加药物溶解度的方法；溶液剂、芳香水剂、酊剂的概念、特点及制备方法；乳剂的含义、处方组成、乳剂的稳定性及制备方法；混悬剂的含义、特点、制备方法及其稳定剂。

2. 熟悉 液体制剂的各种溶剂和附加剂；高分子溶液剂、溶胶剂的性质和制备；乳化剂的种类及选用；液体制剂的质量评定。

3. 了解 溶胶剂的含义及制备方法；乳剂形成理论；洗剂、搽剂、滴鼻剂等不同给药途径用液体制剂的概念和应用；液体制剂的包装与贮存。

第一节 概 述

液体制剂（liquid preparations）系指药物分散在液体分散介质中所制成的液态制剂，可供内服或外用。液体制剂中的药物可以是固体、液体或气体，在一定条件下药物分别以颗粒、液滴、胶粒、分子、离子或其混合形式存在于分散介质中。液体制剂的理化性质、稳定性、药效以及毒性等均与药物离子分散度的大小有密切关系。液体制剂的品种繁多，临床应用广泛，它们的性质、理论和制备工艺在药剂学中占有重要地位。本章所介绍的液体制剂是除由浸出法或灭菌法制备的液体制剂（将分别在其他章节中介绍）之外的液体制剂。

一、液体制剂的特点和质量要求

（一）液体制剂的特点

1. 液体制剂的优点

（1）药物以分子或微粒状态分散在介质中，分散度大，与相应固体剂型相比能更迅速地发挥药效。

（2）能减少某些药物的刺激性，如易溶性固体药物溴化物、碘化物、水合氯醛等口服后，因局部浓度过高，对胃肠道有刺激性，制成液体制剂则易控制浓度而减少刺激性。

（3）某些固体药物制成液体制剂后，有利于提高药物的生物利用度。

（4）给药途径广泛，既可内服，也可外用，如用于皮肤、黏膜和腔道给药等。

（5）易于分剂量，服用方便，特别适用于儿童和老年患者。

2. 液体制剂的缺点

（1）分散度大，又易受分散介质的影响引起药物的化学降解，而导致药效降低甚至失效。

（2）液体制剂体积较大，携带、运输及贮存都不方便。

（3）水性液体制剂易发生霉变，需加入防腐剂；非水溶剂往往具有一定的药理作用，且成本较高。

（4）对包装材料的要求高。

（二）液体制剂的质量要求

1. 溶液型液体制剂应是澄明溶液；乳浊液型或混悬液型制剂应保证其分散相粒子小且均匀，振摇时可均匀分散，浓度准确、稳定、久贮不变。

2. 口服液体制剂应外观良好，口感适宜；外用液体制剂对皮肤、黏膜应无刺激性。

3. 液体制剂应具有一定的防腐能力，保存和使用过程不应发生霉变。

4. 包装容器适宜，便于携带和使用。

二、液体制剂的分类

液体制剂分类常用的方法有两种，即按分散系统分类和按给药途径及应用方法分类。

（一）按分散系统分类

在分散介质中药物微粒的大小决定了分散体系的特征，分类见表3-1。

表3-1　　液体制剂的分类

类型	微粒大小	特征
真溶液型	小于1nm	以分子或离子形式分散的澄清溶液，均相分散系统
高分子溶液	1~100nm	均相分散系统，热力学稳定体系
溶胶剂	1~100nm	非均相分散系统，药物以胶粒状态分散，热力学不稳定体系
乳剂	大于100nm	以液滴状态分散，形成非均相分散系统
混悬剂	大于500nm	以固体微粒分散，形成非均相分散系统

1. 均相液体制剂　药物以分子、离子状态分散在液体分散介质中形成的澄明溶液，无相界面的存在，为热力学稳定体系。

2. 非均相液体制剂　药物以微粒、多分子聚集体或液滴的状态分散在分散介质中，有相界面的存在，为热力学不稳定的多相分散体系。根据药物微粒分散状态又可将其分为溶胶剂、乳剂和混悬剂。

（1）溶胶剂：指固体药物微细粒子分散在介质中形成的多相体系。

（2）乳剂：指药物以液滴状态分散在另一种与之不相溶的液体分散介质中形成的非均相液体制剂。

（3）混悬剂：指难溶性固体药物以微粒状态分散在介质中形成的非均相液体制剂。

(二) 按给药途径及应用方法分类

液体制剂适用于多种给药途径，按照给药途径可分为以下几类。

1. 内服液体制剂 如合剂、芳香水剂、糖浆剂等。

2. 外用液体制剂

(1) 皮肤用液体制剂：如洗剂、搽剂、涂剂等。

(2) 五官科用液体制剂：如滴耳剂、滴鼻剂、含漱剂、滴牙剂等。

(3) 直肠、阴道、尿道用液体制剂：如灌肠剂、灌洗剂等。

第二节 液体制剂的溶剂和附加剂

液体制剂的溶剂（一般均相液体制剂称为溶剂，非均相液体制剂称为分散介质）对药物的溶解和分散起重要作用，对液体制剂的性质和质量影响很大。如2006年5月，我国黑龙江省齐齐哈尔第二制药有限公司以廉价的二甘醇代替丙二醇作为亮菌甲素注射液的溶剂，导致至少11人因注射该注射液而死亡（"齐二药事件"）。此外，为了保证药物制剂的有效和稳定，提高或改善病人用药的顺应性，可根据需要加入多种附加剂。如为了增加药物溶解度可添加增溶剂、助溶剂和潜溶剂等；为了提高制剂的稳定性可添加防腐剂、抗氧化剂等；为使制剂味道可口，外观良好，可添加矫味、矫色剂等。

一、常用溶剂

液体制剂的制备方法、理化性质、稳定性及所产生的药效等均与溶剂密切相关，故制备液体制剂时应合理选择溶剂。液体制剂的溶剂应对药物具有较好的溶解性和分散性；化学性质稳定，不与药物或附加剂发生反应；不影响药效的发挥和含量测定；毒性小、无刺激性、无不适的臭味。

药物的溶解或分散状态与溶剂的种类和极性有密切关系。溶剂分子的偶极距决定溶剂极性，用介电常数（ε）衡量偶极距大小。溶剂按介电常数大小分为极性溶剂、半极性溶剂和非极性溶剂。常用溶剂的介电常数见表3-2。

表 3-2　　　　　　　　　　常用溶剂的介电常数

极性溶剂	介电常数	半极性溶剂	介电常数	非极性溶剂	介电常数
水	80	1,2-丙二醇	32	乙酸乙酯	6.1
甘油	56	乙醇	26	植物油	3.5
二甲亚砜	48.9	聚乙二醇	—	液状石蜡	2.1

（一）极性溶剂

1. 水（water） 水是最常用的极性溶剂，本身无任何药理作用，且价廉易得。能与乙醇、甘油、丙二醇等极性溶剂按任意比例混合，能溶解大多数的无机盐类和极性大的有机药物，能溶解中药材中的生物碱盐类、苷类、糖类、树胶、黏液质、鞣质、蛋白质、酸类及色素等。但水性液体制剂不稳定，易长霉，不宜长久贮存。配制水性液体制剂宜用纯化水。

2. 甘油（glycerin） 甘油为无色黏稠性澄明液体，味甜（蔗糖甜度的60%）、毒性小，能与水、乙醇、丙二醇等以任意比混合，能溶解硼酸、鞣质、苯酚等药物，可供内服或外用。甘油多作为黏膜用药的溶剂，如酚甘油、硼酸甘油、碘甘油等。在外用制剂中，甘油还有防止干燥、滋润皮肤、延长药物局部疗效等作用。此外，含甘油30%以上有防腐作用。

3. 二甲亚砜（dimethyl sulfoxide，DMSO） 二甲亚砜为无色、黏性液体或无色晶体，有轻微苦味，后变甜，无臭或微有二甲亚砜特异性气味，有较强的吸湿性，吸水量可达自身重量的70%。能与水、乙醇、甘油、丙二醇等以任意比混合。二甲基亚砜溶解范围很广，有"万能溶剂"之称。二甲亚砜可取代角质层中的水分，同时伴有脂质提取和改变蛋白质构型的作用，故可提高药物的局部通透性。但二甲亚砜对皮肤有较严重的刺激性，会引起皮肤红斑和水肿，高浓度大面积使用还会产生全身毒性反应，因此在有些国家已限制使用。

（二）半极性溶剂

1. 乙醇（ethanol） 乙醇是除水以外最常用的溶剂，为澄清、无色、挥发性液体，微有特臭和烧灼味。能与水、甘油、丙二醇等任意混合。乙醇的溶解范围也很广，能溶解大部分有机药物和药材中的有效成分，如生物碱及其盐类、苷类、挥发油、树脂、鞣质及某些有机酸和色素等，其毒性比其他有机溶剂小，10%以上的乙醇即具有防腐作用。但与水相比成本较高，本身有一定的药理活性，有易挥发及易燃烧等缺点。

2. 聚乙二醇（polyethylene glycol，PEG） 分子量在1000以下的聚乙二醇为透明、无色或淡黄色黏性液体，分子量在1000以上为半固体或固体，呈糊状至蜡样片状不一。聚乙二醇是稳定的亲水性物质，液体制剂中常用低聚合度聚乙二醇，如PEG300~600，为透明液体，理化性质稳定，能与水任意混合，并能溶解许多水溶性无机盐和水不溶性有机药物。另外，聚乙二醇对一些易水解药物有一定的稳定作用。

3. 丙二醇（propylene glycol） 丙二醇是无色、无臭、澄清的黏性液体，类似于甘油的甜味，略带辛辣味。可作为注射用和非注射用液体药物制剂的溶剂，可与水、乙醇、甘油等溶剂以任意比混合，能溶解各种物质如皮质类固醇、苯酚、磺胺类药物、巴比妥酸盐、维生素A和D、大部分生物碱和许多局麻药。一定比例的丙二醇和水的混合溶剂能延缓许多药物的水解，增加其稳定性，并可作为抑菌剂，抑制霉菌的功效略低于乙醇。另外，丙二醇水溶液对药物在皮肤和黏膜上的吸收有一定的促渗透作用。

（三）非极性溶剂

1. 脂肪油（fatty oils） 脂肪油作为常用的一类非极性溶剂，能溶解油溶性药物如激素、挥发油、游离生物碱及许多芳香族化合物等，不能与水、乙醇、甘油等极性溶剂混合。常用的脂肪油有麻油、豆油和花生油等，多用于外用制剂，如洗剂、搽剂、滴鼻剂等。但脂肪油易酸败，也易与碱性药物发生皂化反应而变质，影响制剂的质量。近年来脂肪油的合成代用品已被广泛使用,如油酸乙酯(ethyl oleate)、肉豆蔻酸异丙酯(isopropyl myristate)等,能与烃、蜡类相混合,且不易酸败。

2. 液体石蜡(liquid paraffin) 液体石蜡为无色透明、黏性油状液体,冷却时无色无味,加热后有石油臭,是从石油产品中分离所得的液状烃混合物。液体石蜡分为轻质和重质两种,前者比重为 0.818～0.880,黏度为 37MPa·s,多用于外用液体制剂如滴鼻剂、喷雾剂;后者比重为 0.860～0.900,黏度在 38.1MPa·s 以上,多用于软膏、糊剂。液体石蜡能与非极性溶剂混合,可溶解生物碱、挥发油及一些非极性药物等,化学性质稳定,在肠道中不分解也不吸收,且能使粪便变软,有润肠通便作用。

3. 乙酸乙酯(ethyl acetate) 乙酸乙酯为澄明、无色、带有宜人水果香气并略带酸臭味的挥发性液体,具可燃性,在空气中易氧化、变色,需加入抗氧剂。乙酸乙酯可溶解挥发油、甾体药物及其他油溶性药物,常用作外用溶液剂和凝胶剂的溶剂。

4. 肉豆蔻酸异丙酯(isopropyl myristate,IPM) 为异丙醇和肉豆蔻酸经酯化而制得的无色澄明流动性油状液体,几乎无臭,化学性质稳定,耐氧化,抗水解,不易酸败。不溶于水、甘油、丙二醇,但溶于乙醇、丙酮。多用作外用制剂的溶剂,特别是当药物需要与患部直接接触或渗透时更为理想。肉豆蔻酸异丙酯刺激性极低,无过敏性,可忍受性优于麻油和橄榄油。

二、常用附加剂

(一)增溶剂

增溶(solubilization)系指某些难溶性药物在表面活性剂的作用下,在溶剂中的溶解度增大,并形成澄清溶液的过程。具有增溶能力的表面活性剂称为增溶剂(solubilizer),被增溶的物质称为增溶质(solubilizates)。每 1g 增溶剂能增溶药物的克数称为增溶量。增溶剂的种类、用量、加入顺序及药物的性质等均会影响增溶量,详见本章第三节。

对于以水为溶剂的药物,增溶剂的最适 HLB 值为 15～18。常用的增溶剂多为非离子表面活性剂,如聚山梨酯类和聚氧乙烯脂肪酸酯类等。

(二)助溶剂

助溶(hydrotropy)系指难溶性药物与加入的第三种物质在溶剂中形成可溶性分子络合物、复盐或分子缔合物等,以增加药物在溶剂中溶解度的过程。当加入的第三种物质为低分子化合物,而不是胶体物质或非离子表面活性剂时,称为助溶剂(hydrotropy agents)。

常用助溶剂可分为两大类:一类是一些有机酸及其钠盐,如对氨基苯甲酸、苯甲酸钠、水杨酸钠等;另一类是酰胺类化合物,如乌拉坦、尿素、烟酰胺、乙酰胺等。

(三)潜溶剂

潜溶(cosolvency)系指药物在某一比例的混合溶剂中的溶解度比在各单纯溶剂中的溶解度大得多的现象,这种混合溶剂称为潜溶剂(cosolvent)。潜溶可认为是由于两种溶剂对药物分子不同部位作用的结果。如甲硝唑在水中溶解度为 10%(W/V),若采用水-乙醇混合溶剂,则溶解度可提高 5 倍。

混合溶剂系指能与水任意比例混合，与水分子形成氢键结合并改变它们的介电常数，能增加难溶性药物溶解度的溶剂。如乙醇、甘油、丙二醇、聚乙二醇等与水组成的混合溶剂。

（四）防腐剂

防腐剂（preservatives）系指具有抑菌作用、能抑制微生物生长发育的物质。

液体制剂特别是以水为溶剂的液体制剂，易被微生物污染而发霉变质，尤其是含有糖类、蛋白质等营养物质的液体制剂，更易引起微生物的滋生和繁殖。即使是抗生素的液体制剂，如磺胺类药物的液体制剂，也会生长微生物，因为抗生素都有一定的抗菌谱，对菌谱外的细菌并无抑制或杀灭作用。

防腐剂的抑菌作用有多种不同机理。一些防腐剂能使病原微生物蛋白质变性，如醇类等；有的能与病原微生物酶系统结合，竞争其辅酶，如苯甲酸、尼泊金类等；有的能降低菌体细胞膜的表面张力，增加通透性，使细胞膜破裂、溶解，如阳离子表面活性剂等。

优良的防腐剂在抑菌浓度范围内对人体无害、无刺激性、用于内服者应无特殊臭味；在水中有较大的溶解度，能达到防腐需要的浓度；不影响制剂的理化性质、药理作用；防腐剂本身的理化性质和抗微生物性质稳定，不易受热、pH 值和制剂中药物的影响；长期贮存时不分解失效、不挥发、不沉淀，不与包装材料反应。

防腐剂种类繁多，一般分为以下 5 类：①酚、醛、醇、酯类：如苯酚、甲酚、氯甲酚、麝香草酚、甲醛、戊二醛、苯甲醇、乙醇、羟苯烷基酯（尼泊金类）等；②酸碱及其盐类：苯甲酸及其盐类、山梨酸及其盐类、硼酸及其盐类、丙酸等；③汞化合物类：硫柳汞、醋酸苯汞、硝酸苯汞等；④季铵化合物类：氯化苯甲羟胺、氯化十六烷基吡啶、氯己定等；⑤其他：氯仿、碘、聚维酮、挥发油等。

各种防腐剂有不同的性质和应用范围，在使用前应了解防腐剂的抗菌谱、最低抑菌浓度以及防腐对象。常用的防腐剂有以下几种：①羟苯烷基酯类（parabens）：亦称尼泊金类，化学性质稳定，在酸性、中性溶液中均有效，其抑菌作用随烷基碳数增加而增加，但溶解度则减少。本类防腐剂混合使用有协同作用，通常是乙酯和丁酯（1∶1）或乙酯和丁酯（4∶1）合用，用量均为 0.01%～0.25%。②苯甲酸（benzoic acid）：在酸性溶液中抑菌效果较好，其防霉作用较尼泊金类弱，而防发酵能力则较尼泊金类强。苯甲酸 0.25% 和尼泊金 0.05%～0.10% 联用对防止发霉发酵最为理想，特别适合中药液体制剂。③山梨酸（sorbic acid）：是对人体毒性最小的防腐剂，加热至 80℃ 以上升华。对细菌最低抑菌浓度为 0.02%～0.04%（pH 值小于 6.0），对酵母、真菌最低抑菌浓度为 0.80%～1.20%，需在酸性溶液中使用，在 pH 值为 4 时效果最好。④苯扎溴铵（benzalkonium bromide）：亦称新洁尔灭，为阳离子表面活性剂，溶于水和乙醇，微溶于丙酮和乙醚，水溶液呈碱性，对金属、橡胶、塑料无腐蚀作用，在酸性和碱性溶液中稳定，耐热压，做防腐剂使用浓度为 0.02%～0.20%。

（五）矫味剂

矫味剂（flavoring agent）系指能够掩蔽药物的不良嗅味或改善药物臭味的一类添加剂。

矫味剂有甜味剂、芳香剂、胶浆剂、泡腾剂等类型，可根据不同制剂的嗅味及矫味要求选择应用或合并使用。

1. 甜味剂（sweeting agent） 包括天然和合成两大类。天然的甜味剂如蔗糖和单糖浆应用最为广泛，具有芳香味的果汁糖浆如橙皮糖浆、桂皮糖浆、甘草糖浆等不但能矫味也能矫臭；甘油、山梨醇、甘露醇等也可作为甜味剂，且具有一定的防腐作用；其他合成的甜味剂有糖精钠（saccharin sodium）、阿斯帕坦（aspartame），前者多被用于咸味的矫味剂，后者甜度比蔗糖高150~200倍，能有效降低热量，适用于糖尿病和肥胖症患者。

2. 芳香剂（aromatic water） 系指为了改善制剂的气味和香味而添加的少量香料或香精。香料分天然香料和人造香精两大类。从植物中提取的芳香性挥发油及它们的制剂均为天然香料，如薄荷油、橙皮油、丁香油等，这些挥发油既可矫味也有一定的防腐作用。人造香精也称调和香料，是由包括苯甲醛、桂皮醛、丙二酸酯、乙酰乙酸乙酯、香茅醛等合成香料添加一定量的溶剂调和而成的混合香料，如苹果香精、香蕉香精、樱桃香精等。

3. 胶浆剂（mucilage） 胶浆剂具有黏稠缓和的性质，可以干扰味蕾的味觉从而起到矫味的作用，如阿拉伯胶、羟甲基纤维素钠、琼脂、明胶等。在胶浆剂中加入适量甜味剂可增加其矫味作用。

4. 泡腾剂（effervescent agent） 系指将柠檬酸或酒石酸等有机酸和碳酸氢钠混合，再加入适量香精、甜味剂所制成的添加剂。泡腾剂遇水后产生大量二氧化碳，二氧化碳溶于水呈酸性，能麻痹味蕾而起到矫味作用，能改善盐类的苦味、涩味、咸味，与甜味剂和芳香剂混合使用可得到类似清凉饮品的佳味。

（六）着色剂

着色剂（colorant）系指改变制剂外观色泽的一类添加剂。可用来识别制剂品种、区分应用方法或减少病人对服药的厌恶感。着色剂按来源可分为天然色素、合成色素两类，其中只有食用色素才可作为内服制剂的着色剂，一般色素在制剂中的用量为 0.0005%~0.001%。在选用食用色素时，其色与味应力求与天然物或习惯相协调，如薄荷味、留兰香味应用绿色；橙皮味应用橙黄色；柠檬味、香蕉味应用黄色等。

1. 天然色素 主要来自安全无毒的植物、矿物和微生物。常用的有甜菜红、胭脂虫红、胡萝卜素、焦糖、氧化铁（棕红色）等。

2. 合成色素 色泽鲜艳，价格低廉，但大多数毒性较大，用量不宜过多。我国批准的内服合成色素有苋菜红（amaranth）、柠檬黄（tartrazine）、胭脂红（cochneal red A）、胭脂蓝（indigo carmine）和日落黄（sunset yellow），通常配成1%贮备液使用，用量不得超过万分之一。外用色素有伊红（eosin）、品红（fuchsine）、美蓝（methylene blue）、苏丹黄 G（sudan G）等。

（七）其他

为了增加液体制剂的稳定性，尚需加入 pH 值调节剂、抗氧化剂、金属离子络合剂等。

第三节 增加药物溶解度的方法

药物的溶解度是液体制剂需要关注的重要问题,药物在溶剂中应有足够的溶解度,以确保药物的有效治疗浓度,然而实际上很多药物溶解度低于其治疗浓度,因此必须设法增加药物的溶解度。欲找到增加溶解度的方法,必须先了解溶解度、溶解速度的相关概念及影响溶解度的因素。

一、溶解度及其影响因素

(一) 溶解与溶解度

溶解 (dissolution) 系指当溶质 (药物) 和溶剂分子间的引力大于溶质本身分子间的引力时,溶质分子脱离固体表面扩散到溶剂中形成溶液的过程。药物的溶解度 (solubility) 系指在一定温度 (气体在一定压力) 下,一定量溶剂中溶解药物的最大量。

《中国药典》2010 年版关于溶解度有 7 种表示法:①极易溶解:系指溶质 1g (ml) 能在溶剂不到 1ml 中溶解。②易溶:系指溶质 1g (ml) 能在溶剂 1~不到 10ml 中溶解。③溶解:系指溶质 1g (ml) 能在溶剂 10~不到 30ml 中溶解。④略溶:系指溶质 1g (ml) 能在溶剂 30~不到 100ml 中溶解。⑤微溶:系指溶质 1g (ml) 能在溶剂 100~不到 1000ml 中溶解。⑥极微溶解:系指溶质 1g (ml) 能在溶剂 1000~不到 10000ml 中溶解。⑦几乎不溶或不溶:系指溶质 1g (ml) 在溶剂 10000ml 中不能完全溶解。这仅表示药物的大致溶解性能,至于准确的溶解度,一般以一份溶质 (1g 或 1ml) 溶于若干毫升溶剂中表示。

(二) 溶解速度

溶解速度 (dissolution rate) 系指单位时间内溶解药物的量,一般用单位时间内溶液浓度增加量表示。有些药物虽然有较大的溶解度,但要达到溶解平衡却需要较长时间。所以研究溶解速度对加快制剂的调制、加快机体对药物的吸收和提高药效有密切关系。

固体药物的溶解是一个溶解扩散过程,符合 Noyes-Whitney 方程,见式 (3-1):

$$\frac{dc}{dt}=\frac{SD}{Vh}(C_s-C) \qquad 式 (3-1)$$

式中,S 为固体药物表面积;D 为药物扩散系数;V 为溶出介质体积;h 为扩散层厚度;C_s 为药物饱和溶液浓度;C 为时间 t 时药物浓度。温度、搅拌和粉碎度等均会影响药物的溶解速度。温度升高不但可以增加溶解度,还可以加快药物分子的扩散,因而使溶解速度增加。但对热不稳定性药物,加热温度不宜过高。搅拌可使扩散层厚度变薄,增加药物向溶液中扩散的量,从而增加溶解速度。将药物粉碎后能明显增加固体药物的总面积,增加药物与溶剂的接触面积,从而增加溶解速度。

(三) 影响溶解度的因素

1. 药物的化学结构 药物的结构决定药物的极性,药物的极性与溶剂的极性相似者相溶，这是溶解的一般规律。此外，许多结晶型药物因晶格排列不同，分子间引力亦不同，使溶解度不同。晶格排列紧密、分子间引力大、化学稳定性强，则溶解度小，反之，则溶解度大。

2. 溶剂的极性 溶剂能使药物分子或离子间的引力降低，能使药物分子或离子溶剂化而溶解。溶剂的极性对药物的溶解影响很大，一般极性物质溶解于极性溶质中，而非极性物质溶解于非极性溶剂中。

极性溶剂溶解药物主要有三种情况：①离子晶格药物：药物的晶格力降低，溶剂与药物离子间产生离子-偶极结合（ion-dipole bonding）而溶剂化。②极性药物：可与极性溶剂形成永久偶极-永久偶极结合（permanent dipole-permanent dipole bonding）而溶剂化。③极性较弱的药物：分子中的极性基团与水产生氢键结合，形成结合复合体而溶于水，如苯甲酸溶于水就是这种结合。

非极性溶剂可以克服溶质分子间的范德华力，与药物分子形成诱导偶极-诱导偶极结合（induced dipole-induced dipole bonding），也可与半极性药物分子形成永久偶极-诱导偶极结合（permanent dipole-induced dipole）。

半极性溶剂能诱导非极性溶剂分子产生一定极性，使极性液体与非极性液体混合。如乙醇能增加水或蓖麻油的混溶程度，丙二醇能增加薄荷油在水中的溶解度。

3. 温度 温度与溶解度的关系见式（3-2）。

$$\ln X = \frac{\Delta H_f}{R}\left(\frac{1}{T_f} - \frac{1}{T}\right) \quad \text{式 (3-2)}$$

式中，X 为溶解度（摩尔分数）；ΔH_f 为摩尔溶解热；R 为理想气体常数；T_f 为药物熔点；T 为药物溶解时的温度。由式（3-2）可知，ΔH_f 为正时，溶解度随温度升高而增加；ΔH_f 为负时，溶解度随温度升高而降低；T_f 大于 T 时，ΔH_f 越小，T_f 越低，溶解度 X 越大。

4. 药物的晶型 同一化学结构的药物，由于结晶条件（如溶剂、温度、冷却速度）的不同，形成结晶时分子排列与晶格结构不同，会形成不同的晶型，产生多晶型（polymorphism）。晶型不同，导致晶格能不同，药物的熔点、溶解度、溶解速度亦不同。如维生素 B_2 有三种晶型，在水中的溶解度大小为 Ⅰ 型＜Ⅱ 型＜Ⅲ 型。无定型药物无结晶结构，无晶格束缚，自由能大，故溶解度和溶解速度比结晶型大。如新生霉素在酸性水溶液中形成无定型，溶解度比结晶型大 10 倍。

5. 药物的粒子大小 对于可溶性药物，溶解度与药物粒子大小无关；对于难溶性药物，当药物粒径很小（$0.1\mu m$ 以下）时，药物溶解度随着粒径减小而增加。粒径与溶解度之间的定量关系见式（3-3）。

$$\lg \frac{S_2}{S_1} = \frac{2\sigma M}{\rho RT}\left(\frac{1}{r_2} - \frac{1}{r_1}\right) \quad \text{式 (3-3)}$$

式中，r_1、r_2 分别为两种粒子的半径；S_1、S_2 分别为两种离子的溶解度；σ 为固液界面张力；M 为固体粒子摩尔质量；ρ 为固体粒子密度；R 为理想气体常数；T 为绝对温度。

6. 附加剂的影响 一般指除药物和溶剂外的第三种物质，如助溶剂和增溶剂，均可增加药物的溶解度。另外当溶液中有相同离子共存时，由于同离子效应，却会使药物的溶解度降低。如在盐酸黄连素溶液中加入氯化钠，因同离子（氯离子）效应而降低溶解度，析出结晶。

二、增加药物溶解度的方法

（一）制成可溶性盐类

难溶性弱酸和弱碱性药物，可通过制成盐类而增加其溶解度。难溶性弱碱药物如生物碱、奎宁、可卡因等可加酸（常用盐酸、硫酸、磷酸等无机酸和枸橼酸、酒石酸、醋酸等有机酸）制成盐类，以增加其溶解度；难溶性弱酸药物如苯甲酸、水杨酸、对氨基水杨酸等可加碱（常用氢氧化钠、碳酸钠、碳酸氢钠等）制成盐类，以增加其溶解度。但同时应注意成盐后其稳定性、刺激性、毒性及疗效等方面的改变。

（二）加入增溶剂

许多药物如挥发油、脂溶性维生素、甾体类、生物碱、磺胺类等均可通过加入增溶剂来增加药物的溶解度。增溶剂的种类、用量、加入顺序及药物的性质等均会影响增溶量。

（1）增溶剂的种类：不同种类的增溶剂或不同分子量的同系物增溶剂均会影响增溶效果。同系物的碳链越长，其增溶量越大。对于强极性或非极性药物，非离子型增溶剂的HLB值越大，其增溶效果也越好；对于弱极性药物，结果恰好相反。

（2）增溶剂的用量：温度一定时加入足量增溶剂，可得到澄清溶液，稀释后仍可保持澄清，若配比不当则无法得到澄清溶液，或在稀释时发生混浊，具体用量可通过试验确定。

（3）加入顺序：用聚山梨酯80或聚氧乙烯脂肪酸酯等增溶维生素A棕榈酸酯时，若将增溶剂先溶于水再加入药物，则药物几乎不溶；如先将药物与增溶剂混合，再用水稀释则药物能得到很好的溶解。故增溶剂的加入顺序也会影响药物的溶解。

（4）药物的性质：增溶剂的种类和浓度一定时，同系物药物的分子量越大，增溶量越小。这是由于分子量越大，药物分子体积也越大，胶束所能容纳的药物量亦越小。

（三）加入助溶剂

助溶剂可与难溶性药物形成络合物或复合物而增加药物在溶剂中的溶解度。如碘与碘化钾可形成络合物 KI_3，从而增加碘在水中的溶解度。咖啡因可与苯甲酸钠形成复合物苯甲酸钠咖啡因，使溶解度增大约50倍。部分难溶性药物溶解度的增加与助溶剂的用量呈直线关系，但有些药物这种规律不明显，故使用助溶剂的用量应通过试验来确定。当助溶剂用量较大时，应选择无生理活性的物质。

（四）使用混合溶剂

药物在混合溶剂中的溶解度与混合溶剂的种类、混合溶剂中各溶剂的比例有关。通常药物在其中的溶解度是各单一溶剂溶解度的相加平均值，但也有高于相加平均值的。常用作混合溶剂的有水、乙醇、甘油、丙二醇、聚乙二醇、二甲亚砜等。如氯霉素在水中的溶解度仅为0.25%，若用水中含有25%乙醇、55%甘油的混合溶剂，则可制成12.5%氯霉素溶液。

（五）药物分子结构修饰

一些难溶性药物，为了便于制成水溶液常在分子中引入亲水基团，如磺酸钠基（—SO_3Na）、羧酸钠基（—COONa）、醇基（—OH）、氨基（—NH_2）以及多元醇或糖基等，以增加药物在水中的溶解度。如维生素 K_3 在水中不溶，但与亚硫酸氢钠加成反应后得亚硫酸氢钠钾萘醌后，水溶性增大；樟脑在水中微溶，但制成樟脑磺酸钠后，则易溶于水，且毒性降低。

第四节 真溶液型液体制剂

真溶液型液体制剂系指小分子药物以分子或离子状态分散在溶剂中所制成的供内服或外用的液体制剂。分散相微粒一般小于 1nm，常用溶剂为水、乙醇、脂肪油或水与乙醇等的混合溶剂。溶液型液体制剂包括溶液剂、糖浆剂（详见第十七章第三节）、芳香水剂、酊剂、甘油剂、醑剂等。

一、溶液剂

（一）溶液剂的特点及质量要求

溶液剂（solutions）系指药物呈分子或离子状态分散溶解于一定量的溶剂所形成的均匀分散的澄清溶液。根据需要可加入助溶剂、抗氧剂、矫味剂、着色剂等附加剂。药物制成溶液剂后量取方便，剂量调整容易且准确，服用方便，特别对小剂量或毒性大的药物更为重要。

溶液剂的质量要求：溶液剂应保持澄清，不得有沉淀、浑浊、异物等。溶液剂可供内服或外用，内服者应注意剂量准确，并适当改善其色、香、味；外用者应注意其浓度和使用部位的特点。

（二）溶液剂的制备

溶液剂一般有三种制法，即溶解法、稀释法和化学反应法，以前两种方法较为常用。

1. 溶解法 制备流程：药物、添加剂的称量→溶解→过滤→质量检查→包装。

取处方总量 1/2～3/4 量的溶剂，加入称量好的药物，搅拌使其溶解，过滤，并通过滤器加溶剂至全量，过滤后的药液应进行质量检查，制得药液应及时分装、密封、贴标签及进行外包装。

处方中如有附加剂或溶解度较小的药物，应先将其溶解于溶剂中，再加入其他药物。根据药物性质必要时可将固体药物先行粉碎或加热助溶。难溶性药物可加入适当的助溶剂助其溶解，如处方中含有糖浆、甘油等液体时，应用少量水稀释后加入溶液剂中，如使用的是非水溶剂，容器应干燥。

2. 稀释法 制备流程与溶解法相同。

先将药物制成高浓度溶液或易溶性药物作为贮备液，使用时再用溶剂稀释至所需浓度。

用此法制备溶液剂时应注意浓度换算,挥发性药物浓溶液稀释过程中应注意挥发损失,以免影响浓度的准确性。

例 复方碘溶液（compound iodine solution）

【处方】碘　　　　　　　50g
　　　　碘化钾　　　　　100g
　　　　蒸馏水　　　　　加至1000ml

【制备】取碘化钾,用100ml蒸馏水溶解后,加入碘搅拌使溶,再加水至1000ml即得。

【注解】碘化钾为助溶剂,故溶解碘化钾时应尽量少加水,以增大其浓度,有利于碘的溶解。

（三）溶液剂制备注意事项

①有些药物虽易溶但溶解缓慢,在溶解过程中应采用粉碎、搅拌、加热等措施。②易氧化药物溶解时,宜将溶剂加热放冷后再溶解药物,同时加入适量抗氧剂,以减少药物氧化损失。③易挥发性药物应在最后加入,以免在制备过程中损失。④难溶性药物可加入适宜的助溶剂或增溶剂使其溶解。⑤溶解度较小的药物应先将其溶解后再加入其他药物。

二、芳香水剂

（一）芳香水剂的特点和质量要求

芳香水剂（aromatic waters）系指芳香挥发性药物的饱和或近饱和的水溶液。芳香挥发性药物多数为挥发油。芳香水剂浓度一般都很低,可作矫味、矫嗅和分散剂用,有的也有祛痰止咳、平喘和解热镇痛等治疗作用。

芳香水剂应澄明,必须具有与原有药物相同的气味,不得有异嗅、沉淀和杂质。

（二）芳香水剂的制备

芳香水剂的制备方法因原料而异,有溶解法、稀释法、蒸馏法。

1. 溶解法　制备流程：挥发油或药物细粉→加水溶解→振摇→过滤→质量检查→包装。

取挥发油或挥发性药物细粉,加微温蒸馏水适量,用力振摇,冷至室温后过滤,自过滤器上添加适量水至全量,摇匀即得。制备时可加滑石粉适量与挥发油研匀以利于分散,也可用适量非离子型表面活性剂或水溶性有机溶剂与挥发油混溶后制备。

2. 稀释法　制备流程：挥发油或药物细粉→加水溶解→振摇→过滤→稀释→质量检查→包装。

由浓芳香水剂加蒸馏水稀释制得。

3. 蒸馏法　制备流程：生药→蒸馏→分离→质量检查→包装。

称取一定量药材,装入蒸馏器中,加适量蒸馏水,加热蒸馏,待馏液达一定量后,停止蒸馏,经油水分离器除去馏液中过多的油分,得澄明溶液。

例 薄荷水（peppermint water）

【处方】薄荷油　　　　　　0.5ml
　　　　聚山梨酯80　　　　2ml

蒸馏水　　　　　　　加至1000ml

【制备】取薄荷油与聚山梨酯80混匀后，加蒸馏水至1000ml即得。

【注解】薄荷油极微溶于水，聚山梨酯80可增加薄荷油在水中的溶解度。

（三）芳香水剂制备注意事项

以挥发油和化学药物作原料时多用溶解法和稀释法，以药材作原料时多用水蒸气蒸馏法提取挥发油，也可制成浓芳香水剂，临用时加以稀释。芳香水剂多数易分解、变质甚至霉变，所以不宜大量配制和久贮。

三、酊剂

（一）酊剂的特点和质量要求

酊剂（tincture）系指药物用规定浓度的乙醇浸出或溶解制成的澄清液体制剂，亦可用流浸膏稀释制成。酊剂多供口服，也可外用。

一般酊剂的浓度随药物的性质或用途而不同。一般酊剂浓度为20%（W/V），即每100ml相当于20g原药物；含有毒剧药品的酊剂浓度为10%（W/V），即每100ml相当于10g原药物。

（二）酊剂的制备

酊剂可用溶解法、稀释法、浸渍法及渗漉法制备。本章介绍溶解法和稀释法，浸渍法及渗漉法见第十七章浸出技术与中药制剂。

1. 溶解法　制备流程：药粉→加乙醇→溶解→静置→过滤→质量检查→包装。

取药粉加入规定浓度的乙醇溶解至规定量，即得。溶解法适用于化学药品及中药提纯品制备酊剂。

2. 稀释法　制备流程：流浸膏或浸膏→加乙醇→混合→静置→过滤→质量检查→包装。

流浸膏（或浸膏）加规定浓度的乙醇稀释至规定量，混合后，静置至澄明，过滤，即得。

　　例　**樟脑水合氯醛酊**（camphor and chloral hydrate tincture）

【处方】樟脑　　　　　150g　　　水合氯醛　　　　100g

　　　　丁香油　　　　7ml　　　　乙醇　　　　　　加至1000ml

【制备】取樟脑、水合氯醛和丁香油溶于少量乙醇中，再加适量乙醇至1000ml，混匀即得。

（三）酊剂制备注意事项

酊剂久贮产生沉淀时，可在乙醇和有效成分含量符合规定的情况下，过滤除去沉淀；酊剂应制定乙醇含量的项目检查。置于遮光容器内密封，在阴凉处贮藏。

四、甘油剂及醋剂

（一）甘油剂、醋剂的特点

甘油剂、醋剂均为非水溶剂的溶液剂。甘油剂（glycerins）系指药物溶于甘油中制成的专供外用的溶液剂。甘油具有黏稠性、吸湿性，对皮肤、黏膜有滋润作用，能使药物滞留于患处而延长药物局部疗效，缓和药物的刺激性。甘油剂适用于口腔、耳鼻喉科疾病。醑剂（spirits）系指挥发性药物的浓乙醇溶液剂，可供内服或外用。凡用于制备芳香水剂的药物一般均可制成醑剂。醑剂中药物的浓度一般为5%～10%，乙醇浓度一般为60%～90%。醑剂可用于治疗，如亚硝酸乙酯醑、樟脑醑、芳香氨醑等，也可作为芳香剂，如复方橙皮醑、薄荷醑等。醑剂中的挥发油易氧化、酯化、聚合或挥发，长期储存会变色，甚至出现树脂状沉淀物，故醑剂不宜长期储存，应贮存于密闭容器中。

（二）甘油剂、醑剂的制备

甘油剂可用溶解法、化学反应法制备。醑剂可用溶解法和蒸馏法制备。

例 碘甘油（iodine glycerine）

【处方】碘　　　　　　10g　　　　碘化钾　　　　10g
　　　　蒸馏水　　　　10ml　　　甘油　　　　　加至1000ml

【制备】取碘化钾加蒸馏水溶解后，加碘，搅拌使溶，再加甘油至1000ml，摇匀即得。

【注解】甘油作为碘的溶剂可缓和碘对黏膜的刺激性，甘油易附着于皮肤或黏膜上，使药物滞留患处，而起延效作用。

第五节　高分子溶液剂

高分子溶液剂系指将高分子化合物溶解于溶剂中制成的均匀分散的液体制剂。其中高分子化合物的相对分子质量一般很大，通常为 $10^4 \sim 10^6$，是热力学稳定体系。一些高分子化合物，如蛋白质类、多糖类、纤维素衍生物等，分子中含有亲水基团，能与水发生水合作用，质点水化后以分子状态分散在水中形成高分子溶液，亦称亲水胶体溶液，如阿胶、明胶、右旋醣酐、聚乙酸吡咯烷酮等。

一、高分子溶液剂的性质

（一）荷电性

许多高分子化合物在溶液中由于某些基团的解离而带电，其所带电荷受溶液pH值的影响。如蛋白质分子中含有羟基和氨基，当溶液pH值大于等电点时，蛋白质带负电荷；当pH值小于等电点时，蛋白质带正电荷；当pH值与等电点一致时，蛋白质不带电。

（二）渗透压

亲水性高分子溶液具有较高的渗透压，其大小与高分子溶液的浓度有关。溶液的渗透压可用式（3-4）表示：

$$\frac{\pi}{C} = \frac{RT}{M} = BC \qquad 式（3-4）$$

式中，π 为渗透压；C 为高分子溶液的浓度；R 为气体常数；T 为绝对温度；M 为分子量;B为特定常数,由溶质和溶剂相互作用的大小决定。

(三)黏度和分子量

高分子溶液为黏稠性液体,其黏度和分子量之间的关系见式(3-5):

$$[\eta]=KM^a \qquad \text{式 (3-5)}$$

式中,K、a分别为高分子化合物与溶剂间的特有常数。可根据高分子溶液的黏度来测定高分子化合物的分子量。

(四)稳定性

高分子化合物含有大量亲水基,能与水形成牢固的水化膜,可阻止高分子化合物之间的相互凝聚,使其处于稳定状态。但高分子的水化膜及荷电发生变化时,易出现聚结沉淀。如:①向溶液中加入大量的电解质,由于电解质的强烈水化作用破坏高分子的水化膜,使高分子凝结沉淀,这一过程称为盐析;②向溶液中加入脱水剂,如乙醇、丙酮等,能破坏水化膜而使高分子溶液发生聚结;③向溶液中加入絮凝剂或改变溶液pH值等均会使高分子化合物凝结沉淀;④将带有相反电荷的两种高分子溶液混合,由于相反电荷被中和而产生凝结沉淀。

(五)胶凝性

一些亲水性高分子溶液,如明胶水溶液、琼脂水溶液等,在温热条件下为黏稠性流动液体,温度降低后,黏度会逐渐增大,最后失去流动性,形成具有网状结构的半固态凝胶。如软胶囊的囊壳就是这种凝胶。形成凝胶的过程叫胶凝。将凝胶放置一段时间,一部分液体会自动从凝胶中分离出来,凝胶的体积也逐渐缩小,形成干燥固体,称干胶,这种现象称为脱液收缩或称离浆。

二、高分子溶液剂的制备

高分子溶液剂一般通过溶解法制备。制备流程:称量→溶胀→溶解→质量检查→包装。

制备高分子溶液时首先要经过溶胀过程。溶胀系指水分子渗入到高分子化合物分子间的空隙中,与高分子中的亲水基团发生水化作用而使体积膨胀,结果使高分子空隙间充满了水分子,这一过程称有限溶胀。由于高分子空隙间存在水分子降低了高分子分子间的作用力(范德华力),溶胀过程继续进行,最后高分子化合物完全分散在水中形成高分子溶液,这一过程称为无限溶胀。无限溶胀常需搅拌或加热等过程才能完成。形成高分子溶液的这一过程称为胶溶。胶溶过程的快慢取决于高分子的性质以及工艺条件。

例如制备明胶溶液时,先将明胶碎成小块,放于水中泡浸3~4小时,使其吸水膨胀,这是有限溶胀过程;然后加热并搅拌使其形成明胶溶液,这是无限溶胀过程。胃蛋白酶等高分子药物,其有限溶胀和无限溶胀过程都很快,需将其撒于水面,待其自然溶胀后再搅拌可形成溶液,如果将它们撒于水面后立即搅拌则形成团块,给制备过程带来困难;甲基纤维素则可在冷水中完成这一制备过程;淀粉遇水立即膨胀,但无限溶胀过程必须加热至60℃~70℃才能完成,即形成淀粉浆。

例 羟甲基纤维素钠胶浆剂（sodium carboxy methylcellulose mucilage）

【处方】
羟甲基纤维素钠　　　　0.5g
琼脂　　　　　　　　　0.5g
糖精钠　　　　　　　　0.05g
蒸馏水　　　　　　　　加水至100ml

【制备】取羟甲基纤维素钠分次加入热蒸馏水（约40ml）中，轻轻搅拌使溶，另取剪碎的琼脂加蒸馏水（约40ml）浸泡使其溶胀，加热煮沸数分钟，使琼脂溶解后，将两液合并，趁热过滤，再加入糖精钠、热蒸馏水至100ml，摇匀即得。

【注解】本品在pH 3~11时稳定，氯化钠等盐类可降低其黏度。

第六节　溶胶剂

溶胶剂（sols）系指固体药物以多分子聚集体形式分散于水中形成的非均相液体制剂，亦称疏水胶体溶液。溶胶剂中分散相质点大小与高分子溶液剂一样，均在1~100nm之间，但高分子溶液剂为分子分散体系，表现出均相体系的各种特征，属于热力学稳定体系；溶胶剂质点和溶剂之间存在相界面，属于热力学不稳定体系。

将药物制成溶胶剂，由于溶胶剂的质点小，分散度大，会出现吸收增大或异常的现象。如硫粉末不被肠道吸收，但胶体硫在肠道中极易吸收，以至中毒导致死亡。

一、溶胶剂的结构和性质

（一）溶胶剂的结构

溶胶剂中固体微粒由于本身的解离或吸附溶液中某些离子而带有电荷，带电的微粒表面必然吸引相反电荷的离子，称为反离子。吸附的带电电荷和反离子构成了吸附层。少部分反离子扩散到溶液中，形成扩散层。吸附层和扩散层分别是带有相反电荷的带电层，称为双电层，也称扩散双电层。现以Fe(OH)$_3$溶胶为例来说明其扩散双电层结构，见图3-1。

图3-1表示，氢氧化铁溶胶是由许多Fe(OH)$_3$分子构成的，其中核心部分叫胶核。胶核的外边是由FeO$^+$和一部分Cl$^-$所形成的吸附层，胶核和吸附层统称为胶粒。另一部分Cl$^-$借扩散作用而分布于离胶核较远处，形成扩散层。带有相反电荷的吸附层和扩散层电荷符号相反，电量相等，所以胶团是电中性的。

双电层之间的电位差称为ξ电位（zeta-potential）。吸附层中反离子愈多则溶液中反离子愈少，ξ电位就越低，相反ξ电位就越高。所以电位的高低与溶液中电解质的浓度有密切关

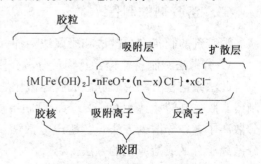

图3-1　氢氧化铁溶胶扩散双电层

系。由于双电层中的离子有水化作用，所以胶粒周围会形成弱水化膜。胶粒电荷愈多，扩散层就愈厚，水化膜也愈厚。水化膜的存在使胶粒不易合并，增加了溶胶的稳定性。同时由于胶粒电荷之间的排斥作用，可防止胶粒碰撞时发生聚结。故ξ电位愈高斥力愈大，溶胶也愈稳定。

（二）溶胶剂的性质

1. 光学性质 当强光通过溶胶剂时，从侧面可见到圆锥形光束，称为丁达尔现象（tyndall effect）。这是由于胶粒粒度小于自然光波长引起光散射而产生的。丁达尔现象是溶胶剂区别于真溶液的一个基本特征。溶胶剂的混浊程度用浊度表示，浊度愈大表明散射光愈强。溶胶剂的颜色与光线的吸收和散射有密切关系。不同溶胶剂对不同的特定波长有吸收，如氯化金溶胶呈深红色，碘化银溶胶呈黄色；且胶粒愈小，所吸收的光线愈偏于短波（蓝、紫色），故胶粒大小亦能影响制品的色泽，如胶态金离子由小而大时，溶液的颜色由红转紫至蓝。

2. 电学性质 由于溶胶的双电层结构，在电场作用下，胶粒或分散介质会发生移动，在移动过程中产生电位差，这种现象称为界面动电现象。溶胶的电泳现象（electrophoresis）就是界面电动现象所引起的。

3. 动力学性质 溶胶剂中的胶粒在分散介质中进行不规则的运动，称为布朗运动（brown movement）。这是由于胶粒受溶剂分子不规则撞击产生的。胶粒愈小，运动速度愈大。溶胶粒子的扩散速度、沉降速度及分散介质的黏度等都与溶胶的动力学性质有关。

4. 稳定性 溶胶剂属于热力学不稳定体系，主要表现为聚结不稳定性和动力不稳定性。由于胶粒表面电荷产生静电斥力，以及胶粒电荷所形成的水化膜都增加了溶胶剂的聚结稳定性。由于重力作用溶胶产生沉降，但由于胶粒的布朗运动又使其沉降速度变慢，增加了动力稳定性。在溶胶中加入带有相反电荷的溶胶或电解质，可使溶胶产生凝聚进而产生沉降。这主要是由于溶胶粒子所带电荷被中和使ξ电位降低，并减少了水化层厚度。向溶胶剂中加入亲水性高分子溶液，使胶粒表面吸附一层亲水胶体，阻碍胶粒间的相互接触，可增加溶胶稳定性，这种作用称为胶体的保护作用。

二、溶胶剂的制备

溶胶剂的制备有分散法和凝聚法两种。

1. 分散法 制备流程：药物、分散介质、稳定剂混合→分散→质量检查→包装。

此法系把粗分散物质分散成胶体微粒的方法，可分为：①机械分散法：常用胶体磨进行制备，胶体磨转速达10000r/min，可制备质量很高的溶胶剂。②胶溶法：系指使新生的粗分散离子重新分散的方法。③超声分散法：系用超声波（20kHz以上）所产生的能量使粗分散离子分散成溶胶剂的方法。

2. 凝聚法 系指利用物理条件的改变或化学反应使溶质结合成胶体粒子的方法，具体可分为物理凝聚法和化学凝聚法。物理凝聚法是改变分散介质的性质使溶解的药物凝聚成为溶胶。化学凝聚法是借助于氧化、还原、水解、复分解等化学反应制备溶胶的方法。

第七节 乳 剂

一、概述

乳剂（emulsions）系指两种互不相溶或极微溶的液体混合，其中一种液体以微小液滴形式分散在另一种液体中形成的非均相液体制剂。形成液滴的液体称为分散相（dispersed phase）、内相（internal phase）或非连续相（discontinuous phase）；另一液体称为分散介质（disperse medium）、外相（external phase）或连续相（continuous phase）。乳剂由水相（W）、油相（O）和乳化剂组成，三者缺一不可。根据乳化剂的种类、性质及各相体积比，乳剂可分为水包油型（O/W）乳剂、油包水型（W/O）乳剂。此外还有复乳（W/O/W 或 O/W/O）。O/W 型乳剂与 W/O 型乳剂的区别见表 3-3。

表 3-3　　O/W 型与 W/O 型乳剂的区别

	O/W 型乳剂	W/O 型乳剂
外观	通常为乳白色	接近油的颜色
稀释	可用水稀释	可用油稀释
导电性	导电	不导电或几乎不导电
水溶性染料	外相染色	内相染色
油溶性染料	内相染色	外相染色

乳剂可以是不透明乳白色液体，也可以是透明的或半透明液体，根据乳剂中分散相液滴的大小，将乳剂分为普通乳剂、亚微乳、微乳。

1. 普通乳剂　液滴大小在 $1\sim100\mu m$，外观为不透明乳白色液体。

2. 亚微乳　粒径在 $0.1\sim0.5\mu m$，常作为胃肠外给药的载体。静脉注射乳剂即为亚微乳，粒径一般控制在 $0.25\sim0.4\mu m$。

3. 微乳　乳剂液滴小于 $0.1\mu m$ 时，乳剂处于胶体分散体系，即粒子小于可见光波长的 1/4（相当于 120nm），这时光线通过乳剂时不产生折射而是透过乳剂，肉眼可见乳剂为透明液体，这种乳剂称为微乳（microemulsion）、纳米乳（nanoemulsion）或胶团乳（micellar emulsion）。

乳剂具有以下优点：乳剂中的液滴具有很大的分散度，药物的吸收和药效的发挥很迅速，生物利用度高；油性药物制成乳剂能保证剂量准确，且使用方便；O/W 型乳剂可掩盖药物的不良嗅味；外用乳剂能改善对皮肤、黏膜的渗透性，减少刺激性；静脉注射乳剂注射后分布较快，药效高、具靶向性。但乳剂液滴表面自由能很高，属热力学不稳定体系。

二、乳剂形成理论

（一）界面张力学说

当互不相溶的水相与油相混合时，用力搅拌即可形成液滴大小不同的乳剂，但很快会合并分层。这是因为液滴有自发缩小表面积的倾向，形成乳剂的两种液体之间存在界面张力，两相间的界面张力愈大，表面自由能也愈大，形成乳剂的能力就愈小。当加入具有界面活性的乳化剂时，能显著降低油-水界面张力，使乳剂易于形成，此即"界面张力学说"。

但"界面张力学说"仅说明了乳化剂的加入能降低两相间的界面张力，不能解释乳滴进一步聚集而保持乳剂稳定的原因，亦不能解释某些对降低界面张力作用不大甚至不能降低界面张力的各种树胶或固体粉末等也能形成乳剂的原因。

（二）界面吸附膜学说

当液滴的分散度很大时，具有较大的吸附能力，乳化剂能被吸附在液滴的周围，有规律地排列在液滴的界面上形成界面吸附膜，亦称乳化膜。膜的两边分别被水和油所吸附，故乳化膜两侧存在着两个界面张力。由于乳化膜会向着界面张力较大的一侧弯曲，故内相是具有较高界面张力的一面，见图3-2。O/W型乳剂中，水、膜间的界面张力小于油、膜间的界面张力，而W/O型乳剂中则相反。界面吸附膜学说是在界面张力学说的基础上提出来的，解释了乳滴进一步聚集而形成不同类型乳剂的原因。

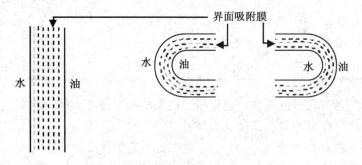

图 3-2 乳化膜形成示意图

乳化膜不仅能降低油、水间的界面张力和表面自由能，而且可阻止乳滴的合并。乳化剂在乳滴表面上排列越整齐，膜就越牢固，膜的强度决定了乳剂的稳定程度。乳化膜又可分为单分子乳化膜、多分子乳化膜、固体微粒乳化膜以及复合凝聚膜，一般多分子膜和复合凝聚膜的作用强于单分子膜。

1. 单分子乳化膜 表面活性剂类乳化剂被吸附于乳滴表面，有规律地定向排列成单分子乳化剂层，称为单分子乳化膜，可增加乳剂的稳定性。若乳化剂是离子型表面活性剂，那么形成的单分子乳化膜是离子化的，乳化膜本身带有电荷，由于电荷互相排斥，阻止乳滴的合并，使乳剂更加稳定。

2. 多分子乳化膜 亲水性高分子化合物类乳化剂，如明胶、阿拉伯胶、蛋白质等，在乳剂形成时被吸附于乳滴的表面，形成多分子乳化剂层，称为多分子乳化膜。强亲水性多分子乳化膜不仅可阻止乳滴的合并，而且能增加分散介质的黏度，使乳剂更稳定。如阿拉伯胶作乳化剂就能形成多分子膜。

3. 固体微粒乳化膜 作为乳化剂使用的固体微粒对水相和油相有不同的亲和力，因而对油、水两相表面张力有不同程度的降低，在乳化过程中固体微粒被吸附于乳滴的表面，在乳滴的表面上排列成固体微粒膜，起阻止乳滴合并的作用，增加了乳剂的稳定性。这样的固体微粒层称为固体微粒乳化膜。如硅皂土和氢氧化镁等都可作为固体微粒乳化剂使用。

4. 复合凝聚膜 有些物质能穿入单分子膜并与乳化剂形成复合物，从而形成复合凝聚膜，在机械强度和致密度方面均比单一组成的膜好。例如，胆固醇（油溶液）在水中可形成胆固醇的不溶性单分子膜，将十六烷基硫酸钠水溶液注入到上述膜内，可使膜与注入物质结合，从而形成坚固的复合凝聚膜。这种结合有以下两种形式：

（1）形成膜的物质和注入物质的极性基团之间结合，即注入物质被吸附在膜下。

（2）形成膜的物质和注入物质的极性基团之间结合，同时两种物质的非极性基团之间也能结合，这样水溶性物质可以渗透入表面膜中，两种物质能紧密排列。

常用的能形成不溶性单分子膜的物质有胆固醇、鲸蜡醇和反油醇等，常用的水溶性物质有十六烷基硫酸钠、硬脂酸钠、十六烷基三甲基溴化铵、油酸等。

三、乳化剂

乳化（emulsification）系指分散相分散于介质中，形成乳剂的过程。制备乳剂时，除油、水两相，还需加入能够阻止分散相聚集而使乳剂稳定的第三种物质，即乳化剂（emulsifying agents）。乳化剂是乳剂的重要组成部分，其作用是降低界面张力，增加乳剂的黏度，并在分散相液滴周围形成坚固的界面膜或双电层。

（一）乳化剂的种类

根据乳化剂的来源和性质，可将乳化剂分成以下几类。

1. 表面活性剂类乳化剂 多为合成表面活性剂，少数为半合成高分子化合物。这类乳化剂乳化能力强，性质比较稳定，容易在乳滴周围形成单分子乳化膜。

（1）阴离子型表面活性剂：硬脂酸钠、硬脂酸钾、油酸钠、硬脂酸钙、十二烷基硫酸钠、十六烷基硫酸钠等。

（2）非离子型表面活性剂：脂肪酸甘油酯类、蔗糖脂肪酸酯类、脂肪酸山梨坦类、聚山梨酯类、卖泽、泊洛沙姆等。

2. 天然乳化剂 多为高分子化合物，亲水性强，常用于 O/W 型乳剂，黏度较大，能增加乳剂的稳定性。天然乳化剂的乳化能力有大有小，西黄芪胶、琼脂、海藻酸钠等乳化力较小，主要用于增加外相的黏度，并对乳剂的形成和稳定起辅助作用。天然乳化剂无毒，但质量不易控制，故使用此类乳化剂应加入防腐剂。常用的天然乳化剂有以下几类。

（1）卵磷脂和羟基卵磷脂：卵磷脂主要来源于大豆和蛋黄，其组成十分复杂，包括各种甘油磷脂，如脑磷脂、磷脂酰胆碱、磷脂酰乙醇胺等。卵磷脂外观为透明或半透明黄色或黄褐色油脂状物质，对热敏感，在酸性和碱性条件以及酯酶作用下容易水解，在水中能形成脂质双分子层，溶于氯仿、乙醚、石油醚等有机溶剂。卵磷脂结构中脂肪酸和甘油磷酸及氨基醇部分分别构成亲油基和亲水基，HLB值为3，适合制备W/O型乳剂。羟基卵磷脂是卵磷脂的脂肪酸基被羟基化后得到的，它在水中的分散性比卵磷脂更好，是O/W型乳剂的乳化剂。

（2）阿拉伯胶：是阿拉伯酸的钠、钙、镁盐的混合物，可形成O/W型乳剂。适用于制备挥发油、植物油的乳剂，可供内服。其使用浓度一般为10%～15%，在pH值4～10范围内乳剂稳定，使用前应在80℃加热以破坏其内含的氧化酶。阿拉伯胶乳化能力较弱，常与西黄芪胶、琼脂等混合使用。

（3）西黄芪胶：西黄芪胶含西黄芪胶素与巴索林，加水溶解后溶液黏度较高，pH值为5时黏度最大，0.1%溶液为稀胶浆，0.2%～2.0%溶液呈凝胶状。本品可形成O/W型乳剂，但乳化能力较差，且形成的制品颗粒粗大易于聚结，一般与阿拉伯胶合用。

（4）琼脂：本品乳化能力不强，常与阿拉伯胶合用，可增加乳剂的黏度。琼脂胶粒带负电荷，故与带正电荷的明胶合用时有配伍禁忌。琼脂常用量为2%。

（5）明胶：明胶可作为O/W型乳剂的乳化剂和稳定剂，用量一般为1%～2%。明胶易受pH值及电解质的影响，使用时需加防腐剂，常与阿拉伯胶合用。

3. 固体粉末乳化剂 系指可被油水界面吸附，形成固体粒子乳化膜的固体粉末。固体粉末在两相中的接触角决定了固体粉末乳化剂形成乳剂的类型。见图3-3，一般θ＜90°时，固体粉末易被水润湿，形成O/W型乳剂；θ＞90°时易被油润湿，形成W/O乳剂。

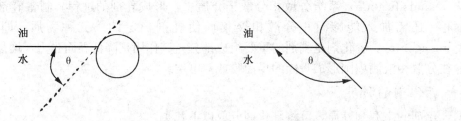

图3-3 油水界面间固体粉末乳化剂的润湿

O/W固体粉末乳化剂有氢氧化镁、氢氧化铝、二氧化硅、皂土等；W/O型固体粉末乳化剂有氢氧化钙、氢氧化锌、硬脂酸镁等。

4. 辅助乳化剂（auxiliary emulsifying agents） 系指本身乳化能力很弱或无乳化能力，但能增加乳化剂稳定性的乳化剂。辅助乳化剂与其他乳化剂合用，可与乳化剂结合形成复合凝乳胶，帮助乳剂稳定，提高乳化剂黏度，强化乳化膜，防止乳滴合并。增加水相黏度的辅助乳化剂有甲基纤维素、羟甲基纤维素钠、羟丙基纤维素、海藻酸钠、琼脂、西黄芪胶、阿拉伯胶黄原胶、瓜尔胶、骨胶原等；增加油相黏度的辅助乳化剂有鲸蜡醇、蜂蜡、单硬脂酸甘油酯、硬脂酸等。

（二）乳化剂的基本要求与选用

1. 乳化剂的基本要求 ①应有较强的乳化能力，即能将表面张力降低至10N/m以下；②有一定的生理适应能力，不对机体产生近期或远期的毒副作用，也不具有局部刺激性；③能被分散液滴快速吸附，形成稠密、牢固的乳化膜，防止聚结；④稳定性好，不与乳剂处方中的药物及其他成分发生作用，不影响药物吸收；⑤用量尽可能少。

2. 乳化剂的选用　适宜的乳化剂是制备稳定乳剂的关键，其选用应根据给药途径、乳剂类型、乳化剂性能等综合考虑。

（1）根据给药途径选择：口服乳剂应选用无毒的天然乳化剂或某些亲水性高分子乳化剂；外用乳剂应选用无刺激性、长期使用无毒性的乳化剂；注射用乳剂应选用卵磷脂、泊洛沙姆等生物相容性好的乳化剂。

（2）根据乳剂类型选择：在处方设计时应先确定乳剂类型，根据乳剂的类型来选择合适的乳化剂。乳化剂的 HLB 值与乳剂类型有直接的关系。一般 O/W 型乳剂应选择 HLB 值 3～8 的乳化剂；W/O 型乳剂应选择 HLB 值 8～18 的乳化剂。

（3）根据乳化剂性能选择：各种类型的乳化剂性能各不相同，应选择乳化能力强，性质稳定，受 pH 值、酸、碱、盐影响小，无毒无刺激性的乳化剂。

（4）混合乳化剂的选择：乳化剂混合使用可改变乳化剂的 HLB 值，使其有更广泛的适应性。如磷脂与胆固醇混合比例为 10∶1 时，可形成 O/W 型乳化剂；比例为 6∶1 时则形成 W/O 型乳化剂。混合乳化剂还可增强单一乳化剂的乳化能力，增加乳剂的稳定性。如油酸钠为 O/W 型乳化剂，与鲸蜡醇、胆固醇等亲油性乳化剂混合使用，可形成络合物，增强乳化膜的牢固性，提高乳剂的稳定性。非离子型乳化剂可与离子型乳化剂混合使用，非离子型乳化剂间亦可混合使用，但阴离子型乳化剂和阳离子型乳化剂不能混合使用。此外，乳化剂混合使用，必须符合乳剂中油相对 HLB 值的要求。各种可作为油相使用的油类物质所需 HLB 值见表 3-4。

表 3-4　乳化各油相所需 HLB 值

名称	所需 HLB 值 W/O 型	所需 HLB 值 O/W 型	名称	所需 HLB 值 W/O 型	所需 HLB 值 O/W 型
硬脂酸	—	15.0～18.0	芳香挥发油	—	9.0～16.0
鲸蜡醇	—	13.0～16.0	凡士林	4.0	12.0
液体石蜡（重质）	4.0	10.0～12.0	蜂蜡	5.0	10.0～16.0
液体石蜡（轻质）	4.0	10.5	蓖麻油	—	14.0
棉籽油	5.0	10.0	亚油酸	—	16.0
植物油	—	7.0～12.0	油酸	—	17.0

四、乳剂的稳定性

乳剂属热力学不稳定的非均相分散系统，其稳定性包括物理稳定性和化学稳定性。物理稳定性包括乳剂的分层、絮凝、转相、合并、破裂，并引起色泽等外观及其他物理性质的变化；化学稳定性主要指药物的氧化、水解等。

（一）分层

分层（delamination）系指乳剂长时间静置后出现乳滴上浮或下沉的现象。分层主要原因是由于分散相和分散介质之间的密度差造成的。O/W 型乳剂中水相含电解质较多而密度很大时，一般出现油滴上浮而分层的现象。

乳剂的沉降速度符合 Stoke's 公式，见式（3-6）：

$$V=\frac{2r^2(\rho_1-\rho_2)g}{9\eta} \qquad 式（3-6）$$

式中，V 为沉降速度；r 为微粒半径；ρ_1、ρ_2 分别为微粒和介质的密度；g 为重力加速度；η 为分散介质的黏度。式（3-6）表明，沉降速度与乳滴半径平方、乳滴与分散介质的密度差成正比，与分散介质的黏度成反比。故可通过减小乳滴的粒径、降低分散相和分散介质间的密度差、增加分散介质的黏度来减慢分层速度。乳剂分层也与分散相的相体积有关。一般相体积低于 25% 的乳剂很快分层，达 50% 时就能明显减慢分层速度。分层的乳剂乳滴仍保持完整，经振摇后能恢复均匀的乳剂，乳滴大小也不变，故分层是个可逆过程。

（二）絮凝

絮凝（flocculation）系指乳剂中的乳滴发生聚集，形成疏松团块的现象。但由于乳滴荷电以及乳化膜的存在，阻止了絮凝时乳滴的合并。絮凝是可逆的，经充分振摇，乳剂仍能复原，但大的乳滴可能增多。发生絮凝的原因是：乳滴的电荷减少时，ξ 电位降低，乳滴产生聚集而絮凝。乳剂中的电解质和离子型乳化剂的存在是产生絮凝的主要原因，同时絮凝与乳剂的黏度、相体积比以及流变性有密切关系。絮凝状态进一步变化就会引起乳滴的合并。

（三）转相

转相（phase inversion）系指乳剂由 O/W 型转变为 W/O 型或相反的变化。转相主要是由于乳化剂的性质改变而引起的。如油酸钠是 O/W 型乳化剂，加入氯化钙后生成油酸钙，变为 W/O 型乳化剂，乳剂则由 O/W 型转变为 W/O 型。向乳剂中加入相反类型的乳化剂或两种乳化剂的用量接近相等时，容易转相。转相时两种乳化剂用量的比值称为转相临界点（phase inversion critical point）。在转相临界点上乳剂不属于任何类型，处于不稳定状态，可随时向某种类型乳剂转变。此外，转相还受到相体积比的影响。相体积比系指油、水两相的容积比，简称相比（phase volume ratio）。通常 W/O 型乳剂相体积比达到 50%～60% 时，容易发生转相；而 O/W 型乳剂则需要达到 90% 才容易发生转相。

（四）合并与破裂

合并（coalescence）系指乳剂中乳滴的乳化膜被破坏导致乳滴增大的过程。合并进一步发展使乳剂分为油、水两相称为乳剂的破裂（demulsification）。乳剂的稳定性与乳滴的大小有密切关系，乳滴愈小乳剂就愈稳定，但如果乳滴大小不均一，小乳滴通常填充于大乳滴之间，使乳滴的聚集性增加，容易引起乳滴的合并。因此为了使乳剂稳定，应尽可能地保持乳滴大小的均匀性。此外，外相的黏度增加，亦可降低乳滴合并的速度。当然，乳化剂的理化性质是影响乳剂稳定性的主要因素，单一或混合使用的乳化剂形成的乳化膜愈牢固，就愈能防止乳滴的合并和破裂。

（五）酸败

酸败（rancidify）系指乳剂受外界因素（光、热、空气）及微生物等的影响，使乳剂中各相发生变质的现象。如水相发霉、油相酸败、乳化剂或某些药物的水解、氧化等，均可引起乳剂的酸败，可通过在乳剂中加入抗氧化剂、防腐剂及采用适宜的包装盒贮存的方法来防止乳剂的酸败。

五、乳剂的制备

（一）乳剂的制备方法

乳剂的制备过程中，由于水相、油相和乳化剂的混合顺序及所使用的机械不同，而有以下几种制备方法。

1. 手工法

（1）油中乳化剂法（emulsifying agents in oil method）：制备流程：油、乳化剂→研匀→加水→成初乳→加水至全量→混匀→质量检查→包装。

此法亦称干胶法。一般先将乳化剂（胶）和油置于干燥的乳钵中，研匀后加入一定量水，迅速向同一方向用力研磨，直到出现劈啪声，即成稠厚的初乳，然后边研磨边加水至全量，混匀即得。

干胶法的特点是先制备初乳，在初乳中油、水、胶有一定的比例，如用植物油，其比例一般为4:2:1；若用挥发油，其比例为2:2:1；若用液体石蜡，其比例为3:2:1。干胶法适用于以阿拉伯胶或阿拉伯胶与西黄芪胶的混合胶为乳化剂的乳剂的制备。

例　鱼肝油乳剂（cod-liver oil emulsion）

【处方】
鱼肝油	500ml	糖精钠	0.1g
阿拉伯胶	12.5g	氯仿	2ml
西黄芪胶	7g	蒸馏水	加至1000ml
杏仁油	1ml		

【制备】将阿拉伯胶与鱼肝油混合研匀，一次加入蒸馏水250ml，研磨成初乳，加糖精钠水溶液、杏仁油、氯仿，再缓缓加入西黄芪胶，加蒸馏水至1000ml，搅匀即得。

【注解】制备初乳时，按油:水:胶=4:2:1的比例加入蒸馏水。阿拉伯胶乳化能力较弱，常与西黄芪胶合用；西黄芪胶可形成O/W型乳剂，一般与阿拉伯胶合用以增加乳剂的黏滞度从而避免分层。

（2）水中乳化剂法（emulsifying agents in water method）：制备流程：水、乳化剂→研匀→加油→成初乳→加水至全量→混匀→质量检查→包装。

此法亦称湿胶法。一般先将乳化剂分散于水中，再将油加入，用力搅拌使成初乳，然后加水将初乳稀释至全量，混匀即得。初乳中油、水、胶的比例与干胶法相同。

例　鱼肝油乳剂

【处方】
鱼肝油	40g	羟甲基纤维素钠	1g
月桂酸甘油酯	1g	尼泊金乙酯	0.1g

蒸馏水　　　　　　加至 1000ml

【制备】将月桂酸甘油酯、羟甲基纤维素钠与 30~40ml 蒸馏水搅拌混匀，使溶解成黏稠液，分次加入鱼肝油，研磨成初乳，将尼泊金乙酯溶于醇中加入，再加蒸馏水至 1000ml，搅匀即得。

【注解】溶解月桂酸甘油酯与羟甲基纤维素钠时，可适当加热。

（3）两相交替加入法（alternate addition method）：系指向乳化剂中每次少量交替地加入水或油，边加边搅拌，即可形成乳剂的方法。天然高分子类乳化剂、固体粉末乳化剂等可用于本法制备乳剂。当乳化剂用量较多时，可采用两相交替加入法，需注意每次应少量加入油相和水相。

例　松节油搽剂（turpentine oil liniment）

【处方】松节油　　　650ml　　　软肥皂　　　75g
　　　　樟脑　　　　50g　　　　蒸馏水　　　加至 1000ml

【制备】软肥皂溶于适量水中；取樟脑溶于松节油中后，缓缓加入肥皂液中，边加边搅拌，再加蒸馏水至 1000ml，闭塞，强力振荡或加速搅拌成乳即得。

【注解】软肥皂为乳化剂，使松节油乳化为 O/W 型乳剂。

2. 机械法　系指将油相、水相、乳化剂混合后用乳化机械制成乳剂的方法。机械法制备乳剂可不考虑混合顺序，借助机械提供的强大能量，很易制成乳剂。不同的设备可得到粒径不同的乳剂。

（二）常用乳化设备

1. 乳钵和杵棒　用于手工制备少量乳剂的工具，乳滴较大且不均匀。

2. 搅拌乳化装置　分为低速搅拌乳化装置和高速搅拌乳化装置。低速搅拌制得的普通乳粒粒径范围较宽；高速搅拌器在一定范围内，转速愈高，搅拌时间愈长，乳滴愈小。组织捣碎机为常用的高速搅拌乳化装置。

3. 高压乳匀机　借强大推动力将两相液体通过乳匀机的细孔形成乳剂。制备时先用其他方法初步乳化，再用乳匀机乳化，效果较好。

4. 胶体磨　利用高速旋转的转子和定子之间的缝隙产生的强大剪切力使液体乳化。制备的乳剂质量不如高压乳匀机或超声波乳化机好，但适宜于制备比较黏的乳剂。

5. 超声波乳化装置　利用大于 16kHz 的高频振波制备乳剂。具有乳化时间短，液滴细而匀的特点，但不适宜于制备黏度大的乳剂，且超声波乳化装置因能量大可引起某些药物分解。

六、乳剂的质量评价

（一）粒径大小及其分布的测定

乳剂粒径大小是衡量乳剂质量的重要指标。不同用途的乳剂对粒径大小要求不同，如静脉注射乳剂要求乳滴粒径 90% 小于 $1\mu m$，乳滴大小均匀，不得有大于 $5\mu m$ 的乳滴。

按《中国药典》2010 年版二部附录 ⅨE 显微镜法测定乳剂的粒径。用光学显微镜测定不少于 600 个乳滴的直径后再用式（3-7）计算平均粒径：

$$D_m = \sqrt[3]{\sigma \sum n_i d_i^3 / n}$$
式（3-7）

式中，D_m 为平均粒径；d_i 为乳滴的粒径；n_i 为粒径 d_i 的乳滴个数；n 为总粒子数。若乳滴的平均粒径随着时间延长而增大或粒径分布发生改变，说明乳剂不稳定。

（二）分层现象的观察

乳剂长时间放置后，粒径会变大，进而产生分层现象。产生分层速度的快慢是衡量乳剂稳定性的重要指标。为了在短时间内观察乳剂的分层，可用离心法加速其分层。以 4000r/min 离心 15 分钟，如不分层可认为乳剂质量稳定。此法可用于比较各种乳剂间的分层情况，以此来评价其稳定性。也可将乳剂放在半径为 10cm 的离心机中以 3750r/min 速度离心 5 小时，相当于放置 1 年产生自然分层的效果。另可通过温度的改变观察乳剂的分层现象，称加速试验法。该法系将乳剂放于 5℃下 12 小时后改变温度至 35℃，再放置 12 小时，如此循环改变温度，共 12 天，进行比较观察，结果可用于评价乳剂的稳定性。

（三）乳滴合并速度的测定

对于一定大小的乳滴，其合并速率符合一级动力学规律，见式（3-8）：

$$\ln N = \ln N_0 - \frac{Kt}{2.303}$$
式（3-8）

式中，N、N_0 分别为 t 和 t_0 时的乳滴数；K 为合并速率常数，t 为时间。式（3-8）表明，如果乳滴合并成大滴所需的平均时间短，即 K 值大，说明乳剂不稳定。故测定随时间 t 变化的乳滴数 N，由此求出合并速率常数 K，估计乳滴合并速率，结果可用以评价乳剂稳定性大小。

（四）稳定常数的测定

稳定常数系指乳剂离心前后光密度变化百分率，用 K_e 表示，见式（3-9）：

$$K_e = \frac{A_0 - A}{A} \times 100\%$$
式（3-9）

式中，K_e 为稳定常数；A_0 为未离心乳剂稀释液的吸光度；A 为离心后乳剂稀释液的吸光度。具体测定方法：取适量乳剂于离心管中，以一定速度离心一定时间，从离心管底部取出少量的乳剂，稀释一定倍数，以纯化水为对照，用比色法在可见光某波长下测定吸光度 A，同法测定原乳剂稀释液吸光度 A_0，带入式（3-9）计算 K_e。离心速度和波长的选择可通过试验加以确定。K_e 值愈小乳剂愈稳定。本法是研究乳剂稳定性的定量方法。

第八节　混悬剂

一、概述

混悬剂（suspensions）系指难溶性固体药物以微粒状态分散于分散介质中形成的非均匀的液体制剂，也包括干混悬剂或浓混悬剂。混悬剂中药物微粒大小一般为 0.5~10μm，小者可为 0.1μm，大者可达 50μm 以上。混悬剂属于热力学不稳定的粗分散体系，所用分散介质大多数为水，也可用植物油。

当难溶性药物需制成液体制剂供临床应用；或临床所需药物的剂量超过了溶解度而不能以溶液剂形式应用时；或两种溶液混合时药物的溶解度降低而析出固体药物时；或欲使药物产生长效作用时，可将药物制成混悬剂。

在混悬剂中，药物以微粒状态分散，分散度较大，胃肠道吸收迅速，有利于提高生物利用度。但为了安全起见，毒剧药或使用剂量小的药物不应制成混悬剂使用。

大多数混悬剂为液体制剂，但为了解决混悬剂在贮存中的稳定性问题，可将某些药物制成干混悬剂。干混悬剂是按混悬剂的要求将药物用适宜方法制成粉末状或颗粒状制剂，使用时加水即迅速分散成混悬剂。《中国药典》2010 年版二部收载有干混悬剂，如克拉霉素颗粒、阿奇霉素颗粒等。

二、混悬剂的稳定性

混悬剂中药物微粒分散度大，微粒的布朗运动不显著，易受重力作用而沉降，是动力学不稳定体系；同时微粒具有较高的表面自由能，易聚集沉降，属于热力学不稳定体系。疏水性药物的混悬剂比亲水性药物稳定性更差。

（一）混悬微粒的沉降

混悬剂中药物微粒与液体介质之间存在密度差，若药物微粒密度较大，则易受重力作用产生沉降。在一定条件下，其沉降速度服从 Stoke's 定律［式 (3-6)］。该公式表明，微粒沉降速度与微粒半径平方、微粒与分散介质的密度差成正比，与分散介质的黏度成反比。故可通过减小微粒半径、减小固体微粒与分散介质间的密度差、增加分散介质的黏度来减小沉降速度，提高混悬剂的动力稳定性。

（二）混悬微粒的荷电与水化

混悬剂中微粒可因本身电离或吸附分散介质中的离子而带电荷。微粒因带电产生排斥力，阻止了微粒间的聚结。另外微粒表面电荷与介质中相反离子之间可构成双电层，产生 ξ 电位，并且由于微粒表面电荷，水分子可在微粒周围定向排列形成水化膜，这种水化作用的强弱随双电层厚度而改变，水化膜的存在，也阻止了微粒间的相互聚结，使混悬剂稳定。

混悬剂中若加入少量的电解质，可使双电层的扩散层变薄，ξ 电位降低，混悬剂稳定性降低。当 ξ 电位降低至一定值时，混悬剂微粒出现聚结并产生絮凝，此时的 ξ 电位称为临界电位。疏水性药物混悬剂的微粒水化作用很弱，对电解质敏感；亲水性药物混悬剂微粒除带有荷电外，本身具有水化作用，受电解质的影响较小。故在制备混悬剂时，应考虑药物、表面活性剂、防腐剂、矫味剂等对混悬剂微粒电性的影响。

（三）絮凝与反絮凝

絮凝 (flocculation) 系指混悬剂因加入电解质，ξ 电位降至一定程度后，混悬微粒形成疏松的絮状聚集体而沉降的现象，加入的电解质称为絮凝剂。反絮凝 (deflocculation) 系指向发生絮凝的混悬剂中加入适宜的电解质，使絮凝状态变为非絮凝状态的过程，加入的电解质称为反絮凝剂。

混悬剂的微粒间有静电斥力，同时也存在着引力，即范德华力。当两个运动的微粒接近时电荷的斥力增大，引力也增大。斥力和引力以位能表示，见图3-4。

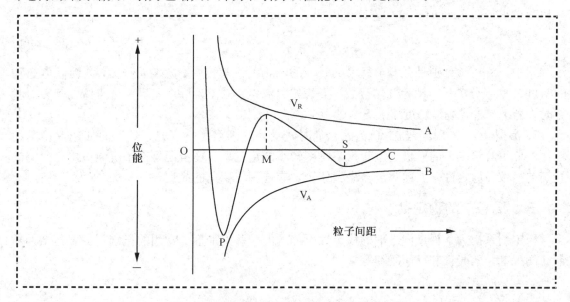

图3-4 混悬剂中粒子间吸引与排斥位能曲线

斥力的相互作用能以正号表示，即A线；引力的相互作用能以负号表示，即B线；两种相互作用能之和为C线；V_R为粒子间斥力位能；V_A为粒子间引力位能。当混悬剂中两个微粒间的距离缩短至S点时，引力稍大于斥力，粒子处于絮凝状态；当粒子间的距离进一步缩短时，斥力明显增加，当曲线距离达到M点时斥力最大，微粒间无法达到聚集而处于非絮凝状态。受外界因素影响粒子间的距离很容易进一步缩短达到P点。在此点微粒之间产生强烈的相互吸引，以至于在强引力的作用下挤出粒子间的分散介质而使粒子结饼（caking），这时就无法再恢复混悬状态。

为了得到稳定的混悬剂，一般通过加入电解质控制ξ电位在20~25mV范围内，使其恰好能产生絮凝作用。混悬剂中的微粒由于分散度大而具有很大的总表面积，因而微粒具有很高的表面自由能，这种高能状态的微粒就有降低表面自由能的趋势，表面自由能的改变可见式（3-10）：

$$\Delta F = \delta_{s,L} \Delta A \qquad 式（3-10）$$

式中，ΔF为表面自由能的改变值；ΔA为微粒总表面积的改变值；$\delta_{s,L}$为固液界面张力。对一定的混悬剂$\delta_{s,L}$是一定的，因此只有降低ΔA，才能降低微粒的表面自由能ΔF，这就意味着微粒间要有一定的聚集。但由于微粒带电荷，电荷的排斥力阻碍了微粒产生聚集。因此只有加入适当的电解质，使ξ电位降低，减小微粒间电荷的排斥力。

（四）微粒的增长与晶型转化

1. 微粒的增长 混悬剂中药物微粒大小不可能完全一致，当大小微粒共存时，因小微粒的溶解度大，小微粒不断溶解而愈来愈小；大微粒由于过饱和而愈来愈大，沉降速度加快，大微粒沉降到底部后紧密排列，底层的微粒受上层微粒的压力而逐渐被压紧，使得沉降微粒结饼成块，这时必须加入抑制剂，以阻止微粒的溶解和生长，保持混悬剂的稳定性。当药物微粒小于 0.1μm 时，这一规律可以用 Ostwald Freundlich 方程式表示：

$$\lg \frac{S_2}{S_1} = \frac{2\sigma M}{\rho RT}\left(\frac{1}{r_2} - \frac{1}{r_1}\right) \qquad 式（3-11）$$

式中，S_1、S_2 分别是微粒半径为 r_1、r_2 的药物的溶解度；σ 为表面张力；ρ 为固体药物的密度；M 为分子量；R 为气体常数；T 为绝对温度。式(3-11)表明，当药物处于微粉状态时，若 $r_2 < r_1$，则溶解度 $S_2 > S_1$。

2. 晶型转化　多晶型药物制备混悬剂时，受外界因素影响（光、热）而加速晶型间的转化。如由溶解度大的亚稳定型转为溶解度较小的稳定型，使得混悬剂中沉淀析出，影响混悬剂的疗效和稳定性。因此对于多晶型药物，应选用较稳定的晶型。

三、混悬剂的稳定剂

稳定剂系指为了提高混悬剂的稳定性而加入的一些附加剂。常用的稳定剂主要包括助悬剂、润湿剂、絮凝剂和反絮凝剂等。

（一）助悬剂

助悬剂（suspending agent）系指能增加分散介质的黏度，以降低微粒的沉降速度或增加微粒亲水性的附加剂。有的混悬剂还具有触变性，即混悬剂静置时能形成凝胶防止微粒沉降，振摇后仍可流动，方便混悬剂的取用。目前常用的助悬剂有低分子助悬剂、高分子助悬剂、硅酸盐类和触变胶等。

1. 低分子助悬剂　如甘油、糖浆、山梨醇等。甘油除了具有助悬作用以外，还有润湿作用，在外用制剂中尤为常用。糖浆和山梨醇多用于内服制剂，同时兼作矫味剂，不仅能增加混悬剂黏度而且还能增加分散介质的密度，从而减小微粒与分散介质间的密度差。

2. 高分子助悬剂

（1）天然高分子助悬剂：树胶类，如阿拉伯胶，常用量为 5%～15%。西黄芪胶，常用量为 0.5%～1%。植物多糖类，如海藻酸钠、琼脂、淀粉浆等亦可作助悬剂使用。

天然高分子助悬剂易被微生物或酶类分解而失去黏性，故使用时需添加防腐剂如苯甲酸钠、尼泊金等。

（2）合成或半合成高分子助悬剂：纤维素类，常用量为 0.1%～1%，如甲基纤维素、羧甲基纤维素钠、羟丙基纤维素等。此类助悬剂大多数性质稳定，受 pH 值影响较小，水溶液均透明，干燥后能形成薄膜，但应注意某些助悬剂能与药物或其他附加剂有配伍变化。如甲基纤维素溶于冷水而不溶于热水，其溶液在 pH 2～12 间稳定，但与鞣质、浓盐溶液有配伍变化；羟甲基纤维素溶液在 pH 3～11.5 间稳定，但与三氯化铁、硫酸铝等有配伍变化，其他如卡波姆、聚维酮、葡聚糖等。

3. 硅酸盐类　如硅皂土、硅酸镁铝、硅酸铝等。此类助悬剂不溶于水或酸，但在水中可膨胀，吸水可达自身重量的 12 倍，形成高黏度的聚合物，阻止微粒的聚集。硅皂土为外用混悬剂的助悬剂，常用量为2%～3%。

4. 触变胶类 利用触变胶的触变性，即凝胶与溶胶恒温转变的性质，静置时形成凝胶防止微粒沉降，振摇时变为溶胶有利于倾出。如2%单硬脂酸铝溶解于植物油中可形成典型的触变胶，含5%硅皂土的混悬剂亦具有触变性。

（二）润湿剂

润湿剂（wetting agent）系指能降低药物微粒与分散介质间的界面张力，增加疏水性药物亲水性，使其易被润湿与分散的一种附加剂。许多疏水性药物，如硫黄、甾醇类、阿司匹林等不易被水润湿，加之微粒表面吸附有空气，给制备混悬剂带来困难。加入润湿剂后，润湿剂被吸附于微粒表面，增加了药物亲水性，使疏水性药物产生较好的分散效果。最常用的润湿剂是HLB值为7～11的表面活性剂，如聚山梨酯类、聚氧乙烯蓖麻油类、泊洛沙姆等。

（三）絮凝剂与反絮凝剂

絮凝剂（flocculating agent）系指使混悬剂产生絮凝作用的附加剂。反絮凝剂（deflocculating agent）系指防止混悬剂产生絮凝作用的附加剂。絮凝剂与反絮凝剂主要是调节混悬剂ξ电位的电解质，如枸橼酸盐、酒石酸盐、磷酸盐及氰化物等。此外也包括一些亲水胶和低浓度的阴离子型高分子化合物。

有的絮凝剂与反絮凝剂所用电解质相同，只是由于用量不同而产生不同的作用。如向带正电荷的次硝酸铋混悬剂中加入磷酸二氢钾后，ξ电位下降，混悬剂发絮凝，磷酸二氢钾作絮凝剂；若继续加入磷酸二氢钾，ξ电位进一步降低至负值，混悬剂产生反絮凝，此时磷酸二氢钾作为反絮凝剂。

不同的电解质对ξ电位的调节程度亦不同。其中阴离子絮凝作用大于阳离子，此外电解质的离子价数越高，絮凝与反絮凝作用就越强，通常离子价数增加1，絮凝效果增加10倍。

四、混悬剂的制备

（一）混悬剂的制备方法

1. 分散法 系指将粗颗粒的药物粉碎成符合混悬剂微粒要求的分散程度，再分散于分散介质中制备混悬剂的方法。制备一般工艺流程为：固体药物→粉碎→润湿→分散→助悬、絮凝→质量检查→包装。

采用分散法制备混悬剂时，若药物呈亲水性，如氧化锌、炉甘石等，一般应先将药物粉碎到一定细度，再加处方中的液体适量，研磨到适宜的分散度，最后加入处方中的剩余液体至全量；若药物疏水，不易被水润湿，如薄荷脑、抗生素等，必须先加一定量的润湿剂与药物研匀后再加液体研磨混匀。

例 复方硫黄洗剂（compound sulfur lotion）

【处方】沉降硫黄　　　　30g　　　　羧甲基纤维素钠　　　5g
　　　　硫酸锌　　　　　30g　　　　甘油　　　　　　　　100ml

| 樟脑醑 | 250ml | 蒸馏水 | 加至 1000ml |

【制备】取沉降硫黄置乳钵中,加甘油研磨成细糊状,硫酸锌溶于 200ml 水中,另将羧甲基纤维素钠用 200ml 水制成胶浆,在搅拌下缓缓加入乳钵研匀,移入量器中,搅拌下加入硫酸锌溶液,搅匀,在搅拌下缓缓加入樟脑醑,加蒸馏水至全量,搅匀,即得。

【注解】硫黄为强疏水性药物,甘油为润湿剂,使硫黄能在水中均匀分散;羧甲基纤维素钠为助悬剂,可增加混悬液的动力学稳定性;樟脑醑为 10% 樟脑乙醇液,加入时应急剧搅拌,以免樟脑因溶剂改变而析出大颗粒。

2. 凝聚法 系指通过化学或物理方法使分子或离子状的药物凝聚成不溶性药物微粒的方法。

(1) 物理凝聚法:系指用物理方法降低药物的溶解度,使其析出结晶而制备混悬剂的方法。制备流程:药物饱和溶液→制成溶剂→析出结晶→分散→质量检查→包装。

一般先将药物制成热饱和溶液,在搅拌下加至另一种溶剂中,使药物快速结晶,可制成 $10\mu m$ 以下(占 80%~90%)的微粒,再将微粒分散于适宜介质中制成混悬剂。

例 醋酸可的松滴眼液(cortisone acetate eye drops)

【处方】醋酸可的松	0.5g	羟基纤维素钠	0.2g
硼酸	2.0g	注射用水	加至 100ml
聚山梨酯 80	0.15g		

【制备】取硼酸、羟基纤维素钠溶于适量热注射用水中,滤过;另取醋酸可的松置乳钵中,加聚山梨酯 80 研匀,再加入少量上述溶液,研成糊状,镜检,微粒达 $5\sim20\mu m$ 之间者在 80% 以上为宜,再逐渐加入上液研匀,制成全量,通过 200~250 目筛,在搅拌下分装,经 100℃,30 分钟灭菌即得。

(2) 化学凝聚法:系指用化学反应法使两种药物生成难溶性药物微粒,再混悬于分散介质中制备混悬剂的方法。化学凝聚法现已少用。

例 磺胺嘧啶混悬剂(sulfadiazine suspension)

【处方】磺胺嘧啶	100g	枸橼酸	29g
枸橼酸钠	50g	单糖浆	400ml
氢氧化钠	16g	4% 尼泊金乙酯醇溶液	10ml
蒸馏水	加至 1000ml		

【制备】将磺胺嘧啶混悬于 200ml 蒸馏水中;将氢氧化钠加适量蒸馏水溶解,并缓缓加入磺胺嘧啶混悬液中,边加边搅拌使溶;另将枸橼酸钠与枸橼酸加适量蒸馏水溶解,过滤,滤液慢慢加入上述溶液中,不断搅拌,析出细微磺胺嘧啶,最后加入单糖浆和尼泊金乙酯醇液,并加蒸馏水至全量,摇匀即得。

(二) 常用设备

制备混悬剂的常用设备与乳剂类似,详见本章第七节。

五、混悬剂的质量评价

（一）粒径大小及其分布的测定

混悬剂中微粒的大小不仅关系到混悬剂的质量和稳定性，也会影响混悬剂的药效和生物利用度。可按《中国药典》2010年版一部附录ⅫB显微镜法测定混悬剂的粒径，一般可选择测定视野中300～500个微粒粒径，根据式（3-7）计算粒径平均值及其分布。

$$D_m = \sqrt[3]{\sigma \sum n_i d_i^3 / n} \qquad 式(3-7)$$

（二）沉降体积比的测定

沉降体积比（sedimentation ratio）系指混悬物的最终体积与混悬物的初始体积之比。可按《中国药典》2010年版二部附录ⅠO下方法进行沉降体积比的测定：用具塞量筒量取供试品50ml，闭塞，用力振荡1分钟，记下混悬物的开始高度 H_0，静置3小时，记下混悬物的最终高度 H，按式（3-8）计算沉降体积比：

$$F = H/H_0 \qquad 式（3-8）$$

式中，F 为混悬剂沉降体积比，在0～1之间；H 为混悬物最终高度；H_0 为混悬物初始高度。F 值越大，混悬剂越稳定。混悬剂微粒开始沉降时，H 随时间而减小，故沉降容积比是时间的函数，以 H/H_0 为纵坐标，沉降时间 t 为横坐标作图，可得沉降曲线。曲线的起点最高点为1，以后逐渐缓慢降低并与横坐标平行。根据沉降曲线的形状可以判断混悬剂处方设计的优劣。若沉降曲线平和缓慢降低，可认为处方设计优良，但较浓的混悬剂不适用于绘制沉降曲线。

此外，亦可采用离心加速实验测定沉降容积比。需注意的是离心速度不宜过快，因离心力过大会破坏混悬剂的结构，从而使测定结果偏离真实情况。

（三）絮凝度的测定

絮凝度（flocculation value）系指由絮凝所引起的混悬物体积增加的倍数，是比较混悬剂絮凝程度的重要参数，以式（3-9）表示：

$$\beta = F/F_\infty \qquad 式（3-9）$$

式中，β 为絮凝度；F 为絮凝混悬剂的沉降容积比；F_∞ 为去絮凝混悬剂的沉降体积比。β 值越大，絮凝效果越好。β 降低至1时，为理论上的最小值。用絮凝度评价絮凝剂的效果、预测混悬剂的稳定性，有重要意义。

（四）重新分散试验

优良的混悬剂经过贮存后再振摇，混悬物应能很快重新分散，这样才能保证服用时的均匀性和分剂量的准确性。重新分散试验（redispersion test）的具体方法是：将混悬剂置于100ml具塞量筒内，放置沉降后再以20r/min的速度转动一定时间后，量筒底部的混悬物应重新均匀分散，说明混悬剂再分散性良好。

（五）其他

如黏度、ξ 电位等的测定。

第九节 不同给药途径用液体制剂

液体制剂在医疗上的作用和用途广泛,因而往往根据给药途径对其命名,主要有合剂、洗剂、搽剂、滴耳剂、滴鼻剂、含漱剂、滴牙剂、灌肠剂、灌洗剂、涂剂等。合剂将在第十七章介绍。

一、洗剂

洗剂(lotions)系指供皮肤或腔道涂抹、清洗用的外用制剂,其分散介质为水和乙醇。洗剂一般轻轻涂于皮肤或用纱布蘸取敷于皮肤,有消毒、消炎、止痒、收敛、保护等作用。

洗剂可分为溶液型、混悬型、乳剂型,其中混悬剂为多。混悬型洗剂中的水分或乙醇在皮肤上蒸发,有冷却和收缩血管的作用,能减轻急性炎症。混悬型洗剂中常加入甘油和助悬剂,当分散剂蒸发后可形成保护膜,保护皮肤免受刺激。

例 苯甲酸苄酯洗剂(benzyl benzoate lotion)

【处方】苯甲酸苄酯　　　　250ml　　　硬脂酸　　　　　　20g
　　　　三乙醇胺　　　　　2～5g　　　蒸馏水　　　　　加至1000ml

【制备】取硬脂酸加适量水加热溶解,趁热缓缓加入三乙醇胺搅匀,再缓慢加入苯甲酸苄酯,边加边搅拌,搅匀即得。

【注解】三乙醇胺与硬脂酸发生化学反应生成胺肥皂,将苯甲酸苄酯乳化为O/W型乳剂。

二、搽剂

搽剂(liniments)系指药物用乙醇、油或其他适宜溶剂制成的供无破损患处揉擦用的外用液体制剂。搽剂有镇痛、收敛、保护、消炎、杀菌等作用。起镇痛、抗刺激作用的搽剂,多用乙醇作分散介质,使用时用力揉擦,可增加药物的渗透性;起保护作用的搽剂多用油、液体石蜡作分散介质,使用时有润滑作用,无刺激性。搽剂也可分为溶液型、混悬型、乳剂型。

例 氧化锌搽剂(zinc oxide liniment)

【处方】氧化锌　　　　　　200g　　　蓖麻油　　　　　加至1000g

【制备】取氧化锌细粉,加适量蓖麻油研匀,再加剩余油至1000g,混匀即得。

三、滴耳剂

滴耳剂(ear drops)系指由药物与水、甘油或其他适宜溶剂和分散介质制成的可供滴入外耳道用的液体制剂。滴耳剂可分为溶液型、混悬型、乳液型液体制剂,有消毒、止痒、收敛、消炎、润滑作用,常以水、乙醇、甘油、丙二醇、聚乙二醇等作溶剂。以水为溶剂,作用缓和,但渗透性差;以乙醇为溶剂虽然有渗透性和杀菌作用,但有一定的刺激性;以甘油为溶剂作用缓和、药效持久，有吸湿性，但渗透性较差，故滴耳剂常用混合溶剂。

慢性中耳炎患者，由于有黏稠分泌物存在，药物很难达到中耳部。故制剂中需加入溶菌酶、透明质酸酶等，淡化分泌物，促进药物分散，加速肉芽组织再生。外耳道有炎症时，pH 值一般为 7.1~7.8，所以外耳道用滴耳剂最好为弱酸性。

例　氯霉素滴耳剂（chloramphenicol ear drops）

【处方】氯霉素　　　　　20g　　　　　　乙醇　　　　　160ml
　　　　甘油　　　　　　加至 1000ml

【制备】取氯霉素溶于乙醇，过滤，加甘油至 1000ml，混匀即得。

【注解】制备和贮存所用容器均应干燥，以免氯霉素遇水析出。

四、滴鼻剂

滴鼻剂（nasal drops）系指药物与适宜辅料制成的供滴入鼻腔用的液体制剂。常以水、丙二醇、甘油、液体石蜡、植物油等为溶剂，多制成溶液剂，但也有制成混悬剂、乳剂使用的，必要时可加入增溶剂、助悬剂、乳化剂、防腐剂等。

水溶液型滴鼻剂容易与鼻腔内分泌液混合，分布于鼻腔黏膜表面，但维持时间较短。为促进吸收、防止黏膜水肿，应适当调节渗透压、pH 值和黏度。油溶液型滴鼻剂刺激性小，作用持久，但不易与鼻腔液混合。

正常人鼻黏液 pH 值一般为 5.5~6.5，炎症病变时，则呈碱性，有时 pH 值高达 9，易使细菌繁殖，影响鼻腔内分泌物的溶菌作用以及纤毛的正常运动，所以碱性滴鼻剂不宜经常使用。滴鼻剂的 pH 值应控制在 5.5~7.5，应与鼻黏液等渗，不改变鼻黏液的正常黏度，不影响纤毛运动和分泌液离子组成，如盐酸麻黄碱滴鼻剂、复方强的松龙滴鼻剂等。

例　盐酸麻黄碱滴鼻剂（ephedrine hydrochloride nose drops）

【处方】盐酸麻黄碱　　　10g　　　　　　氯化钠　　　　6g
　　　　蒸馏水　　　　　加至 1000ml

【制备】取盐酸麻黄碱与氯化钠，溶于 900ml 蒸馏水中，过滤，自滤器上添加蒸馏水至 1000ml，混匀即得。

五、含漱剂

含漱剂（gargles）系指用于咽喉、口腔清洗的液体制剂。有口腔清洗、去异味、防腐、消炎、杀菌和收敛的作用。一般为水溶液型制剂，也可含有少量甘油和乙醇。溶液中常加适量着色剂，以示外用。有时用药量较大，可制成浓溶液，临用时稀释，也可制成固体粉末，临用时溶解。含漱剂的 pH 值要求微碱性，有利于除去口腔的微酸性分泌物、溶解黏液蛋白。

例　复方硼砂溶液（compound borax solution）

【处方】硼砂　　　　　　20g　　　　　　碳酸氢钠　　　15g
　　　　液化苯酚　　　　3ml　　　　　　甘油　　　　　35ml
　　　　蒸馏水　　　　　加至 1000ml

【制备】取硼酸用适量热蒸馏水溶解，放冷至50℃以下，再加碳酸氢钠使溶解；另取液化苯酚加于甘油中搅匀，加入上述溶液中，边加边搅拌，静置，待无气泡产生后过滤，加水至1000ml，搅匀即得。

【注解】硼砂与甘油反应生成甘油硼酸呈酸性，遇碳酸氢钠作用生成甘油硼酸钠，并放出二氧化碳。复方硼砂溶液中可加1%伊红溶液或2%红汞溶液着色，以示外用。

六、滴牙剂

滴牙剂（drop dentifrices）系指用于局部牙孔的液体制剂。其特点是药物浓度大，往往不用溶剂或仅用少量溶剂稀释。因其刺激性、毒性较大，应用时不能直接接触黏膜。一般由医护人员直接用于患者的牙病治疗。

例 樟脑水合氯醛酊（camphor and chloral hydrate tincture）

【处方】樟脑　　　　　150g　　水合氯醛　　　　100g
　　　　丁香油　　　　7ml　　乙醇　　　　　加至1000ml

【制备】取樟脑、水合氯醛和丁香油溶于少量乙醇中，再加适量乙醇至1000ml，混匀即得。

七、灌肠剂

灌肠剂（enemas）系指灌注于直肠的水性、油性溶液或混悬液，以治疗、诊断或营养为目的的液体制剂。可按用药目的分为三类。

1. 泻下灌肠剂 系指以清除粪便、降低肠压、使肠道恢复正常功能为目的灌肠剂。如生理盐水、5%软肥皂溶液、1%碳酸氢钠溶液、50%甘油溶液等。

2. 含药灌肠剂 系指在直肠起局部作用或经直肠吸收而发挥全身作用的灌肠剂。局部可起收敛作用，吸收可产生兴奋或镇静作用。药物在胃肠道易被破坏、对胃有刺激性、因恶心呕吐不能口服给药的患者，可灌肠给药。灌肠剂可加入增稠剂以延长在直肠的保留时间。如0.1%醋酸、10%水合氯醛、0.1%~0.5%鞣酸等。

3. 营养灌肠剂 指患者不能经胃肠道摄取营养而应用的含有营养成分的灌肠剂，可制成溶液型或乳剂型。这类制剂必须在直肠保留较长时间以有利于药物吸收，如5%葡萄糖溶液。

八、灌洗剂

灌洗剂（irrigating solutions）系指用于清洗阴道、尿道的液体制剂。主要用于黏膜部位的清洗或洗除某些病理异物等。灌洗剂具有防腐、收敛、清洁等作用。一般用药物的低浓度水溶液，多在临用前新配制，使用时应加热至体温。如2%硼酸溶液、0.02%~0.1%高锰酸钾溶液、生理盐水等。

九、涂剂

涂剂（paints）是系指含药物的水性或油性溶液、乳状液、混悬液，供临用前用纱布或棉花蘸取后涂于皮肤或口腔与喉部黏膜的液体制剂。涂剂大多数为消毒、消炎药物的甘油溶液，也可用乙醇、植物油作溶剂。甘油能使药物滞留于口腔、喉部的黏膜，有滋润作用，对喉头炎、扁桃体炎等均起辅助治疗作用，如复方碘甘油。

第十节　液体制剂的包装与贮存

液体制剂的包装关系到产品的质量、运输和贮存。液体制剂体积庞大，稳定性较固体制剂差，若包装不当，在运输和贮存过程中会发生变质。因此包装材料的选择、容器的种类、形状以及密闭性等都极为重要。

一、液体制剂的包装材料

液体制剂的包装材料要求：①保护制剂不受环境条件的影响；②不与制剂发生反应；③无毒；④适应一般高速包装机械的要求；⑤经过国家批准；⑥坚固耐用、体轻，外形适宜、美观，便于运输、贮存、携带和使用。常用液体制剂的包装材料有玻璃、塑料、橡胶、金属及纸包装材料等。

1. 玻璃　具有很好的化学稳定性、耐热、易灭菌、防湿、阻隔空气等性能。根据制剂要求还可选用普通玻璃、中性玻璃以及一些特殊性质的玻璃等。普通玻璃在长期与水溶液接触过程中会释放出碱性物质和不溶性玻璃碎片，特别是在包装酸、碱性较强的溶液时，而中性玻璃具有较好的抗酸、抗碱、抗水性能及热稳定性。在玻璃中添加氧化锆或氧化钡，能进一步提高玻璃的性能。但玻璃材料易碎、贮运不便、不易加工成特殊要求的容器、成本较高。

2. 塑料　常用的药用复合材料有聚乙烯、聚丙烯、聚偏二氯乙烯、聚碳酸酯、聚酰胺、聚苯乙烯等。塑料包装材料价格低廉、加工方便、品种类型多、可根据制剂性质和要求选择合适的材料。但塑料材料具有一定的透气性，密闭性没有玻璃材料好；对溶液中药物有吸附性，另外还具有塑料中添加剂溶出的问题。

3. 橡胶　用于药品包装主要是以容器的塞、垫圈等形式出现，主要有天然橡胶、硅橡胶、丁基橡胶三类。天然橡胶存在易老化、密闭性差的问题，基本已被其他种类橡胶取代。硅橡胶是一种兼具无机和有机性质的高分子弹性材料，具有良好的高温高热稳定性，但密封性较差。丁基橡胶具有良好的化学稳定性、耐热性、抗氧化性、密闭性及低透气性，是优良的密封材料。

4. 金属　在液体制剂的包装中主要用于制剂包装的铝盖。药用金属材料相对价格较高，但具有较好的耐压力及密闭性。

5. 纸　纸包装材料来源广泛，便于工业化生产，并且可回收利用，是很好的绿色包装材料。主要用于药物制剂的外包装，如纸盒、纸箱、标签等。

二、液体制剂的贮存

液体制剂特别是以水为溶剂的液体制剂在贮存期间极易水解和染菌，使其变质。流通性的液体制剂应注意采取有效的防腐措施，并应密闭贮存于阴凉干燥处。医院液体制剂应尽量减少生产批量，缩短存放时间，有利于保证液体制剂的质量。

参 考 文 献

1. 崔福德．药剂学．第六版．北京：人民卫生出版社，2007.
2. 屠锡德．药剂学．第三版．北京：人民卫生出版社，2002.
3. 平其能．现代药剂学．北京：中国医药科技出版社，1998.
4. 毕殿洲．药剂学．第四版．北京：人民卫生出版社，2000.
5. 朱世斌．药品生产质量管理工程．北京：化学工业出版社，2001.
6. 陆彬．药剂学．北京：中国医药科技出版社，2003.
7. 国家药典委员会．中华人民共和国药典．2010年版．北京：中国医药科技出版社，2010.
8. R.C. 罗，P.J. 舍斯基，P.J. 韦勒．药用辅料手册．第四版．北京：化学工业出版社，2004.
9. 程能林．溶剂手册．第二版．北京：化学工业出版社，1999.
10. Gilbert S. Banker，Christopher T. Rhodes. Modern Pharmaceutics. Informa Healthcare，2002.

第四章 灭菌制剂与无菌制剂

【学习要求】

1. 掌握 常用的物理灭菌法；F_0 的定义及其在灭菌中的意义；注射剂、输液的含义、特点、分类和质量要求；热原的性质、污染途径、除去方法及检查方法；注射剂、输液制备的工艺过程。

2. 熟悉 注射剂常用溶剂的种类；注射用水的质量要求及制备方法；注射剂常用附加剂的种类及选用；注射用无菌粉末的生产工艺。

3. 了解 灭菌验证的概念及过程；注射用混悬液及乳状液的质量要求和制备要点；眼用溶液剂的制备要点。

第一节 概 述

一、灭菌制剂与无菌制剂

《中国药典》对不同给药途径的药物制剂大体分为规定无菌制剂和非规定无菌制剂（即限菌制剂）。限菌制剂系指允许一定限量的微生物存在，但不得有规定控制菌（如大肠杆菌、金黄色葡萄球菌等有害菌）存在的药物制剂。无菌制剂又分为灭菌制剂与无菌制剂。

（一）灭菌制剂

灭菌制剂系指采用某种物理、化学方法杀灭或除去所有活的微生物繁殖体和芽孢的一类药物制剂。

（二）无菌制剂

无菌制剂系指采用无菌操作方法或技术制备的不含任何活的微生物繁殖体和芽孢的一类药物制剂。药物制剂中的规定无菌制剂包括：①注入人体血液系统的制剂，如注射剂、输液剂、注射粉针等；②黏膜用制剂，如滴眼剂、眼用膜剂、软膏剂和凝胶剂等；③植入型制剂，如植入片等；④创面用制剂，如溃疡、烧伤及外伤用溶液、软膏剂和气雾剂等；⑤手术用制剂，如止血海绵剂和骨蜡等。

（三）灭菌、灭菌法及除菌

1. 灭菌（sterilization） 系指用物理或化学等方法杀灭或除去所有致病和非致病微生物繁殖体和芽孢的操作。

2. 灭菌法（the technique of sterilization） 系指杀灭所有致病和非致病微生物繁殖体和芽孢的方法或技术。

3. 除菌（degermation） 系指采用特殊的滤材将微生物（活菌及菌尸体）全部阻留而滤除的操作。

二、灭菌与无菌技术

采用灭菌与无菌技术的主要目的是杀灭或除去所有微生物繁殖体和芽孢，同时保证药物制剂的安全性、有效性和稳定性。药剂学中灭菌法可分为物理灭菌法、化学灭菌法、无菌操作法三大类。

（一）物理灭菌法

采用加热、射线和过滤等方法，杀灭或除去微生物的技术称为物理灭菌法，亦称物理灭菌技术。主要包括热灭菌法、过滤除菌法和射线灭菌法。

1. 热灭菌法 系利用热能使蛋白质变性或凝固、核酸被破坏而导致微生物死亡。热菌法包括干热灭菌法和湿热灭菌法。

（1）干热灭菌法：系在干燥环境中进行灭菌的技术，包括火焰灭菌法和干热空气灭菌法。

①火焰灭菌法：指用火焰直接灼烧而达到灭菌目的的方法。该法灭菌迅速、可靠、简便，适用于耐火焰材质（如金属、玻璃及瓷器等）的物品与用具的灭菌。

②干热空气灭菌法：指用高温干热空气灭菌的方法。该法适用于耐高温的玻璃和金属制品以及不允许湿热空气穿透的油脂类（如油脂性软膏基质、注射用油等）和耐高温的粉末化学药品的灭菌，不适于橡胶、塑料及大部分药品的灭菌。

由于在干燥状态下热穿透力较差，且微生物的耐热性较强，因此，干热空气灭菌法采用的温度一般比湿热灭菌法高。《中国药典》2010年版二部附录ⅩⅦ规定一般干热灭菌条件为：160℃～170℃×120分钟以上、170℃～180℃×60分钟以上或250℃×45分钟以上。

（2）湿热灭菌法：指用饱和蒸汽、沸水或流通蒸汽进行灭菌的方法。由于蒸汽潜热大，穿透力强，容易使蛋白质变性或凝固，因此该法的灭菌效率较干热灭菌法高，是药物制剂生产中应用最广泛的灭菌方法。湿热灭菌法可分类为热压灭菌法、流通蒸汽灭菌法、煮沸灭菌法和低温间歇灭菌法。

①热压灭菌法：系在高压灭菌器内，利用高压饱和水蒸气杀灭微生物的方法。该法灭菌效率高、灭菌可靠，能杀灭所有细菌繁殖体和芽孢，适用于耐高温和耐高压蒸汽的所有药物制剂。一般热压灭菌所需的温度（蒸汽压）与相对应的时间关系见表4-1。

表4-1　　　　热压灭菌温度、压力、时间表

温度	压力	时间
116℃	67kPa	40分钟
121℃	97kPa	30分钟
126℃	139kPa	15分钟

特殊情况下，可通过实验确定适宜的灭菌温度、压力和时间。

常用热压灭菌器有立式、卧式、手提式三种，工业生产常用卧式热压灭菌柜。卧式热压灭菌柜（见图 4-1）采用合金制成，具有耐高压性能，带有夹套的灭菌柜内备有带轨道的格车，分为若干格。压力表和温度表置于灭菌柜顶部。灭菌柜顶部装有排气阀门。

热压灭菌器是一种高压设备，使用时必须严格按照操作规程操作，并应注意：a. 使用前应认真检查灭菌器的主要部件是否正常完好；b. 灭菌前必须排尽灭菌器内空气，若有空气残留，压力表上指示的压力就不是单纯的蒸汽压力，而是空气压和蒸汽压之和，造成指示压力已达到预定水平，而温度却未达到要求，从而影响灭菌效果，同时残留的空气也会稀释水蒸气，影响水蒸气与被灭菌物品的充分接触，从而影响灭菌效果；c. 灭菌时间应以全部待灭菌物品达到预定温度的时间算起；d. 灭菌完毕后停止加热，待压力表逐渐下降至零，灭菌器内压力与大气压相等才能逐渐打开灭菌器的门，以免内外压力差和温度差太大，造成被灭菌物品冲出或玻璃瓶炸裂而伤害操作人员。

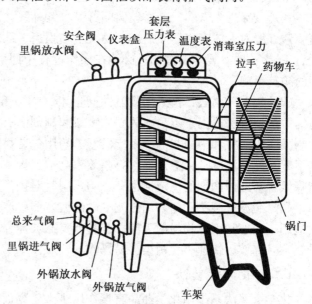

图 4-1　卧式热压灭菌柜

②流通蒸汽灭菌法：指在常压下，采用 100℃流通蒸汽加热杀灭微生物的方法。该法不能保证杀灭所有的芽孢，适用于不耐高热制剂的灭菌。

③煮沸灭菌法：系指将待灭菌物置沸水中加热灭菌的方法。煮沸时间一般为 30～60 分钟。该法灭菌效果较差，适用于消毒及不耐高热制剂的灭菌。必要时可加入适量抑菌剂以提高灭菌效果。

④低温间歇灭菌法：系指将待灭菌物置于 60℃～80℃的水或流通蒸汽中加热 60 分钟，杀灭微生物繁殖体后，在室温条件下放置 24 小时，让待灭菌物中的芽孢发育成繁殖体，再次加热灭菌、放置，反复多次，直至杀灭所有芽孢。该法适合于必须用加热灭菌法灭菌但又不耐高温、含热敏感物料和制剂的灭菌。此法灭菌的缺点是费时、工效低、灭菌效果差，常需加入适量抑菌剂。

2. 过滤除菌法　指采用过滤法除去微生物的方法。该法属于机械除菌方法，适用于不能加热灭菌的药液。为了有效地除尽微生物，滤器孔径必须小于芽孢体积（芽孢大小约为 0.5μm）。常用的除菌滤膜孔径为 0.22μm（微孔滤膜）。过滤除菌应在无菌条件下操作，并对过滤过程进行无菌检测。

3. 射线灭菌法　指采用辐射、微波和紫外线杀灭微生物和芽孢的方法。其中以紫外线灭菌最为常用。

(1) 紫外线灭菌法：指用紫外线（能量）照射杀灭微生物和芽孢的方法。紫外灭菌的波长一般为200～300nm，灭菌力最强的波长为254nm。紫外线不仅能使核酸蛋白变性，而且能使空气中的氧气产生微量臭氧，而达到共同杀菌作用。紫外线灭菌仅限于被照射物的表面，不适合药液及固体物料的深部灭菌。

紫外线穿透力微弱，普通玻璃即可吸收紫外线，因此装于容器中的药物不能用紫外线灭菌。紫外线对人体有害，照射过久易发生结膜炎、红斑及皮肤烧灼等伤害，故一般在操作前开启1～2小时，操作时关闭；必须在操作过程中照射时，对操作者的皮肤和眼睛应采用适当的防护措施。

(2) 辐射灭菌法：指采用放射性同位素（^{60}Co和^{137}Cs）放射的γ射线杀灭微生物和芽孢的方法。该法适用于不耐热的固体物料和制剂的灭菌，常用于维生素、抗生素、激素、生物制品、中药材和中药制剂、医疗器械、药用包装材料及药用高分子材料等的灭菌。其特点是不升高产品温度，穿透力强，灭菌效率高。但设备费用高，某些药物经辐射灭菌后疗效可能降低，对液体制剂的稳定性也有影响，同时对操作人员存在潜在的危险性。

(3) 微波灭菌法：指采用微波（电磁波）照射产生的热能杀灭微生物和芽孢的方法。该法适用于液态和固体物料的灭菌。其特点是微波能穿透到物料的深部，从而使物料表里一致受热，且高效、快速、无污染、易操作。

(二) 化学灭菌法

化学灭菌法系指用化学药品直接作用于微生物而将其杀灭的方法。对微生物具有杀灭作用的化学药品称为杀菌剂，杀菌剂仅对微生物繁殖体有效，而不能杀灭芽孢。化学灭菌的目的在于减少微生物的数目，以控制使达到一定的无菌状态。化学灭菌法分为气体灭菌法和药液灭菌法。

1. 气体灭菌法 系采用化学药品产生的蒸气（如环氧乙烷、甲醛、丙二醇、甘油、过氧乙酸蒸气等）对密闭室内空气及设备和设施等表面灭菌的方法。目前制药车间常用甲醛溶液蒸气灭菌。

2. 药液灭菌法 系指采用杀菌剂溶液进行灭菌的方法。该法常作为其他灭菌法的辅助方法，适用于皮肤、无菌器具和设备的消毒。常用消毒液有75%乙醇、1%聚维酮碘溶液、0.1%～0.2%苯扎溴铵（新洁尔灭）溶液、酚或煤酚皂溶液等。

(三) 无菌操作法

无菌操作法系指整个过程控制在无菌条件下进行的一种操作方法。不能用加热灭菌或不宜采用其他方法灭菌的无菌制剂或制备，均需采用无菌操作法。无菌操作必须在无菌操作室或无菌操作柜内进行，所用的一切用具、材料以及环境应严格灭菌。目前多采用层流空气洁净技术。

1. 无菌操作室的灭菌 无菌操作室的空气应定期灭菌，常用甲醛、乳酸或丙二醇等蒸气熏蒸。室内的空间、用具、地面、墙壁等用消毒剂喷洒或擦拭。其他用具尽量用加热灭菌法灭菌。为保持操作环境的无菌状态，需每次工作前开启紫外灯1小时。

2. 无菌操作 操作人员进入无菌操作室前要按规定洗澡和换上无菌工作衣、帽、口罩和鞋子,不得暴露内衣和头发,以免造成污染。小量无菌制剂的制备,普遍采用层流洁净工作台进行无菌操作,该设备具有良好的无菌环境,使用方便,效果可靠。大量无菌制剂的生产应在无菌洁净室内进行。操作过程中所用的容器、用具、器械都要经过灭菌。

三、灭菌参数与灭菌验证

长期以来,最终产品的无菌检查是检验灭菌有效性的唯一手段,进行无菌检查时抽样的局限性使得难以保证全部产品的无菌。同时现行的无菌检查方法往往难以检出检品中的极微量微生物。因此,为了保证临床用药安全,有必要对灭菌方法的可靠性进行验证。F_0 值可作为验证灭菌可靠性的参数。

1. 灭菌参数

(1) D 值:在一定温度下,杀灭 90% 微生物(或残存率为 10%)所需的灭菌时间。微生物的死亡速度属于一级或近似一级动力学过程,即:

$$\frac{dN}{dt} = -kt \qquad \text{式 (4-1)}$$

或

$$\lg N_0 - \lg N_t = \frac{kt}{2.303} \qquad \text{式 (4-2)}$$

式中,N_t 为灭菌时间为 t 时残存的微生物数;N_0 为原有微生物数;k 为灭菌常数。

根据 D 值的定义,则

$$D = t = \frac{2.303}{k}(\lg 100 - \lg 10) \qquad \text{式 (4-3)}$$

因此,D 值即为被灭菌物品中微生物数降低至原来的 1/10 或降低一个对数单位(如 lg100 降低至 lg10)所需的时间。

在一定灭菌条件下,不同微生物具有不同的 D 值;同一微生物在不同灭菌条件下,D 值亦不相同。D 值随微生物的种类、环境和灭菌温度变化而异。

(2) Z 值:灭菌条件不同,其灭菌速率也不同,D 值随温度的升高而减小。衡量温度对 D 值影响的参数称为 Z 值。Z 值的定义为:降低一个 $\lg D$ 值所需升高的温度,即灭菌时间减少至原来的 1/10 所需升高的温度或在相同灭菌时间内,杀灭 99% 的微生物所需提高的温度。

$$Z = \frac{T_1 - T_2}{\lg D_2 - \lg D_1} \qquad \text{式 (4-4)}$$

即

$$\frac{D_2}{D_1} = 10^{\frac{T_1 - T_2}{Z}} \qquad \text{式 (4-5)}$$

设 $Z = 10\,℃$,$T_1 = 110\,℃$,$T_2 = 121\,℃$。按式(4-4)计算可得:$D_2 = 0.079 D_1$。

即 110℃ 灭菌 1 分钟与 121℃ 灭菌 0.079 分钟的灭菌效果相当。

(3) F 值:F 值是为了比较不同灭菌温度的灭菌效果而设计的一个参数。F 值的定义为:在一定灭菌温度(T)下给定的 Z 值所产生的灭菌效果与在参比温度(T_0)下给定的 Z 值所产生的灭菌效果相同时所相当的时间(equivalent time),单位为"分钟",其数学表达式为:

$$F = \Delta t \sum 10^{\frac{T_1-T_2}{Z}} \qquad \text{式(4-6)}$$

(4) F_0值：一定灭菌温度（T）、Z值为10℃所产生的灭菌效果与121℃、Z值为10℃所产生的灭菌效果相同时所相当的时间（分钟）。F_0值目前仅限于热压灭菌。F_0值的数学表达式为：

$$F_0 = \Delta t \sum 10^{\frac{T_1-121}{10}} \qquad \text{式(4-7)}$$

根据式（4-7），在灭菌过程中，仅需记录被灭菌物品的温度与时间，即可计算F_0值。由于F_0值是将不同灭菌温度折算到相当于121℃热压灭菌时的灭菌效力，故F_0值可作为灭菌效果验证的重要参数。F_0值对灭菌过程的设计及验证灭菌效果具有重要意义，故又称之为"无菌保证值"。按式（4-7）定义所得F_0值也称为物理F_0值。

F_0值的数学表达式还可以表达为：

$$F_0 = D_{121℃} \times (\lg N_0 - \lg N_t) \qquad \text{式(4-8)}$$

即F_0值还可看作$D_{121℃}$与微生物数目的对数降低值的乘积，称为生物F_0值。式中，N_t为灭菌后预计达到的微生物残存数，即染菌度概率（probability of nonsterility），当N_t达到10^{-6}时（原有菌数的百万分之一），可认为灭菌效果较可靠。因此，生物F_0值可认为是以相当于121℃热压灭菌时，杀灭容器中全部微生物所需要的时间。

影响F_0值的因素主要有：容器大小、形状及热穿透性、灭菌产品溶液性质、容器的充填量、容器在灭菌器内的数量及分布等。其中容器在灭菌器内的数量及分布对F_0值的影响最大，故必须注意灭菌器内各层、四角、中间位置热分布是否均匀，并根据实际测定数据进行合理排布。

为了确保灭菌效果，应严格控制原辅料质量和环境条件，尽量减少微生物的污染，采取各种有效措施使每一容器的含菌数控制在一定水平以下（一般含菌数为10以下，即$\lg N_t < 1$）。此外，计算及设置F_0值时，应适当考虑增加安全系数，一般增加理论值的50%，即规定F_0值为8分钟，实际操作应控制在12分钟。

2. 灭菌验证 灭菌程序的验证是无菌保证的必要条件。灭菌程序验证的基本原则是：证明所用设备具有必要的工作能力，各种仪表达到要求，并经实物试运转后证明符合规定限值，最终微生物残存概率符合要求。灭菌程序验证具体内容包括如下几项。

（1）设计确认：撰写验证方案及制定评估标准。

（2）设备安装、运行确认：根据灭菌产品装量、产品性质等购置灭菌设备后，必须确认设备部件、控制器及仪表仪器的安装合理性和实用性，进行安装合格试验，确认安装的设备运作达到设计的水平。设备维修后也应视同新设备进行安装合格确认。验证过程的所有指标均需作为文件保存，以备今后核对。

（3）性能确认：根据灭菌品种的种类、待灭菌品的性质（耐热性、热穿透性及黏度）、装载方式来设定灭菌程序，通过试运行对灭菌性能进行确认，并对所设灭菌程序进行重复性检验，确认灭菌效果符合规定。性能确认的验证点主要有：①热分布试验：热分布是灭菌设备性能的重要指标，表示在灭菌过程中，灭菌器内不同位置的温度情况。用已校验的温度传感器置于灭菌器内各个不同部位进行热分布均匀性鉴定，在121℃要求各测温点温差为

±1℃，并应进行空载测定和装载测定。②装载灭菌产品的热穿透试验：热穿透试验是灭菌设备与灭菌程序对产品适应性的一项特殊试验。与热分布试验不同的是需将温度探头插入待灭菌产品中，再将其置于灭菌器内各个不同部位进行试验。该试验得到的运行参数（如灭菌温度、压力、升温时间及达到设定温度后维持时间等）及运行条件（装载量、产品装载方式等）用以确定该设备对某一产品的灭菌程序。该试验至少应重复3次。对于耐热产品，灭菌过程采用过度杀灭法，程序设置的 F_0 值较高，一般为12分钟；对耐热性较差的产品，程序设置的 F_0 值应根据产品的带菌量和耐热性决定，一般不得低于8分钟；③生物指示剂试验：生物指示剂法是将已知 D 值的微生物孢子（一般用嗜热脂肪芽孢杆菌孢子）定量加入产品中，然后按程序（热穿透试验的结果）灭菌，以此验证在该灭菌程序下，能否达到杀灭微生物的要求。

（4）汇总并完善各种文件和记录，撰写验证报告。

四、空气净化技术

空气净化系指以创造洁净空气为目的的空气调节措施。根据不同行业的要求和洁净标准，可分为工业净化和生物净化。

工业净化主要是除去空气中悬浮的尘埃粒子，以创造洁净的空气环境，如电子工业生产中的空气净化等。在某些特殊环境中，可能还有除臭、增加空气负离子等要求。生物净化系指不仅除去空气中悬浮的尘埃粒子，而且要求除去微生物以创造洁净的空气环境，如制药工业、生物学实验室、医院手术室等均需要生物洁净。

空气净化技术是一项综合性技术，除了合理采用空气净化方法外，还应从建筑、设备、工艺等方面采取相应的措施和严格的维护管理。

（一）洁净室空气净化标准

药物制剂品种不同、生产工艺不同，对环境的洁净度有不同的要求。GMP 将生产区域空气的洁净级别分为100级、10000级、100000级与300000级。不同级别的洁净度要求见表4-2。

表4-2 《药品生产管理规范》净化度标准

洁净度级别	尘粒最大允许数（立方米）		微生物最大允许数	
	粒径≥0.5μm	粒径≥5μm	沉降菌（立方米）	浮游菌（立方米）
100	≤3.5	1	1	5
10000	≤350	≤10000	3	100
100000	≤3500	≤100000	10	500
300000	≤35000	≤1000000	15	—

我国洁净室要求：室温为18℃～26℃，相对湿度为40%～60%。为了防止低级洁净室的空气逆流至高级洁净室中，洁净室必须保持正压，即生产车间按洁净度等级的高低依次相连，并有相应的压差。

（二）空气净化技术

空气净化技术系指能创造洁净空气环境的各种技术的总称。常用的空气净化技术一般可分为空气过滤技术和层流洁净技术。

1. 空气过滤法 当含尘空气通过多孔过滤介质时，粉尘被微孔截留或被孔壁吸附，达到与空气分离的目的。该方法是空气净化中经济有效的关键措施之一。空气过滤属于介质过滤，可分为表面过滤和深层过滤。

（1）表面过滤：系指将大于过滤介质微孔的粒子截留在介质表面，使其与空气得到分离的方法。常用的过滤介质为醋酸纤维素、硝酸纤维素等微孔滤膜。主要用于无尘、无菌洁净室等高标准空气的末端过滤。

（2）深层过滤：系指将小于过滤介质微孔的粒子吸附在介质内部，使其与空气得到分离的方法。常用的介质材料为玻璃纤维、天然纤维、合成纤维、粒状活性炭、发泡性滤材等。

空气过滤器分为初效、中效、高效三种，100000级洁净要求应采用初效与中效过滤器二级连用，10000级与100级洁净要求必须配置初、中、高效三级过滤器。

采用空气过滤法能获得洁净度较高的空气，但不能保证达到100级洁净度，层流洁净技术的应用方能使洁净区域达到100级水平。

2. 层流洁净技术 常规净化室空气的流动为不规则的紊流，空气中的微粒相互碰撞聚结，也可使原静止的尘粒重新飞扬，常规空气净化只能除去部分尘粒，不易使微粒除净，只能获得1000~100000级的洁净空气。

层流洁净技术自20世纪60年代以来发展很快。层流是一种粒子流体连续稳定的运动形式，一切粒子保持在层流中运动，同时空气流速相对提高，使粒子在空气中浮动，不会聚结和沉降。即使是新产生的微粒也能很快被经过的气流带走，故层流有自行除尘能力。因输入洁净室的空气经过净化处理，无尘粒带入室内，故可达到无菌要求，能保持洁净室100级洁净状态。

层流分为水平层流和垂直层流。水平层流洁净室内高效过滤器设置在一侧墙面，为送风口，对面墙为回风口，洁净空气沿水平方向均匀地从送风墙流向回风墙，见图4-2；垂直层流洁净室内高效过滤器设置在顶棚，为送风口，地板呈栅格状为回风口，洁净空气从顶棚沿垂直方向均匀地流向地面回风口，见图4-3、图4-4。

（三）浮尘浓度测定方法和无菌检查法

1. 浮尘浓度测定方法 测定空气中浮尘浓度和粒子大小的常用方法有光散射式粒子计数法、滤膜显微镜计数法和光电比色计数法。

（1）光散射式粒子计数法：当含尘气流以细流束形式通过强光照射的测量区时，空气中的每个尘粒会发生光散射，形成光脉冲信号，并转化为相应的电脉冲信号。由于散射光的强度与尘粒表面积成正比，脉冲信号次数与尘粒个数相对应，最后由数码管显示粒径和粒子数目。

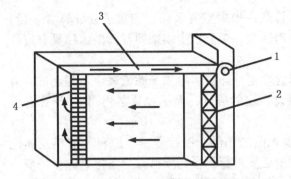 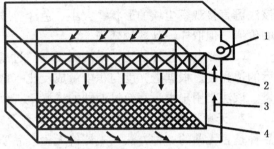

注：1. 风机　2. 高效空气滤过器　3. 回风夹层风道　4. 回风口

图 4-2　水平层流的气体示意图

注：1. 风机　2. 高效空气滤过器　3. 回风夹层风道　4. 回风口

图 4-3　垂直层流的气体示意图

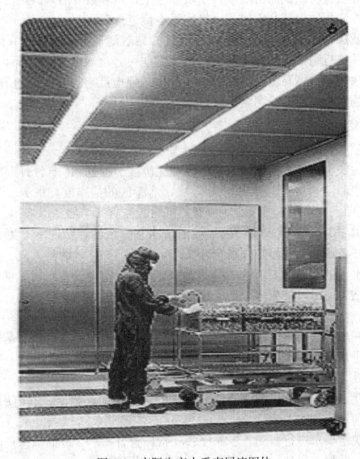

图 4-4　实际生产中垂直层流图体

光散射法具有快速、简便、可连续测定等特点。

（2）滤膜显微镜计数法：采用微孔滤膜真空过滤含尘空气，捕集尘粒于微孔滤膜表面，用丙酮蒸气熏蒸至滤膜呈透明状，置显微镜下计数。根据空气采样量和粒子数计算含尘量。该法可直接观察尘埃的形状、大小、色泽等物理性质，对分析尘埃来源及污染途径具有较高的价值，但取样、计数较繁琐。

（3）光电比色计数法：采用滤纸真空过滤含尘空气，捕集尘粒于滤纸表面，测定过滤前后的透光度。根据透光度与积尘量成反比（假设尘埃的成分、大小和分布相同），计算含尘量。该法常用于中、高效过滤器的渗漏检查。

2. 无菌检查法 无菌检查法系指检查要求无菌的药品、医疗器具、原料、辅料及其他品种是否无菌的一种方法，是评价无菌产品质量必须进行的检测项目。无菌检查应在环境洁净度10000级以下的、局部洁净度100级的单向流空气区域内或隔离系统中进行。《中国药典》2010年版二部附录ⅪH规定的无菌检查法有直接接种法和薄膜过滤法，并规定只要供试品形状允许，应优先采用薄膜过滤法。

（1）直接接种法：将供试品溶液接种于培养基上，培养数日后观察培养基上是否出现混浊或沉淀，与阳性和阴性对照品比较或直接用显微镜进行观察。

（2）薄膜过滤法：取规定量供试品经薄膜过滤器过滤后，取出滤膜在培养基上培养数日，观察结果，并进行阴性和阳性对照试验。该方法可过滤较大量的样品，检测灵敏度高，结果较直接接种法可靠，不易出现"假阴性"结果。但应严格控制过滤过程中的无菌条件，防止环境被微生物污染而影响检测结果。

（四）洁净室的设计与管理

制药企业按照药品生产种类、剂型、生产工艺和要求等，将生产厂区合理划分为不同区域。通常可分为一般生产区、控制区、洁净区和无菌区。根据GMP设计要求，一般生产区无洁净度要求；控制区的洁净度要求为10万级；洁净区的洁净度要求为1万级（亦称一般无菌工作区）；无菌区的洁净度要求为100级，通常设置在1万级洁净区内。

1. 洁净区基本布局及管理 洁净区一般由洁净室、风淋、缓冲室、更衣室、洗澡室和厕所等区域构成，各区域的连接必须在符合生产工艺的前提下，明确人流、物流和空气流的流向，确保洁净室内的洁净度要求。洁净室面积应合理，室内设备布局尽量紧凑，以减少占地面积；同级别洁净室尽可能相邻；不同级别的洁净室由低级向高级安排，彼此相连的房间之间应设隔离门，门应向洁净度高的方向开启，各级洁净室之间的正压差一般设计在10Pa左右；洁净室内一般不设窗户，若需窗户，应以封闭式外走廊隔离窗户和洁净室；洁净室门应密闭，人、物进出口处装有气阀；光照度应大于300lx；无菌区紫外灯一般安装在无菌工作区上方或入口处。

洁净室每日要清洁消毒，以消毒清洁剂擦拭门窗、地面、墙面、室内用具及设备外壁，并每周进行室内消毒处理。

洁净室应按规定要求进行监测，以保证各项指标符合要求，进而确保产品质量。主要监测项目包括温度、湿度、风速、空气压力、微粒数、菌落数等。

2. 洁净室对人员、物件及内部结构的要求 洁净室的设计方案、所用材料是保证洁净室洁净度的基础，但洁净室的维护和管理同样至关重要。一般认为，设备和管理不善造成的污染各占50%。

(1) 人员要求：人员是洁净室粉尘和细菌的主要污染源，如人体皮屑、唾液、头发、纤维等，操作人员进入洁净室之前，必须水洗（洗手、洗脸、淋浴等），更换衣鞋帽，风淋等。净化路线和程序均有非常严格的要求和规定。无菌操作人员洁净服的选材、式样、洗涤等也有特殊要求，如无菌衣应为上下连体式（宜连袜、帽），头发不得外露，尽量减少皮肤外露。无菌操作人员的个人物件，包括钥匙、手表、手帕、笔记本、手机等个人物品均不准带入无菌室；尤其不允许使用化妆品。同时限制一次进入无菌室的人员数量以尽量减少人员污染。

(2) 物件要求：物件包括原料、仪器、设备等，这些物件在进入洁净室前均需经洁净处理。长期置于洁净室内的物件应定时净化处理，流动性物料一般按一次通过方式，灭菌后送入无菌室。如安瓿和输液瓶经洗涤、干燥、灭菌后，采用输送带将灭菌容器经洁净区隔墙的传递窗送入无菌室。由于传递窗一般设有气幕或紫外线，以及洁净室内的正压，可防止尘埃进入洁净室。亦可将灭菌柜（一般为隧道式）安装在传递窗内，一端开门于生产区，另一端开门于洁净室，物料从生产区装入灭菌柜，灭菌后经另一端（洁净室）取出。

(3) 内部结构要求：主要对地面和墙壁所用材料以及设计有一定的要求，材料应具备防湿、防霉，不易龟裂、燃烧，耐磨性、导电性好，经济实用等性质，设计应满足不易染尘、便于清洗等要求。

第二节　注射剂

一、概述

（一）注射剂的含义与特点

1. 含义　注射剂（injections）系指药物与适宜溶剂或分散介质制成的专供注入机体内的无菌溶液、乳浊液、混悬液及临用前配制或稀释成溶液或混悬液的粉末或浓溶液的无菌制剂。注射剂是临床应用最广泛的剂型之一，在我国医药工业生产中占据着重要的地位。注射给药是一种不可替代的临床给药途径，对于急救用药尤为重要。近年来，新技术在注射制剂领域得到广泛应用，脂质体、微球、微囊等新型注射制剂已有产品面市，通过注射实现药物靶向的制剂技术也日趋成熟。

2. 特点

(1) 药效迅速，作用可靠：注射进入人体组织、血管或器官，吸收快、作用迅速。特别是静脉注射剂，药液可直接进入血液循环，更适用于抢救危重病人。同时因注射剂不经胃肠道，故不受消化系统及食物的影响，因此剂量准确，作用可靠。

(2) 可用于不宜口服给药的患者：如在临床上常遇到昏迷、抽搐、惊厥等状态或消化系统障碍的患者，均不能口服给药，而采用注射剂是有效的治疗方式。

(3) 可用于不宜口服的药物：某些药物不易被胃肠道吸收，或具有刺激性，或易被消化液破坏，制成注射剂可有效避免。如酶、蛋白质等生物技术药物由于在胃肠道不稳定，常制成粉针剂。

(4) 可使药物发挥局部定位作用：注射剂可通过关节腔、穴位等部位的注射给药，使药物发挥局部定位作用，达到预期治疗目的。

但注射剂也存在制造过程复杂、生产成本及销售价格较高、临床用药安全性较差、使用不便、注射时疼痛等缺点。

（二）注射剂的分类

注射剂按分散系统可分为四类。

1. 溶液型　包括水溶液型、油溶液型。水溶液型注射剂临床上最为常用，俗称水针剂，适用于易溶于水并在水中稳定的药物。油溶液型注射剂适用于在水中难溶或希望延长药效的药物，一般仅供肌内注射用。

2. 混悬型　某些水不溶、水难溶、水中不稳定或要求延长药效的药物，通常制成水或油的混悬液，一般供肌内注射用，若静脉注射则需严格控制混悬微粒的粒径大小。

3. 乳剂型　水不溶性液体药物可根据需要制成乳剂型注射液，其分散相粒径大小一般为 $1\sim10\mu m$。静脉注射用乳剂型注射剂分散相球粒的粒度90%应在 $1\mu m$ 以下，不得有大于 $5\mu m$ 的球粒。

4. 固体粉末型　亦称粉针，系指采用无菌分装法或冷冻干燥技术制成的注射用无菌粉末，临用前以适当的溶剂使之溶解或混悬供注射应用。凡在液体状态下不稳定的药物均可制成固体粉末型注射剂。

（三）注射剂的给药途径

注射剂给药途径以肌内注射、静脉注射和皮下注射为主，也可通过椎管、皮内、动脉、穴位、腹腔、关节腔、鞘内等途径给药。注射剂给药途径不同，其作用特点、体内分布均不同，且对注射剂的剂量、类型、附加剂等均有不同的要求。

1. 皮内注射（intradermal route）　注射于表皮与真皮之间。一次剂量在 0.2ml 以下，常用于过敏性试验或疾病诊断，如毒霉素皮试液、白喉诊断毒素等。

2. 皮下注射（subcutaneous route）　注射于真皮与肌肉之间的松软组织内。一般用量为 $1\sim2ml$。皮下注射药物吸收较皮内注射稍快，可产生局部或全身作用。由于人体皮下感觉较肌肉敏感，故注射液必须是无刺激性的水溶液。

3. 肌内注射（intramuscular route）　注射于肌肉组织中。一次剂量为 $1\sim5ml$。肌内注射药物的吸收较皮下注射更快，药物的水溶液型、油溶液型、混悬液型及乳剂型注射剂均可进行肌内注射。

4. 静脉注射（intravenous route）　注射于静脉内。一次剂量自几毫升至几千毫升不等，且多为水溶液。油溶液和混悬液或乳浊液易引起毛细血管栓塞，一般不宜静脉注射，但平均直径 $<1\mu m$ 的乳浊液，可作静脉注射。凡能导致红细胞溶解或使蛋白质沉淀的药液，均不宜静脉给药。静脉注射剂一般不得添加抑菌剂。

5. 脊椎腔注射（vertebra caval route）　注射于脊椎四周蛛网膜下腔内。一次剂量一般不得超过 10ml。由于注射部位神经组织较敏感，脊椎液循环又十分缓慢，故只能使用水溶液，且必须等渗，pH值为 $5.0\sim8.0$，应接近中性，同时不得添加抑菌剂。

6. 其他 包括动脉内注射、心内注射、关节腔注射、滑膜腔注射、鞘内注射及穴位注射等途径。

（四）注射剂的质量要求

由于注射剂直接注入机体，所以必须严格控制注射剂的质量，使其药效确切、使用安全、质量稳定。在产品生产、贮存及使用过程中注射剂应符合以下质量要求。

1. 无菌 注射剂成品中不得含有任何活的微生物，必须符合《中国药典》2010年版无菌检查的要求。

2. 无热原 无热原是注射剂的重要质量指标，特别是供静脉及脊椎注射的制剂。

3. 澄明度 不得有肉眼可见的浑浊或异物。

4. 安全性 注射剂不能引起对组织的刺激性或发生毒性反应，特别是一些非水溶剂及一些附加剂，必须经过必要的动物实验，以确保安全。

5. 渗透压 注射剂渗透压要求与血浆的渗透压相等或接近。供静脉注射的大剂量注射剂还要求具有等张性。

6. pH值 注射剂的pH值要求与血液相等或接近（血液pH值约为7.4），一般控制在4～9的范围内。

7. 稳定性 因注射剂多为水溶液型，所以在制备、贮存及使用过程中稳定性问题比较突出。为确保产品在储存期内安全有效，要求注射剂必须具有良好的物理、化学及生物学稳定性。

8. 降压物质 有些注射液，如复方氨基酸注射液，其降压物质必须符合规定。

二、热原

1. 热原的含义与组成 热原（pyrogen）系指注射后能引起人体特殊致热反应的物质。含有热原的注射液注入人体后，大约半小时就能产生发冷、寒战、体温升高、恶心呕吐等不良反应，严重者出现昏迷、虚脱，甚至有生命危险。

热原是微生物的代谢产物，是一种内毒素（endotoxin）。大多数细菌都能产生热原，致热能力最强的是革兰阴性杆菌产生的热原，霉菌甚至病毒也能产生热原。药剂学上的"热原"通常指细菌性热原。热原存在于细菌的细胞膜和固体膜之间，是由磷脂、脂多糖和蛋白质组成的复合物，其中脂多糖是内毒素的主要成分，具有特别强的致热活性。脂多糖的化学结构因菌种而异，其分子量在一般为 $(1\sim 2)\times 10^6$。

2. 热原的性质

（1）耐热性：热原具有较强的耐热性，一般60℃加热1小时不受影响，100℃加热也不降解，但在120℃加热4小时能破坏98%，250℃加热30～45分钟或650℃加热1分钟可使热原彻底破坏。在常用的注射剂灭菌条件下，热原不能被破坏。

（2）过滤性：热原体积小，为1～5nm，一般的滤器均可通过，但可被活性炭吸附。

（3）水溶性：由于磷脂组成中有多糖，故热原能溶于水，其浓缩的水溶液往往带有乳光。

（4）不挥发性：热原本身不挥发，但因溶于水，在蒸馏时可随水蒸气雾滴进入蒸馏水中，因此蒸馏水器应有隔沫装置以防热原污染。

(5) 其他：热原能被强酸强碱破坏，也能被强氧化剂，如高锰酸钾或过氧化氢等破坏，超声波及某些表面活性剂也能使之失活。热原在水溶液中带有电荷，可被某些离子交换树脂吸附。

3. 注射剂污染热原的途径

(1) 由溶剂带入：溶剂带入是注射剂被热原污染的主要原因。注射剂的溶剂，尤其是注射用水，尽管其本身并非是微生物良好的培养基，但易被空气或含尘空气中的微生物污染。若蒸馏设备结构不合理，操作或贮存不当均易污染热原。因此注射剂的配制要注意溶剂的质量，最好使用新鲜制备的溶剂。

(2) 由原辅料带入：特别是用生物方法制备的药物和辅料易滋生微生物，如右旋糖酐、水解蛋白等药物，葡萄糖、乳糖等辅料，在贮藏过程中因包装不严密或损坏而易污染热原。

(3) 由容器、用具、管道与设备等带入：注射剂制备所用的容器、用具、管道、装置等若洗涤不净或灭菌不严，均易导致微生物污染而产生热原。

(4) 由制备过程带入：注射剂制备过程中由于生产环境达不到规定要求，操作时间过长，产品灭菌不及时或不合格，均会增加细菌污染的机会，从而可能产生热原。

(5) 由使用过程带入：有时注射剂本身不含热原，而往往由于注射器具（输液瓶、乳胶管、针头与针筒等）的污染而引起热原反应。

4. 注射剂中热原的除去方法

(1) 高温法：凡能耐高温的容器与用具，如针头、针筒或其他玻璃器皿，在洗净后，于250℃加热30分钟以上，可破坏热原。

(2) 酸碱法：耐酸碱的玻璃容器、用具可用重铬酸钾硫酸洗液、稀氢氧化钠液处理，可将热原破坏。热原亦能被强氧化剂破坏。

(3) 吸附法：注射剂常用优质针剂用活性炭处理吸附热原后通过过滤将热原除去。活性炭用量一般为 $0.05\% \sim 0.5\%$ (W/V)。但活性炭在吸附热原的同时也会吸附药物，若药液中药物含量较低时，应考虑适当增加配液时的投料量。

(4) 超滤法：生物制剂通常采用超滤法除去热原。常用孔径为 $3 \sim 15nm$ 的超滤膜。

(5) 离子交换法：热原分子上有磷酸根与羧酸根，带有负电荷，因而可被碱性阴离子交换树脂吸附而除去。

(6) 其他方法：二乙氨基乙基葡聚糖凝胶（分子筛）或三醋酸纤维反渗透膜可除去热原。

5. 热原与细菌内毒素的检查 静脉用注射剂应按《中国药典》2010年版二部附录中规定的热原检查法或细菌内毒素检查法进行检查。

(1) 热原检查法：本法系将一定剂量的供试品静脉注入家兔体内，在规定的时间内观察家兔体温升高的情况，以判定供试品中所含热原是否符合规定。具体实验方法和结果判定见《中国药典》2010年版二部附录ⅩⅠD。该法对动物的状况、实验操作室环境和实验操作方法等均有严格要求，主要原因是家兔体温调节机能不很稳定，易受外界条件影响，因此必须严格控制家兔的饲养环境，按规范给药及测定体温，以保证结果的准确性。

(2) 细菌内毒素检查法：本法是利用鲎试剂来检测或量化由革兰阴性菌产生的细菌内毒素，以判定供试品中热原的限度是否符合规定的一种方法。主要用于某些因具细胞毒性而不宜用家兔进行热原检测的品种，如放射性制剂、肿瘤抑制剂等。

内毒素检查法利用鲎试剂与细菌内毒素产生凝聚反应的原理来判断供试品细菌内毒素的限量是否符合规定。鲎试剂为鲎科动物东方鲎的血液变形细胞溶解物的无菌冷冻干燥品。鲎细胞中含有一种凝固酶原和凝固蛋白原，凝固酶原经内毒素激活而转化为具有活性的凝固酶，从而使凝固蛋白原转变为凝固蛋白而形成凝胶。

细菌内毒素检查方法包括两种，即凝胶测定法和光度测定法。凝胶法系通过鲎试剂与内毒素产生凝集反应的原理来检测或半定量内毒素的方法。光度测定法分为浊度法和显色基质法。浊度法是利用鲎试剂与内毒素反应过程中浊度的变化而测定内毒素含量的方法。显色基质法是利用鲎试剂与内毒素反应过程中产生的凝固酶使特定底物释放出呈色团的多少而测定内毒素含量的方法。供试品检测时可使用其中任何一种方法进行试验。当测定结果有争议时，除另有规定外，以凝胶法结果为准。具体实验方法和结果判断见《中国药典》2010年版二部附录ⅪE。

细菌内毒素检查法灵敏度高，操作简单，实验费用少，可迅速获得结果，尤其适用于生产过程中热原的检测控制。但易出现"假阳性"或"假阴性"，且对革兰阴性菌以外的内毒素不够灵敏，尚不能取代家兔的热原检查法。

三、注射剂的溶剂

注射剂所用溶剂必须安全无害，并不得影响注射剂的疗效和质量。一般分为水性溶剂和非水性溶剂。根据药物性质及制剂稳定性的需要，还可将水性溶剂与非水性溶剂混合应用。

（一）注射用水

1. 注射用水的质量要求 注射用水为纯化水经蒸馏所得的水，是最常用的水性溶剂，具有良好的生理适应性及对化学物质的溶解性。《中国药典》2010年版二部附录ⅩⅥ对注射用水的质量有严格要求：注射用水应符合细菌内毒素试验要求，注射用水必须在防止内毒素产生的设计条件下生产、贮藏及分装。其质量应符合二部注射用水项下的规定。灭菌注射用水按照注射剂生产工艺制备所得。主要用于注射用灭菌粉末的溶剂或注射剂的稀释剂，质量应符合灭菌注射用水项下的规定。

2. 原水的处理 原水处理方法有离子交换法、电渗析法及反渗透法。

（1）离子交换法：利用离子交换树脂可以除去绝大部分阴、阳离子，对热原、细菌也有一定的清除作用。其主要优点是制得的水化学纯度高，所需设备简单，耗能小，成本低。在制药工业中常用此法制备纯化水。

常用的离子交换树脂有阳、阴离子交换树脂两种，一种为732型苯乙烯强酸型阳离子交换树脂，极性基团为磺酸基，用简式$RSO_3^-\ H^+$（氢型）或$RSO_3^-\ Na^+$（钠型）表示；另一种为717型苯乙烯强碱型阴离子交换树脂，极性基团为季铵基团，用简式$RN^+(CH_3)_3\ OH^-$（羟型）或$RN^+(CH_3)_3\ Cl^-$（氯型）表示。阳离子的钠型和阴离子的氯型比较稳定，便于保存，故市售品需用酸碱转化为氢型和羟型后才能使用。

离子交换法处理原水的工艺，一般可采用阳床、阴床、混合床的组合形式，原水首先经过阳离子树脂床，再经过阴离子树脂床，最后经过阴、阳离子树脂混合床。这种系统出水纯度高。大生产时，为减轻阴离子树脂的负担，常在阳床后加脱气塔，除去二氧化碳。使用一段时间后，树脂会逐渐失去交换能力，称为"老化"，需用较高浓度的酸碱分别处理老化的阳、阴树脂后才能继续使用，此过程称为"树脂再生"。

（2）电渗析法：电渗析是依据在电场作用下离子定向迁移及交换膜的选择性透过而设计的。阳离子交换膜装在阴极端，显示强烈的负电场，只允许阳离子通过；阴离子交换膜装在阳极端，显示强烈的正电场，只允许阴离子通过，由于离子定向迁移，所以形成无离子的纯水区。当原水含盐量高达 3000mg/L 时，若直接用离子交换法处理，离子交换树脂很快失去活性，所以应先采用电渗析装置除去大部分离子，以减轻后序工艺的负担。电渗析原理见图4-5。

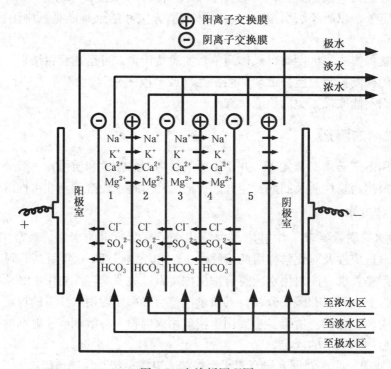

图 4-5 电渗析原理图

（3）反渗透法：反渗透法是在 20 世纪 60 年代发展起来的新技术。反渗透法可将分子量大于 300 的物质全部除去，对有机杂质的去除能力可达 100%。反渗透法可制得化学纯度、生物学纯度很高的水，不含热原，《美国药典》19 版首次收载该方法作为制备注射用水的法定方法之一，国内目前主要用于原水处理。

3. 注射用水的制备　蒸馏法制备注射用水是最经典的方法。蒸馏设备主要有塔式蒸馏水器、多效蒸馏水器和气压式蒸馏水器。

(1) 塔式蒸馏水器：主要由蒸发锅、隔沫装置和冷凝器三部分组成，见图 4-6。首先在蒸发锅内加入大半锅蒸馏水或去离子水，然后打开气阀，从锅炉排出的蒸汽经蒸汽选择器除去夹带的水珠后，进入蛇形加热管，经热交换后变为冷凝液，经废气排出器流入蒸发锅内，以补充蒸发失去的水分，过量的水则由溢流管排出，未冷凝的蒸汽则与 CO_2、NH_3 一同由小孔排出。蒸发锅内的蒸馏水在蛇形管处受热而蒸发，蒸汽通过隔沫装置时，沸腾产生的泡沫和雾滴被挡回蒸发锅内，而蒸汽则上升到第一冷凝器，冷凝后汇集于挡水罩周围的槽内，流入第二冷凝器，继续冷却成重蒸馏水。塔式蒸馏水器的生产能力大，并有多种不同规格，可根据需要选用。

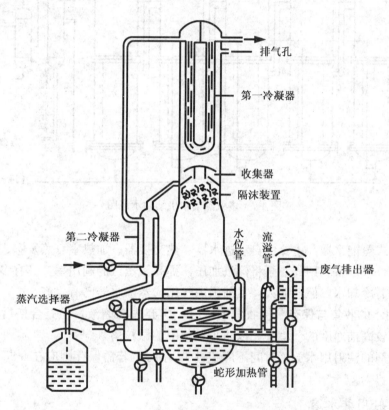

图 4-6　塔式蒸馏水器结构示意图

(2) 多效蒸馏水器：其特点是耗能低，产量高，质量优。多效蒸馏水器由圆柱形蒸馏塔、冷凝器及一些控制元件组成。去离子水先进入冷凝器预热后再进入各效塔内。以三效塔为例，一效塔内去离子水经高压蒸汽加热（130℃）而蒸发，蒸汽经隔沫装置进入二效塔内的加热室作为热源加热塔内蒸馏水，塔内的蒸馏水经过加热产生的蒸汽再进入三效塔作为三效塔的加热蒸汽加热塔内蒸馏水产生水。二效塔、三效塔的加热蒸汽冷凝和三效塔内的蒸汽冷凝后汇集于蒸馏水收集器而成为蒸馏水。此种蒸馏水器出水温度在 80℃ 以上，有利于蒸馏水的保存。

多效蒸馏水器的性能取决于加热蒸汽的压力和级数,压力越大,则产量越大;效数越多,热利用率愈高。多效蒸馏水器结构见图4-7。

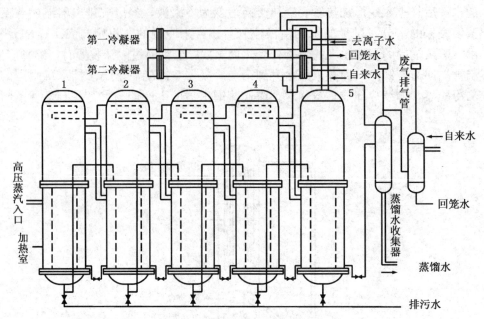

图4-7 多效蒸馏水机结构示意图

(3) 气压式蒸馏水器:主要由自动进水器、热交换器、加热室、蒸发室、冷凝器及蒸汽压缩机等组成。该设备利用离心泵将蒸汽加压,提高了蒸汽的利用率,具有多效蒸馏水器的优点,而且无需冷却水,但耗能大,目前国内气压式蒸馏水器已有生产。

4. 注射用水的收集与保存 接收蒸馏水时,应弃去初馏液,检查合格后方能收集,且收集器具应置较高洁净度的环境中,以防止空气中的微粒落入。

配制注射剂的注射用水放置时间不应超过12小时,若需保存则应在80℃以上或灭菌后密封保存。

(二) 注射用非水溶剂

1. 植物油 主要供注射用的植物油为大豆油(含天然的抗氧剂,是最稳定的植物油)。《中国药典》2010年版规定注射用大豆油的质量要求为:无臭或几乎无臭,无酸败味;色泽不得深于黄色6号标准比色液;在10℃时应保持澄明;相对密度为0.916~0.922;折光率1.472~1.476;碘值为126~140;皂化值为185~195;酸值不得大于0.1。其中碘值、皂化值、酸值是评价注射用油质量的重要指标。碘值反映油脂中不饱和键的多寡,碘值过高,则含不饱和键多,油易氧化酸败。皂化值表示游离脂肪酸和结合成酯的脂肪酸总量,过低表明油脂中脂肪酸分子量较大或含不皂化物(如胆固醇等),即杂质较多;过高则脂肪酸分子量较小,亲水性较强,失去油脂的性质。酸值高表明油脂酸败严重,不仅影响药物稳定性,且有刺激作用。

其他植物油如麻油、花生油、玉米油、橄榄油、棉籽油、蓖麻油及桃仁油等经精制后也可供注射用。

为考虑稳定性，植物油应储存于避光、密闭容器中，因日光、空气会加快油脂氧化酸败，一般可加入没食子酸丙酯、VE等抗氧剂。

2. 油酸乙酯 浅黄色油状液体，能与脂肪油混溶，性质与脂肪油相似而黏度较小。因贮藏中易变色，故常加入抗氧剂。

3. 乙醇 本品可与水、甘油、挥发油等可任意混溶，可供静脉注射或肌内注射。毒性小，小鼠静脉注射 LD_{50} 为 1.973g/kg，皮下注射 LD_{50} 为 8.285g/kg。采用乙醇为注射剂的溶剂时，浓度可达 50%，但当乙醇浓度超过 10% 时可能会有溶血作用或疼痛感。

4. 丙二醇 本品可与水、乙醇、甘油可任意混溶，能溶解多种药物及挥发油。丙二醇性质稳定，广泛用作注射剂的溶剂，可供静脉注射或肌内注射用。小鼠静脉注射 LD_{50} 为 5~8g/kg，皮下注射为 18.5g/kg，腹腔注射为 9.7g/kg。采用丙二醇为注射剂的溶剂时，常用量为 10%~60%。此外，丙二醇可降低水的冰点，可用以制备防冻注射剂。

5. 甘油 本品与水、乙醇、丙二醇任意混溶，对多种药物有较好的溶解性，可供静脉注射或肌内注射用。小鼠皮下注射 LD_{50} 为 10ml/kg，肌内注射为 6ml/kg。甘油因其黏度、刺激性等原因不能单独作为注射剂的溶剂，常与水、乙醇组成复合溶剂，常用浓度为 15%~20%。

6. 聚乙二醇 本品与水、乙醇相混溶，根据分子量大小不同，聚乙二醇有多种规格，其中 PEG300 和 PEG400 均可用作注射剂的溶剂。PEG300 大鼠静脉注射 LD_{50} 为 7.979g/kg，腹腔注射为 19.125g/kg；PEG400 小鼠腹腔注射 LD_{50} 为 4.2g/kg。采用 PEG300 和 PEG400 为注射剂的溶剂时，最大浓度为 30%，超过 40% 则产生溶血。

四、注射剂的附加剂

为了确保注射剂安全、有效及稳定，注射剂中除主药外，可根据药物性质加入其他适宜的物质，这些物质统称为附加剂。附加剂在注射剂中的主要作用有：①增加药物的稳定性；②增加主药的溶解度；③抑制微生物生长；④减轻疼痛或对组织的刺激性等。

所用附加剂应不影响药物疗效，避免对检验产生干扰，使用浓度不得引起毒性和过度的刺激性。

注射剂常用附加剂种类主要有 pH 值和等渗调节剂、增溶剂、局麻剂、抑菌剂、抗氧剂等。常用的附加剂见表 4-3。

1. pH 值调节剂 注射剂 pH 值调节剂在选用时除考虑药物的溶解度、稳定性、生理适应性外，还应考虑减少加入的离子种类，以减少离子浓度的不利影响，如盐酸普鲁卡因注射液调节药液 pH 值时，采用盐酸调节。

2. 抗氧剂 抗氧剂是一类易氧化的还原剂，加入溶液后，抗氧剂首先受到氧化而保护药物免遭氧化。《中国药典》2010 年版规定：在注射剂配制、灌封等生产过程中，为防止主药氧化，应在药液或空安瓿空间通惰性气体。常用的惰性气体有二氧化碳与氮气。通入的惰性气体应作为处方的混合成分在标签中注明。

表 4-3　　　　　　　　　　　　　　　注射剂常用附加剂

附加剂	浓度（%）	附加剂	浓度（%）
缓冲剂		**增溶剂、润湿剂、乳化剂**	
醋酸，醋酸钠	0.22，0.8	聚氧乙烯蓖麻油	1～65
枸橼酸，枸橼酸钠	0.5，4.0	聚山梨酯 20	0.01
乳酸	0.1	聚山梨酯 40	0.05
酒石酸，酒石酸钠	0.65，1.2	聚山梨酯 80	0.04～4.0
磷酸氢二钠，磷酸二氢钠	1.7，0.71	聚维酮	0.2～1.0
碳酸氢钠，碳酸钠	0.005，0.06	聚乙二醇-40 蓖麻油	7.0～11.5
抑菌剂		卵磷脂	0.5～2.3
苯甲醇	1～2	泊洛沙姆 188	0.21
羟丙丁酯，羟丙甲酯	0.01～0.015	**助悬剂**	
苯酚	0.5～1.0	明胶	2.0
三氯叔丁醇	0.25～0.5	甲基纤维素	0.03～1.05
硫柳汞	0.001～0.02	羧甲基纤维素	0.05～0.75
局麻剂		果胶	0.2
利多卡因	0.5～1.0	**填充剂（用于冻干粉针剂）**	
盐酸普鲁卡因	1.0	乳糖	1～8
苯甲醇	1.0～2.0	甘氨酸	1～10
三氯叔丁醇	0.3～0.5	甘露醇	1～10
等渗调节剂		**稳定剂**	
氯化钠	0.5～0.9	肌酐	0.5～0.8
葡萄糖	4～5	甘氨酸	1.5～2.25
甘油	2.25	烟酰胺	1.25～2.5
抗氧剂		辛酸钠	0.4
亚硫酸钠	0.1～0.2	**保护剂**	
亚硫酸氢钠	0.1～0.2	乳糖	2～5
焦亚硫酸钠	0.1～0.2	蔗糖	2～5
硫代硫酸钠	0.1	麦芽糖	2～5
金属离子螯合剂		人血白蛋白	0.2～2
EDTA·2Na	0.01～0.05		

3. 抑菌剂 注射量超过 5ml 的注射液，添加抑菌剂时必须特别谨慎选择，供静脉（除另有规定外）或椎管注射用的注射液，均不得添加抑菌剂。除必须考察抑菌剂与药物的相互作用外，还应考察与注射容器的相互作用。加入增溶剂的注射液、乳浊液因胶团或油滴的影响会使抑菌剂实际浓度降低，此时应考虑增加抑菌剂用量。

4. 增溶剂 许多药物需用增溶剂以增加其在水溶液中的溶解度。天然胆酸盐、聚山梨酯等毒性较低，可在注射剂中应用。聚山梨酯类增溶剂在使用时，应了解其昙点等特性，注意避免在灭菌加热与冷却过程中产生不利影响。当注射剂中使用抑菌剂时，还应考察增溶胶团对抑菌剂的影响。

5. 渗透压调节剂 氯化钠和葡萄糖为最常用的渗透压调节剂。应用时应根据药物性质进行选择。如脂肪营养乳，不宜选用氯化钠，以防离子浓度对乳滴产生不利影响。有些注射液则不宜使用葡萄糖。

五、注射剂的等渗调节与等张调节

（一）等渗调节

正常人的血浆有一定的渗透压，约为 313mosm/kg。渗透压与血浆渗透压相等的溶液为等渗溶液，如 0.9% 的氯化钠溶液和 5% 的葡萄糖溶液。高于血浆渗透压的溶液称为高渗溶液，反之称为低渗溶液。无论是高渗溶液还是低渗溶液注射入人体后，均会对机体产生影响。注射部位和注射量不同，其反应程度也不同。肌内注射可耐受 0.45%～2.7% 的氯化钠溶液（相当于 0.5～3 个等渗度的溶液）。若血液中注入大量低渗溶液，水分子可迅速进入红细胞内，红细胞膨胀破裂，发生溶血现象，甚至导致死亡。若注入高渗溶液，红细胞内水分渗出而发生细胞萎缩。但只要注射速度足够慢，血液可自行调节使渗透压很快恢复正常，所以不至于产生不良影响。对脊髓腔内注射，由于易受渗透压的影响，必须调节注射剂至等渗。

常用的渗透压调整方法有冰点降低数据法和氯化钠等渗当量法。表 4-4 为一些药物的 1% 溶液的冰点降低值，根据表 4-4 数据，可计算并配制药物的等渗溶液。

表 4-4　一些药物水溶液的冰点降低值与氯化钠等渗当量

名称	1% 水溶液（W/V）冰点降低值（℃）	1g 药物氯化钠等渗当量（E）	等渗浓度溶液的溶血情况		
			浓度（%）	溶血（%）	pH 值
硼酸	0.28	0.47	1.9	100	4.6
盐酸乙基吗啡	0.19	0.15	6.18	38	4.7
硫酸阿托品	0.08	0.1	8.85	0	5.0
盐酸可卡因	0.09	0.14	6.33	47	4.4
氯霉素	0.06				
依地酸钙钠	0.12	0.21	4.50	0	6.1

(续　表)

名称	1%水溶液（W/V）冰点降低值（℃）	1g药物氯化钠等渗当量（E）	等渗浓度溶液的溶血情况		
			浓度（%）	溶血（%）	pH值
盐酸麻黄碱	0.16	0.28	3.2	96	5.9
无水葡萄糖	0.10	0.18	5.05	0	6.0
葡萄糖（含 H_2O）	0.091	0.16	5.51	—	5.9
氢溴酸后马托品	0.097	0.17	5.67	92	5.0
盐酸吗啡	0.086	0.15	—	—	—
碳酸氢钠	0.381	0.65	1.39	0	8.3
氯化钠	0.58	—	0.9	0	6.7
青霉素G钾	—	0.16	5.48	0	6.2
硝酸毛果芸香碱	0.133	0.22	—	—	—
聚山梨酯80	0.01	0.02	—	—	—
盐酸普鲁卡因	0.12	0.18	5.05	91	5.6
盐酸丁卡因	0.109	0.18	—	—	—

1. 冰点降低数据法　一般情况下，血浆冰点值为 -0.52℃。根据物理化学原理，任何溶液其冰点降低到 -0.52℃，即与血浆等渗。等渗调节剂的用量可用式（4-9）计算：

$$W = \frac{0.52 - a}{b} \qquad 式（4-9）$$

式中，W 为配制等渗溶液需加入的等渗调节剂的百分含量；a 为药物溶液的冰点下降度数；b 为用以调节等渗的调节剂1%溶液的冰点下降度数。

例1　用氯化钠配制等渗溶液100ml，需用氯化钠多少？

已知 $b = 0.58$，纯水 $a = 0$，按式（4-9）计算得 $W = 0.9\%$

即0.9%氯化钠为等渗溶液，配制100ml氯化钠等渗溶液需用0.9g氯化钠。

例2　配制2%盐酸普鲁卡因溶液100ml，用氯化钠调节等渗，求需加入的氯化钠的量。

由表4-4可知，2%盐酸普鲁卡因溶液的冰点下降度 a 为 $0.12 \times 2 = 0.24℃$。1%氯化钠溶液的冰点下降度 b 为0.58℃，代入式（4-9）得：

$$W = \frac{0.52 - 0.24}{0.58} = 0.48\%$$

即配制2%盐酸普鲁卡因等渗溶液100ml需加入氯化钠0.48g。

对于成分不明或查不到冰点降低数据的注射液，可通过实验测定，再按式（4-9）计算。在测定药物的冰点降低值时，为使测定结果更加准确，测定浓度应与配制溶液浓度相近。

2. 氯化钠等渗当量法　氯化钠等渗当量是指与1g药物呈等渗的氯化钠的克数，用E表示。利用E值也可计算配制药物等渗溶液所需添加的氯化钠的量。

例1　配制1000ml葡萄糖等渗溶液，需加无水葡萄糖多少克（W）。

由表4-4可知，1g无水葡萄糖的氯化钠等渗当量为0.18，根据0.9%氯化钠为等渗溶液，因此：

$$W=\frac{0.9}{0.18}\times\frac{1000}{100}=50g$$

即5%无水葡萄糖溶液为等渗溶液。

例2 配制2%盐酸麻黄碱溶液200ml，欲使其等渗，需加入多少克氯化钠或无水葡萄糖。

由表4-4可知，1g盐酸麻黄碱的氯化钠等渗当量为0.28，无水葡萄糖的氯化钠等渗当量为0.18。

设所需加入的氯化钠和葡萄糖的量分别为X和Y。

$$X=(0.9-0.28\times2)\times200/100=0.68g$$
$$Y=0.68/0.18=3.78g$$

或

$$Y=(5\%/0.9\%)\times0.68=3.78g$$

（二）等张调节

等渗溶液（isoosmotic solution）是指渗透压与血浆相等的溶液，因为渗透压是溶液的依数性之一，采用物理化学实验方法可求得，属于物理化学概念。但临床上等渗溶液仍可能出现溶血现象，如盐酸普鲁卡因、氯化铵、盐酸可卡因等。因而需提出等张溶液的概念。

等张溶液是指与红细胞膜张力相等的溶液，在等张溶液中红细胞能保持正常的体积和形态，不会发生溶血，因而等张溶液是一个生物学的概念。

红细胞膜对很多药物水溶液来说可视为理想的半透膜，它可让溶剂分子通过，而不让溶质分子通过，因此这些药物的等渗浓度和等张浓度相同或相近。但红细胞并非典型的半透膜，对有些药物的水溶液，不仅溶剂分子能通过，而且溶质分子也能通过，如0.9%的氯化钠溶液。但还有一些药物如盐酸普鲁卡因、甘油、丙二醇等，即使是等渗溶液，也还会发生不同程度的溶血现象。这类药物一般需加入适量氯化钠、葡萄糖等调节至等张才可避免溶血。药物的等张浓度可用溶血法进行测定。

由于等渗和等张溶液定义不同，等渗溶液不一定等张，等张溶液亦不一定等渗（0.9%的氯化钠溶液既等渗又等张），因此，在注射剂的制备中，即使所配制的溶液为等渗溶液，为使用药安全，亦应进行溶血试验，必要时加入葡萄糖、氯化钠等调节成等张溶液。

第三节 注射剂的制备

注射剂制备的一般工艺流程为：原辅料的准备、容器处理→配制→过滤→灌封→灭菌→质量检查→印字包装。

注射剂生产车间的位置、房间布局、内部结构均应符合生产工艺要求及环境洁净区域划分的要求。

一、原辅料的准备

制备注射剂用的原辅料，必须符合《中国药典》2010年版所规定的各项杂质检查与含量限度。某些品种，可另行制定内控标准。在大生产前，应做小样试制，检验合格方可使用。

配制前，应正确计算原料的用量，称量时应两人核对。若在制备过程中（如灭菌后）药物含量下降，应酌情增加投料量。含结晶水药物应注意进行换算。投料量可按式（4-10）计算：

$$原料（附加剂）实际用量 = \frac{原料（附加剂）理论用量 \times 成品标示量百分数}{原料（附加剂）实际含量} \quad 式（4-10）$$

成品标示量百分数通常为100%，有些产品因灭菌或储存含量会有所下降，可适当增加投料量（即提高成品标示量的百分数）。原料（附加剂）用量＝实际配液量×成品含量（%）；实际配液量＝实际灌注量＋实际灌注时损耗量。

二、注射剂的容器及处理

（一）安瓿的种类和式样

注射剂容器一般是指由硬质中性玻璃制成的安瓿或西林瓶，亦有塑料容器。

安瓿的式样有粉末安瓿、有颈安瓿、曲颈安瓿等，容积通常为1ml、2ml、5ml、10ml、20ml等几种规格。为避免折断安瓿瓶颈时造成玻璃屑、微粒进入安瓿污染药液，国家食品药品监督管理局（SFDA）已强行推行曲颈易折安瓿。目前安瓿多为无色，有利于检查药液的澄明度。对需要避光保存的药物，可采用琥珀色玻璃安瓿。但琥珀色安瓿含氧化铁，若药物成分能被铁离子催化，则不宜使用。

粉末安瓿供分装注射用粉末或结晶性药物使用。安瓿的瓶颈口粗或呈喇叭状以便于药物分装。这种安瓿的瓶身与颈同粗，且在瓶颈与瓶身的连接处吹有沟槽，用时锯开，灌入溶剂溶解后注射。为方便临床应用，近年来开发了一种可同时盛装粉末与溶剂的注射容器，容器分为两个隔室，下隔室装无菌药物粉末，上隔室装溶剂，中间用特制的隔膜分开，用时将顶部的塞子压下，隔膜打开，溶剂流入下隔室，将药物溶解后使用。这种注射用容器特别适用于一些在溶液中不稳定的药物。

（二）安瓿的质量要求

安瓿不仅要盛装各种不同性质的注射剂，而且还要经受高温灭菌和在不同环境下的长期储存要求。因此，注射剂玻璃容器应符合以下质量要求：①应无色透明，以便于检查注射剂的澄明度、杂质以及变质情况；②应具有低的膨胀系数、优良的耐热性，以耐受灭菌冷却等处理，不易爆裂；③熔点低，易于熔封；④安瓿瓶壁不得有气泡、麻点及砂粒；⑤应有足够的物理强度，能耐受热压灭菌时产生的较高压力差，并避免在生产、装运和保存过程中所造成的破损；⑥应具有高度的化学稳定性，不易被药液侵蚀，也不改变药液的pH值。

目前用于制备安瓿的玻璃主要有中性玻璃、含钡玻璃和含锆玻璃三种。其中中性玻璃是低硼酸硅盐玻璃,化学稳定性好,可作为近中性或弱酸性注射剂的容器;含钡玻璃耐碱性好,可作为碱性较强注射剂的容器;含锆玻璃系含少量锆的中性玻璃,具有更高的化学稳定性、耐酸、耐碱性能好。除玻璃组成外,安瓿的制作、贮藏、退火等技术,也在一定程度上影响安瓿的质量。

(三) 安瓿的检查

安瓿使用时,必须按《中国药典》2010年版要求进行一系列的检查,包括安瓿外观、尺寸、应力、清洁度、热稳定性等物理检查项目和耐酸性能、耐碱性能、中性检查等化学检查项目。安瓿选择时,还需进行装药试验,考察容器与药液有无相互作用。

(四) 安瓿的切割与圆口

安瓿需先经切割,使安瓿颈的长度基本一致,以便于灌封及包装。切割后的安瓿应瓶口整齐,无缺口、裂口、双线、长短适宜。安瓿割口后,颈口截面粗糙,在相互碰撞及洗涤时易产生玻璃屑并落入安瓿内,因此需用强烈火焰喷烘颈口截面,使颈口熔融光滑,此操作称为"圆口"。目前大多空安瓿出厂时均已完成切割与圆口处理。

(五) 安瓿的洗涤

安瓿一般使用离子交换水灌瓶蒸煮,质量较差的安瓿须用0.5%的醋酸水溶液,灌瓶蒸煮(100℃、30分钟)热处理。蒸煮瓶的目的是使瓶内的灰尘、沙砾等杂质经加热浸泡后落入水中,容易洗涤干净,同时也可使玻璃表面的硅酸盐水解,微量的游离碱和金属盐溶解,提高安瓿的化学稳定性。

目前国内药厂使用的安瓿洗涤设备主要有三种。

1. 喷淋式安瓿洗涤机组 这种机组由喷淋机、甩水机、蒸煮箱、水过滤器及水泵等机件组成,洗涤效率高,设备简单,曾被广泛采用。但这种洗涤设备占地面积大、耗水量多、洗涤效果欠佳,仅适用于5ml以下安瓿的洗涤。

2. 气水喷射式安瓿洗涤机组 这种机组主要由供水系统、压缩空气及其过滤系统、洗瓶机等三大部分组成。洗涤时,利用洁净的洗涤水及经过过滤的压缩空气,通过喷嘴交替喷射安瓿内外部,将安瓿洗净。适用于大规格安瓿和曲颈安瓿的洗涤。

3. 超声波安瓿洗涤机组 利用超声技术清洗安瓿是国外制药工业近20年来新发展起来的一项新技术。在液体中传播的超声波能对物体表面的污物进行清洗,具有清洗洁净度高、清洗速度快等特点。目前国内已有引进和仿制的超声波洗瓶机。但超声波在水浴槽中易造成对边缘安瓿的污染或损坏玻璃内表面而造成脱片的现象,洗涤时应加以注意。

(六) 安瓿的干燥与灭菌

洗净的安瓿可在120℃~140℃烘箱内干燥。需无菌操作或低温灭菌的安瓿需在180℃干热灭菌1.5小时。大生产中多采用隧道式烘箱,主要有红外线发射装置与安瓿自动传递装置两部分组成,温度可高达250℃~350℃,一般350℃、5分钟即可达到灭菌目的。

经干燥灭菌的空安瓿应置于洁净室内存放,且存放时间不应超过24小时。

三、注射剂的配制与过滤

1. 注射剂的配制

（1）配制用具的选择与处理：注射剂常用装有搅拌器的夹层锅配制。配制用具的材料有玻璃、耐酸碱搪瓷、不锈钢、无毒的聚氯乙烯材料等。配制浓的盐溶液不宜选用不锈钢容器；需加热的药液不宜选用塑料容器。

配制器具在使用前，要用洗涤剂或硫酸清洁液处理干净。临用时再用新鲜注射用水荡洗或灭菌。用具每次使用后，均应及时清洗，玻璃用具可加入少量硫酸清洁液或75％乙醇，以免长菌，用时再依法洗净。

（2）配制方法：分为稀配法和浓配法两种。稀配法系将全部药物中加入所需的全部溶剂，一次配成所需浓度。本法适用于原料质量好、小剂量注射剂的配制。浓配法系将全部药物加入部分溶剂中配成浓溶液，加热或冷藏后过滤，然后稀释至所需浓度。本法适用于原料质量一般、大剂量注射剂的配制。

注射剂配制所用注射用水其贮存时间不得超过12小时。配制时还应注意：①配制注射液时应在洁净的环境中进行，一般不要求无菌，但所用器具、原料及附加剂应尽可能无菌；②配制剧毒药品注射液时，应严格称量与校核，并谨防交叉污染；③对不稳定的药物应注意调配顺序（如先加稳定剂或通惰性气体等），有时还要控制温度或避光操作；④对于不易滤清的大容量药液可加0.1％～0.3％活性炭处理，小量注射液可用纸浆混炭处理。活性炭常选用一级针用炭或"767"型针用炭。使用活性炭时还应注意其对药物有无吸附作用。

配制油性注射液时，常将注射用油先经150℃干热灭菌1～2小时，冷却至适宜温度（一般在主药熔点以下20℃～30℃），趁热配制、过滤（一般在60℃以下）。温度不宜过低，否则黏度增大使过滤困难。

注射剂配制后，应进行半成品质量检查（如pH值、含量等），合格后方可过滤。

2. 注射剂的过滤 注射剂的过滤一般先初滤再精滤。操作时应根据具体过滤要求，结合注射剂药液中沉淀物的多少，选择适宜的滤器与过滤装置。注射剂的初滤常以滤纸或纱布为滤材，用布氏滤器减压过滤，大生产常用板框式压滤机或砂滤棒过滤。注射剂的精滤常用垂熔玻璃滤器或微孔滤膜过滤器。

注射剂的过滤方式通常有高位静压过滤、减压过滤及加压过滤等。

（1）高位静压过滤装置：该装置（见图4-8）是利用药液本身的静压差在管道中进行过滤，适用于生产量不大、缺乏加压或减压设备的情况。一般药液缸置于楼上，通过管道于楼下灌封。该法压力稳定，滤过质量好，但滤速慢。

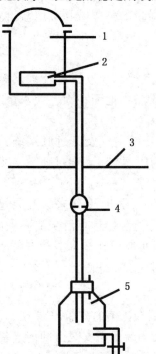

注：1. 配液缸 2. 滤过棒 3. 楼板
4. 垂熔滤球G_3 5. 贮液瓶

图4-8 高位静压过滤装置

（2）减压过滤装置：该装置（见图 4-9）采用真空泵等将药液抽成真空形成负压，再使其通过过滤介质，适用于各种滤器，对设备要求简单，但压力不够稳定，操作不当易致滤层松动，影响滤过质量。此外，整个系统处于负压状态，一些微生物或杂质可从密封不严处吸入系统污染产品，故不适用于除菌过滤。

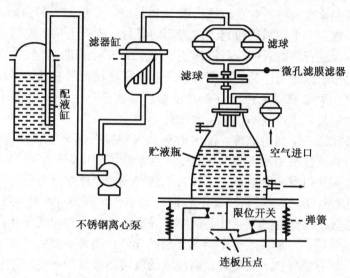

图 4-9 减压连续过滤装置

（3）加压过滤装置：该装置（见图 4-10）系利用离心泵对药液加压以达到过滤目的，广泛应用于药厂大生产。特点是压力稳定，滤速快，滤过质量好，产量也较高。由于整个装置处于正压下，即使过滤停顿对滤层影响也较小，同时外界空气不易漏入过滤系统，因此适

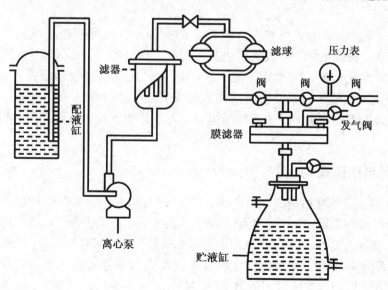

图 4-10 加压过滤装置

用于无菌过滤。但此法需离心泵和压滤器等耐压设备，要求配液、过滤及灌封工艺在同一平面，同时该装置在使用前应检查过滤系统的严密性。

四、注射剂的灌封

注射剂过滤后经检查合格后应及时进行灌装和封口，即灌封。封口有拉封与顶封两种，为保证封口质量，现生产上均采用拉封。注射剂的灌封大生产上采用安瓿自动灌封机。

安瓿自动灌封机进行灌封时的运行操作为：安瓿传送至轨道，灌注针头上升、药液灌装并充气，封口，再由轨道送出产品。灌液部分装有缺瓶自动止灌装置，当灌注针头降下而无安瓿时，药液不再注射灌液以免污染机器及浪费。目前生产上已采用洗、灌、封联动机和割、洗、灌、封联动机，生产效率得到很大提高。

灌装药液时应注意：①剂量准确，灌装时可按《中国药典》2010年版二部附录要求适当增加药液量，以保证注用量不少于标示量。根据药液的黏稠程度不同，在灌装前，必须用精确的小量筒校正注射器的吸液量，试装若干支安瓿，经检查合格后再行灌装；②药液不沾瓶，为防止灌注器针头"挂水"，活塞中心常有毛细孔，可使针头挂的水滴缩回并调节灌装速度，防止灌装过快时药液溅至瓶壁而沾瓶；③通惰性气体时应既不使灌液溅至瓶颈，又可使安瓿空间空气除尽。一般采用空安瓿先充惰性气体，灌装药液后再充一次的方式。

常用的惰性气体有氮气和二氧化碳。高纯度的氮可不经处理，纯度差的氮气可先通过缓冲瓶，然后经硫酸、碱性焦性没食子酸、1%的高锰酸钾溶液处理。二氧化碳可用装有浓硫酸、硫酸铜溶液、1%的高锰酸钾溶液与50%甘油溶液的洗气瓶处理。有些药厂在通气管路上装有报警器以检查充气效果，也可用CY-2型测氧仪进行残余氧气的测定。可以考虑预热，并在熔封装置上加一保温挡板。惰性气体的选择，要根据药液品种而定，一般选用氮气，因二氧化碳易使安瓿爆裂，同时一些碱性药液或钙制剂也会与二氧化碳发生反应，应用时应注意。

安瓿灌封过程中，因操作方法或生产设备的原因，常出现一些问题，如灌装剂量不准确、封口不严密，出现毛细孔、大头、焦头、瘪头、爆头等。如出现焦头主要因安瓿颈部沾有药液，熔封时炭化而致，其原因可能是：①灌装时速度过快使药液溅挂在安瓿瓶壁上；②灌装针头进入安瓿灌药时不能及时回缩或针头安装不正；③压药与针头注药行程配合不好；④针头升降轴不够润滑，针头起落迟缓等。对于出现的各种问题，应分析具体原因及时解决。

五、注射剂的灭菌与检漏

1. 灭菌 灌装后的注射剂应及时灭菌。灭菌方法和条件应根据药物性质选择确定，既要保持注射剂中药物的稳定，又必须保证制剂成品无菌。在避菌条件较好的条件下生产的注射剂可采用流通蒸汽灭菌，1~5ml的注射剂可用流通蒸汽100℃灭菌30分钟；10~20ml的注射剂100℃灭菌45分钟。灭菌操作要求按灭菌效果F_0大于8进行验证。注射剂从配制到灭菌，必须在规定时间内完成（一般为12小时）。

2. 检漏 灭菌后的安瓿应立即进行漏气检查，其目的是将熔封不严密的注射剂检出剔除。检漏一般采用灭菌和检漏两用的灭菌锅。灭菌后稍开锅门,从进水管放进冷水淋洗安瓿使温度降低,然后密闭锅门并抽气使灭菌器内压力逐渐降低。此时安瓿如有漏气,则安瓿内的空气也会随之被抽出。当真空度达 85.12～90.44kPa 时,停止抽气,将有色溶液吸入灭菌锅中,待有色溶液浸没安瓿后,关闭色水阀,开放气阀,并将有色溶液抽回贮液器,开启锅门,将锅内注射剂取出,淋洗后检查,剔除带色的漏气安瓿。

另外,还可以将安瓿横放或倒置于灭菌器内,升温灭菌会使安瓿内部空气受热膨胀形成正压,若安瓿漏气,药液则从顶端的毛细孔或裂缝中压出,灭菌结束后变成空安瓿被检出剔除,此法操作简便,并且灭菌与检漏同时完成。

对于小量生产,可以在灭菌完成后,立即取出注射剂放置于适宜容器中,趁热将冷的有色溶液加到容器中,安瓿遇冷内部压力降低,有色溶液即可从裂缝或毛细孔中进入安瓿从而检出漏气安瓿。

六、注射剂的质量检查

1. 装量 注射剂的标示装量为 2ml 以下时,取样 5 支,标示装量为 2～50ml 时,取样 3 支。按照《中国药典》2010 年版二部附录 Ⅰ B 装量检查法检查,要求每支的装量均不得少于其标示量。

2. 可见异物 可见异物检查法有灯检法和光散射法,一般常用灯检法。具体检查方法和结果判定见《中国药典》2010 年版二部附录 Ⅸ H。

3. 不溶性微粒 不溶性微粒检查法有光阻法和显微计数法,一般优先采用光阻法。具体检查方法和结果判定见《中国药典》2010 年版二部附录 Ⅸ C。

4. 无菌检查 任何注射剂灭菌后,必须抽取规定的样品,进行无菌检查。检查方法见《中国药典》2010 年版二部附录 Ⅺ H。

5. 细菌内毒素或热原 静脉用注射剂应进行细菌内毒素或热原检查。

6. 其他检查 注射剂视品种不同,有的还需进行有关物质、降压物质检查、异常毒性检查、刺激性、过敏试验及抽针试验等。

七、注射剂的印字及包装

注射剂的容器上必须印有药名、规格、批号等。注射剂的外包装盒、标签上必须印有药物名称、数量、规格、含量、适应证、用法用量、禁忌证、不良反应、生产日期、厂名、厂址、生产批文、注册商标、附加剂名称及其用量等。目前生产中已有印字、装盒、贴签及包扎等联动的印包联动机,大大提高了生产效率。

八、注射剂举例

例1 维生素 C 注射液(抗坏血酸注射液)

【处方】维生素 C(主药)　　　　　　　　　104g
　　　　依地酸二钠(络合剂)　　　　　　　0.05g
　　　　碳酸氢钠(pH 调节剂)　　　　　　　49.0g

亚硫酸氢钠（抗氧剂）	2.0g
注射用水	加至 1000ml

【制备】在配制容器中，加入处方量80%的注射用水，通二氧化碳至饱和，加维生素C溶解后，分次缓缓加入碳酸氢钠，搅拌使完全溶解，加入预先配制好的依地酸二钠溶液和亚硫酸氢钠溶液，搅拌均匀，调节药液 pH 值至 6.0～6.2，添加二氧化碳饱和的注射用水至足量，用垂熔玻璃漏斗与膜滤器过滤，溶液中通二氧化碳，并在二氧化碳气流下灌封，最后于100℃流通蒸汽灭菌15分钟。

【注解】①维生素C分子中有烯二醇结构，显强酸性，注射时刺激性大，易产生疼痛，故加入碳酸氢钠（或碳酸钠）调节 pH 值，以避免疼痛，并增强本品的稳定性。②维生素C在水溶液中极易氧化、水解。原辅料的质量是影响 VC 注射液质量的关键。同时空气中的氧气、溶液 pH 值和金属离子（特别是铜离子）等对其稳定性影响亦较大。因此处方中加入抗氧剂（亚硫酸氢钠）、金属离子络合剂及 pH 值调节剂，工艺中采用充惰性气体等措施，以提高产品稳定性。③本品稳定性与温度有关。实验表明，用 100℃流通蒸汽 30 分钟灭菌，含量降低 3%，而 100℃流通蒸汽 15 分钟灭菌，含量仅降低 2%，故以 100℃流通蒸汽 15 分钟灭菌为宜。

例 2　维生素 B_2 注射液

【处方】维生素 B_2（主药）	2.575g
烟酰胺（助溶剂）	77.25g
乌拉坦（局麻剂）	38.625g
苯甲醇（抑菌剂）	7.5ml
注射用水	加至 1000ml

【制备】维生素 B_2 先用少量注射用水调匀待用。将烟酰胺、乌拉坦溶于适量注射用水中，加入活性炭 0.1g，搅拌均匀后放置 15 分钟，粗滤脱碳，加注射用水至约 900ml，水浴上加热至 80℃～90℃，慢慢加入已用注射用水调好的维生素 B_2，保温 20～30 分钟，至完全溶解后冷却至室温。加入苯甲醇，用 0.1mol/L 的盐酸液调节 pH 值至 5.5～6.0，调整体积至1000ml，然后在 10℃ 以下放置 8 小时，过滤至澄明、灌封，100℃流通蒸汽灭菌 15 分钟。

【注解】①维生素 B_2 在水中溶解度小，0.5% 的浓度已为过饱和溶液，所以必须加入大量的烟酰胺作为助溶剂。此外还可用水杨酸钠、苯甲酸钠、硼酸等作助溶剂，10% 的 PEG600 以及 10% 的甘露醇也能增加其溶解度。②维生素 B_2 水溶液对光极不稳定，在酸性或碱性溶液中都易变成酸性或碱性感光黄素。所以在制备时，应严格避光操作，制剂成品也需避光保存。酰脲和水杨酸钠能防止维生素 B_2 的水解和光解作用。③维生素 B_2 还可制成长效混悬注射剂，如加 2% 的单硬脂酸铝制成的维生素 B_2 混悬注射剂，一次注射 150mg，能维持疗效 45 天，而注射同剂量的水性注射剂只能维持药效 4～5 天。

第四节 输液剂

一、概述

输液剂（infusion solution）是由静脉滴注输入体内的大剂量（一次给药在100ml以上）注射液。输液的使用剂量大，且可直接进入血循环，故起效迅速，临床上多用于救治危重和急症病人。输液剂通常包装在玻璃或塑料的输液瓶或袋中，不含防腐剂或抑菌剂。使用时通过输液器调整滴速，持续而稳定地进入静脉，用于纠正体内水和电解质的紊乱，调节体液的酸碱平衡，补充必要的营养、热能和水分，维持血容量。

输液剂也常作为一种载体，将多种注射液如抗生素、强心药、升压药等加入其中，以使药物迅速起效，并维持稳定的血药浓度，确保临床疗效的发挥。

二、输液剂的分类与质量要求

（一）输液剂的分类及临床用途

1. 电解质输液剂 用于补充体液、电解质，纠正体内酸碱平衡及渗透压等。如氯化钠注射液、碳酸氢钠注射液、乳酸钠注射液、山梨醇注射液等。

2. 营养输液剂 用于不能口服吸收营养的患者。营养输液剂有碳水化合物（糖）类输液剂、氨基酸输液剂、脂肪乳输液剂等。糖类输液剂中最常用的是葡萄糖注射液。

3. 胶体输液剂（又称为血浆代用品） 用于调节体内渗透压。胶体输液有多糖类、明胶类、高分子聚合物类等，如右旋糖酐、淀粉衍生物、明胶、聚乙烯吡咯烷酮（PVP）等。

4. 含药输液剂 含有治疗药物的输液剂，可用于临床治疗，如甲硝唑注射液、替硝唑、环丙沙星等输液剂。

（二）输液剂的质量要求

输液剂的质量要求与注射剂基本一致，但由于输液剂的注射量大，又是直接注入静脉，因而质量要求更为严格。

1. 应无菌、无热原 与注射剂相比，输液剂对无菌、无热原的要求更严格，也是当前输液剂存在的主要质量问题。

2. 应调节适宜的pH值 应在保证疗效和制剂稳定的基础上，力求接近人体血液的pH值，过高或过低都会引起机体酸或碱中毒。

3. 应具有适宜的渗透压 输液剂的渗透压应调节为等渗或偏高渗，尽可能与红细胞膜的渗透压相等。

4. 不得含有引起过敏反应的异性蛋白及降压物质

5. 不得添加任何抑菌剂

6. 使用安全 不引起血象的任何变化，不引起过敏反应，不损害肝肾。

三、输液剂的制备

输液剂制备的一般工艺流程为:

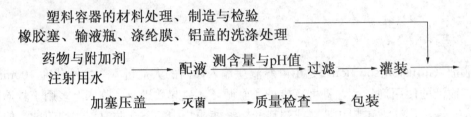

（一）输液剂容器及其包装材料处理

1. 输液剂容器 输液剂的容器有玻璃输液瓶、聚丙烯塑料瓶和塑料软袋三种。

（1）玻璃输液瓶：由硬质中性玻璃制成，物理化学性质稳定，外观应无色透明，光滑无条纹，无气泡，无毛口，瓶口内径大小应符合要求，圆整光滑，以利密封。常用容积为100ml、250ml和500ml。新输液瓶的洗涤一般采用水洗和碱洗相结合的方式进行。碱洗法是用2%NaOH溶液（50℃~60℃）或1%~3%Na_2CO_3溶液冲洗，由于碱对玻璃有腐蚀作用，故洗瓶时间不宜过长。碱洗法可同时除去掉细菌和热原。药液灌装前必须用微孔滤膜滤过的注射用水倒置冲洗。国内有些药厂自己生产输液瓶，瓶子出炉后立即密封，故洁净度较高，只用微孔滤膜滤过的注射用水冲洗即可。

（2）塑料瓶：由无毒聚丙烯制成，质轻，机械强度高，耐热、耐水、耐腐蚀，化学稳定性高，可热压灭菌。聚丙烯塑料瓶先用常水冲洗，再用微孔滤膜滤过的注射用水洗至澄明即可。

（3）塑料袋：有PVC软袋和非PVC软袋两种。PVC软袋由无毒软性聚氯乙烯制成，质轻、耐压、不易破损，但耐热性差，透湿透气，影响药液稳定性且对人体健康及环境存在潜在危害，SFDA已明确表示停止审批新的PVC软袋包装输液剂生产厂家。

非PVC软袋目前多由聚烯烃多层共挤膜制成，一般为三层结构。制袋过程不使用黏合剂、增塑剂，并且膜材无溶出、不掉屑，为输液软袋的安全使用提供了保障；膜材易于热封、弹性好抗冲击，温度耐受范围广，既耐高温（可在121℃下灭菌），又耐低温（-40℃）；透明度高，化学惰性、药物相容性好。非PVC软袋的生产自动化程度高，其制袋、印字、灌装、封口可在同一生线上完成，使用筒膜无需水洗便可直接使用，节省了容器清洗的工序，能更有效地避免生产环节的污染。

2. 橡胶塞 橡胶塞应富有弹性及柔软性；针头易刺入，拔出能立即闭合；耐溶，不污染药液，也不吸附药液成分；有化学稳定性；能热压灭菌；无毒性、无溶血性。天然橡胶塞配方复杂，含有氧化锌、碳酸钙、硫化剂、防老化剂、塑化剂、着色剂、润滑剂等附加剂，直接使用会污染药液，故多在胶塞下衬垫隔离膜，以防止胶塞与药液直接接触。天然橡胶化学稳定性差、易老化；屏蔽性、密封性差；含有对人体有害的杂质等，会影响药品质量并存在人体健康隐患。因此，SFDA已规定自2005年1月1日起一律停止使用天然橡胶塞，而使用质量高、安全性好的药用丁基胶塞。使用丁基胶塞不必加隔离膜。

丁基胶塞在生产时虽已经过必要的清洗及硅化，但使用前仍应进行适当漂洗，一般用滤过的注射用水漂洗3次，水温宜为70℃～80℃，采用经净化的压缩气作为搅拌动力，轻柔搅拌8～10分钟并溢流（避免机械搅拌产生微粒），或使用超声波漂洗效果更佳。最后一次漂洗过的水必须进行澄明度检查，合格后方能进入下一步工序。胶塞漂洗后置于新鲜注射用水中备用或热压灭菌，干燥后密封备用。灭菌后的胶塞应在24小时内使用。

（二）输液剂的配制与过滤

输液剂的配制多采用带有夹层的不锈钢或搪瓷玻璃罐，可以加热，还带有搅拌装置。配制输液剂必须采用新鲜无热原的注射用水，配制方法有浓配法和稀配法两种。为保证无热原和澄明度合格，多采用浓配法。如葡萄糖注射液先配成50%～70%的浓溶液，加入0.01%～0.5%针用活性炭，调节pH值至3～5，加热煮沸后冷却至45℃～50℃（临界吸附温度），吸附时间为20～30分钟，以吸附热原、色素和其他杂质，过滤后稀释至所需浓度。输液剂配制用容器、滤过装置及输送管道，必须认真清洗。使用后应立即清洗干净，并定时进行灭菌。

输液剂的过滤方法、过滤装置与注射剂相同。常采用加压三级过滤装置，即按照板框式过滤器（或砂滤棒）、垂熔玻璃滤器、微孔滤膜（孔径0.65μm或0.8μm）的顺序进行过滤。板框式过滤器或砂滤棒起预滤或初滤作用，垂熔玻璃滤器和微孔滤膜起精滤作用。加压滤过既可以提高过滤速度，又可以防止过滤过程中产生的杂质或碎屑污染滤液。

（三）输液剂的灌封与灭菌

灌封室的洁净度应为100级或局部100级。玻璃瓶输液剂的灌封工序由药液灌注、塞橡胶塞、轧铝盖三步组成。此三步应连续完成，即药液灌装至符合装量要求后，立即将橡胶塞对准瓶口塞入，翻边，轧紧铝盖。灌封要求装量准确、塞正、铝盖封紧。目前药厂多采用回转式自动灌封机、自动放塞机、自动翻塞机、自动落盖轧口机等完成联动化、机械化生产。

输液剂灌封后应及时灭菌。输液剂从配制到灭菌的时间，一般不超过4小时。玻璃瓶装输液剂一般容量为500ml或250ml，且瓶壁较厚，因此灭菌时需要较长预热时间（一般预热20～30分钟），以保证瓶的内外均达到灭菌温度，也不会因骤然升温而使输液瓶炸裂。玻璃瓶装输液灭菌条件为115℃、68.6kPa（0.7kg/cm^2）、30分钟。对于塑料袋装输液，灭菌条件一般为109℃、45分钟或111℃、30分钟。

四、输液剂的质量检查与包装

按《中国药典》2010年版规定，输液剂的质量检查项目有最低装量、不溶性微粒、可见异物、细菌内毒素或热原、无菌等。检查方法按《中国药典》2010年版有关规定执行。

输液剂经质量检查合格后，应立即贴上标签，标签上应印有品名、规格、批号、日期、使用事项、生产单位等。贴好标签后装箱，封妥，送入仓库。包装箱上亦应印上品名、规格、生产单位等项目。装箱时应注意装严装紧，便于运输。

五、输液剂主要存在的问题及解决方法

输液剂大生产中主要存在染菌、澄明度和热原反应问题。

(一) 染菌

输液剂生产过程中由于严重污染、灭菌不彻底、松动、漏气等,会使输液染菌。有时出现浑浊、霉团、云雾状、产气等现象,也有些外观无变化。染菌的输液剂一旦输入人体内将立即产生严重后果,如会引起脓毒症、败血病、热原反应,甚至死亡。

有些芽孢需120℃、30~40分钟,有些放射线菌140℃、15~20分钟才能被杀死。若输液为营养物质时,细菌易生长繁殖,即使经过灭菌,大量尸体的存在,也会引起致热反应。最根本的解决方法就是尽量减少生产过程中的污染,同时严格灭菌,严密包装。

(二) 澄明度问题

输液剂中除了应当注意肉眼可见的异物外,还应重视粒径在 $50\mu m$ 以下细小微粒的存在。输液剂中存在的异物和细小微粒在临床上会对人体造成严重的危害,常出现的微粒有炭黑、碳酸钙、氧化锌、纤维素、纸屑、黏土、玻璃屑、细菌、真菌、真菌芽孢和结晶体等,主要有以下来源。

1. 原料与附加剂 注射用葡萄糖有时可能含有少量蛋白质、水解不完全的糊精、钙盐等杂质;氯化钠、碳酸氢钠中含有较高的钙盐、镁盐和硫酸盐;氯化钙中含有较多的碱性物质。这些杂质的存在,会使输液产生乳光、小白点、浑浊等现象。活性炭的 X 射线散射证明石墨晶格内的少量杂质,能使活性炭带电,杂质含量较多时,不仅影响输液剂的澄明度,而且影响药液的稳定性。因此应严格控制原辅料的质量,国内已制定了输液剂用的原辅料质量标准。

2. 输液剂容器与胶塞 输液剂中的小白点主要是钙、镁、铁、硅酸盐等物质,这些物质主要来自胶塞和玻璃输液剂容器。研究发现将聚氯乙烯袋与玻璃瓶盛装输液剂后不断振摇2小时,前者产生的微粒比后者多5倍,经过薄层层析以及红外光谱分析,表明微粒为增塑剂二乙基邻苯二甲酸酯(DEHP),这种物质对人体有害。要解决这类问题,主要是提高输液剂容器及胶塞质量。

3. 生产工艺以及操作环境 车间空气洁净度差、容器及胶塞洗涤不净、滤器选择不当、过滤与灌封操作不合要求、工序安排不合理等都会导致成品的澄明度不合格。一般通过层流净化空气技术提高配液室空气的洁净度,微孔薄膜滤过和联动化操作等措施,可使输液剂的澄明度得到很大提高。

4. 医院输液剂使用过程 使用过程中无菌操作不严、静脉滴注装置不净或药品处方配伍不当都可引起输液剂的澄明度问题。安置针头终端过滤器($0.8\mu m$孔径的薄膜)可解决使用过程中微粒的污染问题。

(三) 热原反应

输液剂的热原反应临床上时有发生,解决热原问题,一方面要加强生产过程中的控制,另一方面也要杜绝使用过程中的污染,尽量使用全套或一次性的输液器。

六、输液剂举例

例1 0.9%氯化钠注射液

【处方】注射用氯化钠9g,注射用水加至1000ml。

【制备】取处方量氯化钠,加注射用水至1000ml,搅匀,过滤,灌装,封口,115℃、68.7kPa热压灭菌30分钟,粗滤除去活性炭,加注射用水至全量,精滤,灌装,灭菌,即可。

【注解】①本品pH值应为4.5~7.5。②本品久贮后对玻璃有侵蚀作用,产生具有闪光的硅酸盐脱片或其他不溶性的偏硅酸盐沉淀。一旦出现则不能使用。

例2 5%(10%)葡萄糖注射液

【处方】注射用葡萄糖　　　　　　　50g(100g)

　　　　1%盐酸　　　　　　　　　适量

　　　　注射用水　　　　　　　　　加至1000ml

【制备】取处方量葡萄糖加入煮沸的注射用水中,使其成50%~70%浓溶液,用盐酸调节pH值至3.8~4.0,同时加0.1%(W/V)的活性炭混匀,煮沸约20分钟,趁热过滤脱炭,滤液加注射用水稀释至1000ml,测pH值及含量,合格后滤至澄明,灌装、封口,115℃、30分钟热压灭菌。

【注解】①葡萄糖注射液有时会产生絮状沉淀或小白点,一般是由于原料不纯或过滤操作不当所致。故通常采用浓配法,加适量盐酸中和蛋白质、脂肪等胶粒上的电荷,使蛋白质凝聚。同时在酸性条件下加热煮沸可使糊精水解,并用活性炭吸附滤除。②葡萄糖注射液不稳定的主要表现是颜色变黄和pH值下降。葡萄糖溶液变色的原因一般认为是葡萄糖在弱酸性液中能脱水生成5-羟甲基呋喃甲醛(5-HMF),5-HMF再分解为乙酰丙酸和甲酸,同时形成一种有色物质。其降解反应过程为:

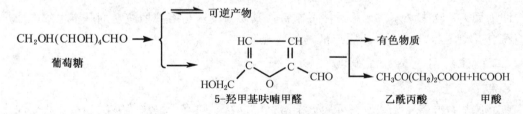

由于生成酸性产物,所以pH值下降。灭菌温度和时间、溶液的pH值是影响本品稳定性的主要因素,因此,一方面要严格控制灭菌温度和时间,同时要调节溶液的pH值在3.8~4.0为宜。

例3 右旋糖酐40氯化钠注射液

【处方】右旋糖酐40　　　　60g

　　　　氯化钠　　　　　　9g

　　　　注射用水　　　　　加至1000ml

【制备】将注射用水加热至沸,加入处方量的右旋糖酐40,搅拌使溶解,配成12%~

15%的溶液，加入1.5%的活性炭，保持微沸1~2小时，加压过滤脱炭，加注射用水稀释至6%，然后加入氯化钠使溶解，冷却至室温，测定含量及pH值，pH值应控制在4.4~4.9，再加活性炭0.5%，加热至70℃~80℃，过滤至药液澄明后灌装，112℃灭菌30分钟即得。

【注解】①右旋糖酐经生物合成法制得，易夹带热原，故制备时活性炭的用量较大。②本品溶液黏度高，需在较高温度时加压滤过。③本品灭菌一次，其分子量下降3000~5000，灭菌后应尽早移出灭菌锅，以免色泽变黄，应严格控制灭菌温度和灭菌时间。④本品在贮存过程中，易析出片状结晶，主要与贮存温度和分子量有关，在同一温度条件下，分子量越低越容易析出结晶。

第五节　注射用无菌粉末与其他注射剂

一、注射用无菌粉末

（一）概述

注射用无菌粉末简称粉针，系指将药物制成的供临用前用适宜的无菌溶液配制成澄清溶液或均匀混悬液的无菌粉末或无菌块状物。适用于对热敏感或在水中不稳定的药物，特别是对湿热敏感的抗生素及生物制品。

根据生产工艺和药物性质不同，注射用无菌粉末分为注射用无菌分装制品和注射用冷冻干燥制品。前者是将用灭菌溶剂结晶法或喷雾干燥法精制而得的无菌药物粉末在无菌条件下分装制成，常见于抗生素药品，如青霉素；后者系将药物配成无菌溶液或混悬液，无菌分装后再进行冷冻干燥制成，多见于生物制品，如辅酶类。

注射用无菌粉末必须在无菌条件下制备。其质量要求与溶液型注射剂基本一致，质量检查应符合《中国药典》2010年版二部的各项规定。

（二）注射用无菌分装制品

1. 制备工艺

（1）原材料准备：无菌原料可用灭菌溶剂结晶法、喷雾干燥法等方法制备，必要时进行粉碎和过筛。对直接分装的原料要求适宜于分装。因此，首先应了解注射用无菌粉末理化性质，如粉末晶型、物料热稳定性、临界相对湿度等，以便确定适宜的分装工艺条件。

（2）容器的处理：安瓿或玻璃小瓶及丁基胶塞的质量要求及处理方法与注射剂和输液剂相同。各种分装容器洗净后，均须进行灭菌处理，一般用干热灭菌或红外线灭菌。已灭菌的空瓶存放柜中应有净化空气保护，存放时间不超过24小时。

（3）分装：分装必须在高度洁净的无菌室中按无菌操作法进行。目前使用的分装机械有螺旋自动分装机、插管式及真空吸粉式分装机等。分装室的相对湿度必须控制在分装产品的临界相对湿度以下。分装过程中应注意抽样检查装量差异。分装后，西林瓶立即加塞并用铝盖密封，安瓿也应立即熔封。

生产青霉素类等高致敏性药品的分装车间不得与其他抗生素分装车间轮换生产，以防交叉污染。分装室应保持相对负压，排至室外的废气应经净化处理并符合要求。

（4）灭菌及异物检查：对于耐热品种，可选用适宜灭菌方法进行补充灭菌，以确保用药安全。对于不耐热品种，必须严格无菌操作。异物检查一般在传送带上目检。

2. 无菌分装工艺中易出现的问题及解决方法

（1）装量差异：药物因吸潮而黏结性增加，导致流动性下降；药物的晶型、粒度、比容以及机械设备性能等因素均能影响装量差异，应针对具体情况采取相应措施处理。

（2）无菌问题：采用无菌操作法制备，稍有不慎就可能使局部污染，而微生物在固体粉末中繁殖较慢，不易被肉眼所见，危险性更大。一般须采用层流净化装置来解决这个问题。

（3）澄明度问题：由于药物粉末须经过一系列工艺处理，污染机会增加，可能导致粉末溶解后澄明度不符合要求。故应严格控制原料质量、处理方法及操作环境，防止污染。

（4）贮存过程中吸潮变质：一般认为是由于胶塞透气性和铝盖松动所致。因此，一方面要进行胶塞密封性能测定，选择性能好的胶塞，另一方面铝盖压紧后在瓶口烫蜡，以防水汽透入。

（三）注射用冷冻干燥制品

注射用冷冻干燥制品采用冷冻干燥法制备。冷冻干燥（freeze drying）是将药物溶液预先冻结成固体，然后在低温低压条件下，将水分从冻结状态不经过液态而直接升华除去的一种干燥方法。凡是对热敏感及在水溶液中不稳定的药物，均可采用冷冻干燥法制备。

冷冻干燥法的优点有：①可避免药品因高热而分解变质；②所得产品质地疏松，加水后迅速溶解恢复药液原有特性；③含水量低，一般在1‰～3‰范围内，同时干燥在真空中进行，故不易氧化，有利于产品长期贮存。

1. 冷冻干燥原理 冷冻干燥的原理可用水的三相图（见图4-11）加以说明，图4-11中OA是冰-水平衡曲线，OB为冰-水蒸气平衡曲线，OC为水-水蒸气平衡曲线，O点为三相点。由图可知，假设在常压下（101.325kPa）将20℃的水加热（即W状态），则水分将沿WV移动（压力不变，温度升高），当达到100℃时，将与OC曲线相交于U点，在该处水将汽化为蒸汽。从图中可以看出当压力低于610.38Pa时，不管温度如何变化，水都只以固态和气态两相存在。固态（冰）吸热后会不经液相直接变为气态，而气态放热后会直接转变为固态，如冰在-40℃的蒸汽压为610.38Pa，-60℃时蒸汽压为1.33Pa，若将-40℃的冰的压力降低到1.33Pa，则固态的冰直接变为水蒸气。同理，将-40℃的冰在13.33Pa压力下加热至-20℃，则发生升华现象。

2. 冷冻干燥设备 冷冻真空干燥机简称冻干机，由冷冻干燥箱、冷凝器、制冷机组、真空泵组、加热系统和控制系统组成，见图4-12。

3. 冷冻干燥工艺 制备冷冻干燥无菌粉末前药液的配制、过滤和灌装与溶液型注射剂基本相同。但必须在100级洁净条件下以严格的无菌操作制备。冻干粉末的制备工艺流程为：分装好药液的安瓿或西林瓶→预冻→升华干燥→再干燥。

（1）预冻：是恒压降温过程。药液随温度下降冻结成固体。一般应将温度降至共熔点以

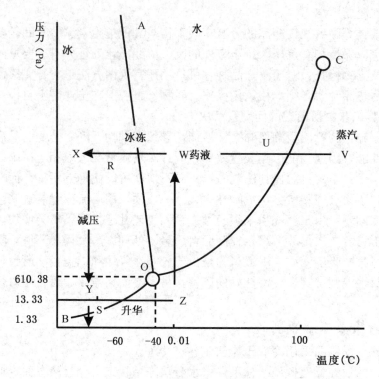

图 4-11 水的三相平衡图

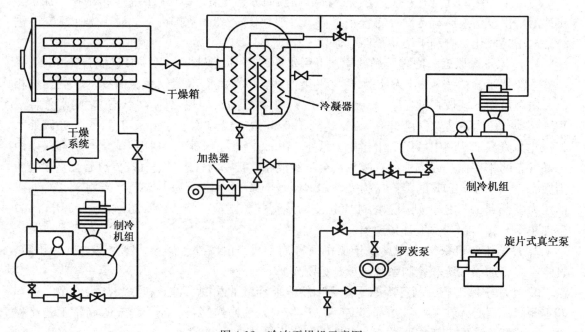

图 4-12 冷冻干燥机示意图

下 10℃～20℃，以保证冷冻后彻底无液体存在。预冻方法包括速冻法和慢冻法。速冻法降温速度快，易形成细微冰晶，制得产品疏松易溶，且对生物活性物质如酶类、活菌、活病毒等破坏小，但可能出现冻结不实；慢冻法降温速度慢，冻结较实，但形成的结晶较粗。在实际工作中应根据药液性质采用不同的冷冻方法。预冻时间一般为 2～3 小时。

（2）升华干燥：首先将冷冻体系进行恒温减压，至一定真空度后关闭冷冻机，缓缓加热，以供给制品在升华过程中所需的热量，使体系中的水分基本除尽，进行再干燥。对于结构复杂、稠度大及熔点低的制品，如蜂蜜、蜂王浆等，可采用反复冷冻干燥法。

（3）再干燥：当升华干燥阶段完成后，通常物料中尚存 10% 左右的水分，必须用加热蒸发的方法除去，即再干燥。再干燥温度根据制品性质确定，如 0℃、25℃ 等。制品在保温干燥一段时间后，整个冻干过程即告结束。

4. 冷冻干燥中常见问题及解决方法

（1）制品含水量偏高：装入容器的液层过厚（超过 10～15mm）；干燥过程中热量供给不足，使蒸发量减少；真空度不够，冷凝器温度偏高等原因均可造成含水量偏高。

（2）喷瓶：主要原因是预冻温度过高，制品冻结不实；升华时供热过快，局部过热，部分制品溶化为液体，在真空条件下有少量液体从已干燥的固体界面下喷出造成。必须注意控制预冻温度在共熔点以下 10℃～20℃，加热升华时，温度不能超过共熔点。

（3）产品外观萎缩或成团粒：可能是冻干时开始形成的已干外壳结构致密，升华的水蒸气穿过时受阻，在已干层停滞时间较长而使部分药品逐渐潮解，以致体积收缩，外形不饱满或成团粒。制品黏度较大者，更易出现此类现象。可采取反复冷冻升华方法，改善结晶状态和制品的通气性，使水蒸气顺利逸出或加入适量填充剂（支架剂）加以改善。常用的填充剂有甘露醇、葡萄糖、氯化钠等。

5. 举例

例　注射用辅酶 A（coenzyme A）

【处方】　辅酶 A　　　　56.1 单位　　水解明胶　　　5mg
　　　　　葡萄糖酸钙　　1mg　　　　　半胱氨酸　　　0.5mg
　　　　　甘露醇　　　　10mg

【制备】　将上述各成分用适量注射用水溶解后，无菌过滤，分装于安瓿中，每支 0.5ml，冷冻干燥后封口，漏气检查，即得。

【注解】　①本品为白色或微黄色粉末，有吸湿性，易溶于水，易被空气、过氧化氢、碘、高锰酸盐等氧化成无活性的二硫化物，故需在制剂中加入稳定剂半胱氨酸。甘露醇、水解明胶、葡萄糖酸钙为填充剂。②辅酶 A 在冻干过程中易丢失部分效价，故投料时应酌情增加。

二、混悬型注射剂

混悬型注射剂系指将不溶性固体药物分散于液体分散介质中制成的可供肌内注射或静脉注射的注射剂。对于无适当溶剂溶解的不溶性固体药物、因在水溶液中不稳定而制成的水不溶性衍生物、或希望固体微粒在机体内定向分布及需要长效作用的药物可制成混悬型注射剂。

（一）混悬型注射剂的质量要求

1. 必须严格控制药物粒度大小。除另有规定外，混悬型注射液药物粒度应控制在 $15\mu m$ 以下，含 $15\sim 20\mu m$（有个别 $20\sim 50\mu m$）者，不应超过 10%；供静脉注射者，$2\mu m$ 以下的颗粒应占 99%，否则会引起静脉栓塞。

2. 颗粒大小应均匀，具有良好的再分散性和通针性，沉降速度不能太快。

（二）混悬型注射剂的制备

混悬型注射剂的制备与一般混悬剂的制备相似。首先根据药物的性质及注射剂的给药要求，选择适宜的溶剂、润湿剂与助悬剂。溶剂一般选用注射用水或注射用油，制备水性混悬剂所需的润湿剂，一般选用聚山梨酯 80，常用量为 $0.1\%\sim 0.2\%$ （W/V）；助悬剂一般选用羧甲基纤维素钠、甲基纤维素、低聚海藻酸钠等，用量为 $0.5\%\sim 1\%$，用量过多，会使溶液黏度增加而影响通针性。

混悬型注射剂中固体药物的分散方法有微粒结晶法、机械粉碎法、溶剂化合物法。制备时将药物微晶混悬于溶有分散稳定剂（润湿剂及助悬剂）的溶液中，用超声波处理使分散均匀，滤过，调 pH 值、灌封、灭菌即得。

（三）举例

例　喜树碱混悬注射液

【处方】喜树碱　　　　　　　　　2.5g
　　　　聚山梨酯 80　　　　　　　10ml
　　　　注射用水　　　　　　　　加至 1000ml

【制备】称取喜树碱置容器中，加蒸馏水 250ml，在搅拌下缓缓加入 1mol/L 氢氧化钠液 15ml，置水浴加热至 $60℃\sim 80℃$，待全部溶解后，经 4 号垂熔玻璃漏斗滤过。滤液中加 10ml 的聚山梨酯 80，控制温度在 $25℃$，搅拌下滴加 1mol/L 盐酸液 15ml，使喜树碱全部析出。此时药液的 pH 值为 2 左右，用布氏漏斗滤过，以蒸馏水洗去沉淀中过量的酸，至洗液 pH 值为 5.5 左右，静置。收集沉淀物，加注射用水 500ml，搅拌使沉淀物分散均匀，经超声波处理 $5\sim 10$ 分钟。取样进行含量测定及颗粒检查，根据测定结果，用注射用水稀释至每毫升含喜树碱 2.5mg，搅匀后用 3 号垂熔玻璃漏斗滤过，通氮气下灌封，$80℃$ 灭菌 40 分钟即得。

【注解】①喜树碱不溶于水，因具内酯结构，可被碱化开环，转为钠盐而溶于水，遇酸仍可环合析出，而精制喜树碱，经超声波处理，使粒子细而均匀。②为降低喜树碱毒性，延长疗效，制成混悬型注射剂，使微粒经静脉进入体内，作为异物被潴留在网状内皮组织丰富的部位如肝组织内，缓慢释放，故药物作用时间较长。同时在机体其他部位分布相应减少，可降低毒性。

三、乳状液型注射剂

乳状液型注射剂是以难溶于水的挥发油、植物油或溶于脂肪油中的脂溶性药物为原料，加入乳化剂和注射用水经乳化制成的供注射给药的乳状液。包括 O/W 型、W/O 型或 W/O/

W型复乳。W/O型及普通的O/W型注射剂可供肌内或组织（如瘤体组织）注射用；外相为水的乳状液型注射剂可供静脉注射用。

乳状液型注射剂除应符合注射剂的各项质量要求外，还要求分散相微粒大小在1～10μm范围；静脉用乳状液型注射剂微粒大小应≤1μm，且大小均匀；能耐高压灭菌，化学和生物学稳定性好。

供静脉注射用乳状液（简称静脉乳），近年来在临床应用中有所增加，如蛋白质脂肪乳剂、氨基酸类脂肪乳剂、脂溶性维生素乳剂等。除作为能量补给外，由于静脉乳的微小粒子注入体内后，具有对某些脏器的定向分布作用以及对淋巴系统的靶向性，故将抗癌药物（如鸦胆子油、莪术挥发油）制成静脉乳可增强药物与癌细胞亲和力，提高药物的抗癌疗效。

（一）原辅料的质量要求

乳状液型注射剂的原辅料包括溶剂、脂肪油、乳化剂、等渗调节剂等，均应符合注射要求。其中乳化剂是影响注射剂质量的重要因素。质量好的乳化剂应具有高效的乳化力（乳化后油滴在1μm左右），化学性质稳定，能耐受高压灭菌和长时间贮存不分解，无溶血和毒副作用，价廉易得等特性。常用的乳化剂有卵磷脂、豆磷脂及普朗尼克F-68等。常用的氯化钠、葡萄糖等等渗调节剂均能影响乳剂的分散度和外观，故多选用甘油、山梨醇、木糖醇等作为等渗调整剂。

（二）静脉乳剂的制备

乳状液为热不稳定体系，在高温下易聚合成大油滴，且乳化过程是外力向分散体系施以乳化功的过程，故要制得油滴大小适当、粒度均匀而体系稳定的乳状液，除需根据处方组成选用合适的乳化剂外，尚需采用乳化器械。生产时可用高压乳匀机。

（三）举例

例　静脉注射用脂肪乳

【处方】
精制大豆油	150g
精制大豆磷脂	15g
注射用甘油	25g
注射用水	加至1000ml

【制备】称取精制大豆磷脂，置高速组织捣碎机内，加甘油与注射用水在氮气流下搅拌成均匀的磷脂分散液，倾入二步乳匀机的贮液瓶内，加入精制大豆油与注射用水，在氮气流下高压乳化至油粒直径达到1μm以下时，经乳匀机出口输至盛器内；将乳剂冷却后于氮气流下经4号垂熔玻璃漏斗减压滤过，分装于250ml输液瓶中，充氮加塞、轧盖；先预热至90℃左右，再121℃热压灭菌15分钟，冷却，在4℃～10℃下贮存，切不可结冰，否则油滴将变大。

【注解】①成品经显微镜检查测定油滴分散度，并进行溶血试验、热原检查、降压试验、无菌检查、油及甘油含量、过氧化值、酸值、pH值及稳定性等质量检查。②静脉乳剂短时间内可与等渗糖液、氨基酸液配伍，但在滴注过程中不能任意添加其他药物，尤其禁忌与电解质溶液和血浆代用液等配伍，以免破坏乳剂，造成危害。

第六节 眼用溶液剂

一、概述

眼用溶液剂系指直接用于眼部的外用液体制剂,包括滴眼剂和洗眼剂。

滴眼剂(eye drop)系指由药物与适宜辅料制成的无菌水性或油性澄明溶液、混悬液或乳状液,供滴入的眼用液体制剂,如氯霉素滴眼液。也可将药物以粉末、颗粒、块状或片状形式包装,另备溶剂,在临用前配成澄明溶液或混悬液。滴眼剂用于眼黏膜,每次用量1～2滴,常在眼部发挥杀菌、消炎、收敛、散瞳、缩瞳、降低眼压、局部麻醉等作用。

洗眼剂(collyrium)系指由药物制成的无菌澄明水溶液,供冲洗眼部异物或分泌液、中和外用化学物质的眼用液体制剂。如生理氯化钠溶液、2%硼酸溶液等。

近年来,为了延长药物与作用部位的接触时间,减少给药次数与提高药效,除了适当增加滴眼剂的黏度外,还研制了一些新型的眼用剂型,如眼用膜剂等。

二、眼用药物的吸收途径及影响吸收的因素

(一)眼用药物的吸收途径

眼为视觉器官,由眼球、眼内容物、眼的附属器三部分组成,其结构见图4-13。

1. 眼球　位于眼眶内。眼球壁由三种同心膜组成,外层为纤维膜(由角膜和巩膜组成),中层为血管膜(由虹膜、睫状体、脉络膜组成),内层为视网膜。

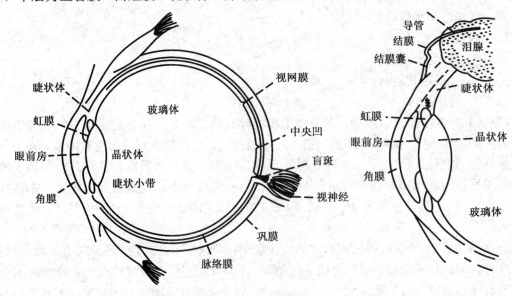

图4-13　眼的结构

2. 眼内容物 包括房水、晶状体、玻璃体等。

3. 眼的附属器 包括眼睑、结膜、泪器、眼外肌等。

药物溶液滴入眼部后主要通过角膜和结膜两条途径吸收。一般认为，滴入眼中的药物首先进入角膜内，通过角膜至前房，进而到达虹膜；药物经过结膜吸收时，通过巩膜可达眼球后部。

用于眼部的药物，大多情况下以局部作用为主，也可发挥全身治疗作用。眼用溶液剂滴入给药时，大部分药物集中在结膜的下穹隆中，借助于毛细管力、扩散力和眨目反射等，使药物进入角膜前的薄膜层中，并由此渗入到角膜中，角膜前薄膜由脂质外层、水性中层和黏蛋白层组成，它与水性或脂性药物均能相容。亦可采用注射方式将药物直接注射进入结膜下，通过简单扩散通过巩膜进入眼内，对睫状体、脉络膜和视网膜发挥作用；或将药物作眼球后注射，对眼球后神经及其他结构发挥作用。

（二）影响药物眼部吸收的因素

1. 药物从眼睑缝隙流失 人正常泪液的容量约为 $7\mu l$，不眨眼最多也只能容纳 $30\mu l$ 左右的流体。通常一滴滴眼液约 $50\sim75\mu l$，约 70% 的药液从眼溢出损失。若眨眼将有 90% 的药液损失，加上泪液对药液的稀释，损失更大。因此应用滴眼剂时，可增加滴药的次数以利于提高主药的利用率。

2. 药物的脂溶性与解离度 角膜厚度约为 $0.5\sim1mm$，由上皮细胞、实质层和内皮层构成，上皮层和内皮层均有丰富的类脂物，而实质层主要为水化胶原，三者构成脂肪-水-脂肪的结构模式。角膜上皮和内皮是大多数亲水性药物的限速屏障，而亲脂性很高的药物又难以透过角膜实质层。因此，具有适宜亲水亲油性能的药物容易透过角膜，完全解离或完全不解离的药物则难以透过完整的角膜。而当角膜有某种程度的损伤时，药物的透过可发生很大的改变，通透性将大大增加。

3. 药物经外周血管消除 结膜含有许多血管和淋巴管，滴眼剂中药物进入眼睑和结膜囊的同时，也通过外周血管迅速从眼组织消除，尤其当由外来物引起刺激时，血管处于扩张状态，透入结膜的药物有很大比例进入血液中。

4. 滴眼剂的黏度 当外来物质进入眼睛后，就会对眼睛产生一定的刺激，使眼睛本能的分泌泪液，使滴眼剂被泪液稀释、冲洗而流失。增加滴眼剂的黏度可延长滴眼剂中药物与角膜的接触时间，有利于药物的透过吸收，亦能减少药物的刺激性。

5. 滴眼剂的表面张力 滴眼剂的表面张力愈小，愈有利于泪液与滴眼剂的混合，也有利于药物与角膜上皮层的接触，使药物容易渗入。适量的表面活性剂有促进药物吸收的作用。

6. 滴眼剂的刺激性 滴眼剂的刺激性较大时，可使结膜血管和淋巴管扩张，不仅增加了药物从外周血管的消除，而且由于泪液分泌增多将药液稀释，并溢出眼睛进入鼻腔和口腔，从而影响药物的吸收，降低药效。

三、眼用溶液剂的质量要求

眼用溶液剂的质量要求类似于注射剂，对 pH 值、渗透压、无菌、澄明度等都有一定要求。

1. pH 值　人体正常泪液的 pH 值为 7.4，正常眼可耐受的 pH 值为 5.0～9.0，pH 值 6～8 时眼球无不舒适感，小于 5.0 或大于 11.4 时则有明显的不适感觉，甚至损伤角膜。同时 pH 值不当可引起刺激性，增加泪液分泌，导致药物流失。因此，滴眼剂的 pH 值应兼顾药物的疗效、稳定性及刺激性等，控制在适当范围内。

2. 渗透压　眼用溶液剂的渗透压应与泪液渗透压等渗。人体眼球能适应的渗透压范围相当于浓度为 0.6%～1.5% 的氯化钠溶液，超过 2% 就有明显的不适感。

3. 无菌　正常人的泪液中含有溶菌酶，有杀菌作用，同时泪液不断冲刷眼部，使眼部保持清洁无菌，角膜、巩膜等也能阻止细菌侵入眼球。但当眼部有损伤或眼手术后，这些保护屏障就会消失，因此，对于眼部损伤或眼手术后用的眼用制剂，要求绝对无菌，且这类制剂中不允许加入抑菌制，须采用单剂量包装，一经打开使用后，不能放置再用。对于一般用于无眼外伤的眼用溶液剂要求没有致病菌，不得检出金黄色葡萄球菌、铜绿假单胞菌等。

滴眼剂是一种多剂量剂型，为避免多次使用后染菌，应添加适量抑菌剂。

4. 澄明度与混悬微粒细度　眼用溶液剂应澄明无异物，特别是不得有碎玻璃屑。混悬型眼用溶液的颗粒细度要求小于 50μm，其中含 15μm 以下的颗粒不得少于 90%，并且沉降物不得结块或聚集，经振摇易再分散。

5. 其他　眼用溶液剂还应有适当的黏度，有较好的稳定性。

四、眼用溶液剂的附加剂

1. 调整 pH 值的附加剂　为了避免过强的刺激性和使药物稳定，眼用溶液剂常选用适当的缓冲液作溶剂，使其 pH 值控制在 5.0～9.0 之间。常用的缓冲液有：

（1）磷酸盐缓冲溶液：为 0.8% 的磷酸二氢钠溶液和 0.947% 的无水磷酸氢二钠溶液按不同比例混合后得到 pH 值为 5.9～8.0 的缓冲液。其中两液等量配合而得的 pH 值为 6.8 的缓冲液最常用，适用于阿托品、麻黄碱、后马托品、毛果芸香碱、东莨菪碱等药物。

（2）硼酸缓冲溶液：为 1.9% 的硼酸溶液，pH 值为 5，可直接作溶剂，适用于盐酸可卡因、盐酸普鲁卡因、盐酸丁卡因、盐酸乙基吗啡、肾上腺素、水杨酸毒扁豆碱、硫酸锌等药物。

（3）硼酸盐缓冲溶液：以 1.24% 硼酸溶液和 1.91% 硼砂溶液按不同比例配合后得到 pH 值为 6.7～9.1 的缓冲液。硼酸盐缓冲液能使磺胺类药物的钠盐稳定而不析出结晶。

2. 调节渗透压的附加剂　一般眼用溶液剂将渗透压调整在相当于 0.8%～1.2% 氯化钠浓度的范围。滴眼剂是低渗溶液时应调成等渗，但因治疗需要也可采用高渗溶液。洗眼剂属用量较大的眼用制剂，应尽量与泪液等渗。

3. 抑菌剂　眼用溶液剂一般为多剂量包装，要在使用过程中始终保持无菌，必须添加适当的抑菌剂。用于眼用溶液剂的抑菌剂不但要求有效、无刺激性、性质稳定，而且还要求作用迅速。常用的抑菌剂及其使用浓度见表 4-5。

表 4-5　　　　　　　　　　　　常用抑菌剂及其使用浓度

抑菌剂	浓度	抑菌剂	浓度
硝酸苯汞	0.002%～0.004%	苯扎氯铵	0.002%～0.01%
硫柳汞	0.005%～0.01%	三氯叔丁醇	0.35%～0.5%
对羟基苯甲酸乙酯	0.03%～0.06%	对羟基苯甲酸甲酯与丙酯混合物	甲酯 0.03%～0.1%
山梨酸	0.15%～0.2%		丙酯 0.01%

4. 调整黏度的附加剂　适当增加滴眼剂的黏度，即可延长药物与作用部位的接触时间，又能降低药物对眼的刺激性。常用增加黏度的附加剂有甲基纤维素、聚乙烯醇、聚乙二醇、聚乙烯吡咯烷酮、羟丙基乙基纤维素等。

5. 其他附加剂　根据眼用溶液剂中主药的性质，也可酌情加入抗氧剂、增溶剂、助溶剂等。

五、眼用溶液剂的制备

眼用溶液剂的一般制备工艺流程为：

原辅料 配液、过滤 → 灭菌 ┐
洗瓶（塞）──────→ 灭菌 ┘ → 无菌分装 → 质检 → 印字包装

对于不耐热的药物，需采用无菌法操作；对用于眼外伤或眼部手术的制剂，应制成单剂量包装，灌装后进行灭菌处理。

1. 包装容器的处理　眼用溶液剂的容器有玻璃瓶与塑料瓶两种。洗涤方法与注射剂容器处理方法相同。橡胶塞、帽亦直接与药液接触，为防止吸附药物与染菌，常采用饱和吸附的办法解决。处理方法是：先用 0.5%～1.0% 碳酸钠煮沸 15 分钟，放冷，刷搓，用常水冲洗干净，继用 0.3% 盐酸液煮沸 15 分钟，再用常水冲洗干净，最后用滤过的蒸馏水洗净，煮沸灭菌后备用。

2. 配液与过滤　配制眼用溶液剂一般采用溶解法，将药物加适量灭菌溶剂溶解后，滤过至澄明，并从滤器上添加灭菌溶剂至全量，检验合格后分装。配制混悬型眼用制剂一般先将主药在无菌研钵中研成极细粉末，另取助悬剂加灭菌蒸馏水先配成黏稠液，与主药一起研磨成均匀细腻的糊状，再添加灭菌蒸馏水至全量，研匀即得。大量配制时常用乳匀机搅匀。中药眼用溶液剂，先将中药按注射液的提取和纯化方法处理制得浓缩液后，再用适当方法配液。

3. 灌装　对于热稳定药物，配滤后应装入适宜的容器中，灭菌后进行无菌灌装；对热不稳定的药物可用已灭菌的溶剂和用具在无菌柜里配制，操作中应避免细菌的污染。药液的灌装目前生产上均采用减压灌装法进行分装。

六、举例

例 氯霉素滴眼液

【处方】
氯霉素	0.25g
硼砂	0.038g
硼酸	1.9g
硫柳汞	0.004g
灭菌蒸馏水	加至100ml

【制备】取灭菌蒸馏水约90ml，加热至沸，加入硼酸、硼砂使溶解，待冷至约40℃，加入氯霉素、硫柳汞搅拌使溶，加灭菌蒸馏水至100ml，精滤，检查澄明度合格后，无菌分装，即得。

【注解】①氯霉素为酰胺类化合物，易水解，水解反应与pH值相关，保持在弱酸性时较为稳定。处方选用硼酸缓冲液调整pH值至5.8~6.5使氯霉素稳定，同时硼砂还可增加氯霉素的溶解度。②氯霉素滴眼剂不得使用磷酸盐、枸橼酸和醋酸盐缓冲液，因其能催化氯霉素的水解。

参 考 文 献

1. 张兆旺. 中药药剂学. 第二版. 北京：中国中医药出版社. 2007.
2. 崔福德. 药剂学. 第六版. 北京：人民卫生出版社，2008.
3. 国家食品药品监管局.《关于进一步做好淘汰普通天然胶塞工作的通知》(国食药监注）[2005] 13号，2005-1-12

第五章 散 剂

【学习要求】
1. **掌握** 一般散剂的制备工艺；散剂制备过程中的混合原则与注意事项。
2. **熟悉** 散剂的含义、特点、分类及质量要求。
3. **了解** 常用粉碎与混合器械的原理和应用。

第一节 概 述

一、散剂的含义与特点

散剂（powders）系指药物与适宜的辅料经粉碎、均匀混合制成的干燥粉末状固体制剂，可供内服和外用。

散剂为传统剂型之一，古有"散者散也，去急病用之"的评价。散剂比表面积大，因而易分散、奏效快；散剂制法简便，剂量易于控制，尤其适用于婴幼儿、老人服用；散剂贮存、运输、携带较方便。此外，散剂还可对外伤起到收敛、保护、吸收分泌物的作用。

但散剂比表面积大，也导致其异味、刺激性、吸湿性以及化学活性相应增加，部分药物易起变化，挥发性成分易散失，因此刺激性强、易吸潮变质的药物一般不宜制成散剂。另外，散剂的口感较差，剂量大的药物还会造成服用困难，使患者依从性差。

二、散剂的分类

1. 按医疗用途分 可分为口服散剂和局部用散剂。口服散剂如小儿复方四维亚铁散，局部用散剂可供皮肤、口腔、咽喉、腔道等处应用，如复方苦参水杨酸散、氧化铅外用散、复方炉甘石外用散等。

2. 按药物组成分 可分为单方散剂和复方散剂，前者如健胃散，后者如痱子粉、复方枸橼酸钠散等。

3. 按药物性质分 可分为普通散剂和特殊散剂。其中，特殊散剂又分为含毒性药物散剂、含低共熔混合物散剂、含液体药物散剂。

三、散剂的质量要求

1. 供制散剂的成分均应粉碎成细粉。除另有规定外，口服散剂应为细粉，局部用散剂应为最细粉。

2. 散剂应干燥、疏松、混合均匀、色泽一致。
3. 散剂中可含或不含辅料，根据需要可加入矫味剂、芳香剂和着色剂等。
4. 散剂可单剂量包装也可多剂量包（分）装，多剂量包装者应附分剂量的用具。
5. 除另有规定外，散剂应密闭贮存，含挥发性药物或易吸潮药物的散剂应密封贮存。

第二节 散剂的制备

散剂制备的一般工艺流程为：粉碎→过筛→混合→分剂量→质量检查→包装。

一、粉碎

制备散剂的原料按要求应粉碎成细粉或极细粉。粉碎是借助机械力或其他方法将大块固体物料破碎成规定细度的操作过程。粉碎也是制备混悬剂、胶囊剂、片剂、丸剂等多种剂型不可缺少的单元操作。

药物原料粉碎程度对药物制剂质量的影响至关重要。固体药物原料的粉碎程度应结合药物本身性质的差异、制剂使用要求以及制备工艺的难易程度等多方面因素考虑。如通过粉碎调节药物的粒度，改变药物粉末的流动性；难溶性药物需粉碎成细粉，增加药物的表面积，促进药物的溶解和吸收，提高药物的生物利用度；制备外用散剂需将药物粉碎成极细粉，降低药物粉末对创面的机械刺激性。通常药物原料粉碎遵循以下规则：①应保持药物组分和药理作用不变；②只需粉碎至需要的粉碎度，以节省功率的消耗，避免生产成本增加，粉碎过程中，应适时对粉碎的物料过筛，防止已达要求的粉末过度粉碎；③中药材的药用部分必须全部粉碎应用，对难粉碎部分不应随意丢弃，以免药粉含量改变；④粉碎毒性或刺激性较强的药物应采取相应的安全防护。

1. 粉碎机理 物体的形成依赖于分子间的内聚力。不同药物由于分子间内聚力的不同，具有不同的硬度。粉碎就是借助机械力部分地克服药物分子间内聚力，使大块固体物料碎裂成小颗粒或细粉，机械能从而转变为表面能。

2. 粉碎方法 药物粉碎方法的选择取决于药物的性质、使用要求及设备条件。较常用的方法有干法粉碎、湿法粉碎、低温粉碎、超细粉碎等。

（1）干法粉碎：系将药物经适当干燥，使物料中的水分降低到一定限度使其脆性增加然后进行粉碎的操作。

①单独粉碎：多数药物均需单独粉碎，某些性质特殊的药物必须单独粉碎，如氧化性与还原性的物料必须单独粉碎，否则可能引起爆炸和燃烧。一些不耐热、易氧化的和易燃烧的物料不仅应单独粉碎，还应在充有二氧化碳或氮气等惰性气体的密闭系统中粉碎。毒剧药及需进行特殊处理的物料也应单独粉碎。

②混合粉碎：系将两种及两种以上药料同时进行粉碎的方法。物料粉碎后，为了减少粉末的重新聚结，可将不同种物料混合后再粉碎的方法。这样一种物料适度地渗入另一种物料

中间，分子间内聚力减小，表面能降低，粉末不易重新聚结，并且粉碎与混合操作同时进行，可以提高生产效率。某些黏附性较强的药物，在粉碎过程中易黏附成块状而影响粉碎效率，通常采用加入辅料混合粉碎的方法，辅料细粉末能饱和药物表面自由能而阻止其聚集，以改善粉碎效率。利用混合粉碎可改善难溶性晶体药物的溶解速率，如灰黄霉素与微晶纤维素混合研磨，在粒径相同的条件下，混合粉碎后的灰黄霉素的溶解速率远比单独粉碎的溶解速率大。

（2）湿法粉碎：某些性质特殊的药物宜采用湿法粉碎，即加入适当的液体进行粉碎。所选液体要求：不能使药物膨胀，两者不起变化，不影响药效，粉碎后易除去，可有少量残留但必须符合药用辅料的要求。湿法粉碎通常用于毒性和刺激性较强的药物，以避免粉碎时粉尘飞扬，有利于劳动保护，也可用于贵重药物的粉碎，以减少损耗。一些难溶于水的药物要求特别细度时，加水研磨，使细的粒子混悬于水中，然后将混悬液倾出，余下的粗粒再加水反复操作至药物全部研磨完毕，合并倾出的混悬液，沉降，将沉淀物干燥，可得极细粉末，此法即为传统的"水飞"法，如珍珠、滑石等常用该法粉碎。易燃易爆性物料采用此法亦较安全。

（3）低温粉碎：系在粉碎之前或粉碎过程中将药物进行冷却，利用物料在低温时脆性增加、韧性与延伸性降低的性质以提高粉碎效率的方法。对于具有热塑性、强韧性、热敏性、挥发性及熔点低的药材常需低温粉碎。低温粉碎一般有下列三种方法：①将物料先行冷却或在低温下迅速通过高速撞击式粉碎机粉碎。②粉碎机壳通入低温冷却水，在循环冷却下进行粉碎。③待粉碎物料与干冰或液化氮气混合再进行粉碎。以上三种方法也可组合使用。

（4）超细粉碎：超细粉碎也称超微粉碎。超细粉碎技术是将固体物料粉碎成直径小于 $10\mu m$ 粉体的一项高新技术，具有速度快、时间短、粒径细、分布均匀、节省原料等特点。超细粉碎通过对物料的冲击、碰撞、剪切、研磨、分散等手段而实现。一般将粒径大于 $1\mu m$ 的粉体称为"微粉"，将而粒径小于 $1\mu m$ 的粉体称为"超微粉"。

药物超细粉碎后可增加其利用效率，提高疗效，同时也为剂型改变创造了条件（例如超细粉碎后可制成针剂使用）。超细粉碎的关键是方法、设备以及粉碎后的粉体分级，即不仅要求粉体极细，而且粒径分布要窄。

3. 粉碎机械　粉碎机的种类很多，不同的粉碎机粉碎出的颗粒粒度不同，适用的范围也不同，应按被粉碎物料的性质和所需要的粒度选择适宜的粉碎机。

（1）研钵：有陶瓷、玻璃、玛瑙、铁或铜制的。瓷制品最常用，玻璃研钵不易吸附药物，易清洗，宜用于粉碎小剂量药物。铁或铜制的研钵较少应用，因某些药物可能与之发生反应。

（2）万能磨粉机：见图5-1，是一种应用较广的粉碎机。主要由两个带钢齿的圆盘及环形筛板组成。装于水平轴上的圆盘可以转动，另一圆盘不动，当两盘相合时，两盘钢齿交错排列。物料加入后，利用活动齿盘和固定齿盘间的高速相对运动，使被粉碎物经齿盘冲击、摩擦及物料彼此间冲击等综合作用，使物料被粉碎。粉碎至一定细度的粉末通过环形筛板被收集，粗粉则继续被粉碎。机壳内壁表面平滑，改变了以前机型内壁粗糙、积粉的现象，使药品、食品、化工等生产更符合国家标准，达到GMP的要求。

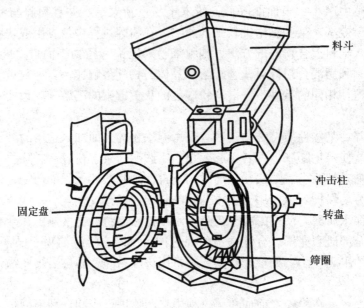

图 5-1 万能粉碎机示意图

万能粉碎机适于粉碎多种干燥物料，但由于其在高速运转过程中会发热，故不宜粉碎热敏性物料及含有大量挥发性成分和黏性物料。

(3) 锤击式粉碎机：利用重锤对物料进行猛烈而迅速的冲击而使之粉碎。机器主轴上装有几个钢质圆盘，盘上又装着一些固定的（或摆动的）硬钢锤头（破坏锤）。当主轴以较高速度在封闭的机壳内旋转时，锤头在各种不同位置上能以很大的离心锤击力将物料破碎。如果遇到太硬的物料，则可多次冲击，使其破碎。已经破碎的物料通过机壳底部的格栅缝隙排出。

(4) 球磨机：是一种细碎设备，系在不锈钢或陶瓷圆柱筒内装有一定数量大小不同的钢球或瓷球，当罐体转动时，研磨球随罐壁上升一定高度后呈抛物线下落，在惯性的作用下对物料形成很大的高频冲击力、摩擦力，从而实现对物料的快速粉碎。

球磨机要有适当的转速，才能获得良好的粉碎效果。若转速过快，则球紧贴罐壁旋转而不落下，失去物料与球体的相对运动而不能粉碎物料，见图 5-2（c）；若转速过慢，钢球不能达到一定高度，仅沿罐内壁滑动，此时主要发生研磨作用，粉碎效果较差，见图 5-2（a）。球磨机的粉碎效果还与钢球大小、钢球重量、物料最大直径、圆柱筒内径、药物的弹性系数等有关。钢球应有足够的重量，使其下落时，能粉碎物料中最大块为度；欲粉碎物料的直径以不大于钢球直径的 1/4~1/9 为宜；钢球的大小不一定完全一致，这样可以增加钢圆球间的摩擦作用；钢球的数量以占圆筒容积的 30%~35% 为宜；粉碎的物料及圆球的总装量约为圆筒总容量的 50%~60% 左右为宜。

球磨机的结构简单，操作密封，常用于毒、剧或贵重药物以及吸湿性或刺激性强的药物的粉碎；对于结晶性药物、硬而脆的药物进行细粉碎的效果更好；对于易氧化的药物，可在

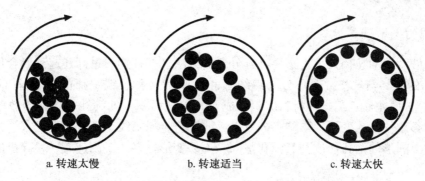

a. 转速太慢　　b. 转速适当　　c. 转速太快

图 5-2　球磨机不同转速下圆球的转动情况

惰性气体条件下密闭粉碎；与铁易起反应的药物可用瓷质球磨机进行粉碎。利用球磨机也可较为方便地创造无菌条件，进行无菌药品的粉碎和混合。

（5）流能磨：流能磨的结构示意图见图5-3。流能磨的结构独特，系利用压缩空气或过热蒸气从喷嘴喷出时产生的高速气流带动粉体运动，并在粒子与粒子间、粒子与器壁间发生强烈撞击、冲击、研磨而使物料得以粉碎。还可利用气流的分级作用，将合格的细粉带出磨机。

在流能磨粉碎过程中，由于气流在粉碎室中膨胀时的冷却效应与研磨产生的热相互抵消，故被粉碎物料的温度不升高，因此流能磨特别适用于对热敏感药物的粉碎（抗生素、酶、低熔点药物）。对于易氧化药物，可采用惰性气体进行粉碎，能避免其降解失效。

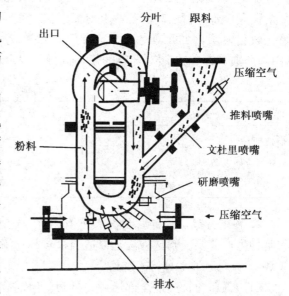

图 5-3　流能磨示意图

常用各类粉碎机性能见表5-1。

表 5-1　常用粉碎机的性能比较

粉碎机	作用方式	产品粒度	适用范围
万能粉碎机	撞击、劈裂、挤压和研磨	75~850μm	绝大多数干燥物料
锤击式粉碎机	冲击	4~325μm	各种脆性的中等硬度的物料
球磨机	冲击和研磨	75~425μm	脆性物料和中等硬度物料
流能磨	撞击、剪切和摩擦	1~30μm	低熔点物料和热敏性物料

二、筛分

筛分是借助筛网孔径大小将物料进行分离的方法。多种物料过筛还起到混合作用。

1. 药筛的种类与规格 药筛分为编织筛和冲眼筛两种。编织筛由金属丝（不锈钢丝、铜丝、铁丝）、尼龙丝、绢丝等材料编织而成。其单位面积上的筛孔多，筛分效率高。但编织筛线易位移致使筛孔变形，影响筛分效果，故常将金属筛线交叉处压扁固定。冲眼筛系在金属板上冲出圆形的筛孔而成。其筛孔坚固，不易变形，多用于高速旋转粉碎机的筛板及粗颗粒的筛分。

以筛孔内径大小（μm）为依据，《中国药典》2010年版将药筛分为九个等级：一号筛孔内径最大，依次减小，至九号筛的筛孔内径最小。按孔内径划分筛号比较简单准确且不易发生较大误差。目前制药工业上习惯以目数表示筛号，即以每一英寸（25.4mm）长度上的筛孔数目表示，如每英寸有100个孔的筛号为100目筛，能通过该筛的粉末为100目粉。《中国药典》2010年版对药筛的规格进行了规定，见表5-2。

表5-2　　药筛规格表

筛号	一号筛	二号筛	三号筛	四号筛	五号筛	六号筛	七号筛	八号筛	九号筛
筛孔内径（μm）	2000±70	850±29	355±13	250±9.9	180±7.6	150±6.6	125±5.8	90±4.6	75±4.1
目数	10	24	50	65	80	100	120	150	200

2. 粉末分等 粉碎后的粉末必须经过筛选才能得到粒度比较均匀的粉末，以适应医疗和制剂生产需要。筛选方法是以适当筛号的药筛筛过。为了控制粉末的均匀度，《中国药典》2010年版规定了六种粉末规格。

(1) 最粗粉：指能全部通过一号筛，但混有能通过三号筛不超过20%的粉末。

(2) 粗粉：指能全部通过二号筛，但混有能通过四号筛不超过40%的粉末。

(3) 中粉：指能全部通过四号筛，但混有能通过五号筛不超过60%的粉末。

(4) 细粉：指能全部通过五号筛，并含能通过六号筛不少于95%的粉末。

(5) 最细粉：指能全部通过六号筛，并含能通过七号筛不少于95%的粉末。

(6) 极细粉：指能全部通过八号筛，并含能通过九号筛不少于95%的粉末。

3. 过筛与离析器械

(1) 过筛器械：可根据粉末的性质、数量以及制剂对粉末细度的要求来选用。根据运动方式将药筛分为摇动筛和振荡筛等。

① 摇动筛：筛网用不锈钢丝、铜丝、尼龙丝等编织而成，固定在圆形或长方形的金属边框上。通常按筛号大小依次套叠。最粗筛在顶上，其上面加盖；最细筛在底下，套在筛底上。应用时取所需号数的药筛，套在筛底上，盖好上盖，固定在摇动台上摇动数分钟。此筛可用马达带动也可手摇过筛，适用于毒性、刺激性或质轻的药粉的筛分，可避免粉尘飞扬。

②振荡筛：图 5-4 为圆形振动筛粉机结构原理图。这是一种多层数、高效新型振动筛。电动机的通轴上装有两个不平衡重锤，上部重锤使筛网发生水平圆周运动，下部重锤使筛网发生垂直方向运动，采用筒体式偏心轴激振器及偏块调节振幅。物料落于筛网中心部位，经筛分后，筛网上面的粗料由上部出口排出，筛分出的细料由下部出口排出。由于筛箱振动强烈，减少了物料堵塞筛孔的现象，使筛具有较高的筛分效率。振荡筛构造简单、拆换筛面方便且分离效率高，故应用广泛。

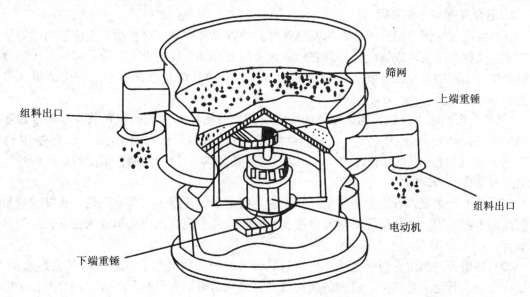

图 5-4　圆形振动筛粉机示意图

此外，还有旋转筛、电磁簸动筛粉机等其他筛分器械。

(2) 离析器械（旋风分离器）：是利用离心力分离气体中细粉的设备。主体分为上部的圆柱形筒体和下部的圆锥形筒体。含粉气体以适当流速由进风管进入分离器，沿器壁向下作螺旋运动，气流中的细粉在惯性离心力的作用下被抛向器壁而与气流分离，下落至集料桶内被收集，分离干净后的气体从中心的出口管排出。

三、混合

混合通常指使两种或两种以上物料相互交叉分散而达到均匀状态的操作。混合操作以含量均匀一致为目的，是保证制剂产品质量的重要措施之一。

1. 混合机理

(1) 对流混合（convective mixing）：粒子在混合设备内翻转，或靠混合机内搅拌器的作用进行粒子群的较大位置移动，使粒子从一处转移到另一处，经过多次转移使物料在对流作用下达到混合。

(2) 剪切混合（shear mixing）：粒子运动产生一些滑动平面，在不同成分的界面间发生剪切作用，剪切力作用于粒子交界面，具有混合作用。

(3) 扩散混合（diffusive mixing）：由于粒子的紊乱运动而导致相邻粒子相互交换位置而产生的局部混合作用。当粒子的形状、充填状态或流动速度不同时，即可发生扩散混合。

一般上述三种混合机理在实际混合操作中是同时发生的，但所表现的程度随混合设备的类型而异，如V型混合机以对流混合为主；槽形混合机以强制对流混合和剪切混合为主。

2. 混合原则与注意事项

(1) 各组分比例：组分间比例相差悬殊时，难以混合均匀。这种情况下应采用"等量递增"法（又称配研法）进行混合。即先称取量小的组分及等量的量大组分，同时置于混合器中混合均匀，再加入与混合物等量的量大组分混匀，如此倍量增加直至加完全部量大组分为止。

"倍散"系指在小量毒、剧药中添加一定比例量的稀释剂制成的稀释散，稀释倍数随药物剂量而定：药物剂量为 $0.1 \sim 0.01g$ 可配成10倍散（9份稀释剂与1份药物混合）；$0.01 \sim 0.001g$ 可配成100倍散；$0.001g$ 以下应配成1000倍散。配制倍散时可加入少量色素以便观察混合是否均匀。

(2) 各组分密度：各组分密度差异较大时，密度小者易浮于上部或飞扬，密度大者易沉于底部而不能混匀。这种情况下应先将密度小的组分置于混合机内，再加入密度大的组分进行混合。

(3) 各组分的黏附性与带电性：易黏附混合器械的药物既影响混合效果又会造成损失。一般应先加入其他不易黏附、量大的药物或辅料垫底后再加入易黏附组分。混合时由于摩擦会使粉末表面带电荷而阻碍粉末的混匀，可加入少量表面活性剂或润滑剂予以克服。

(4) 含液体或易吸湿组分的混合：处方中含有液体组分时，可利用处方中其他固体成分吸收液体成分或加入适宜的吸收剂吸收至不显潮湿为度；有些含结晶水的药物研磨后可析出水，则可用等摩尔的无水物代替；吸湿性很强的药物，如氯化铵等则应在低于临界相对湿度条件下迅速混合并密封包装；有的药物混合后吸湿性增强，则不应混合，可分别包装。

(5) 低共熔现象：有些药物按一定比例混合时，可形成低共熔混合物，若最低共熔点低于室温，则出现润湿或液化现象，会影响混合的均匀性，甚至影响药效。对于这种情况应根据低共熔物对药理作用的影响及处方中其他固体成分的量采取相应的措施：①若形成低共熔混合物后，药理作用增强，则宜采用低共熔法混合；②药物形成低共熔物后，药理作用几无变化，但处方中固体组分较多时，可采用先形成低共熔混合物，再与其他固体组分混合，使分散均匀；③处方中如含有挥发油或其他足以溶解低共熔混合物的液体时，可先将低共熔混合物溶解，再用喷雾法或一般混合法与其他固体成分混匀。

对必须避免产生低共熔物的情况，可采用将粉末粒子包衣再进行混合等方法加以解决。

3. 混合方式与设备 实验室常用的混合方式有研磨混合、过筛混合和搅拌混合。大生产多采用搅拌或容器旋转的方式。常用的混合设备按混合容器转动与否可分为固定型混合机和回转型混合机两类。

(1) 固定型混合机：系物料在容器内依靠叶片、螺带或气流的搅拌作用进行混合的设备。常用的有槽型混合机和圆盘形混合机。

①槽型混合机：主要部分为混合槽，槽内装有螺旋形搅拌桨（单桨或双桨），可将药物由外向中心集结，同时将中心药物推向两端，以达到均匀混合的目的（见图5-5）。混合槽可绕水平轴转动，以便自槽内卸出药料。槽形混合机搅拌效率较低，混合时间较长。此外，搅拌轴两端的密封件容易漏粉，影响产品质量和成品率。但此类机器价格低廉，操作简便，易于维修，故仍广泛应用于均匀度要求不高的物料的混合。

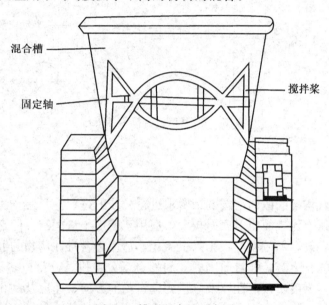

图5-5 槽型混合机示意图

②圆盘形混合机：示意图见图5-6。被混合的物料由加料口分别加到高速旋转的环形圆盘和下部圆盘上，由于惯性离心作用，粒子被分散开。在散开的过程中粒子间相互混合，混合后的药料受出料挡板阻挡由出料口排出。圆盘形混合机混合程度与加料是否均匀有关。该混合机处理量较大，可连续操作，能通过调节加料器改变物料的混合比，应用较广。

（2）回转型混合机：系依靠容器本身的旋转作用带动物料上下运动使物料混合的设备。常用的是V型混合机，见图5-7。由两个圆筒成V型交叉结合而成。当混合机转动时物料被分成两部分，然后两部分物料再重新汇合起来，这样循环反复地进行混合，在较短时间

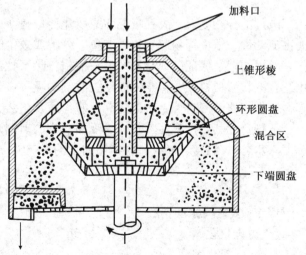

图5-6 圆盘形混合机示意图

内即能混合均匀。V型混合机适用于粉末、颗粒状物料的混合，具有结构简单，操作容易，维护清洗方便，速度快，混合效果佳等特点，应用非常广泛。

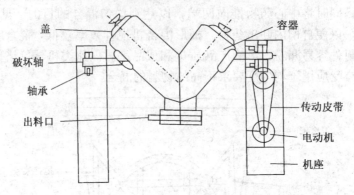

图 5-7　V型混合机示意图

四、分剂量

分剂量是将混合均匀的散剂，按剂量要求进行分装的过程。常用方法有目测法、重量法和容量法。目测法操作比较简便但误差较大，适用于药房小量配制，但含毒性药的散剂严禁用此法；重量法较精确，但效率低，难以机械化，适用于含毒性药物的散剂分剂量；容量法效率高，可实现机械化生产，如目前国内散剂的自动分包机、分量机多采用容量法分剂量。但散剂的流动性、堆密度、吸湿性以及容量药匙铲粉的方向、速度及刮粉角度的不同等均会影响分剂量的准确性。因此在整个分剂量过程中要注意保持分装条件一致且要防止药物吸潮从而减少误差。

五、包装与储存

散剂的分散度大，故其吸湿性或风化性较显著。散剂吸湿后可发生多种变化，如湿润、失去流动性、结块等物理变化；变色、分解或效价降低等化学变化及微生物污染等生物学变化，所以防潮是保证散剂质量的重要措施。除了控制散剂生产、储藏环境的湿度以外还应选用适宜的包装材料和贮存条件以延缓散剂的吸湿。如复合膜为常用的新型包装材料，不易破碎，携带方便，密封性、防湿防潮性好，适合包装大多数散剂。

散剂（尤其含挥发性药物或易吸潮药物的散剂）应密封贮藏，放置于阴凉通风处以减少湿度（水分）、温度、光线、生物等因素的影响。

六、举例

例1　复方枸橼酸钠散

【处方】氯化钠　　　　3.5g
　　　　氯化钾　　　　1.5g
　　　　枸橼酸钠　　　2.9g

葡萄糖（无水）　　　　20g

【制备】取处方中4种药物分别研细，混合均匀，制成1包即得。

【用途】本方为口服补液盐散处方，可补充体内电解质和水分，维持体内水和电解质的平衡。所用葡萄糖为无水葡萄糖，稳定性好，排泄量小，尤其适用于潮湿而炎热的地区使用。

例2　硫酸阿托品散

【处方】硫酸阿托品　　　　1.0g
　　　　1%胭脂红乳糖　　　0.5g
　　　　乳糖　　　　　　　998.5g

【制备】先研磨乳糖使研钵内壁饱和后倾出，再将硫酸阿托品和胭脂红乳糖置研钵中研合均匀，按等量递加法逐渐加入所需要的乳糖，充分研合，待全部色泽均匀即得。

【用途】抗胆碱药，常用于胃肠痉挛疼痛等。

例3　健胃散

【处方】复方龙胆酊　　　　2ml
　　　　碳酸氢钠　　　　　3g

【制备】将碳酸氢钠研磨均匀，取少量粉末，滴加复方龙胆酊逐步吸收后，分装药粉，制成散剂。

【用途】治胃酸过多，并有通便作用。

例4　痱子粉

【处方】滑石粉　　81.32g　　　水杨酸　　1.68g
　　　　硼酸　　　10.20g　　　氧化锌　　7.20g
　　　　淀粉　　　12.00g　　　升华硫　　4.80g
　　　　麝香草酚　0.72g　　　　薄荷脑　　0.72g
　　　　薄荷油　　0.72g　　　　樟脑　　　0.72g

【制备】将麝香草酚、薄荷脑、樟脑研磨共熔，并与薄荷油混匀。另将升华硫、水杨酸、氧化锌、滑石粉粉碎成细粉，过120目筛混匀。将共熔的液体混合物喷入细粉中，混合均匀，过筛，分装即得。

【用途】用于汗疹、痱毒，湿疮痛痒。

第三节　散剂的质量检查

质量检查是保证药品质量的重要措施，除另有规定外，散剂应进行以下相应检查。

1. 粒度　取供试品10g，精密称定，置七号筛，筛上加盖，并在筛下配有密合的接收容器（筛底）。照粒度和粒度分布测定法（中国药典2010版二部附录ⅨE第二法单筛分法）检查，精密称定通过筛网的粉末重量，应不低于95%。

2. 外观均匀度　取供试品适量，置光滑纸上，平铺约5cm²，将其表面压平，在亮处观察，应色泽均匀，无花纹与色斑。

3. 水分 中药散剂应检查水分。取供试品照水分测定法（《中国药典》2010年版一部附录ⅨH）测定，除另有规定外，不得过9.0%。

4. 干燥失重 除另有规定外，取供试品，照干燥失重测定法（《中国药典》2010年版二部附录ⅧL）测定，在105℃干燥至恒重，减失重量不得过2.0%。

5. 装量差异 单剂量包装的散剂应检查装量差异。取散剂10袋（瓶），分别精密称定每袋（瓶）内容物的重量，每袋（瓶）装量与标示装量相比较，按表5-3中的要求，超出装量差异限度的不得多于2袋（瓶），并不得有1袋（瓶）超出装量差异限度1倍。

表5-3　　　　　　　　　　散剂装量差异限度要求

平均装量或标示装量（g）	装量差异限度（%）
0.1及0.1以下	±15.0
0.1以上至0.5	±10.0
0.5以上至1.5	±8.0
1.5以上至6.0	±7.0
6.0以上	±5.0

凡规定检查含量均匀度的散剂，一般不再进行装量差异检查。

6. 装量 多剂量包装的散剂，照最低装量检查法（按《中国药典》2010年版二部附录ⅩF）检查，应符合规定。

7. 无菌 用于烧伤或创伤的局部用散剂，照无菌检查法（按《中国药典》2010年版二部附录ⅪH）检查，应符合规定。

8. 微生物限度 除另有规定外，照微生物限度检查法（按《中国药典》2010年版二部附录ⅪJ）检查，应符合规定。

参 考 文 献

1. 崔福德．药剂学．第六版．北京：人民卫生出版社，2007．
2. 毕殿洲．药剂学．第四版．北京：人民卫生出版社，1950．
3. 奚念珠．药剂学．第三版．北京：人民卫生出版社，1980．
4. 刘落宪．中药制药工程原理与设备．北京：中国中医药出版社，2003．
5. 杨明．中药药剂学．上海：上海科学技术出版社，2008．
6. 国家药典委员会．中华人民共和国药典．2010年版．北京：中国医药科技出版社，2010．

第六章 颗粒剂

【学习要求】
1. **掌握** 颗粒剂的含义、特点、制备方法和质量要求。
2. **熟悉** 颗粒剂的类型。

第一节 概 述

一、颗粒剂的含义与特点

颗粒剂（granules）系指药物与适宜的辅料制成具有一定粒度的干燥颗粒状制剂，临用前加适量热水或其他适宜的液体溶解或分散后饮服，也可直接吞服。

与散剂相比，颗粒剂的特点有：①飞散性、附着性、团聚性、吸湿性等均较小；②服用、携带方便，吸收快、奏效迅速；③可制成不同类型的颗粒，如混悬颗粒、泡腾颗粒、肠溶颗粒、缓释和控释颗粒等，以满足不同临床需要；④由多种颗粒混合而成的颗粒剂，应注意各种颗粒的大小或粒密度不能差异过大，否则易产生离析现象，从而导致分剂量不准确。

二、颗粒剂的分类

颗粒剂按溶解性能和分散状态可分为可溶颗粒、混悬颗粒和泡腾颗粒。

1. 可溶颗粒 系指易溶性药物与适宜的辅料制成的颗粒剂，临用前加适量热水或其他适宜的液体溶解后供口服，如琥乙红霉素颗粒剂、感冒退热颗粒剂等。

2. 混悬颗粒 系指难溶性固体药物与适宜的辅料制成的颗粒剂，临用前加水或其他适宜的液体振摇，即可分散为混悬液供口服，如阿奇霉素颗粒剂、头孢拉定颗粒剂等。混悬颗粒一般应进行溶出度检查。

3. 泡腾颗粒 系指含有碳酸氢钠和有机酸，遇水可产生大量二氧化碳气体，使药液呈泡腾状态的颗粒剂，临用前溶解或分散于水中供口服，如磷酸钠泡腾颗粒剂、维生素 C 泡腾颗粒剂；泡腾颗粒中的药物应是易溶性的，加水产生气泡后应能溶解。

此外，可采用适宜的包衣材料包裹颗粒，制备具有肠溶、缓释、控释性能的颗粒，但应符合肠溶制剂、缓释制剂、控释制剂的要求，并进行释放度检查。

第二节 颗粒剂的制备

传统的颗粒制备采用湿法制粒，一般工艺流程为：粉碎→过筛→混合→制软材→制颗粒→干燥→分剂量→包装。

一、粉碎、过筛、混合

物料的粉碎、过筛、混合操作与散剂相同，详见第五章第二节。

二、制软材

将药物和辅料的粉末置混合机中，加适量水或其他黏合剂，混匀即成软材。少量生产可用手工拌和，大量生产则用混合机。

制软材是传统湿法制粒的关键技术，软材的质量以"手握成团，轻压即散"为准。黏合剂的用量以能够制成适宜软材的最少量为原则。用量过多时软材易被挤压成条状；用量过少时不能制成完整的颗粒而成粉状。此外，原辅料的粒度、黏合剂的加入方式、混合时间、混合器械等也会对软材质量产生影响。

三、制颗粒

颗粒的制备常采用挤出制粒法。将软材用机械挤压使通过具有一定大小筛孔的孔板或筛网，即得湿颗粒。大生产中多采用摇摆式颗粒机或旋转式制粒机，产量较高，装拆和清理方便。颗粒的粒度由筛网的孔径大小调节，粒子形状为圆柱状，粒度分布较窄；若制得的颗粒较松散，可再次通过筛网。但挤出制粒法动力消耗大、药物粉末飞扬，不适合大批量生产。近来，流化床制粒、喷雾制粒、高速搅拌制粒、干法制粒等制粒法已在生产中广泛应用。其中流化床制粒不仅可将混合、制软材、制颗粒、干燥等操作集成在一台设备中完成，而且可制备出不同形状、大小、强度、崩解性、溶解性的颗粒，既可提高生产效率，又可满足不同剂型对颗粒质量的要求。

四、干燥

湿颗粒应及时干燥，以除去水分、防止粘连结块或受压变形。常用的方法有厢式干燥法、流化床干燥法等。

五、整粒

湿颗粒干燥后，可能会有部分结块、粘连的大颗粒及过细的小颗粒、细粉，需在颗粒冷却后再经过筛处理，以筛选符合颗粒剂的粒度要求的颗粒。一般过一号筛（12～14目）可除去大颗粒，过五号筛（80目）可除去细小颗粒和细粉。筛除的颗粒和细粉可重新制粒，或并入下次同一批药粉中，混匀制粒。

六、举例

例1 复合维生素B颗粒剂

【处方】
盐酸硫胺	1.20g	苯甲酸钠	4.0g
核黄素	0.24g	枸橼酸	2.0g
盐酸吡多辛	0.36g	橙皮酊	20ml
烟酰胺	1.20g	蔗糖粉	986g
混悬泛酸钙	0.24g		

【制备】将核黄素加蔗糖粉混合粉碎3次，过80目筛备用；将盐酸吡多辛、混悬泛酸钙、橙皮酊、枸橼酸溶于蒸馏水中作润湿剂。另将盐酸硫胺、烟酰胺等与上述稀释的核黄酸混匀，制粒，60℃~65℃干燥，整粒，包装，即得。

【注解】核黄素呈显著黄色，须与辅料充分混匀；加入枸橼酸使颗粒呈弱酸性，以增加主药的稳定性；另核黄素对光敏感，故操作时应尽量避免光线直射。

例2 感冒颗粒剂

【处方】
金银花	33.4kg	大青叶	80kg
桔梗	43kg	连翘	33.4kg
苏叶	16.7kg	甘草	12.5kg
板蓝根	80kg	芦根	33.4kg
防风	25kg		

【制备】①连翘、苏叶加4倍水，提取挥发油备用；②其余7种药材与连翘、苏叶提取挥发油后的残渣残液混合在一起，并加足6倍量水，浸泡30分钟，加热煎煮2小时；第2次加4倍量水，煎煮1.5小时；第3次加2倍量水，煎煮45分钟；合并3次煎煮液，静置12小时，上清液过200目筛，滤液待用；③滤液减压蒸馏浓缩至稠膏状，停止加热，向稠膏中加入2倍量75%乙醇液，搅匀，静置过夜，上清液过滤，滤液待用；④滤液减压回收乙醇，并浓缩至稠膏状，加入5倍量的糖粉，混合均匀，加入70%乙醇少许，制成软材，过14目尼龙筛制粒，湿颗粒于60℃干燥，干颗粒过14目筛整粒，再过4号筛（65目）筛去细粉，在缓慢的搅拌下，将之前制得的挥发油和乙醇混合液（约200ml）喷入干颗粒中，并闷30分钟，然后分装，密封，包装即得。

例3 磷酸钠泡腾颗粒剂

【处方】
干燥磷酸钠	200g	干燥酒石酸	252g
干燥磷酸氢钠	477g	枸橼酸结晶	162g

【制备】将枸橼酸结晶粉碎，然后与磷酸钠、磷酸氢钠、酒石酸的混合药粉混匀，将混合药粉置玻璃或其他材料制成的器皿内，加热至93℃~104℃，不断搅拌，此时枸橼酸失去结晶水，一部分药物熔融而发生酸碱中和反应，释放出CO_2，待药物润湿、软化、结成团块时取出，过筛网，制成适当大小的颗粒，在54℃以下干燥，立即装入密封容器。

【注解】单用枸橼酸时黏性太大，制粒困难；单用酒石酸时硬度不够，颗粒易碎，因此应用两种酸的混合物，且二者比例可以变动，只要二者总量能够充分中和碳酸氢钠即可。制备时还应控制水分，以免在服用前酸与碱即发生反应，释放出 CO_2，致使颗粒松散。

第三节 颗粒剂的质量检查、包装与贮存

一、颗粒剂的质量检查

颗粒剂的质量检查，除主药含量外，还应进行粒度、干燥失重、溶化性以及重量差异等检查。

1. 外观 颗粒剂应干燥，色泽一致，无吸潮、结块、潮解等现象。包衣颗粒应检查残留溶剂。

2. 粒度 除另有规定外，按《中国药典》2010 年版二部附录ⅨE 粒度和粒度分布测定法第二法检查，不能通过一号筛与能通过五号筛的总和不得超过供试量的 15%。

3. 干燥失重 除另有规定外，按《中国药典》2010 年版二部附录ⅧL 干燥失重测定法测定，于 105℃ 干燥至恒重，含糖颗粒在 80℃ 减压干燥，减失重量不得超过 2.0%。

4. 溶化性 除另有规定外，可溶颗粒和泡腾颗粒如以下方法检查，溶化性应符合规定。

可溶颗粒检查法：取供试品 10g，加热水 200ml，搅拌 5 分钟；可溶颗粒应全部溶化或轻微浑浊，但不得有异物。

泡腾颗粒检查法：取单剂量包装的泡腾颗粒 6 袋，分别置盛有 200ml 水的烧杯中，水温为 15℃~25℃，应迅速产生气体而成泡腾状。5 分钟内 6 袋颗粒均应完全分散或溶解在水中。

混悬颗粒或已规定检查溶出度的颗粒，可不进行溶化性检查。

5. 装量差异 单剂量包装的颗粒剂做装量差异检查，应符合规定。

检查法：取供试品 10 袋，分别精密称定每袋内容物的重量，每袋装量与标示装量相比较，超出装量差异限度的不得多于 2 袋，并不得有 1 袋超出装量差异限度 1 倍。装量差异限度要求见表 6-1。

凡规定检查含量均匀度的颗粒剂，一般不再进行装量差异检查。

表 6-1　　　　　　　　　颗粒剂装量差异限度要求

标示装量（g）	装量差异限度（%）	标示装量（g）	装量差异限度（%）
1.0 或 1.0 以下	±10.0	1.5 以上至 6.0	±7.0
1.0 以上至 1.5	±8.0	6.0 以上	±5.0

6. 装量 多剂量包装的颗粒剂，按《中国药典》2010 年版二部附录ⅩF 最低装量检查法检查，应符合规定。

二、包装与贮存

颗粒经质量检查合格后,应及时按剂量装入袋内,一般采用自动颗粒包装机分装,包装材料目前多用复合铝塑袋。

颗粒剂应置干燥处贮存,防止受潮。

参 考 文 献

1. 崔福德. 药剂学. 第六版. 北京:人民卫生出版社,2007.
2. 国家药典委员会. 中华人民共和国药典. 2010年版. 北京:中国医药科技出版社,2010.
3. 赵振宇. 颗粒剂包衣材料的现状. 天津药学,2003,15(4):59~62.
4. 李范珠. 药物制粒技术. 北京:化学工业出版社,2007.

第七章 胶囊剂

【学习要求】

1. **掌握** 胶囊剂的含义、特点；硬胶囊及软胶囊的制备方法。
2. **熟悉** 硬质空胶囊的组成及空胶囊的规格；软胶囊剂的囊壳及内容物的处方组成。
3. **了解** 胶囊剂的质量评价及胶囊剂的包装与贮存。

第一节 概　述

一、胶囊剂的含义与特点

胶囊剂（capsules）系指药物或药物与辅料充填于硬质空心胶囊或密封于软质囊壳中的固体制剂。一般供口服，也可用于其他部位，如直肠、阴道、植入等。硬质空心胶囊或软质囊壳均以明胶为主要囊材，加入适量甘油、水及其他辅料。但各成分的比例不尽相同，制备方法也不同。近年来也有使用海藻酸钙、聚乙烯醇、变性明胶、植物纤维素以及其他高分子材料制备硬质空心胶囊或软质囊壳，以改变胶囊剂的溶解度或产生肠溶性。

胶囊剂问世于19世纪中叶，随着机械工业的发展和自动胶囊填充机的问世，胶囊剂从理论到生产都有了很大的发展，世界各国药典收载的胶囊剂品种仅次于片剂和注射剂而位居第三。《中国药典》2010年版二部共收载胶囊剂174个，其中硬胶囊剂162个，软胶囊剂（胶丸）12个。

胶囊剂的主要优点有：①可掩盖药物的不良气味，且整洁、美观，易于识别，携带方便。②药物的生物利用度高，胶囊剂中药物是以粉末、颗粒等状态直接填充，不受压力等因素的影响，囊材在胃肠液中溶解后，药物分散快，易于溶出及吸收，一般较丸剂、片剂奏效快，吸收好，生物利用度高。③可提高药物稳定性，对光敏感或遇湿、热不稳定的药物如维生素、抗生素等，可装入不透光的胶囊中，保护药物不受光线、空气中氧气及水分的影响，从而提高其稳定性。④可使液态药物固态化，如油类液态药物难以制成颗粒剂、片剂等固体剂型时，可以密封到软质囊材中制成软胶囊剂。⑤可延缓药物的释放或发挥定位释放作用，如将药物制成不同释放速度的缓释颗粒、小丸或小片，再按所需比例混合均匀后装胶囊，即可达到延缓药效的目的；对需要药物在肠道吸收或发挥作用时，可以制成肠溶胶囊剂，如阿司匹林肠溶胶囊。

但若有下列情况则不宜制成胶囊剂：①药物的水溶液或稀乙醇溶液，能使囊壁溶化；

②易溶性药物如溴化物、碘化物等以及小剂量刺激性强的药物，因在胃中溶解后，局部药物浓度过高而刺激胃黏膜；③易风化的药物，因药物中的结晶水被胶囊壁吸收，从而使胶囊壁软化；④易潮解或吸湿的药物，因药物会吸收胶囊壁中的水分，从而使胶囊壁脆裂。但目前也可采用加入植物油等方法降低其吸湿性，再装胶囊。

二、胶囊剂的分类

按溶解与释药特性，胶囊剂可分为硬胶囊、软胶囊、肠溶胶囊、缓释胶囊和控释胶囊等。

1. 硬胶囊（hard capsules） 系采用适宜的制剂技术，将药物或药物加适宜辅料制成均匀的粉末、颗粒、小丸或小片等，充填于空心胶囊中而制成的固体制剂。该类胶囊剂品种多、应用广，如阿莫西林胶囊等。近年来也有将液体或半固体药物充填制成硬胶囊。

2. 软胶囊（soft capsules） 系指将一定量的液体药物直接包封，或将固体药物溶解或分散在适宜的赋形剂中制成溶液、混悬液或乳浊液，密封于球形或椭球形软质囊材中制成的软质固体制剂。软胶囊剂也称为胶丸，如维生素 E 胶丸等。近年来，也有将固体、半固体药物制成软胶囊剂。

3. 肠溶胶囊（enteric capsules） 系指硬胶囊或软胶囊用适宜的肠溶材料制备而得，或用经肠溶材料包衣的颗粒或小丸充填空心胶囊而制成的胶囊剂。肠溶胶囊不溶于胃液，但能在肠液中崩解而释放药物。一些需要在肠道中溶解、吸收、发挥药效的药物，可制成肠溶胶囊，如盐酸二甲双胍肠溶胶囊等。

4. 缓释胶囊（sustained-release capsules） 系指在水中或规定的释放介质中缓慢地非恒速释放药物的胶囊剂。通常将药物制成具有缓释作用的颗粒、小丸或小片，然后填充入空心胶囊而制成，如布洛芬缓释胶囊等。

5. 控释胶囊（controlled-release capsules） 系指在水中或规定的释放介质中缓慢地恒速或接近恒速释放药物的胶囊剂。通常将药物制成具有控释作用的颗粒、小丸或小片，然后填充入空心胶囊而制成，如卡维地洛控释胶囊等。

第二节 胶囊剂的制备

一、硬胶囊剂的制备

硬胶囊剂是由空心胶囊和内容物（填充物料）两大部分构成，制备的一般工艺流程为：

```
空心胶囊的制备 ┐
              ├→填充→封口→质量检查→成品
物料处理 ─────┘
```

1. 空心胶囊的制备 空心胶囊呈圆筒形，由大小不同的囊身和囊帽套合而成。
（1）空心胶囊的组成：空心胶囊主要由高分子囊材及其他附加剂组成。
①囊材：目前常用的囊材为明胶，系由猪、牛、驴等动物的皮、骨、结缔组织经加工分

离出不溶性纤维蛋白胶原,然后水解而得的一种蛋白质。明胶的理化性质随胶原的来源、提取与水解工艺条件的不同而不同,如以动物皮为原料制得的皮明胶,富有可塑性,透明度亦很好;而以骨骼为原料制得的骨明胶,质地坚硬,性脆且透明度差。为兼顾囊壳的强度和塑性,常将两者混合使用。按水解胶原方法的不同,明胶可分为酸明胶与碱明胶,由酸水解制得的明胶称为酸明胶(A明胶),等电点pH值7~9;由碱水解制得的明胶称为碱明胶(B明胶),等电点pH值4.7~5.2。

近年来国内外开展了大量新型胶囊囊材的研究,也开发了很多种"非明胶材料",如淀粉、海藻酸钙、植物纤维、甲基纤维素、羟丙基甲基纤维素、褐藻胶、壳聚糖等,取得了满意的效果,但均未广泛使用。

②附加剂:除明胶等囊材外,空胶囊的囊壳还可根据需要加入增塑剂、增稠剂、着色剂、遮光剂、防腐剂等以便于加工成型、改善胶囊壳性质。如加入增塑剂可增加囊壳的可塑性,常用的有甘油、山梨醇、天然胶等;为减小蘸模后明胶的流动性、增加胶冻力,可加入增稠剂,如琼脂等;为使产品美观和便于识别,可在胶液中加入着色剂,常用的有胭脂红、柠檬黄、亮蓝、苋菜红等食用色素;对光敏感的药物,可加入二氧化钛作遮光剂;为防止霉变,可加入尼泊金类等作为防腐剂;加入表面活性剂,如十二烷基硫酸钠可作为囊壳的润滑剂,使胶液表面张力降低,并增加空胶囊的光泽度;加入疏水性物质以增加囊壳的耐水性;加入阿拉伯胶或蔗糖以增加囊壳的机械强度等。

以上组分并不是每种空胶囊都必须具备,而应根据具体情况加以选择。根据囊壳的组成不同,空胶囊分为无色透明(不含色素及二氧化钛)、有色透明(含色素但不含二氧化钛)及不透明(不含色素但含二氧化钛)三种。

(2)空心胶囊的制备:空心胶囊系由囊体和囊帽组成,目前普遍采用将不锈钢的栓模浸入明胶溶液形成囊壳的栓模法,其主要工艺流程为:溶胶→蘸胶(制坯)→干燥→拔壳→截割→整理。

一般由自动化生产线完成,生产环境的温度为10℃~25℃,相对湿度35%~45%,空气洁净度应达10000级。为便于识别,空胶囊除用各种颜色区别外,可以用食用油墨在空胶囊上印字,在食用油墨中加8%~12%聚乙二醇400或类似的高分子材料可防止所印字迹磨损。

(3)空心胶囊的规格和质量:空心胶囊的规格与质量均有明确规定,空心胶囊由大到小共有8种规格,分别为000、00、0、1、2、3、4、5号,随着号数由小到大,容积由大到小,即000号容积最大,5号容积最小。一般常用的是0~5号空胶囊,规格见表7-1。

表7-1　　　　　　　　　空心胶囊的号数与容积

空心胶囊号数	0	1	2	3	4	5
容积(ml)	0.75	0.55	0.40	0.30	0.25	0.15

空心胶囊有锁口型和普通型(非锁口式胶囊)两类。锁口型又分单锁口和双锁口两种,锁口型胶囊的囊帽、囊体有闭合用的槽圈,套合后就不易松开,密闭性良好,能保证硬胶囊

剂在生产、贮存和运输过程中不会漏粉。使用非锁口式胶囊（平口套合），填充药物后，为防止药物的泄露，可采用封口的方法保证套合后不易松开。大生产中使用的密封机可以用明胶液密封、加热密封、化学密封，不管采用何种密封法均会使制作过程复杂化，因此目前生产中多使用锁口型空胶囊，见图7-1。

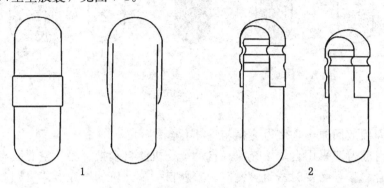

注：1. 非锁口式密封胶囊 2. 锁口式胶囊

图7-1 胶囊类型

空心胶囊应检查的项目有：①外观：色泽鲜艳、色度均匀、囊壳光洁、切口平整圆滑等；②含水量：应在12%～15%之间；③应无臭、无味；④长度和厚度：全囊长度偏差在±0.60mm以内，囊帽、囊体的长度偏差在±0.30mm以内，囊壳厚度均匀，囊帽与囊体间松紧度在0.04～0.05mm之间；⑤脆碎度：应有一定的强度和弹性，轻捏囊帽和囊体不破碎；⑥熔化时限：于37℃水中振荡15分钟，应全部溶散；⑦炽灼残渣：对不同品种空胶囊有不同要求，不透明空胶囊灰分不超过5.0%，半透明空胶囊不超过3.0%，透明空胶囊不得超过2.0%；⑧微生物限度检查：不得检出大肠杆菌等致病菌、活螨及螨卵，杂菌总数不得超过在1000个/克，霉菌不得超过100个/克。

空心胶囊应贮存在密闭容器中，环境温度不超过37℃（15℃～25℃最宜），相对湿度不超过50%（30%～40%最宜），即于阴凉干燥处避光保存备用。

2. 填充物料的处理 空心胶囊中填充的药物有多种形式，若为单纯药物粉碎至适宜粒度即可满足硬胶囊的填充要求，可以直接填充。但多数药物由于流动性差等方面的原因，均需要添加适量的辅料制成混合物料，以改善其流动性或避免分层，再装入空胶囊中；也可加入辅料制成颗粒、小丸或小片等充填入胶囊（见图7-2）。常用的辅料有稀释剂、润滑剂等，如淀粉、蔗糖、乳糖、微晶纤维素、改良淀粉、硬脂酸镁、滑石粉、微粉硅胶等。

应根据药物的填充量选择空心胶囊的规格，由于药物的填充多用容积控制，而药物的堆密度、结晶状态、粒度不同，所占容积也不同，故应先测定待填充物料的堆密度，计算应装剂量的药物所占的容积来选择最小空心胶囊，也可根据经验试装后决定。

3. 物料的填充 物料填充方式分为手工填充和机械填充。手工填充适用于医院、科研、工厂的特殊产品（产量小等情况）。现有改进的半自动胶囊填充（套合）板。填充时，将装货盘放在填充单元上面，空心胶囊放入装货盘，通过装货盘把胶囊囊身在下、囊帽在上塞入填充单元，移开装货盘后，升起上面的板，使得囊帽与囊体分离。物料填充入囊体，然后将

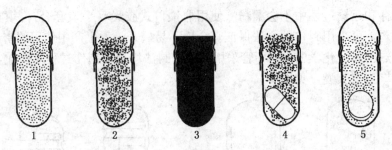

注：1. 粉末或颗粒 2. 小丸 3. 糊状物 4. 小胶囊 5. 片剂

图 7-2　胶囊填充物

装有囊帽的上面板放回原出，使得囊帽与囊体套合。

机械填充目前普遍采用自动填充机。自动填充机能自动把囊帽从空心胶囊上分离，然后填充物料，套合囊帽，必要时密封胶囊口。胶囊自动填充机的填充方式可归为四种类型（见图 7-3）：(a) 由螺旋钻压进物料；(b) 用柱塞上下往复压进物料；(c) 自由流入物料；(d) 在填充管内，先将药物压成单位量药粉块，再填充于胶囊中。在填充方式选用时，主要根据待填充物料的性质而定。a、b 型填充机因由机械措施如螺丝钻及柱塞上下往复运动而促进药粉流动，因此对物料流动性要求不高，只要物料不易分层即可；c 型填充机要求物料具有

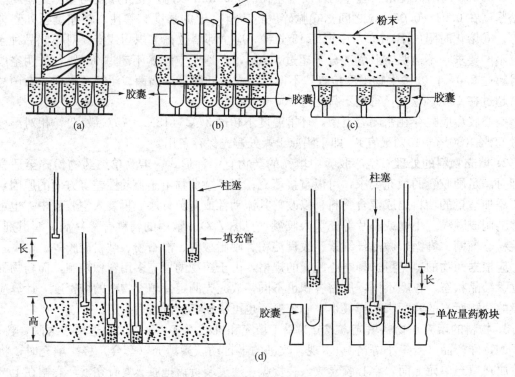

图 7-3　硬胶囊剂药物填充机的类型

良好的流动性，常需加入润滑剂或制成颗粒；d 型填充机适合于聚集性较强的针状结晶或易吸湿的药物，可加入黏合剂如矿物油、食用油或微晶纤维素等在填充管内先压成单位量，然后填充于空胶囊中。

4. 封口　空心胶囊的囊帽与囊体套合方式有锁口与平口两种。目前多使用锁口式空心胶囊，药物填充后，囊体、囊帽套上后即咬合锁口，封闭性良好，药物不易泄露。若采用平口空心胶囊，填充药物后，为防止药物的泄露，需要封口。封口材料常用与制备空心胶囊相同浓度的 50℃明胶液（如明胶 20%、乙醇 40%、水 40%），一般是用封腰轮将明胶液在胶囊的囊帽与囊体套合处涂一圈，烘干，即得。

二、软胶囊剂的制备

软胶囊又称胶丸剂，系由软质囊壳与内容物组成，其大小不同，形状各异，有球形、椭球形、卵形、管状及其他特殊形状。

1. 囊壳的组成　软胶囊囊壳的组成与硬胶囊相似，除主要材料明胶外，还含有增塑剂、遮光剂、防腐剂、色素等。软胶囊的主要特点是弹性大、可塑性强。其弹性与明胶、增塑剂和水的重量比有关。如干明胶∶干增塑剂∶水的重量比为 1∶（0.4～0.6）∶1 时，囊材质地较好。若增塑剂的量过大，则胶囊较软，若增塑剂的量过小，则胶囊较硬。常用的增塑剂有甘油、山梨醇或是二者的混合物。在软胶囊制备干燥过程中会有水分损失，使得最终囊壳含水量会降低，一般为 7%～9%，但明胶与增塑剂的比例应保持不变。在选择软质囊材硬度时，亦应考虑到所填充药物的性质以及药物与软质囊材之间的相互影响；在选择增塑剂时，应考虑药物的性质。

2. 内容物的性质　软胶囊可以填充各种油类或对明胶无溶解作用的药物溶液或混悬液，也可以填充固体粉末或颗粒。软胶囊的内容物除主药外，可根据需要加入适宜的附加剂。根据性状和分散状态，其内容物一般分为三类。

（1）药物溶液：药物溶解在液体基质中形成溶液后填充软胶囊。其中液体基质分为与水不相混溶的植物油、芳香油及与水相混溶的聚乙二醇（polyethylene glycol，PEG）、丙二醇、异丙醇或聚山梨酯 80 等两大类。若药物本身是油或油溶性药物如鱼肝油、维生素 E、维生素 A 等，一般以油溶液填充软胶囊；而可溶于 PEG 等亲水性基质的药物，可制成溶液填充软胶囊，但这类液体基质具有吸水性，在贮存过程中会吸收囊壳中的水分而影响囊壳的性能，因此往往在内容物处方中加入 5%～10%的甘油，并保留 5%的水分；但内容物含水量不能过高，否则内容物中的水可能转移至囊壳中而使之软化。

（2）混悬液或乳浊液：药物制成混悬液或 W/O 型乳浊液后再填充软胶囊。常用的液体基质为植物油或 PEG400、PEG600。混悬液应有良好的流动性和物理稳定性，药物一般先粉碎成 80 目或更细的粉末，并加入助悬剂。对油状基质，助悬剂通常采用 10%～30%的油蜡混合物，其组成是氢化大豆油 1 份、黄蜡 1 份、熔点为 33℃～38℃的短链植物油 4 份；对于非油性基质，常采用 1%～15%的 PEG6000 为助悬剂。

（3）固体药物：也有将固体粉末或颗粒包封于软胶囊中，但需要专用的胶丸，应用较少。

液体药物若含水量超过 5%，以及挥发性、小分子有机物如乙醇、酮类、酸或酯类等，均能使囊壳软化或溶解，醛类可使明胶变性等，均不宜制成软胶囊。液态药物 pH 值以 2.5～7.5 为宜，否则易使明胶水解或变性，导致药物泄漏或影响胶丸崩解、溶出，可选择磷酸盐、乳酸盐等缓冲液调整 pH 值。

3. 容积大小的选择　在保证填充药物达到治疗量的前提下，软胶囊的容积要求尽可能小，液体药物填充软胶囊时一般按照剂量和比重计算软胶囊容积的大小；混悬液制成软胶囊时，所需软胶囊的大小可用"基质吸附率"来计算。基质吸附率系指 1g 固体药物制成填充软胶囊的混悬液时所需液体基质的克数。其测定方法为：取适量的待测固体药物，精密称重后置烧杯中，在搅拌下缓缓加入液体基质，直至混合物达到填充物要求，记录所需液体基质的量，即可计算该固体的基质吸附率。影响固体药物基质吸附率的因素有：固体颗粒的大小、形状、物理状态（如纤维状、无定形、结晶状）、密度、含湿量及亲油性或亲水性等。

4. 软胶囊的制备方法　软胶囊的制备方法有压制法和滴制法两种。

（1）压制法：系将明胶液制成厚薄均匀的胶片，再将药液置于两张胶片之间，用钢板模或旋转模压制而成软胶囊。制得的软胶囊一般为表面有缝的椭球形、卵形、管状及其他形状胶丸。大量生产多采用自动旋转轧囊机进行，轧囊机及模压过程见图 7-4。由机器自动将胶液制成两条厚薄均匀的胶带，均以连续不断的形式向相反方向移动，到达旋转模之前逐渐接近，一部分经加压结合，此时药液从填充泵经导管由楔形注入器压入两胶带之间。由于旋转模不停地转动，遂将胶带与药液压入模的凹槽中，使胶带全部轧压结合，将药物包于其中而成软胶囊，剩余的胶带即自动切割分离。药液的填充量由填充泵准确控制。该法可连续自动化生产，产量高，成品率也较高，成品的装量差异很小（一般为 1%～3%）。

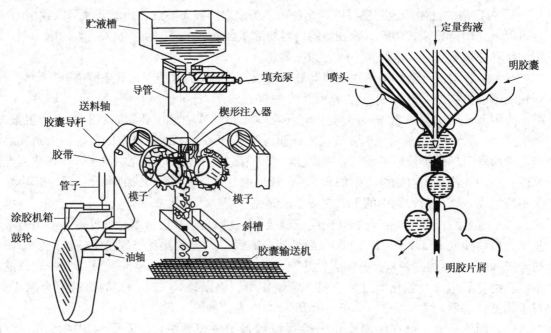

图 7-4　自动旋转轧囊机旋转模压示意图

(2) 滴制法：系采用具双层滴头的滴丸机制备软胶囊。明胶液与药液两相通过双层喷头（外层通入胶液、内层通入药液）按不同的速度喷出，使一定量的明胶液将定量的药液包裹后，滴入另一不相混溶的冷却液中，冷凝、固化成胶丸，收集胶丸，洗除冷却液，即得（见图 7-5）。滴制法制得的胶丸为球形、表面无缝，如常见的鱼肝油胶丸、维生素 E 胶丸等。滴丸机系由储液槽、定量控制器、喷头、冷却器等组成。滴制法制得的软胶囊装量差异小，成品率高，产量高，成本较低。

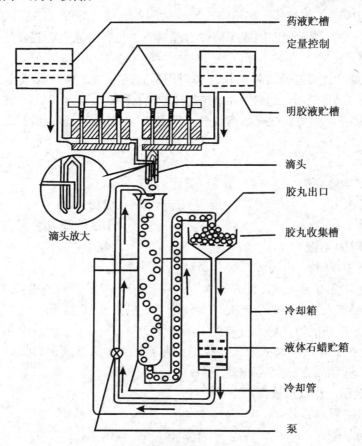

图 7-5 滴制法制备软胶囊示意图

在滴制过程中，影响软胶囊质量的因素有：①囊壳的处方组成：以明胶：甘油：水＝1：(0.3～0.4)：(0.7～1.4) 为宜，否则软胶囊壁过软或过硬；②胶液的黏度：一般要求胶液的黏度为 3～5E（恩氏度），即用 Engler（恩氏）黏度计在 25℃时测黏度，使 200ml 胶液流过的时间与 200ml 水流过的时间之比为 3～5；③药液、胶液和冷却液三者应有适宜的密度，以保证胶丸在冷却液中有一定的沉降速度，同时有足够的时间使之冷却成型。如鱼肝油胶丸剂制备时，三者密度以药液 0.90g/ml、胶液 1.12g/ml、液体石蜡（冷却液）0.86g/ml 为宜；④温度：药液和胶液应保持 60℃，喷头处为 75℃～80℃，冷却液为 13℃～17℃，胶丸干燥温度为 20℃～30℃，且需配合鼓风的条件。

三、肠溶胶囊剂的制备

肠溶胶囊可以是硬胶囊，也可以是软胶囊，肠溶胶囊的主要特征是其在胃液中不释放药物，但能在肠液中崩解释放药物。目前肠溶胶囊的制备方法主要有以下两种。

1. 以肠溶性材料制成肠溶空心胶囊 常用的肠溶性材料有丙烯酸树脂类（Eudragit L、S）、醋酸纤维素酞酸酯类（cellulose phthalate，CP）、虫胶、聚乙烯吡咯烷酮类（Polyvinylpyrrolidone，PVP）、蜂蜡等。肠溶空心胶囊的制备方法有两种：一是将溶解好的肠溶材料直接加到明胶液中，然后加工制成肠溶空心胶囊；二是在普通空心胶囊外包被肠溶衣材料而成为肠溶空心胶囊。

2. 肠溶颗粒或小丸装胶囊 将药物与辅料用适宜的方法制成颗粒或小丸等，再用肠溶材料如 HPMCP、CAP 包衣，把包衣后的颗粒或小丸等装入胶囊壳后制成。这种方法制备的肠溶胶囊较为多见，如奥美拉唑肠溶胶囊，即由肠溶小丸装入囊壳后制成。

四、举例

例1 阿昔洛韦胶囊

【处方】
阿昔洛韦	200g	淀粉	60g
乳糖	40g	十二烷基硫酸钠	适量
4%PVP溶液	适量	硬脂酸镁	适量
制成1000粒			

【制备】将阿昔洛韦与乳糖、淀粉、十二烷基硫酸钠置混合器内搅拌15分钟，混合均匀，边搅拌边缓慢加入黏合剂，高速搅拌5分钟，湿颗粒过16目筛，置烘箱55℃～60℃干燥后整粒，加入润滑剂混匀，填入空胶囊中，即得。

【注解】由于阿昔洛韦（又称为无环鸟苷）为不溶于水的抗病毒药物，所以在处方中加入十二烷基硫酸钠以增加药物的溶出速率。

例2 复方盐酸二甲双胍胶囊

【处方】
盐酸二甲双胍	250g
格列苯脲	1.25g
微晶纤维素	36g
乙醇	适量

【制备】按处方取格列苯脲溶于60℃乙醇中，加入微晶纤维素（过120目筛），搅拌均匀，挥干乙醇，于50℃干燥后与盐酸二甲双胍（粉碎过100目筛）用等量递加法混合均匀，再过80目筛混合，分装于1号胶囊，共制成1000粒，即得。

【注解】由于格列苯脲在处方中剂量小，采用溶剂分散法以保证其混合均匀性。

例3 硝苯地平软胶囊

【处方】
硝苯地平	5g
PEG400	200g
制成1000粒	

【制备】 将硝苯地平与 1/8 量的 PEG400 混合，胶体磨研磨，然后加入余量的 PEG400 混匀，即得透明的淡黄色药液；另配明胶液（明胶 100 份、甘油 55 份、水 120 份、二氧化钛 1.5 份），备用。在室温 23℃±2℃，相对湿度 40% 的条件下，以自动旋转轧囊机压制成软胶囊，在 28℃±2℃，相对湿度 40% 条件下干燥 20 小时，即得。

【注解】 硝苯地平溶解度小，故制成软胶囊剂，但剂量小需加稀释剂；硝苯地平在植物油中不溶，故选用 PEG400 为溶剂基质，但 PEG400 有一定吸湿性，易使囊壳硬化，故制得的软胶囊在干燥后，其囊壁应保留约 5% 的水分。此外硝苯地平遇光不稳定，故操作及贮存应注意避光，还可在囊壳处方中加入二氧化钛作为遮光剂。

第三节 胶囊剂的质量评价、包装与贮存

一、胶囊剂的质量评价

1. 外观 胶囊剂外观应整洁，不得有粘结、变形、渗漏或囊壳破裂现象，并应无异臭。硬胶囊剂的内容物应干燥、松紧适度、混合均匀。

2. 水分 硬胶囊剂内容物的水分，除另有规定外，不得超过 9.0%。

3. 装量差异 胶囊剂的装量差异应符合下列规定（见表 7-2）。

表 7-2　胶囊剂的装量差异限度

平均装量	装量差异限度
0.3g 以下	±10%
0.3g 及至 0.3g 以上	±7.5%

检查法：除另有规定外，取供试品 20 粒，分别精密称定重量后，倾出内容物（不得损坏空心胶囊或囊壳），硬胶囊剂用小刷或其他适宜用具拭净，软胶囊剂囊壳用乙醚等挥发性溶剂洗净，置通风处使溶剂挥尽，再分别精密称定空心胶囊或囊壳重量，求出每粒胶囊内容物的装量与 20 粒的平均装量，每粒的装量与平均装量比较，超出装量差异限度的胶囊不得多于 2 粒，并不得有 1 粒超出限度 1 倍。

4. 崩解时限 胶囊剂的崩解时限应符合规定。检查法：取供试品 6 粒，按《中国药典》2010 年版二部附录ⅩA 崩解时限检查方法进行。采用 1000ml 水为崩解介质，如胶囊剂漂浮在液面可加一块挡板。硬胶囊剂应在 30 分钟内全部崩解，软胶囊剂应在 1 小时内全部崩解。如有 1 粒不能完全崩解，则应另取 6 粒按上述方法重复实验，均应符合规定。软胶囊剂可用人工胃液为崩解介质，肠溶胶囊剂应先在盐酸溶液（9→1000）中检查 2 小时，每粒囊壳均不得有裂缝或崩解现象（胶囊内容物包衣法除外），继将吊篮取出，用少量水洗涤后，各管加入挡板，改在人工肠液中进行检查，1 小时内应全部崩解，如有 1 粒不能完全崩解，应另取 6 粒复试，均应符合规定。若内容物为肠溶胶囊剂，应做释放度检查。

凡规定检查溶出度或释放度的胶囊剂，可不再检查崩解时限。

另外，胶囊剂的溶出度（释放度）、含量均匀度及微生物限度等应符合规定；必要时，内容物包衣的胶囊剂应检查残留溶剂。

二、胶囊剂的包装与贮存

胶囊剂易受温度和湿度影响，在高温、高湿环境中，胶囊剂不仅会出现囊壳吸湿、软化、发黏和膨胀或内容物结块等现象，而且会滋生微生物。在高温高湿环境中长期贮存的胶囊剂，其崩解时限会明显延长，溶出度也容易有问题。故为保证胶囊剂在贮存过程中的稳定性，应选择合适的包装容器和贮存条件。一般应选用密封性能好的玻璃容器、透湿性低的塑料容器和泡罩式包装，并贮存于阴凉干燥处（一般以储存温度不超过 25℃，储存湿度不超过 45% 为最佳贮存条件）。

参 考 文 献

1. 周建平. 药剂学. 北京：化学工业出版社，2006.
2. 张强. 药剂学. 北京：中央广播电视大学出版社，2002.
3. 屠锡德，张钧寿，朱家璧. 药剂学. 第三版. 北京：人民卫生出版社，2004.
4. 崔福德. 药剂学. 第六版. 北京：人民卫生出版社，2007.
5. 毕殿洲. 药剂学. 第四版. 北京：人民卫生出版社，1998.
6. 庄越，曹宝成，萧瑞祥. 实用药物制剂技术. 北京：人民卫生出版社，1999.
7. 国家药典委员会. 中华人民共和国药典. 2010 年版. 北京：中国医药科技出版社，2010.

第八章 片 剂

【学习要求】

1. 掌握 片剂的含义、特点、分类和质量要求；片剂辅料的种类、性质及应用；湿法制粒压片法；片剂包衣的目的和种类。

2. 熟悉 压片过程及压片机的构造和性能；片剂包衣方法，糖包衣和薄膜包衣的材料与工序；片剂的质量检查和包装储存。

3. 了解 片剂成型机理；压片中可能产生的问题及解决方法；包衣常用设备。

第一节 概 述

一、片剂的含义与特点

片剂（tablets）系指药物与适宜辅料均匀混合后通过制剂技术压制而成的圆片状或异形固体制剂。片剂始创于19世纪40年代，是现代药物制剂中应用最广泛的剂型之一，可根据应用目的和制备方法，改变片剂的大小、形状、片重、硬度、厚度、溶出特性。片剂的优点有：①片剂是密度较高、体积较小的固体剂型，携带、贮存、运输、应用比较方便；②产品性状稳定，受外界空气、光线、水分等因素的影响较少，并可通过包衣加以保护；③片剂生产机械化、自动化程度较高，剂量准确，成本较低；④种类繁多，可以制成各种不同类型的片剂，以满足临床医疗或预防的不同需要，例如分散片、缓释片、控释片、肠溶包衣片、咀嚼片及口含片等。片剂的不足之处在于：①婴、幼儿和昏迷病人服用困难；②片剂制备时需加入若干种辅料并且经过压缩成型，处方及工艺设计不当容易出现溶出度低、生物利用度差等问题；③含挥发性成分的片剂有久贮含量下降等问题。

二、片剂的分类

《中国药典》2010年版二部附录ⅠA制剂通则中收载了十余种片剂，根据给药途径结合制备方法，片剂可分为口服片剂、口腔用片剂等。

1. 口服片剂 指供口服的片剂，口服片剂中的药物主要经胃肠道吸收发挥作用，也可以在胃肠道局部发挥作用。

（1）普通压制片（compressed tablets）：系指药物与辅料混合均匀后压制而成的未包衣的片剂，亦称为素片或片芯，临床应用最广，片重一般为0.1～0.5g，如罗红霉素片、维生素C片等。

(2) 包衣片（coated tablets）：是在普通压制片的外表面包上一层衣膜的片剂，包衣可以提高药物的稳定性、掩盖药物的不良嗅味、改善片剂的外观等，根据包衣材料不同包衣片可以分为：①糖衣片（sugar coated tablets）：以蔗糖为主要包衣材料进行包衣而制得的片剂；②薄膜衣片（film coated tablets）：以羟丙甲纤维素等高分子成膜材料进行包衣而制得的片剂；③肠溶衣片（enteric coated tablets）：以肠溶材料进行包衣而制得的在胃液中不溶而在肠液中可溶的片剂。

(3) 泡腾片（effervescent tablets）：指含有碳酸氢钠和有机酸，遇水可产生气体而呈泡腾状的片剂。有机酸一般用枸橼酸、酒石酸、富马酸等。泡腾片中的药物应是易溶性的，加水产生气泡后应能溶解，如维生素C泡腾片。口服泡腾片服用时应将片剂放入水杯中迅速崩解后饮用。

(4) 咀嚼片（chewable tablets）：指在口腔中咀嚼后咽下或吮服使片剂溶化后吞服，在胃肠道中发挥局部作用或经胃肠道吸收发挥全身作用的片剂。一般选择甘露醇、山梨醇、蔗糖等水溶性辅料。咀嚼片比较适用于儿童、吞咽困难的患者，如小儿维生素C咀嚼片，压片后崩解困难的药物如铋酸铝等也可制成咀嚼片。

(5) 多层片（multilayer tablets）：指由两层或多层构成的片剂，一般加压而制成，每层含有不同的药物或辅料，可以避免复方制剂中不同药物之间的配伍变化、调节各层药物的释放达到缓、控释的效果等。如复方阿司匹林双层片、马来酸曲美布汀多层片。多层片可为上下分层及内外分层两种结构形式。

(6) 分散片（dispersible tablets）：指遇水能迅速崩解并均匀分散的片剂。分散片不需加入泡腾剂和水溶性辅料，在20℃±1℃的100ml水中3分钟即崩解分散并可通过二号筛。分散片可吞服也可加水分散后服用，如阿奇霉素分散片。

(7) 缓释片（sustained release tablets）：系指在水中或规定介质中缓慢地非恒速释放药物的片剂。具有服药次数少，血药浓度平稳，治疗作用时间长等特点，如阿司匹林缓释片。

(8) 控释片（controlled release tablets）：指在水中或规定介质中缓慢地恒速或接近恒速释放药物的片剂。具有服药次数少，血药浓度平稳，治疗作用时间长等特点，如硝苯地平控释片。

(9) 口腔崩解片（orally disintegrating tablets）：指置于口中能迅速崩解或溶解，吞咽后发挥全身作用的片剂。口腔崩解片服用无需用水，适用于老人、儿童、吞咽困难的病人及取水不便者。制备时常用交联羧甲纤维素钠（CCNa）、交联羧甲淀粉钠（CCMS-Na）、交联聚乙烯吡咯烷酮（PPVP）、微晶纤维素（MCC）、低取代羟丙基纤维素（L-HPC）、甘露醇、乳糖等辅料，如氯雷他定口腔崩解片。

2. 口腔用片剂

(1) 舌下片（sublingual tablets）：指置于舌下能迅速溶化，药物经舌下黏膜吸收发挥全身作用的片剂。舌下片可以避免药物的肝脏首过作用，起效迅速，适用于急症治疗，如硝酸甘油舌下片。

(2) 口含片（troches）：又称含片，指含于口腔中，药物缓缓溶解产生持久局部治疗作用的片剂。主要起局部消炎、杀菌、收敛、止痛或局部麻醉作用，多用于口腔或咽喉疾病，如复方草珊瑚含片。

（3）口腔贴片（buccal tablets）：指粘贴于口腔中，经黏膜吸收后起局部或全身作用的片剂，如氨来咕诺口腔贴片、醋酸地塞米松粘贴片（意可贴）。

3. 其他途径应用的片剂

（1）可溶片（solution tablets）：指临用前溶解于水中的非包衣或薄膜包衣片剂。供口服、外用或含漱等，如复方硼砂漱口片。

（2）阴道片（vaginal tablets）：指供置于阴道内产生局部作用的片剂。多用于阴道的局部疾病治疗，起杀菌、消炎等作用，常制成泡腾片，如制霉菌素阴道泡腾片。

（3）植入片（implant tablets）：指埋植到人体体内缓缓溶解、吸收，产生持久作用的无菌片剂。适用于小剂量并且需长期使用的药物。

（4）注射用片（hypodermic tablets）：将无菌操作制得的片剂溶解于灭菌注射用水中供皮下或肌内注射，现已少用。

三、片剂的质量要求

片剂外观应完整光洁，色泽均匀，有适宜的硬度和耐磨性，对于非包衣片，应符合片剂脆碎度检查法的要求；含量准确，片重差异小；在规定的贮存期内不得变质；一般口服片剂崩解度或溶出度应符合要求；符合微生物限度检查的要求；小剂量的药物或作用比较剧烈的药物的片剂，应符合含量均匀度的要求；注射用片剂、植入片应无菌；舌下片、咀嚼片应有良好口感等。

第二节　片剂的常用辅料

片剂由药物和辅料（也称赋形剂）（excipients or adjuvants）组成。辅料系指片剂内除药物以外一切物质的总称，为非治疗性物质。片剂所用的辅料应无生理活性，性质稳定，不与主药发生反应，不影响主药含量测定，对药物的溶出和吸收无不良影响。不同辅料可发挥不同作用，如填充作用、黏合作用、崩解作用和润滑作用等。根据各种辅料在片剂制备中所起的作用，片剂中常用辅料可分为填充剂、崩解剂、润湿剂和黏合剂、润滑剂、着色剂、矫味剂等。分为填充剂与吸收剂、润湿剂与黏合剂、崩解剂及润滑剂四大类。

一、填充剂与吸收剂

填充剂（fillers）又称稀释剂（diluents），指用于增加片剂的重量与体积，利于成型和分剂量的辅料。当片剂中的药物含有挥发油或其他液体成分时，需加入适当的辅料将其吸收，使保持"干燥状态"，以利于制成片剂，称为吸收剂。

1. 淀粉（starch）　淀粉是一种良好的稀释剂和吸收剂，是片剂最常用的辅料，主要有玉米淀粉和马铃薯淀粉，属于多糖类。淀粉为白色粉末，不溶于乙醇、水，化学性质很稳定，与大多数药物不起化学反应。玉米淀粉杂质少、色泽好、吸湿性小、产量大、价格低，被广泛应用。但淀粉遇酸、碱，在潮湿或加热情况下可逐渐水解而失去膨胀作用。此外淀粉的可压性差，不宜单独使用，常与适量的糖粉、糊精等混合使用以增加黏合性和片剂的硬度。

2. 糊精（dextrin） 糊精系淀粉的不完全水解产物，为白色或微黄白色粉末，在热水中易溶，不溶于乙醇。应用时应控制用量，防止颗粒过硬造成片面出现麻点、"水印"及片剂崩解迟缓等现象，常与淀粉、糖粉按适宜比例混合使用。此外，糊精对某些药物的含量测定有干扰。

3. 糖粉（sugar） 糖粉系结晶性蔗糖经低温干燥、粉碎而成的白色粉末。糖粉黏合力强，可增加片剂的硬度，使片剂表面光滑美观，但糖粉吸湿性较强，长期贮存会使片剂的硬度过大，造成崩解或溶出困难，常与糊精、淀粉混合使用。糖粉常用于口含片、咀嚼片等。

4. 乳糖（lactose） 乳糖是白色无臭略带甜味的粉末，能溶于水，难溶于醇；性质稳定，可与大多数药物配伍；无吸湿性，压成的片剂光洁美观，释药快，对药物的含量测定影响小。乳糖有喷雾干燥乳糖、无水乳糖、球粒状乳糖和 α-乳糖，常用的是 α-乳糖。喷雾干燥乳糖具有良好的流动性、可压性和黏结性，尤其适用于粉末直接压片。

5. 预胶化淀粉（pregelatinized starch） 又称 α-淀粉、可压性淀粉，与国外商品 Starch 1500 相似，为白色粉末，无臭无味，性质稳定，吸湿性等与淀粉相似，是新型药用辅料，具有良好的流动性、可压性、自身润滑性，制成的片剂具有良好的硬度、崩解性、释药快，可用于粉末直接压片。

6. 微晶纤维素（microcrystalline cellulose，MCC） 是纤维素部分酸水解而得的聚合度较小的结晶性纤维，国外商品名"Avicel"，根据粒径不同、含水量高低分为 PH101、PH102 等多种规格。微晶纤维素具有良好的流动性和可压性，且兼有黏合、助流、崩解等作用，尤其适用于粉末直接压片法制备片剂。由于微晶纤维素具有较强的结合力与良好的可压性和流动性，常被称为"干黏合剂"。微晶纤维素用于湿法制颗粒时，由于其吸水作用，即使加润湿剂稍有过量也不影响湿料的搅拌和过筛，仍能制得较均匀的颗粒，无结块现象。另外，片剂中含微晶纤维素 20% 以上时崩解作用较好，常与高效崩解剂配合应用于分散片等速释片剂。但含水量超过 3% 时，在混合及压片过程中容易产生静电，出现分离、条痕现象，可以通过干燥除去部分水分来克服。

7. 甘露醇（mannitol） 为白色结晶性粉末，清凉味甜，稳定性良好，无引湿性；易溶于水，可溶于甘油，是咀嚼片、口含片的主要填充剂和矫味剂。本品流动性差、价格较高，常与蔗糖混合使用。另外，山梨醇（sorbitol）的性质与甘露醇相近，也可用作咀嚼片和口含片的辅料，但其吸湿性较甘露醇强。

8. 无机盐类 一些无机盐，如硫酸钙、磷酸氢钙等。其性质相似，为白色或类白色、无臭、无味粉末，化学性质稳定，与多数药物配伍不起变化，制成的片剂外观光洁、硬度、崩解度均好，对药物无吸附作用，防潮性能较其他常用辅料为好，除作为片剂的填充剂外，也为中药浸出物及油类的良好吸收剂。因多为钙盐，故对某些药物（如四环素类药物）在胃肠道的吸收有干扰作用。

9. 其他 微粉硅胶、氧化镁、碳酸钙、碳酸镁等均可作为吸收剂，尤适于含挥发油和脂肪油较多的中药制片。其用量应视物料中含油量而定，一般为 10% 左右。其中用微粉硅胶制备的颗粒有很好的流动性和可压性，也可用于粉末直接压片的助流剂和崩解剂，但其碱性较强，不适用于酸性药物。

二、润湿剂与黏合剂

（一）润湿剂

润湿剂（moistening agent）指可使物料润湿，产生足够强的黏性以利于制成颗粒的液体。润湿剂本身黏性并不强，但可将某些药物粉末本身固有的黏性诱发出来，从而聚集成软材，制成颗粒。片剂生产中常用的润湿剂有蒸馏水和乙醇。

1. 蒸馏水（distilled water） 本品本身无黏性，可以润湿遇水产生黏性的成分，诱发其黏性制成适宜的颗粒。但用水做润湿剂时，干燥温度较高，故不适用于不耐热、遇水易变质或易溶于水的物料。另外，由于物料对水的吸收较快，易发生湿润不均匀的现象，出现结块等，影响片剂的质量，所以，一般很少单独应用，常以适宜浓度的乙醇代替。

2. 乙醇（ethanol） 本品可用于遇水易分解的药物，也可用于遇水黏性太大的药物。随着乙醇浓度的增大，湿润后所产生的黏性逐渐减小，易导致颗粒松散，压成的片剂崩解较快。乙醇的浓度要视原辅料的性质而定，一般为 30%～70%。用乙醇做湿润剂，操作应迅速，以免挥发。

（二）黏合剂

黏合剂（adhesives）指利用自身的黏性，能使某些本身不具有黏性或黏性较小药物粉末聚集黏合成颗粒或压缩成型的具有黏性的固体粉末或黏稠液体。工业生产中常用以下几种黏合剂。

1. 淀粉浆 因价格低廉而常用，适用于对湿热较稳定的药物，其浓度和用量应根据物料的性质作适当的调节，一般常用浓度为 5%～15%，以 10% 最为常用。在淀粉浆用量及浓度适宜时，一般不影响片剂的崩解时间。

2. 纤维素衍生物 分为水不溶性和水溶性两大类，水溶性的如甲基纤维素（MC）、羧甲基纤维素钠（CMC-Na）、羟丙甲纤维素（HPMC）等均可用作黏合剂，可用其水溶液，也可用其干燥的粉末，加水润湿后制颗粒。纤维素衍生物因其类型及聚合度不同，会产生不同程度的黏性，应根据药物性质进行适当选择。水溶性纤维素衍生物中羟丙甲纤维素较为常用，以适宜浓度（2%～5%）作黏合剂，制备的片剂崩解快，药物溶出速率高。

乙基纤维素（EC）溶于乙醇，不溶于水，可用作对水敏感的药物的黏合剂，但对片剂的崩解及药物的释放有阻滞作用，故主要用作缓、控释制剂的黏合剂。

微晶纤维素不溶于水及有机溶剂，除作为填充剂外，在压片时，粒子间借氢键而结合，有较强的结合力，可起干燥黏合剂的作用，用于粉末直接压片，压成的片剂有较大的硬度，但片剂崩解快，药物溶出迅速。

3. 聚乙烯吡咯烷酮（PVP） 简称聚维酮，为白色或乳白色粉末，化学性质稳定，能溶于水也溶于乙醇形成黏性溶液，其黏性随浓度增大而增加。乙醇液尤其适用于对湿热敏感的药物制粒，既可避免水分的影响，又可在较低温度下进行干燥。PVP水溶液或乙醇液用于疏水性药物可改善疏水性药物亲水性，有利于片剂的崩解和药物的溶出。PVP还可作为干燥黏合剂用于药物粉末直接压片。

4. 其他黏合剂 还有5%~20%的明胶溶液、50%~70%的蔗糖溶液等。具有较强的黏合能力，适用于容易松散、弹性较强的药物，可减少颗粒的松散性。但当浓度高、用量大时，所制备的片剂硬度大，会影响片剂的崩解。

三、崩解剂

崩解剂（disintegrants）指使片剂在胃肠道中迅速裂碎成细小颗粒的辅料，用量一般为片重的5%~20%。除了缓（控）释片以及某些特殊用途（如口含片、舌下片、植入片等）的片剂以外，一般均需加入崩解剂。

（一）崩解剂作用机理

崩解剂具有很强的吸水膨胀性或产气膨胀性，能够克服因黏合剂或加压而形成的结合力，使片剂从整体片状物裂碎成许多细小的颗粒，实现片剂的崩解。以下介绍崩解剂作用机理。

1. 毛细管作用 崩解剂使片剂保持孔隙结构，形成易于润湿的毛细管通道。当片剂置于水中时，水能迅速随毛细管进入片剂内部，使整个片剂崩解。淀粉、纤维素的衍生物属于此类崩解剂。

2. 膨胀作用 崩解剂遇水自身体积膨胀，克服片剂结合力使之崩解。膨胀率越大，崩解效果越显著。如羧甲基淀粉钠，吸水后可以膨胀至原体积的300倍。

3. 产气作用 崩解剂遇水产生二氧化碳，借助气体膨胀使片剂崩解。主要用于需要迅速崩解或快速溶解的片剂，如泡腾片。常用的泡腾崩解剂是枸橼酸（或酒石酸）与碳酸氢钠（或碳酸钠）。

4. 酶解作用 有些酶对片剂中的某些辅料有作用，一起压片时，片剂遇水即能迅速崩解，如淀粉酶与以淀粉浆为黏合剂的干颗粒一起压片时，片剂遇水迅速崩解。常用的黏合剂及其相应作用的酶有纤维素与纤维素酶、明胶与蛋白酶等。

（二）常用崩解剂

1. 干燥淀粉（starch） 为亲水性物质，是毛细管形成剂，可增加孔隙率而改善片剂的透水性，且价廉易得，故应用最广泛。淀粉较适用于水不溶性或微溶性药物的片剂，但对易溶性药物的崩解作用较差。淀粉应用前应在100℃~105℃干燥1小时，使含水量在8%以下。

2. 羧甲基淀粉钠（carboxymethyl starch sodium，CMS-Na） 为白色无定形粉末，吸水膨胀作用显著，吸水后可膨胀至原体积的300倍。因其吸水后粉粒膨胀而不溶解，不形成胶体溶液，故不会阻碍水分的继续渗入而影响片剂进一步崩解，同时具有良好的流动性和可压性，可改善片剂的成型性，增加片剂的硬度而不影响其崩解性，可用于粉末直接压片。

3. 低取代羟丙基纤维素（low substituted hydroxypropyl cellulose, L-HPC） 为白色或类白色结晶性粉末，在水和有机溶剂中不溶，但吸水可膨胀。由于它的粉末有很大的表面积和孔隙率，故加速了吸水速度，增加了膨胀性（吸水膨胀率为500%～700%）。崩解后的颗粒也较细小，有利于药物溶出。

4. 交联羧甲基纤维素钠（croscarmellose sodium, CCNa） 为白色、细颗粒状粉末，无臭无味，具有吸湿性，吸水膨胀力大，崩解力强。作为片剂的崩解剂时既适用于湿法制粒压片，也适用干法直接压片。与羧甲基淀粉钠合用，崩解效果更佳；但与干淀粉合用时崩解作用会降低。

5. 交联聚乙烯吡咯烷酮（crospovidone, PPVP） 为白色、流动性良好的粉末，在水、有机溶媒及强酸、强碱溶液中均不溶解，但在水中能迅速溶胀但不会出现高黏度的凝胶层，因而崩解性能十分优越。

6. 泡腾崩解剂（effervescent disintegrants） 是专用于泡腾片的特殊崩解剂，最常用的酸碱系统是碳酸氢钠与枸橼酸组成的混合物。遇水产生二氧化碳气体，使片剂迅速崩解。含有这种崩解剂的片剂，在生产、贮存过程中，应严格控制水分，避免受潮造成崩解剂失效。一般在压片前临时加入或者将酸碱两种成分分别加于两部分颗粒中，临压片时混匀。

7. 表面活性剂 能增加片剂的润湿性，使水分易于渗入片剂，加速片剂崩解。一般疏水性药物，水不容易渗入片剂的孔隙中，往往发生崩解不良现象，利用某些表面活性剂的润湿作用，增加这类药物与水的亲和力。表面活性剂常与其他崩解剂合用，起到辅助崩解的作用。常用的表面活性剂有聚山梨酯80、poloxamer 188、十二烷基硫酸钠等。

8. 其他 海藻酸钠或海藻酸的其他盐都有较强的亲水性，也是良好的崩解剂；黏土类如皂土、胶体硅酸镁铝，亲水、吸水作用强，用于疏水性药片中崩解作用良好。此外，一些植物的粉末以及天然的海绵粉末等，也有一定的崩解作用。

（三）崩解剂的加入方法

崩解剂的加入方法有外加法、内加法和内外加法。外加法是压片之前将崩解剂加到干颗粒中，片剂的崩解发生在颗粒之间；内加法是在制粒过程中加入一定量的崩解剂，片剂的崩解发生在颗粒内部；内外加法是内加一部分崩解剂（一般为崩解剂的50%～75%），然后再外加一部分崩解剂（一般为崩解剂的25%～50%），使片剂的崩解既发生在颗粒内部又发生在颗粒之间，从而达到良好的崩解效果。在相同用量的崩解剂情况下，崩解速率顺序为外加法＞内加法＞内外加法，溶出速率顺序为内外加法＞内加法＞外加法。通常外加崩解剂量占崩解剂总量的25%～50%，内加崩解剂量占崩解剂总量的75%～50%。

表面活性剂作为崩解剂的加入方法也有三种：①溶于黏合剂中；②与崩解剂混合加入干颗粒中；③制成醇溶液喷入干颗粒中。

四、润滑剂

压片时为增加颗粒的流动性，并减少黏冲及降低颗粒与颗粒、药片与模孔壁之间的摩擦力，能顺利加料和使片剂从模圈中推出，并且使片面光滑美观，在压片前一般需在颗粒中加入适宜的润滑剂。在药剂学中，润滑剂是一个广义的概念，是助流剂、抗黏剂和（狭义）润滑剂的总称。助流剂可降低颗粒之间的摩擦力从而增加颗粒流动性；抗黏剂可减少粉（颗）粒对冲模的附着性；（狭义）润滑剂可降低药片与冲模孔壁之间的摩擦力，是真正意义上的润滑剂。根据润滑剂的性质可分为水不溶性和水溶性两大类。

1. 水不溶性润滑剂

（1）硬脂酸镁（magnesium stearate，MS）：白色粉末，有良好的附着性，在水、乙醇或乙醚中不溶，能被稀酸分解。易与颗粒混匀，压片后片面光滑美观，故应用最广。一般用量为0.1%～1%，用量过大时，会造成片剂的崩解（或溶出）迟缓。本品不宜用于乙酰水杨酸、某些抗生素药物及多数生物碱类药物。

（2）滑石粉（talc）：白色或灰白色，无臭无味，润滑，结晶性粉末，主要作为助流剂使用，可将颗粒表面的凹陷处填满补平，减低颗粒表面的粗糙性，达到降低颗粒间的摩擦力、改善颗粒流动性的目的，常用量为0.1%～3%。

（3）氢化植物油（hydrogenated vegetable oil）：本品系由氢化植物油经精制、漂白、脱色除臭后，以喷雾干燥法制得的白色粉末。是一种润滑性能良好的润滑剂。常用量为1%～5%。应用时，将氢化植物油溶于轻质液体石蜡或己烷中，喷于干颗粒上，以利于均匀分布（若以己烷为溶剂，可在喷雾后采用减压的方法除去己烷）。

2. 水溶性润滑剂

（1）聚乙二醇类（polyethylene glycol，PEG）：白色蜡状固体薄片或颗粒状粉末，略有特殊嗅味，水或乙醇中易溶，乙醚中不溶，不影响片剂的崩解、溶出。常用聚乙二醇4000和6000。

（2）十二烷基硫酸钠（sodium lauryl sulfate）：为白色或乳白色、有光滑感的粉末，带有苦的皂味、微有脂肪臭。具有良好的润滑作用，尤其是对于疏水性药物，兼有改善其润湿性、促进片剂的崩解、改善疏水性药物的溶出速率的作用。

五、其他辅料

除了上述四类辅料外，片剂中还可以加入着色剂、矫味剂等辅料以改善外观和口味，但无论加入何种辅料，都应符合药用规格，都不能与主药发生反应，也不得妨碍药物的溶出和吸收。加入着色剂时应注意色素与药物的反应以及干燥中色素的迁移等。加入芳香剂时，可将其溶于乙醇，再均匀喷入颗粒中；甜味剂可在制颗粒前与药物粉末及其他辅料一起加入。

第三节 片剂的制备

片剂的制备方法按制备工艺不同分为制粒压片法和直接压片法两大类。两种方法均要求物料具备良好的流动性及可压性。除某些流动性及可压性较好物料（如辅料和药物的混合物）可供直接压片外，一般粉末状药物需预先制成颗粒，以增加流动性，改善可压性。通常下述几种情况需制成颗粒压片：①流动性及可压性较差的粉末状药物；②药物的细粉较疏松,容易聚集,流动性差,因而片重差异大;③处方中组分(药物或辅料)密度差异较大,压片时因压片机的强烈震动可能发生密度离析现象,以致含量不准;④压片过程中形成的气流容易使细粉飞扬,黏性细粉黏附冲头表面而造成黏冲现象。制粒压片法可以分为湿法制粒压片和干法制粒压片,其中湿法制粒压片应用较为广泛。

一、湿法制粒压片

湿法制粒压片是在原料、辅料中加入黏合剂、润湿剂,再制粒压片的方法。此法制成的颗粒经过表面润湿,表面性质较好,外形美观,耐磨性较强,压缩成型性好,是目前应用最广泛的一种制片方法。湿法制粒压片适用于药物不能直接压片,且遇湿、热不起变化的片剂制备。湿法制粒压片的一般工艺流程为:

药物、辅料──→粉碎──→过筛──→混合──→制软材──润湿剂或黏合剂──→制湿颗粒──→干燥整粒──润滑剂──→混合──→压片──→质检──→包装

(一)原、辅料的质量控制及处理

所有原、辅料均应符合有关规定。原料药的粒度、晶型、溶解度和溶出度等及辅料的粒度、黏度等都会影响到片剂的疗效,应选定辅料的型号与规格。原、辅料一般需要粉碎、过筛、干燥处理,以利于混合。一般药物粉碎成80~100目的细粉即可,但毒剧药、贵重药及有色原辅料应粉碎地更细些。对于溶解度很小的药物可以将其微粉化。对于各组分混合比例相差悬殊的处方,应采用等量递增或溶剂分散法,以保证混合均匀。对于受潮易结块的原、辅料,必须经过干燥处理后再粉碎过筛。

(二)湿法制粒技术

湿法制粒技术有挤压制粒、高速搅拌制粒、流化床制粒、喷雾制粒、转动制粒等。

1. 挤压制粒 指在原辅料混合粉末中加入适量的黏合剂或润湿剂制成软材后,通过强制挤压的方式使之通过一定孔径的筛网,制成颗粒的方法。所制成的颗粒具有良好的流动性和可压性,是应用最多的一种制粒方法,但不适于热敏性、湿敏性的物料。

(1)制软材:制软材的目的是使粉末与液体黏合剂或润湿剂混合均匀,液体润湿粉末的表面和内部,软材的经验标准是"手握成团,轻压即散"。挤压制粒过程中影响颗粒质量较为关键的因素是软材,软材的干湿程度应适宜,软材过湿难以制粒且湿颗粒干燥后硬度大,压片时易产生花斑,片剂硬度大;软材过干则不易成颗粒或制成的颗粒易碎,进而影响压片质量。软材的质量与黏合剂的种类、用量及物料混合时间有关,黏合剂的黏性越强、用量越多,物料混合时间越长,颗粒的硬度就越大。

(2)制湿颗粒:将软材用手工或机械的方法挤压通过筛网。所制成颗粒若成长条状,表明软材过软;若成粉末状,表明软材过干,应调节黏合剂、润湿剂的用量。常用筛网有尼龙筛网、镀锌筛网、不锈钢筛网等,应根据药物的性质选用。筛网的孔径可根据所制备片剂的片重、直径选择,片重越大筛网孔径越大,反之越小,如片重为500mg的片剂,宜选用12~14目的筛网制颗粒。挤压式制粒机按其工作原理分为螺旋挤压式制粒机、旋转挤压式

制粒机及摇摆挤压式制粒机（见图 8-1）。国内制剂工业生产多用摇摆制粒机，其设备结构简单，容易操作，但对筛网的摩擦力较大，易磨损筛网。

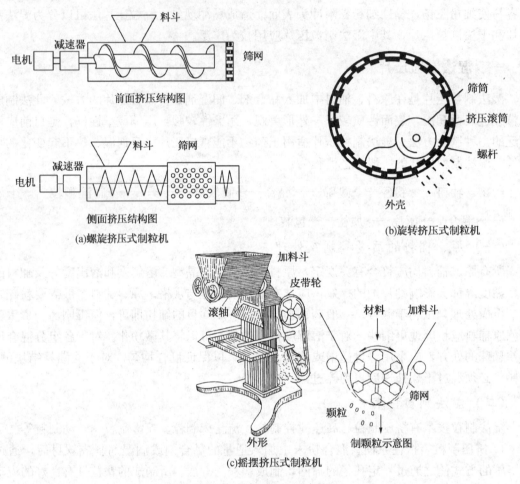

图 8-1 挤压式颗粒机示意图

通常通过筛网一次即可制成湿颗粒，有时也可采用多次制粒，即先通过较粗的筛网 1~2 次，再通过较细的筛网 1 次，以提高颗粒质量。

2. 高速搅拌制粒 指将药物粉末、辅料、黏合剂加入到一个容器内，靠高速旋转的搅拌桨的作用，完成混合并制成颗粒的方法。常用高速搅拌制粒机主要由容器、搅拌桨、切割刀组成，见图 8-2。操作时将药粉、各种辅料倒入容器中，搅拌桨以一定转速转动，使物料形成从容器底部沿器壁抛起旋转的波浪，波峰正好通过高速旋转的制粒刀，使均匀混合的物料被切割成带有一定棱角的小块，小块间相互摩擦形成球状颗粒。通过调整搅拌桨和制粒刀的转速可控制粒度的大小。

高速搅拌制粒的特点是将混合、捏合、制粒合并在一个容器内完成，较传统方法操作简单、工序少、快速，在制药工业中应用较为广泛。不足之处在于不能直接干燥。

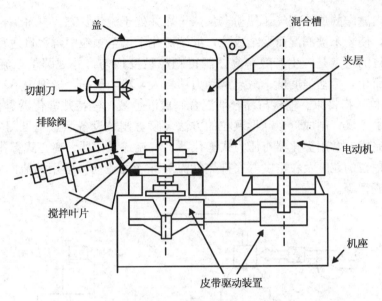

图 8-2　高速搅拌制粒机示意图

3. 流化床制粒　指利用气流使物料呈悬浮流化状态，再喷入黏合剂液体使粉末聚结成颗粒的方法。流化床制粒示意图见图 8-3。由于流化床制粒将物料的混合、黏结成粒、干燥等操作在同一台设备内一次完成，又称一步制粒。操作时先将物料置于流化室内，从床层下

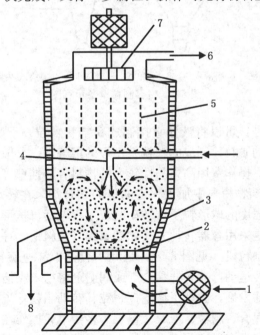

注：1. 空气进口　2. 筛板　3. 容器　4. 喷嘴　5. 袋滤器
　　6. 空气排出口　7. 排风口　8. 产品出口

图 8-3　流化床制粒示意图

部通过筛板吹入滤净的加热空气，使粉末预热干燥并处于流化状态。再将黏合剂或润湿剂以雾状间歇喷入，使粉末被润湿而聚结成粒，继续流化干燥至颗粒中含水量适宜。

流化床制粒的特点是：生产效率高，制得颗粒粒度均匀，外观圆整，流动性、压缩性好；工艺得到简化，劳动强度低。缺点是动力消耗大，粉尘飞扬，极细粉不易全部回收。

4. 喷雾制粒　指将原、辅料与黏合剂混合制成混悬液，经特殊雾化器雾化成细微雾滴，雾滴在热气流中干燥，制成近似球形颗粒的方法。喷雾制粒设备示意图见图 8-4。原料液的喷雾靠雾化器完成，常用雾化器有压力式雾化器、气流式雾化器、离心式雾化器等。根据物料的热敏性、颗粒的粒度及粒密度等安排热气流与雾滴的流向，常用的流向安排有并流型、逆流型、混合流型等。

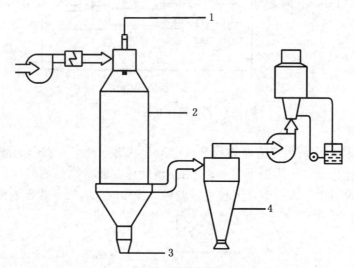

注：1. 料液入口　2. 干燥塔　3. 出料口　4. 旋风分离器
图 8-4　喷雾制粒设备示意图

喷雾制粒法的特点是：可以将液体直接制成粉末状颗粒；干燥速度快，物料受热时间短，适用于热敏性物料的制粒；制成的颗粒有良好的溶解性、分散性、流动性。不足在于设备费用高、能量消耗大、操作费用高；黏性较大的物料容易挂壁等。

5. 转动制粒　指在药物粉末中加入一定的量的黏合剂，在转动、摇动、搅拌等作用下使粉末聚结成具有一定强度的球形粒子。转动制粒过程包括母核形成、母核成长、压实三个阶段。传统的转动制粒是采用容器转动方式如糖衣锅（倾斜锅）等。近年来常采用离心转动制粒机，亦称离心转动制粒机（见图 8-5），是利用容器中高速旋转的圆盘所产生的离心作用使物料沿容器壁做旋转运动，喷入的黏合剂或润湿剂将粉末黏结的制粒机。

目前随着制粒技术的发展，出现了将搅拌制粒、转动制粒、流化床制粒等各种制粒技术结合在一起，使混合、捏合、制粒、干燥、包衣等多个单元操作在一台机器内完成的复合型制粒技术。复合型制粒技术多以流化床为母体进行多种组合，如搅拌和流化床组合而成的搅拌流化床，转盘和流化床组合而成的转动流化床，搅拌、转动和流化床组合而成的搅拌转动流化床等。图 8-6 为复合型制粒机的典型结构。复合型制粒机综合了各种设备的特点，取长

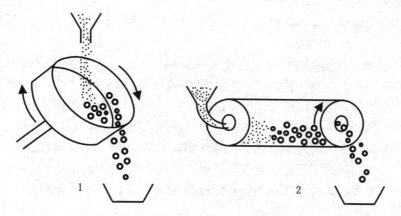

注：1. 倾斜锅　2. 离心转动制粒机

图 8-5　转动制粒示意图

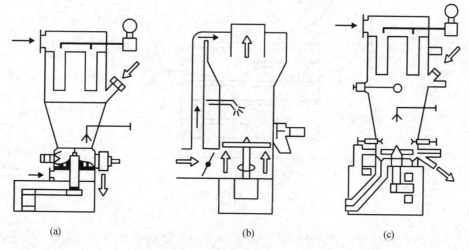

注：(a) 搅拌流化床　(b) 转动流化床　(c) 搅拌转动流化床

图 8-6　复合型制粒机结构示意图

补短，功能多，占地少，效率高，在自动化实施中极具价值。

（三）颗粒干燥

湿粒制成后，应及时干燥，否则大量湿颗粒堆积过久易结块变形。干燥温度一般为 50℃～60℃，也可根据药物的性质进行适当调整，对热稳定的药物可适当提高干燥温度，以缩短干燥时间。颗粒干燥程度可以用含水量控制，一般含水量以 3% 为宜。含水量过多，易发生黏冲现象，含水量过低则易松片或难以成型。但不同品种差异较大，如阿司匹林片的干颗粒含水量应低于 0.3%～0.6%；而四环素片干颗粒的含水量为 12%～14%。生产中可应用"红外线快速水分测定仪"测试颗粒干燥的程度，或凭经验靠手感检测颗粒中含水分情况。

颗粒干燥的设备类型较多，常用的有厢式干燥器、沸腾干燥器、微波干燥器、远红外干燥器等。

1. 厢式干燥器　将湿颗粒在物料盘中铺成薄层，置于干燥厢内的支架上。空气经加热器预热后进入干燥室，热空气使湿颗粒中的水分蒸发而干燥（见图8-7）。为了保证干燥的效率和干颗粒的质量，湿粒层不可太厚，以不超过2.5cm为宜，并在适当干燥后进行翻动，以使颗粒受热均匀，同时可缩短干燥时间。尤其是颗粒中含有可溶性成分时，由于颗粒受热内层水分移向表面而使可溶性成分迁移，经常翻动可减少颗粒间可溶性成分含量不均匀对片剂质量的影响。应用厢式干燥器时应逐渐升温，以免表面层颗粒因快速干燥结成的硬膜影响内层颗粒水分的蒸发。此外，颗粒中如有淀粉或糖粉等成分，会因骤热而引起糊化或熔化，使干颗粒坚硬，制成的片剂不易崩解。

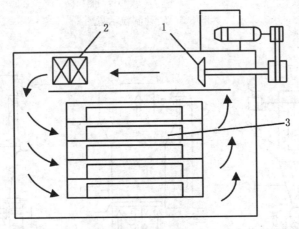

注：1. 风扇　2. 预热器　3. 料盘
图8-7　厢式干燥器示意图

厢式干燥器设备简单，适应性强，适用于小批量物料的干燥。缺点是物料受热时间长，热量消耗大，劳动强度大。

2. 流化床干燥器　在干燥室内经加热后的空气进入流化床底部筛板，并使筛板上的湿物料上下翻动形成"沸腾"状态，故又称为沸腾干燥器。由于湿物料在筛板上方空间呈悬浮状态，穿过筛板的热空气与湿物料接触面大，热交换后所产生的废气从干燥室的顶部快速排出，干燥后的物料可由卸料口及时收集，因此流化床干燥器干燥速度快，物料受热时间较厢式干燥器短，干燥效率高。流化床干燥器有立式和卧式两种类型，目前在制药工业中应用较多的是卧式多室流化床干燥器（见图8-8）。干燥器为一长方形箱式流化床，底部为多孔筛板，筛板上方有上下可调的竖向挡板将流化床分为4~8个小室，每个小室的筛板下部均有一进气支管，支管上有可调节气体流量的阀门。湿物料由加料器送入干燥器内多孔气体分布板（筛板）上，空气经预热器加热后吹入干燥器底部的气体分布板，当气体穿过物料层时使物料呈悬浮状上下翻动，并使物料得到干燥，干燥后的产品由卸料口排出，废气由干燥器的顶部排出，经袋滤器或旋风分离器回收其中夹带的粉尘后排空。

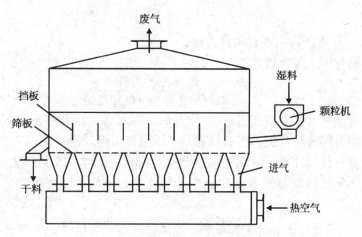

图 8-8 卧式多室流化床干燥器示意图

流化床干燥器结构简单,操作方便,操作时颗粒与气流间的相对运动激烈,接触面积大,强化了传热、传质,提高了干燥速率;湿物料不处于紧密状态,不易产生可溶性成分的迁移。但流化床干燥器不适宜含水量高、易黏结成团的物料的干燥。

3. 红外线干燥器 红外线干燥是利用远红外辐射器所发射的红外线对物料直接照射而加热的一种干燥方式。红外线辐射器所产生的电磁波以光速辐射物料,但红外线辐射频率与物料中分子运动固有的频率相匹配时引起物料分子的强烈震动和转动,过程中分子间的激烈碰撞与摩擦会产生热量,因而可达到干燥物料的目的。红外线干燥的特点是干燥速度快,热效率较高,成品质量好,但电能消耗大。

4. 微波干燥器 是湿物料中的水分在高频(915MHz 或 2450MHz)电磁场中反复极化而不断迅速转动并发生剧烈碰撞和摩擦生热,使物料被加热而干燥的方法。特点是物料受热均匀;热效高,干燥时间短,对药物成分破坏少,且兼有灭菌作用。缺点是设备及生产成本较高,且会影响某些物料的稳定性。

(四)整粒与混合

1. 整粒 系指将干颗粒再次通过筛网,使条、块状物分散成均匀干颗粒的操作。整粒所用筛网的孔径一般与制湿颗粒时相同。若颗粒较疏松,宜选用摇摆式制粒机及孔径较大的筛网整粒;若颗粒较粗硬,宜选用旋转式制粒机及孔径较小的筛网整粒。

2. 加挥发油或挥发性药物 处方中含有挥发油或挥发性药物时,可加在整粒时筛出的部分细粉中,混匀后,再与其他颗粒混匀;也可用少量乙醇溶解后喷洒在干颗粒上。加入挥发性成分的干颗粒应密闭贮放数小时后室温干燥;还可微囊化或制成 β-环糊精包合物后加入。

3. 加润滑剂与崩解剂 润滑剂常在整粒后用细筛筛入干颗粒中混匀。需外加的崩解剂也可干燥过筛后加入干颗粒中,充分混匀。干颗粒混合物需抽样检查,测定主药含量,计算片重。

（五）压片

1. 片重计算 片重计算主要有两种方法。

（1）根据干颗粒中主药含量计算

$$片重 = \frac{每片含主药量}{压片药物中主药百分含量} \quad 式（8-1）$$

若片剂为复方制剂时，则按式（8-1）计算每片各主药重量合格范围，再在各主药合格的重量范围内选择共同合格范围，然后计算其平均值即可得理论片重。

（2）按颗粒重量计算片重：若无法测定颗粒中主药含量时，且生产量大，原辅料损耗比例小时，可根据实际投料量与预定压片数来计算片重，一些中药片剂的生产以此方法计算片重。

$$片重 = \frac{干颗粒重 + 压片前加入的辅料量}{实压片数} \quad 式（8-2）$$

2. 压片机 常用压片机按结构分为单冲压片机和旋转压片机；按压缩次数分为一次压制压片机、多次压制压片机。

（1）单冲压片机：由转动轮、加料器、冲模、上下两个冲头、三个调节器（压力、片重、出片调节器）和一个可左右移动的饲料器组成。冲模系统是压片机的压片部分，包括上、下两个冲头和一个模圈，模圈嵌入模台上，上下冲头固定于上下冲杆上。下冲连接出片调节器和片重调节器（见图8-9）。片重调节器用以调节下冲下降的深度，以调节模孔的容积来调节片重。下冲在模圈内位置越低，模孔的容量越大，填充量多，片重越大；反之片重则小。出片调节器调节下冲上升的位置，使之与模台面相平，将压成的片剂从模孔中顶出。压力调节器与上冲连接，调节上冲下降的位置，上冲下降的位置越低，上下冲间距离越近，压力越大，制得的片剂愈硬，反之则片剂愈松。片剂的形状和大小取决于冲头和模圈的形状和直径。除压制异形片的冲模外，通常为圆形。圆形冲头有不同的弧度，深弧度的冲头用于双凸片的压制。冲头上可刻有药品的名称、主药含量，使片剂易于识别。一般冲模的直径随片重而定，常用的冲模直径为6.5～12.5mm。

单冲压片机的压片过程见图8-10。①上冲抬起，饲料器移至模孔上；②下冲下降到适当位置，饲料器在冲模上摆动使物料填满模孔；③饲料器离开模孔并将物料在模孔口刮平；④上冲自冲模孔上端落入冲模孔，并下行一定行程，将物料压制成片（此时下冲不移动）；⑤上冲提升出模孔，下冲上升至与膜孔上缘相平，将药片由膜孔中推出；⑥饲料器再次移到模孔之

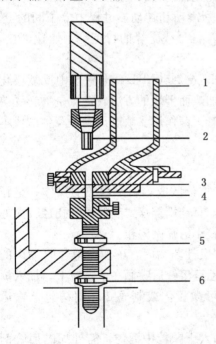

注：1. 加料器 2. 上冲 3. 冲模
4. 下冲 5. 出片调节器 6. 片重调节器
图8-9 单冲压片机主要构造示意图

上，将模孔中推出的片剂推出，同时进行第二次饲粉，如此反复进行饲粉、压片、推片等操作。

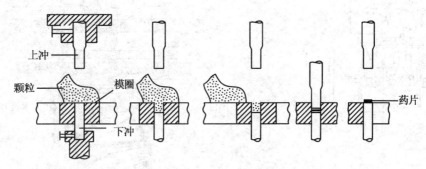

图 8-10 单冲压片机压片过程

单冲压片机压片一般为 80~100 片/分，适用于新产品的试制或小量多品种的生产。压片时由上冲单侧加压，故压力分布不匀，易出现裂片，且噪音较大。

（2）旋转压片机：是目前生产中广泛使用的压片机，主要由动力部分、传动部分及工作部分组成（见图 8-11）。工作部分有机台、压轮、片重调节器、加料斗、饲粉器、吸尘器、保护装置等。机台分三层，上层装上冲，中层装模圈，下层装下冲；上冲随机台转动，并沿固定的上冲轨道有规律地上、下运动；下冲也随机台转动，并沿下冲轨道做升、降运动；在上冲上面及下冲下面的适当位置装有上压轮和下压轮，在上冲和下冲转动并经过各自的压力盘时，被压力盘推动使上冲向下、下冲向上运动并加压；机台中层的固定位置装有刮粉器，颗粒由此流入模孔；片重调节器装于下冲轨道上，通过调节下冲经过刮粉器时在模孔中的高度调节模孔容积，以控制模孔内颗粒的填充量，从而调节片重。

旋转压片机有多种型号，按冲数分有 16 冲、19 冲、21 冲、33 冲、35 冲等；按流程分有单流程（上、下压轮各一个）和双流程（两套上、下压轮）两种。双流程压片机旋转一周，每一副冲头可压制两片。

旋转压片机加料方式合理，片重差异较小；由上、下两侧加压，压力分布均匀；生产效率较高。全自动旋转压片机除具有片重自动调节功能外，还能自动鉴别并剔除废片及自动取样、计数、计量和记录功能。

（3）多次压缩压片机：除单冲压片机、旋转压片机外，为适应粉末直接压片的需要，可把一次压缩压片机改造成多次压缩的压片机。多次压缩压片机的结构如图 8-12。物料经过一次压缩轮以适当的压力压缩后，移到二次压缩轮再次进行压缩。由于经过二次压缩，受压时间延长，第一次适当压缩有利于物料中空气逸出，成型性好，不易裂片。

二、干法制粒压片

干法制粒压片系指不用润湿剂或液态黏合剂制备颗粒而进行压片的方法。其优点是：物料未经湿、热处理，能提高湿、热敏感药物产品的质量，且可缩短工时；不用或仅用少量干燥黏合剂，较湿法制粒节省辅料和成本。但干法制粒难以将不同性质的物料均制成符合压片

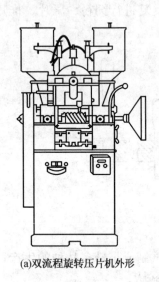
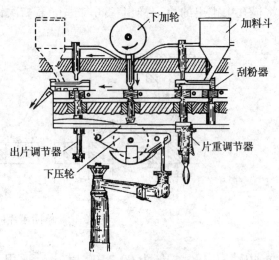

(a)双流程旋转压片机外形　　(b)双流程旋转压片机结构示意图

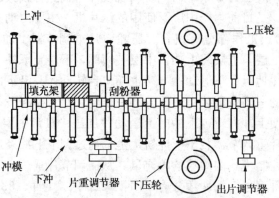

(c)旋转式压片机压片原理

图 8-11　旋转式压片机示意图

特定要求的颗粒，所以在应用上受到较大限制。干法制粒压片的一般工艺流程为：

药物粉碎、过筛 $\xrightarrow{\text{加填充剂}}$ 混合均匀 $\longrightarrow$ 压块 $\longrightarrow$ 粉碎制粒 $\xrightarrow{\text{润滑剂}}$ 混合均匀 $\longrightarrow$ 压片 $\xrightarrow{\text{质检}}$ 包装

常用的干法制粒方法有滚压法和重压法。

1. 滚压法　系指将粉状药料与干燥黏合剂等辅料混合均匀后，利用转速相同的两个滚动圆筒之间的缝隙，将物料滚压成所需硬度的薄片（见图 8-13），再通过制粒机碎成一定大小颗粒的方法。滚压法的优点在于薄片的厚度较易控制，硬度亦较均匀，所得颗粒压成的片后无松片现象。但由于滚筒间的摩擦常使温度上升，会使制成的颗粒过硬，影响片剂崩解。

2. 重压法（又称大片法）　是将药物与辅料混合在较大的压力下压成大片（直径 22～25mm），然后粉碎成适宜颗粒。因大片不易制备，且粉碎时细粉多，需反复重压、击碎，生产效率低，机械和原料损耗较大，故重压法目前应用较少。

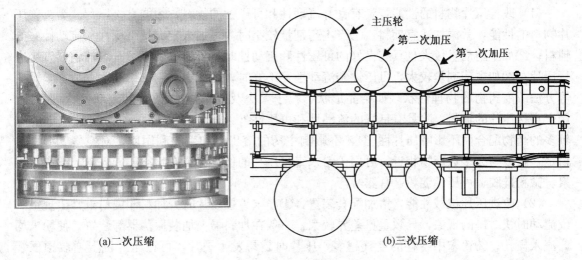

(a) 二次压缩　　　　　　　　　(b) 三次压缩

图 8-12　多次压缩压片机示意图

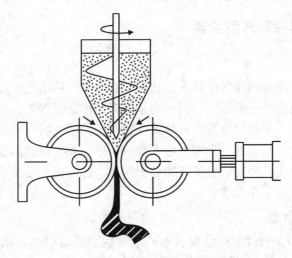

图 8-13　滚压制粒示意图

三、粉末直接压片法

粉末直接压片法是指将药物粉末与适宜的辅料混匀后，不经制颗粒而直接压片的方法。粉末直接压片缩短了工艺过程，简化了设备，有利于自动化连续生产，适用于热敏性药物。此外粉末直接压片所得产品的崩解、溶出较快。粉末直接压片法的一般工艺流程为：

$$\text{药物粉碎、过筛} \xrightarrow{\text{加填充剂、润滑剂（崩解剂）}} \text{混合均匀} \longrightarrow \text{压片} \xrightarrow{\text{质检}} \text{包装}$$

采用粉末直接压片法必须解决物料的流动性和可压性问题，目前主要从改善压片物料性能和改进压片机械性能两方面入手。

(1) 改善压片物料的性能：具有良好流动性和可压性的物料，才能直接压片。为改善压片物料的性能，常添加适宜辅料：①当主药剂量较小时，可加入较大量可压性和流动性好的辅料；②如主药剂量较大且具有良好的可压性和流动性时，可加入少量甚至不加辅料直接进行压片；③如主药剂量较大，可压性和流动性又不好时，可考虑采用重结晶法、喷雾干燥法等方法改变药物的物理性状（如结晶形状、粒子大小及分布），以改善其流动性、可压性。用于直接压片的辅料，除具有良好的流动性和可压性外，还应有较大的"容纳量"（即能与较多的药物配合而不影响压片性能），不影响主药的溶出度和生物利用度，对空气、湿、热稳定，粒度与大多数药物相近。可用于粉末直接压片的优良辅料有喷雾干燥乳糖、微晶纤维素、微粉硅胶、可压性淀粉、甘露醇等。

(2) 改进压片机械性能，增加配套装置：①粉末直接压片时，加料斗内粉末常出现空洞或流动时快时慢的现象，导致重量差异较大，一般在加料器上加装振荡器等装置，使粉末均匀流入模孔；②粉末中容存的空气越多，压片时越易发生裂片，可在压片机上增装预压装置，经预压后再压成片，使受压时间延长，利于粉末中空气的排出以减少裂片；③改善除尘设备，安装自动密闭加料装置或吸粉器以防止药粉飞扬和漏粉。

四、压片过程与片剂成型机理

（一）压片过程

片剂的成型是由于药物颗粒（或粉末）和辅料在压力作用下产生足够的内聚力及辅料的黏结作用而紧密结合成具有一定形状和大小的坚固聚集体的过程。压片大体经历了三个基本过程：初始压力较小时，颗粒（或粉末）受压挤紧；压力增大时，颗粒（或粉末）在接触点上发生弹性和塑性形变；压力进一步增大，大量粒子破碎并有塑性形变；压力继续增大，粒子产生不可逆的塑性形变，形变的粒子借助分子间力、静电力等黏结成坚实的片剂。这些过程不是绝对分开，而是交互作用的。

（二）片剂成型机理

1. 粉末结合成颗粒的机理　湿法制粒时，水分的加入可引起粉末的黏附，粉末间空隙中的液体会形成的"液体桥"，借助表面张力和毛细管力使粉末结合；加入的淀粉浆等不可流动液体，会涂布于粉末表面，产生附着力与黏着力，使粉末结合为颗粒。湿颗粒干燥后，黏合剂的固化熔融物会冷却固结，形成"固体桥"，从而加强粉末间的结合。

干法制颗粒时，粒子间的结合力主要为范德华力和静电力，随粒子间距离的减少而增大。

2. 压制成型　压片时，在压力作用下，颗粒变形、破碎，粒子间距离减小，使得粒子间结合力增大，进而颗粒粘结，产生塑性形变，颗粒结合成坚实的片剂。另外，物料受压时，局部温度较高，使熔点较低的物料熔融，当压力解除后又重结晶，在颗粒间形成固体桥，利于成型。

3. 压片过程中压力的传递和分布　压片的压力通过颗粒传递时，可以分解为垂直方向传递的力（轴向力）和水平方向传递到模圈壁的力（径向力）两部分。单冲压片机压片时由于分布至颗粒中的各种压力不均匀,因而片子的周边、片心、片面各部分的压力和密度的分布也不均匀。单冲压片机压片一般面向上冲一面边缘处的压力较高,面向下冲边缘处的压力较低,主要原因是压片时仅由上冲加压,由上冲传递到下冲的压力小于所施加的压力。旋转式压片机压片时,由上下压轮同时加压,故片子上、下两面的压力相近。

4. 片剂的弹性复原　固体物料被压缩时,既发生塑性形变又发生弹性形变,因此在压制的片剂中存在方向与压缩力相反的弹性内应力。当外力解除后,弹性内应力趋向松弛和恢复物料原来形状,使片剂体积增大（一般约增大2%~10%）。片剂的这种膨胀现象称为弹性复原。由于压缩时片剂各部分受力不同,各方向的内应力也不同,当上冲上抬时,片剂在模孔内先发生轴向膨胀,推出模孔后同时发生径向膨胀,当黏合剂用量不当或黏结力不足时,片剂压出后可能在表面出现裂痕,所以片剂的弹性复原和压力分布不均是产生裂片的主要原因。

六、片剂制备中可能发生的问题及解决方法

1. 裂片　片剂受震动或放置后裂开的现象称为裂片,根据片剂裂开的位置,可分为顶裂（顶部脱落一层）或腰裂（腰间开裂）。产生裂片的原因主要有：①物料的可压性差,结合力弱；②制粒时润湿剂或黏合剂选择不当,或用量不足,使物料中细粉过多,或颗粒过分干燥,使物料中含有较多空气,出片后空气体积膨胀导致裂片；③压片过程时间短或压力大,使片剂内部压力分布不均匀,空气来不及逸出,如单冲压片机较旋转压片机易出现裂片,快速压片较慢速压片易出现裂片,一次压缩较多次压缩易出现裂片,全粉末压片较制粒后压片易裂片；④压片机的冲头与模圈不吻合等。解决的方法主要有：①选用可压性好的辅料；②选用适宜润湿剂或黏合剂；③选用适宜的制粒方法；④选用适宜的压片机和制备参数等。

2. 松片　指片剂的硬度不够,稍加压力或触动即散碎的现象。产生松片的原因主要有：①物料中含有较多易弹性形变的成分或油性成分,使片剂的结合力减弱；②润湿剂或黏合剂选择不当,或用量不足,使物料中细粉过多,成型性差；③颗粒中含水量过低,使物料有较大的弹性形变,不易成型；④压片时压力不够或受压时间太短,成形力不足；⑤物料流动性不佳或由于下冲塞模不能灵活下降使模孔中填料不足等。实际生产时可根据具体情况加以解决。

3. 黏冲　压片时,冲头或模圈上常有细粉或物料黏附,使片面粗糙不平或有凹痕的现象称为黏冲；若片剂的边缘粗糙或有缺痕,相应地称为黏壁。造成黏冲或黏壁的主要原因有：①颗粒不够干燥；②物料较易吸湿；③润滑剂选用不当或用量不足；④冲头表面锈蚀、粗糙不光或刻字；⑤环境温度高、湿度大；⑥长时间压片使冲头温度升高等。应根据实际情况予以解决。

4. 片重差异超限　指片剂的片重差异超过《中国药典》2010年版二部附录ⅠA片剂项下的规定。导致片重差异超限的主要原因有：①物料的流动性不好；②颗粒细粉过多或大小相差悬殊；③物料间的密度相差悬殊；④加料斗内的颗粒时多时少；⑤冲头与模孔吻合性不好等。可根据不同情况有针对性的加以解决。

5. 崩解迟缓 一般口服片剂均应在胃肠道内迅速崩解。若片剂超过药典规定的崩解时限就称为崩解超限或崩解迟缓。片剂崩解的首要条件是水分的透入，而水分透入的快慢与片剂内部的空隙状态和物料的润湿性有关。因此，凡是影响片剂水分透入和吸水膨胀的因素均会对片剂的崩解时限产生影响。影响片剂崩解的主要因素及解决办法有：①压力可影响片剂内部的空隙率，空隙过小则崩解困难，应合理控制压片的压力。②可溶性成分与润湿剂影响片剂的亲水性（润湿性）和水分的渗入，故需合理控制硬脂酸镁等水不溶性润滑剂的用量；对疏水性药物可通过制备水溶性固体分散体或加入表面活性剂等方法改善其润湿性。③物料的可压性与黏合剂影响片剂的结合力，故选择适宜的黏合剂，合理控制其用量，或采用干法制粒压片和全粉末压片法可解决这一问题。④崩解剂使片剂体积膨胀，加速崩解，若压片崩解迟缓，可选用高效崩解剂或增加崩解剂的用量，或使用干燥的崩解剂，改善崩解剂的加入方法等。

6. 溶出度超限 片剂在规定时间内未能溶解出规定量的药物，即为溶出度超限。影响药物溶出度的主要原因有：①片剂不崩解或崩解迟缓；②片剂崩解后形成的颗粒过大或颗粒过硬；③药物的溶解度低或溶出速率缓慢等。可根据具体情况予以解决。

7. 含量均匀度超限 造成片剂中含量不均匀的因素除片重差异过大和混合不均匀以外，对小剂量药物来说，可溶性成分在颗粒间的迁移也是重要原因之一。干燥过程中，物料内部的水分向物料的外表面扩散时，可溶性成分也随之转移，这就是可溶性成分的迁移；干燥结束后，水溶性成分在颗粒的外表面沉积，导致颗粒外表面的可溶性成分含量高于颗粒内部，即颗粒内外的可溶性成分含量不均。如果在颗粒之间发生可溶性成分迁移，将影响片剂的含量均匀度，尤其是采用箱式干燥时，这种迁移现象最为明显。因此应经常翻动物料层，或采用流化方式进行干燥，或采用干法制粒或全粉末压片法可以避免可溶性成分在颗粒间的迁移。

第四节 片剂的包衣

一、概述

片剂包衣（coating）是指在压制片外层包上适宜的衣料，使片剂与外界隔离。包衣的目的有：①避光、防潮，以提高药物的稳定性；②遮盖药物的不良嗅味，增加患者的顺应性；③隔离配伍禁忌成分；④增加药物的识别性能，提高用药的安全性；⑤包衣后表面光洁，提高流动性；⑥提高片剂的美观度；⑦改变药物释放部位及控制药物释放速度，如胃溶、肠溶、缓控释等。

包衣的基本类型可分为糖包衣和薄膜包衣。此外，为避免常规糖包衣和薄膜包衣工艺中温度和水分对药物稳定性的影响，以及使用有机溶剂引起的溶剂残留和空气污染等问题，近年来非溶剂包衣方法，如热熔包衣（hot-melt coating）、压制包衣（compression coating）、超临界流体喷雾包衣（supercritical fluid spray coating）、静电包衣（electrostatic coating）、干粉包衣（dry powder coating）和光硬化包衣（photocurable coating）等日益受到重视。

包衣的质量要求为：衣层应均匀、牢固，与片芯不起作用，崩解时限应符合《中国药典》2010年版二部附录ⅠA片剂项下的规定；经长时间贮藏，仍能够保持光洁、美观、色泽一致，并无裂片现象；不影响药物的溶出与含量测定。

二、包衣工艺与材料

（一）糖包衣

糖包衣系指在片芯外包上以蔗糖为主要包衣材料的衣层。糖衣具有防潮、隔绝空气作用；并可掩盖不良嗅味，改善片剂外观并易于吞服。糖衣层溶解迅速，对片剂崩解影响不大。

糖包衣的工序可以分为5个步骤：隔离层→粉衣层→糖衣层→有色糖衣层→打光。

1. 隔离层　对水敏感的片芯通常需要首先在片芯上包一至多层防水的隔离层，以避免包衣过程中水分浸入片芯，影响片剂的崩解或药物的稳定性。隔离层还能够防止油、酸等成分迁移至片剂表面，影响片剂的外观；隔离层还可增加片剂的硬度，减少包衣过程中片芯的破损和粉尘形成。

用于隔离层包衣的材料主要有：10%的玉米朊乙醇溶液、15%~20%的虫胶乙醇溶液、10%的邻苯二甲酸醋酸纤维素（cellacefate，CAP）乙醇溶液以及10%~15%的明胶浆。操作时干燥温度应适宜，每层干燥时间约30分钟，一般包3~5层。

2. 粉衣层　为消除片剂的棱角，使片芯外观圆整，需要在隔离层的基础上用糖浆和滑石粉包15~18层粉衣层。常用浓度为65%~75%（W/W）的糖浆，也可加入10%的明胶、阿拉伯胶或聚维酮（povidone，PVP），以增加糖浆的黏性，提高片芯强度。包粉衣层时糖浆和滑石粉细粉交替加入，待糖浆铺展至整个片床再撒粉，使粉末均匀分布在片芯上，用热风（40℃~55℃）层层干燥。注意防止水分蒸发过快，保持衣膜光滑平整，重复操作直至片芯棱角消失。

3. 糖衣层　包粉衣层后片剂表面较为粗糙、疏松，需要用70%（W/W）的糖浆包衣使片剂表面光滑平整、细腻坚实。具体操作与包粉衣层基本相同，只是包衣材料只用糖浆而不用滑石粉。操作时要注意加入糖浆后应先停止吹风，待片剂表面略干后在低温（40℃）下缓缓吹风干燥，一般约包制10~15层，逐次减少糖浆的用量。

4. 有色糖衣层　有色糖衣的包衣物料是加入着色剂的热糖浆。颜色由浅至深，一般需包制8~15层。包衣过程中温度应逐渐降至室温，以避免水分蒸发过快使片剂表面粗糙。有色糖衣使片剂光洁美观，易于辨识，对见光易分解的药物可加入遮光剂或采用深色糖包衣以提高其稳定性。水溶性色素，如胭脂红、柠檬黄、亮蓝、靛蓝等曾是有色糖衣的主要着色剂，目前已逐渐被不溶性色淀类着色剂如靛蓝铝色淀、柠檬黄铝色淀等所取代。与水溶性着色剂相比，色淀类着色剂着色完全，不受粉衣层表面细微差异的影响，批与批之间颜色一致，无色素迁移现象，且可缩短包衣时间，减少有色糖衣层的厚度。

5. 打光　是在片剂表面包覆一层川蜡粉，也可采用巴西棕榈蜡和蜂蜡的有机溶液或乳剂以及液体石蜡。目的是增加糖衣片表面的光泽和表面的疏水性，使其美观，同时具有防止吸潮的作用。

（二）薄膜包衣

薄膜包衣系指在片芯外包上比较稳定的高分子聚合物衣膜，膜的厚度通常为 20～100μm。由于薄膜包衣具有增重少，操作简单，自动化程度高，包衣时间短，衣层牢固光滑，对片剂崩解的不良影响小，不影响片剂表面的标识等优点而得到很快发展和普及。特别是近年来高分子水分散体包衣技术的发展，使得薄膜包衣应用越来越广泛。

薄膜包衣的一般工艺过程为：

$$片芯 \rightarrow 喷包衣液 \rightarrow 缓慢干燥 \rightarrow 固化 \rightarrow 缓慢干燥$$

薄膜包衣可以使用包衣锅、高效包衣机或流化包衣设备。包衣材料溶于有机溶剂或使用其水分散体通过蠕动泵雾化喷入，在片剂表面均匀铺展后通入热风（温度不宜超过 40℃）使溶剂蒸发，根据需要重复操作使片剂增重至符合要求。包衣后多数薄膜衣还需在室温或略高于室温条件下自然放置 6～8 小时使薄膜固化完全。使用有机溶剂时，为避免溶剂残留，一般还要在 50℃下继续干燥 12～24 小时。

薄膜包衣材料通常由高分子包衣材料、溶剂、增塑剂、致孔剂、抗黏剂、着色剂和遮光剂等组成。

1. 高分子包衣材料　根据所形成薄膜衣的溶解性质可将高分子包衣材料分为普通型、缓释型和肠溶型三大类。

（1）普通型包衣材料：主要用于改善片剂的外观，掩味，避免吸潮和防止粉尘污染等。常用材料主要有羟丙甲纤维素（hypromellose，HPMC）、甲基纤维素（methylcellulose，MC）、羟乙基纤维素（hydroxyethylcellulose，HEC）、羟丙基纤维素（hyprolose，HPC）和胃溶性聚丙烯酸树脂（Eudragit E100）等。

（2）缓释型包衣材料：大多难溶或不溶于水，但水可穿透包衣膜，通过扩散的方式控制药物的释放速率。常用醋酸纤维素（cellulose acetate，CA）、乙基纤维素（ethylcellulose，EC）和中性的丙烯酸乙酯-甲基丙烯酸酯共聚物（Eudragit RL100 和 Eudragit RS100）等，均在整个生理 pH 值范围内不溶。其中丙烯酸乙酯-甲基丙烯酸酯共聚物具有溶胀性，对水和水溶液具有通透性，可作为调节释药速度的包衣材料；醋酸纤维素和乙基纤维素通常与 HPMC 或 PEG 混合使用，产生致孔作用，使药物溶液容易扩散。

（3）肠溶型包衣材料：是具有耐酸性，在胃液中不溶，在小肠偏碱性条件下溶解的高分子材料，常用聚丙烯酸树脂（Eudragit L100-55、Eudragit RL100 和 Eudragit S100），羟丙基纤维素酞酸酯（hydroxypropyl methyl cellulose phthalate，HPMCP），醋酸纤维素酞酸酯（cellacefate，CAP），聚乙烯醇酞酸酯（polyvinyl acetate phthalate，PVAP），醋酸羟丙甲纤维素琥珀酸酯（hypromellose acetate succinate，HPMCAS）、醋酸纤维素苯三酸酯（cellulose acetate trimellitate，CAT）等。

2. 溶剂　溶剂或分散介质的主要作用是将包衣材料溶解或分散后均匀地传递到片剂表面，使其形成均匀光滑的薄膜。不同溶剂的蒸发潜热和溶解性能不同，会直接影响薄膜包衣的工艺过程和包衣膜的质量，在很大程度上决定最终形成衣膜的性质和特点，如释药性能、机械性质和外观等。溶剂必须与包衣材料具有良好的亲和性，使聚合物在溶液中获得最大伸展，形成的膜具有最大的黏结力和内聚强度，从而使衣膜具有最佳的机械强度。

包衣材料的溶剂或分散介质可分为有机溶剂和水两类。有机溶剂包衣，聚合物用量少，溶液黏度低，铺展性好，溶剂易挥发除去，衣层表面光滑、均匀，但片剂增重缓慢，包衣时间长；溶剂回收困难，易污染空气，有爆炸的危险；残留溶剂有潜在的毒性，最终产品必须严格控制有机溶剂的残留量。

为克服有机溶剂包衣的缺点，20世纪80年代后水分散体包衣日益受到重视，目前已基本取代有机溶剂包衣成为包衣方法的主流。水分散体包衣的最大优点是固体含量高、黏度低、易操作、成膜快、包衣时间短。目前水分散体主要包括水不溶性聚合物的胶乳或伪胶乳和微粉混悬液两类，常用的缓释包衣水分散体有乙基纤维素水分散体（Aquacoat 水性胶态分散体、Surelease 水分散体）、聚丙烯酸树脂水分散体（Eudragit E 30D、Eudragit L 30D、Eudragit RL 30D 和 Eudragit RS 30D）、醋酸纤维素胶乳等。

3. 增塑剂 增塑剂的分子量较小，能够增加高分子聚合物的柔顺性，使其更适于在片剂表面铺展。高分子聚合物与增塑剂之间应具有化学相似性。常用的增塑剂有：①多醇类，如甘油、丙二醇、聚乙二醇等带有-OH，可用于 HPMC 等纤维素类聚合物的增塑剂；②油类或酯类，如酞酸酯（二乙酯、二丁酯等）、二丁基癸二酸酯、枸橼酸酯（三乙基酯、乙酰三乙基酯、乙酰三丁基酯等）、甘油单醋酸酯、甘油三醋酸酯、精制椰子油、蓖麻油、玉米油、液状石蜡等可用于脂肪族非极性聚合物的增塑剂。

4. 致孔剂 多为一些水溶性物质如 PEG 类、PVP、蔗糖、盐类等；以及其他水溶性成膜材料如 HPMC、HPC 等；或将部分药物加在包衣液中作致孔剂，同时这部分药物又可起到速释作用；甚至还可将不溶性固体成分如滑石粉、硬脂酸镁、二氧化硅、二氧化钛等加入包衣液处方中，起致孔剂作用。含致孔剂的缓释包衣膜与水或消化液接触后，包衣膜上的致孔剂部分溶解或脱落，使包衣膜形成微孔或海绵状结构，改变药物的通透性以调节药物的释放速度。

5. 抗黏剂 为避免包衣过程中高分子聚合物的黏性过大使片剂或颗粒粘连，可加入适量抗黏剂。如聚丙烯酸树脂中加入滑石粉、硬脂酸镁；乙基纤维素中加入胶态二氧化硅等。抗黏剂的用量一般为包衣液体积的 1%～3%。

6. 着色剂与遮光剂 着色剂可改善片剂外观，使其易于识别，还可以掩盖片芯的色斑或不同批号片剂色调的差异。根据溶解性能着色剂可分为水溶性着色剂和不溶性着色剂。水溶性着色剂主要有柠檬黄、胭脂红、日落黄、亮蓝、靛蓝、赤藓红等；不溶性着色剂主要有柠檬黄铝色淀、胭脂红铝色淀、亮蓝铝色淀、靛蓝铝色淀、黄色氧化铁、红色氧化铁和黑色氧化铁等。为避免光线的影响，可加入遮光剂二氧化钛等。

三、包衣的方法与设备

包衣的方法主要有滚转包衣法、流化包衣法和压制包衣法，其中最常用的是滚转包衣法。

（一）滚转包衣设备

1. 倾斜包衣锅和埋管式包衣锅 倾斜包衣锅为传统的包衣设备（见图8-14），包衣锅的转轴与水平面的夹角为30°～50°，在适宜的转速下，使物料既能随锅的转动方向滚动，又能沿轴的方向作均匀而有效的翻转。包衣锅的温度、风速及锅的旋转速度均可调节，但有锅内空气交换效率低，干燥慢，气路不能密闭，有机溶剂污染环境等不利因素影响其广泛应用。改良的埋管式包衣锅（见图8-15）将喷雾系统与热风干燥管埋入包衣锅中翻动的物料内，直接将包衣液雾化喷在物料上，干热空气伴随雾化过程同时从埋管中吹出，穿透整个物料层，可防止包衣液喷雾的飞扬，加快干燥速度，缩短包衣时间。

2. 高效包衣锅 高效包衣锅（见图8-16）是为改善传统倾斜包衣锅干燥能力差的缺点而开发的新型包衣设备。其干燥速度快，包衣效果好，已成为包衣的主流设备。

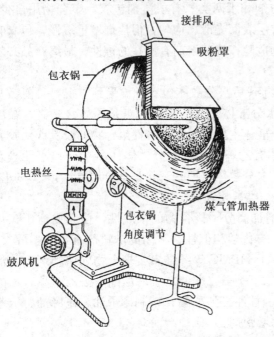

图8-14 倾斜包衣锅

根据锅体结构，高效包衣锅可分为网孔式、间隙网孔式和无孔式三种类型。锅壁上装有带动物料向上运动的挡板，定量喷雾装置安装于物料层斜面上部。包衣时，物料在洁净密闭的旋转滚筒内不停地做连续复杂的轨迹运动，包衣液由蠕动泵经定量喷雾装置喷洒在物料表面。与此同时，在排风和负压作用下，经10万级净化的热风由滚筒上部导入，透过物料层从滚筒底部由排风机抽走，经除尘后排放，使喷洒在物料表面的包衣介质得到快速、均匀的干燥，以达到理想的包衣效果。

高效包衣锅的特点是：①物料运动不依赖空气流的运动，因此适用于片剂和较大颗粒的包衣；②运行过程中可随意停止送入空气；③物料的运动比较稳定，适合易磨损的脆弱粒子包衣；④装置可密闭，卫生、安全、可靠。缺点是干燥能力相对较低，小粒子的包衣易粘连。

（二）流化包衣设备

流化包衣设备根据喷雾装置的位置可分为顶喷型、侧喷型和底喷型（见图8-17），其中底喷型主要用于小质量片剂和小丸的包衣。流化包衣设备的特点是：物料在洁净的热气流（负压）作用下悬浮形成流化状态，

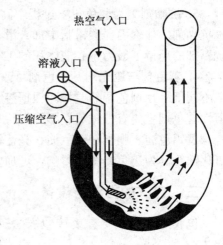

图8-15 埋管式包衣锅

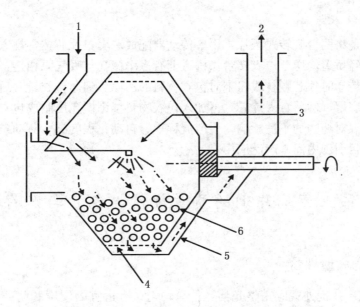

注：1.给气　2.排气　3.自动喷雾器　4.多孔板　5.空气夹套　6.片子
图 8-16　高效包衣锅

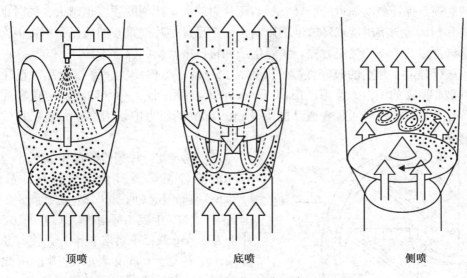

顶喷　　　　　　　底喷　　　　　　　侧喷

图 8-17　流化包衣设备示意图

其表面与热空气完全接触，受热均匀，热交换效率高，速度快，包衣时间短。缺点是物料的运动主要依赖于气流的推动，不适用于大质量片剂的包衣。并且物料流化过程中相互间的摩擦和与设备间的碰撞较为激烈，对物料的硬度具有较高要求。

(三) 压制包衣设备

压制包衣机是将两台旋转式压片机用单传动器配成一套，片芯按常规方法压制，从模孔推出后由传递器经桥道输送至包衣转台。桥道上有多个微孔与吸气泵相连，用于吸除片剂表面的粉尘以避免传递时片芯颗粒或粉末对包衣物料的污染。到达包衣转台后，一部分包衣物料填入模孔作为底层，然后置入片芯，再加入包衣物料填满模孔压制成包衣片。压制包衣法可避免水分、高温对药物的不良影响，生产流程短、自动化程度高、劳动条件好，但对设备精度要求较高，目前国内尚未广泛应用。

第五节　片剂的质量评价、包装与贮存

一、片剂的质量评价

1. 外观性状　片剂外观应完整光洁，色泽均匀；有适宜的硬度和耐磨性，除另有规定外，对于非包衣片，应符合片剂脆碎度检查法的要求，防止在包装、运输过程中发生磨损或破碎。

2. 硬度与脆碎度　片剂应具有足够的硬度与物理强度，避免在生产、包装与运输过程中破碎或磨损，保证药物剂量的准确。一般压片力越大，片剂的硬度也越大。同时也需要考虑硬度对片剂崩解与溶出度或释放度的影响。硬度虽然是片剂重要的质量指标，但迄今各国药典中都未规定其标准和测定方法，实际生产和科研中常用的以下方法。

（1）破碎强度：片剂的破碎强度，又称抗张强度，习称硬度，系指沿片剂直径方向加压，使其破碎所需的压力。常用孟山都（Monsanto）硬度计、片剂四用测定仪和片剂硬度测定仪等仪器进行测定。通常普通品能承受 40～60N 的压力即认为合格。包衣片的硬度应适当增加。

（2）脆碎度：片剂脆碎度主要用于检查非包衣片的脆碎情况及其他物理强度，常用罗氏（Roche）脆碎仪（见图 8-18）进行测定。按《中国药典》2010 年版二部附录 X G 项下方法检查：片重为 0.65g 或以下者取若干片，使其总重约为 6.5g；片重大于 0.65g 者取 10 片。用吹风机吹去脱落的粉末，精密称重，置圆筒中，转动 100 次。取出，同法除去粉末，精密称重，减失重量不得超过 1%，且不得检出断裂、龟裂及粉碎的药片。本试验一般仅作 1 次。如减失重量超过 1% 时，应复检 2 次，3 次的平均减失重量不得过 1%，并不得检出断裂、龟裂及粉碎的药片。

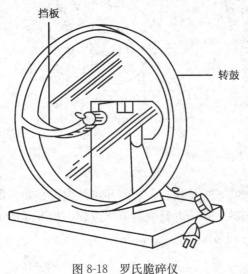

图 8-18　罗氏脆碎仪

3. 重量差异　片剂重量差异过大，会影响

片剂内药物剂量的准确性，从而影响其临床治疗的安全性与有效性。因此，片剂的重量差异应符合《中国药典》2010年版二部附录ⅠA项下的规定，见表8-1。

表8-1　　　　　　　　　　　　片剂重量差异限度

平均片重或标示片重	重量差异限度
0.30g以下	±7.5%
0.30g及0.30g以上	±5.0%

检查方法：取供试品20片，精密称定总重量，求得平均片重后，再分别精密称定每片的重量，每片重量与标示片重相比较（凡无标示片重的应与平均片重相比较），超出限度的不得多于2片，并不得有1片超出限度1倍。

糖衣片的片芯应检查重量差异并符合规定，包糖衣后不再进行重量差异检查。薄膜衣片应在包薄膜衣后检查重量差异并符合规定。

凡规定检查含量均匀度的片剂，一般不再进行重量差异检查。

4. 含量均匀度　指小剂量或单剂量的固体、半固体制剂和非均相液体制剂的每片（个）含量符合标示量的程度。除另有规定外，片剂每片标示量不大于10mg或主药含量小于每片重量5%者，均应检查含量均匀度。对于药物的有效浓度与毒副反应浓度比较接近的品种或混匀工艺较困难的品种，每片标示量不大于25mg者，也应检查含量均匀度。复方制剂仅检查符合上述条件的组分。

检查方法按《中国药典》2010年版二部附录ⅩE含量均匀度项下方法操作。凡检查含量均匀度的片剂，一般不再检查重量差异。

5. 崩解时限　片剂中药物要发挥药效，需经过崩解过程，分散成微细的颗粒或粉末，才能使药物溶解被机体吸收。为保证片剂的治疗效果，除规定进行溶出度或释放度检查的片剂，以及一些特殊的片剂（如咀嚼片等）以外，一般的口服片剂均需按《中国药典》2010年版二部附录ⅩA项下方法进行崩解时限检查，具体要求见表8-2。

表8-2　　　　　　　　　　　　片剂崩解时限

片剂	普通片	薄膜衣片	糖衣片	含片	舌下片	可溶片	泡腾片
崩解时限（min）	15	30	60	10	5	3	5

肠溶衣片在盐酸溶液（9→1000）中检查2小时，每片均不得有裂缝、崩解或软化现象；再在磷酸缓冲液（pH 6.8）中检查，1小时内应全部崩解。

结肠定位肠溶片，在盐酸溶液（9→1000）及 pH 6.8 以下的磷酸缓冲液中均应不释放或不崩解，而在 pH 7.8~8.0 的磷酸缓冲液中1小时内应全部释放或崩解，片芯亦应崩解。

6. 溶出度与释放度　溶出度是指药物在规定条件下从片剂等固体制剂中溶出的速度和程度。释放度系指药物从缓释制剂、控释制剂、肠溶制剂及透皮贴剂等在规定条件下释放的速度与程度。对于难溶性药物片剂，虽然崩解时限符合要求，但并不能保证药物在规定时间内能够完全溶解释放出来。因此，《中国药典》2010年版对某些药物规定了普通片剂的溶出度检查或缓释、控释制剂的释放度检查标准。对普通片剂，除另有规定外，应在 45 分钟内溶出标示量的 70% 以上。对缓控释制剂，除另有规定外，至少取 3 个时间点，第一点为开始 0.5~2 小时的取样时间点（考察药物是否有突释）；第二点为中间的取样时间点（考察释药特性）；最后取样时间点用于考察释药是否基本完全。

目前测定溶出度的方法有转篮法、桨板法及循环法等，我国药典所收载的测定方法有三种：第一法（转篮法）、第二法（桨法）及第三法（小杯法）。转篮法及桨法操作容器为 1000ml 的圆底烧杯，转速可调节在每分钟 50~200 转。小杯法的搅拌桨比第二法的搅拌桨小，且操作容器为 250ml 的圆底烧杯，转速可调节在每分钟 25~100 转，小杯法主要用于小剂量药物的固体制剂的溶出度或释放度测定。溶出仪及构件示意图见图 8-19。

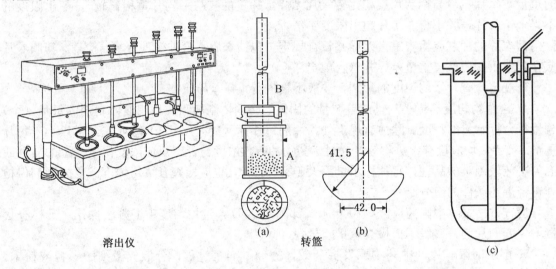

注：(a) 第一法（转篮法）　(b) 第二法（桨法）　(c) 第三法（小杯法）

图 8-19　溶出仪及构件示意图

7. 分散均匀性　分散片应按《中国药典》2010 年版二部附录 I A 项下方法检查分散均匀性。取供试品 2 片，置 15℃~125℃的水 100ml 中，振摇 3 分钟，应全部崩解并通过二号筛。

8. 微生物限度　根据给药途径按《中国药典》2010 年版二部附录 XI J 微生物限度检查法检查，应符合规定。

二、片剂的包装与贮存

（一）片剂的包装

片剂包装材料和包装形式的选择应结合药物的稳定性以及给药途径与使用方法综合考虑。要求既能够保证药物的稳定性，避免受到湿气、温度、日光的作用，又能够耐受运输时的震动撞击，保持片剂的完整性，还要有利于片剂的分发与使用。

片剂的包装可分为多剂量包装与单剂量包装两种形式。

1. 多剂量包装 指将多个片剂装入单个容器进行包装。常用容器多为玻璃瓶或塑料瓶，也有用软性塑料薄膜、纸塑复合膜或金属箔复合膜等制成的药袋。

（1）玻璃瓶：是应用广泛的包装容器。具有优良的保护性能，密封性好，不透水汽和空气，化学惰性，不易变质，价格低廉，有色玻璃瓶还具有避光作用。缺点是重量较大、易于破损。

（2）塑料瓶：是目前应用最多的包装容器。质地轻、不易破碎、容易制成各种形状、外观精美。但密封隔离性能不如玻璃瓶，必要时可在容器内使用干燥剂（如干燥硅胶等）以提高防潮性能。在化学性质上，塑料容器组分中的低分子物质（如稳定剂、增塑剂等）可能漏入药品，或与片剂中某些成分发生化学反应；片剂中的某些脂溶性成分也可能向塑料中迁移而被吸附。此外，在高温、高湿条件下塑料容器可能会发生变形或硬化等。

2. 单剂量包装 指对片剂进行单个包装，使每个药片均处于密封状态，提高了对产品的保护作用，也可杜绝交叉污染，使用方便，外形美观。

（1）泡罩式包装：亦称水泡眼。包装的底层材料（背衬材料）为无毒铝箔与聚氯乙烯的复合薄膜，形成水泡眼的材料为硬质PVC；硬质PVC经红外加热器加热后在成型滚筒上形成水泡眼，片剂进入水泡眼后，即可热封成泡罩式包装。对某些对水分敏感的片剂品种，为提高包装的防潮性能，可以采用双层铝箔进行泡罩式包装。

（2）窄条式包装：是由两层膜片（铝塑复合膜、双纸塑料复合膜）经黏合或热压而形成的带状包装，与泡罩式包装比较，成本较低、工序简便。

（二）片剂的贮存

按《中国药典》2010年版二部附录ⅠA项下要求，片剂应密封贮藏，防止吸潮、发霉、变质。除另有规定外，片剂应在阴凉（不超过20℃）、通风、干燥处贮藏。对光敏感的片剂，应避光贮藏。

第六节 片剂举例

例1 复方乙酰水杨酸片

【处方】

乙酰水杨酸（阿司匹林）	268g	对乙酰氨基酚	136g
咖啡因	33.4g	淀粉	266g
淀粉浆（15%～17%）	85g	滑石粉	25g（5%）
轻质液体石蜡	2.5g	酒石酸	2.7g

【制备】将对乙酰氨基酚、咖啡因分别粉碎成细粉，与1/3量淀粉混合均匀，加淀粉浆混合制软材，14目或16目筛制颗粒，干燥（70℃），干颗粒过12目筛整粒。将干颗粒与乙酰水杨酸、酒石酸、剩余淀粉（用前于100℃～105℃干燥）、吸附轻质液状石蜡的滑石粉混合，过12目筛，压片，即得。

【注解】乙酰水杨酸、对乙酰氨基酚、咖啡因混合，常使熔点下降，故需分别制粒。乙酰水杨酸在润湿情况下遇铁易变色并水解成水杨酸与乙酸，故生产中采用尼龙筛制粒。硬脂酸镁促进乙酰水杨酸水解，故采用滑石粉和少量轻质液状石蜡为润滑剂，其中液状石蜡使滑石粉黏附在颗粒表面，压片时不易因振动而滑落。乙酰水杨酸可压性较差，选用浓度较高的淀粉浆为黏合剂。乙酰水杨酸易水解产生水杨酸，刺激胃黏膜，加入酒石酸可减少乙酰水杨酸的水解。

例2 甘菊环烃泡腾片

【处方】
甘菊环烃	2g	酒石酸	67g	碳酸氢钠	256g
蔗糖	48g	糖精钠	10g	羟丙基纤维素	5g
PEG6000	2g	薄荷油	10g		
乙醇	适量	蒸馏水	适量		

【制备】羟丙基纤维素加乙醇湿润分散，再加适量蒸馏水使之膨胀，制成浆液，作为黏合剂，备用。取甘菊环烃与糖精钠粉碎、混合，再与碳酸氢钠及部分糖粉配研混匀，加黏合剂制软材，过16目筛，制颗粒，于50℃干燥，备用。另取酒石酸与蔗糖粉碎后，加黏合剂，制成软材，制颗粒，干燥。干颗粒混合，整粒，加入PEG6000、薄荷油混合，过18目筛，压片，质量检查，包装即得。

【注解】处方中甘菊环烃为主药，碳酸氢钠和酒石酸为泡腾崩解剂，羟丙基纤维素为黏合剂。

例3 红霉素片

【处方】
红霉素	1亿单位	淀粉	57.5g
淀粉浆（10%）	10g	硬脂酸镁	3.6g
丙烯酸树脂Ⅱ号	28g	蓖麻油	16.8g
85%乙醇	560ml	苯二甲酸二乙酯	5.6g
聚山梨酯80	5.6g	滑石粉	16.8g

【制备】将红霉素、淀粉52.5g混合均匀，加淀粉浆制软材，10目尼龙筛制颗粒，80℃～90℃热风干燥，整粒，加淀粉5g、滑石粉混合均匀，压片。

将丙烯酸树脂Ⅱ号溶于85%乙醇制成树脂溶液，将滑石粉、苯二甲酸二乙酯、蓖麻油、聚山梨酯80、滑石粉混合均匀，加入树脂溶液中，混匀，过120目筛备用。将红霉素片芯置包衣锅中，包粉衣层，包树脂衣，包衣温度35℃，包衣时间4小时。

【注解】淀粉为填充剂，淀粉浆为黏合剂，硬脂酸镁为润滑剂，丙烯酸树脂Ⅱ号为肠溶衣材料，蓖麻油、苯二甲酸二乙酯为增塑剂，增加衣膜的韧性，85%乙醇为溶剂，滑石粉改善衣膜的黏性，聚山梨酯80为分散剂。由于红霉素对胃有刺激性，且在胃液中不稳定，所以包肠溶衣。

例4 青兰浸膏片

【处方】
青兰浸膏粉	250g	淀粉	40g
糊精	10g	硬脂酸镁	1.5g
乙醇	75ml		

【制备】将青兰浸膏粉、淀粉、糊精按比例称定，混合均匀，加入95%乙醇，搅拌混合8分钟，制软材，过16目筛制粒，60℃干燥10分钟，16目筛整粒，加入0.5%硬脂酸镁，

混匀，压片，即得。

【注解】因片剂为全浸膏片，且要求每片含青兰总黄酮不得低于80mg，使得压片过程中问题较多，如黏性大易吸潮、制颗粒困难、辅料用量过多、片型偏大等，故应选择适宜的辅料及用量来解决。

参 考 文 献

1. 屠锡德. 药剂学. 第二版. 北京：人民卫生出版社，1985.
2. 奚念朱. 药剂学. 第三版. 北京：人民卫生出版社，1995.
3. 毕殿洲. 药剂学. 第四版. 北京：人民卫生出版社，1999.
4. 陆彬. 药剂学. 北京：中国医药科技出版社，2003.
5. 崔福德. 药剂学. 第六版. 北京：人民卫生出版社，2007.
6. 李汉蕴. 药物制剂包衣原理工艺及设备. 北京：中国医药科技出版社，2006.
7. 郑俊民. 片剂包衣的工艺和原理. 北京：中国医药科技出版社，2001.
8. Bose S, Bogner RH. Solventless pharmaceutical coating processes：a review. Pharm Dev Technol，2007，12（2）：115～131.
9. Behzadi SS, Toegel S, Viernstein H. Innovations in coating technology. Recent Pat Drug Deliv Formul. 2008，2（3）：209～210.
10. Luo Y, Zhu J, Ma Y, et al. Dry coating, a novel coating technology for solid pharmaceutical dosage forms. Int J Pharm，2008，358（1—2）：16～22.

第九章 丸剂

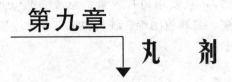

【学习要求】
1. **掌握** 滴丸与小丸的含义、特点、制备方法和原理。
2. **熟悉** 滴丸基质与小丸辅料；影响滴丸与小丸成型的因素；丸剂的质量检查。
3. **了解** 滴丸与小丸的分类；丸剂的包装和贮藏。

丸剂（pills）是指药物细粉与适宜的赋形剂混合制成的球形或类球形的固体制剂。作为中药传统剂型之一，丸剂（水丸、蜜丸、浓缩丸、糊丸、蜡丸等）沿用至今，特别是在慢性病的治疗方面具有独特优势。此外，中药制剂中的六神丸、牛黄消炎丸等，均具备了现代小丸剂的基本特征。化学药丸剂出现于古埃及，格林时代（131~201年）开始广泛应用。随着制剂技术、设备和辅料的发展，丸剂剂型得以不断改进和丰富。1933年出现了滴丸剂，由丹麦Ferrossam制药公司采用滴制法制备的维生素AD丸。我国滴丸的研究始于1958年，《中国药典》1977年版开始收载滴丸剂。滴丸制备工艺中固体分散技术的应用，显著提高了药物的起效速率和生物利用度，使滴丸剂有了迅速的发展。小丸剂是近年来固体制剂中发展较快的剂型，通过剂量分散，小丸可明显减少药物的突释现象，稳定血药浓度。目前，小丸制备技术广泛应用于缓释、控释制剂中。本章重点介绍滴丸剂和小丸剂。

第一节 滴丸剂

一、滴丸剂的含义与特点

滴丸剂（guttate pills）指固体或液体药物与适宜的基质加热熔化混匀后，滴入不相混溶、互不作用的冷凝液中，由于表面张力的作用使液滴收缩而成的球状制剂。滴丸主要供口服，也可外用。

将滴丸制备技术与其他制剂技术结合，可以制成不同类型的滴丸剂，如速释滴丸、肠溶滴丸、包衣滴丸、栓剂滴丸、硬胶囊滴丸、脂质体滴丸、干压包衣滴丸等。

滴丸剂的特点有：①用固体分散体制备技术制备的滴丸，若采用水溶性基质，可使难溶性药物高度分散，增加药物的溶出速率，提高药物的生物利用度；如灰黄霉素滴丸有效剂量是其细粉（粒径254μm以下）的1/4、微粉（粒径5μm以下）的1/2；②滴丸利用物态变化自发成型，不需借助机械外力，设备工艺简单，条件易于控制，生产效率高，产品质量稳定；生产车间无粉尘，利于劳动保护；③滴丸中药物与基质熔合后被包埋在基质的实体中，与空气接触面积减小，不易氧化、水解和挥发，提高了药物的稳定性；④滴丸可使液态药物固体化，如芸香油滴丸，亦可在滴制成丸后包薄膜衣或肠溶衣，达到不同的用药目的；⑤除口服外，滴丸还特别适用于耳、鼻、口腔等局部用药，有利于促进五官科药物剂型的发展，如氯霉素耳用滴丸。

滴丸每丸含药量大多在 100mg 以下，载药量较小，服用粒数较多，限制了滴丸的应用；滴丸贮藏后易老化，对其质量有一定的影响。

二、滴丸剂基质与冷凝液

1. 基质 滴丸剂中除主药以外的赋形剂称为基质。作为基质应具备以下条件：①与主药不发生任何化学反应，不影响主药的疗效和检测；②熔点较低，加一定量热水即能熔化成液体，而遇骤冷又能凝成固体，在室温下保持固体状态；③对人体无害。

滴丸剂的基质分为水溶性基质和非水溶性基质两大类。水溶性基质有聚乙二醇类（常用聚乙二醇 4000、聚乙二醇 6000）、泊洛沙姆、硬脂酸钠、明胶、硬脂酸聚烃氧（40）酯、聚醚等；非水溶性基质有硬脂酸、单硬脂酸甘油酯、虫蜡、蜂蜡、石蜡、氢化植物油等。

2. 冷凝液 滴丸剂制备过程中使滴出的液滴冷凝成为固体丸剂的液体称为冷凝液。冷凝液应满足以下要求：①不溶解主药与基质，也不与主药或基质发生化学反应，安全无害；②密度与液滴密度相近，使滴丸在冷凝液中缓缓下沉或上浮，充分凝固，提高丸形圆整度。

常用的冷凝液分为两类：①水溶性基质可用液体石蜡、甲基硅油，植物油等；②非水溶性基质可用水、不同浓度乙醇、无机盐溶液等。

三、滴丸剂的制备

滴丸剂采用滴制法制备，一般工艺流程为：药物＋基质──→熔融──→滴制、冷却冷凝成丸──→洗除冷凝液、干燥──→选丸──→质检──→包装。

（一）基质与冷凝液的选择

基质和冷凝液与滴丸的质量和临床疗效密切相关。要求主药和基质均不能在冷凝液中溶解或与冷凝液发生化学反应。非水溶性基质选用水或不同浓度的乙醇等为冷凝液；水溶性基质选用液体石蜡、甲基硅油、植物油等为冷凝液。

（二）滴制成型

将药物溶解、乳化或混悬于加热熔融的基质中，趁热过滤，滤液保持恒定的温度（通常在 80℃～100℃），经过一定大小管径的滴头匀速滴入冷凝液中，凝固形成丸粒，缓缓沉于器底或浮于冷凝液的表面，取出，洗去冷凝液，干燥即得。

滴丸机结构见图 9-1，药液由贮液罐泵入药液滴罐，经滴头滴入冷凝液中收缩冷凝，并随冷凝液沉落后由螺旋循环接收系统直接进入集丸抽斗，实现不间断连续生产。滴丸自动化生产线由药物调剂供应系统、循环制冷系统、动态滴制收集系统、筛选干燥系统和控制系统组成。

干燥后的滴丸经质量检查合格后可根据药物的性质、使用和贮存要求进行包衣。

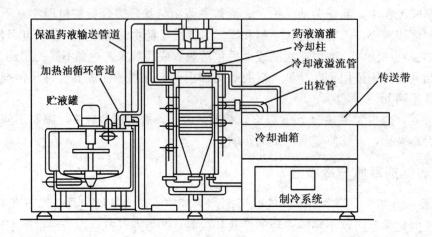

图 9-1 滴丸机示意图

四、影响滴丸剂成型的因素

1. 药物在基质中的分散状态 滴制法为固体分散体制备技术中的熔融法，药物与基质共熔后，可形成固态溶液、低共熔混合物、玻璃溶液或共沉淀物等固体分散体（详见第十八章第一节）。特别是难溶性药物用水溶性基质制成固体分散体后，药物以分子、无定型或微晶化状态分散于基质中，可显著增大药物的溶解速度，提高药物的生物利用度。

2. 成丸 在滴制过程中能否成丸形，取决于丸滴内聚力（W_c）是否大于药液与冷凝液之间的黏附力（W_a），即成形力=W_c-W_a，当成形力为正值时，液滴才能成丸形。实际生产中往往是凭借经验，并经过多次试验才能确定滴丸剂成形的处方与工艺，而不是完全靠计算所得成形力的正负值来判断滴丸能否成型。

3. 丸重 药液自滴管口自然滴出，液滴的重量即是丸重。滴丸的形成过程见图 9-2。

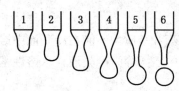

图 9-2 滴丸形成过程示意图

滴丸理论丸重=$2\pi r\gamma$ 式（9-1）

式中，r 为滴管口半径，γ 为药液的表面张力。通常滴下部分是理论丸重的 60%，即实际丸重=$2\pi r\gamma\times 60\%$。可见，丸重与滴管口半径有关，在一定范围内管径越大，滴制的丸也越大，反之则小；由于温度影响液体的表面张力 γ，故丸重亦与料液的温度有关，温度升高，γ 下降，丸重减小；温度下降，γ 增大，丸重也增大。另外，当滴出口与冷凝液液面的距离过大时，液滴会被跌散而产生细粒，也会影响丸重，通常滴出口与冷凝液液面之间的距离不宜超过 5cm。

4. 圆整度 圆整度是滴丸的重要特性指标，反映了滴丸成型性的好坏。影响圆整度的因素有：①液滴在冷凝液中的移动速度：液滴移动速度越快，受重力或浮力的影响越大，滴丸越容易呈扁形；液滴与冷凝液的密度相差大或冷凝液的黏度小均能增加液滴的移动速度，从而影响滴丸的圆整度；②冷凝液温度：在一定范围内降低冷凝液的温度，液滴迅速散热凝固，并使基质形成细小结晶，利于滴丸圆整度的提高；同时，在较低的温度下，冷凝液的黏度增大,滴丸下降速度减缓,也利于滴丸的球形化;通常冷凝液呈梯度冷却时效果较好;③料液温度:料温过低,滴丸易出现拖尾,使圆整度变差,并降低生产效率;料温过高,挥发性药物可能挥发损失,并可能发生局部焦糊现象,而且料温过高易使滴丸表面出现皱褶,导致圆整度降低;此外,料液受热时间也不宜过长,通常可采用减少每次的投料量来缩短药液受热的时间;④滴丸大小:液滴的大小不同,所产生的单位重量面积也不同,面积愈大,收缩成球体的力量就愈强,因而小丸的圆整度通常比大丸好;此外,大丸由于丸重增加后散热缓慢,基质容易形成粗大的结晶而使滴丸的表面粗糙,圆整度变差。

五、举例

例1 氯霉素耳滴丸

【处方】 氯霉素　　　　　　　　　　100g
　　　　聚乙二醇6000　　　　　　　　200g

【制备】 称取氯霉素与聚乙二醇6000,按1:2比例混合,水浴上加热至熔融,搅拌均匀后,滤过,加入贮液桶中80℃保温,滴入用冰冷却的液体石蜡中成丸,即得(根据临床治疗需要可选用外径4.5mm、内径4.2mm的滴管,制成每丸约重17mg的大滴丸,也可选用外径2mm,内径1.7mm的滴管,制成每丸约重7mg的小滴丸)。

【注解】 ①氯霉素在水中的溶解度为1:400,且熔点较高(149℃~153℃),不易在脓液中维持较高浓度。选用水溶性聚乙二醇6000为基质,其熔点较低(54℃~60℃),可与氯霉素互溶,且无毒性和刺激性。②滴丸分散度大,在耳内溶解快且完全,如规格为7mg的氯霉素耳滴丸完全溶解时间为34分钟,而普通氯霉素丸为210分钟,前者较后者溶解时间快6.2倍。

例2 灰黄霉素滴丸

【处方】 灰黄霉素　1份
　　　　PEG6000　9份

【制备】 取PEG6000在油浴上加热至约135℃,加入灰黄霉素细粉,不断搅拌使全部熔融,趁热过滤,置贮液瓶中,135℃保温,用管口内、外径分别为9.0mm、9.8mm的滴管滴入(80滴/分)含43%煤油的液体石蜡(外层为冰水浴)冷却液中,冷凝成丸,再用液体石蜡洗丸至无煤油味,用毛边纸吸去黏附的液体石蜡,即得。

【注解】 ①灰黄霉素极微溶于水,对热稳定,熔点为218℃~224℃;PEG6000的熔点为60℃,二者以1:9比例混合,在135℃时可以成为二者的固态溶液。因此,在135℃以下保温、滴制、骤冷,可形成简单低共熔混合物,使95%灰黄霉素以粒径2μm以下的微晶分散,而有较高的生物利用度,其有效剂量减少为微粉的1/2。②灰黄霉素系口服抗真菌药,对头癣等疗效明显,但不良反应较多,制成滴丸剂,可以提高其生物利用度,降低使用剂量,从而减少不良反应、提高疗效。

第二节 小 丸

一、小丸的含义与特点

小丸（pellet）系指将药物与辅料均匀混合，选用适宜的黏合剂或润湿剂以适当方法制成的球状或类球状固体制剂。小丸粒径为 0.5～3.5mm，可直接分装应用，或装入空胶囊使用，如感冒伤风胶囊；也可根据药物性质及临床需要，制成缓释、控释制剂，如新"康泰克"缓释胶囊。

小丸根据药物释放特性可分为普通速释小丸、缓控释小丸两类，其中缓控释小丸按其结构又可分为骨架型小丸和膜控型小丸。

小丸是一种剂量分散型制剂，一个剂量由多个分散单元组成，通常一个剂量由几十乃至一百多个小丸组成，与单剂量由一个单元组成的剂型（如片剂）相比，其特点是：①丸粒微小，比表面积大，口服后与胃肠道黏膜接触面积大，药物溶出快，生物利用度高；②小丸广泛分布于胃肠道中，受消化道食物输送节律、胃排空的影响小，释药较为稳定，体内吸收重现性好，同时可避免因局部药物浓度过大而引起的胃肠道刺激性；③将不同释药速率的小丸单元组合成混合多元系统，制成缓控释制剂，可实现预期的释药速率，达到理想的血药浓度；④由不同小丸组成的复方制剂，可增加药物的稳定性，减少药物之间的相互作用；⑤小丸流动性好，大小均匀，易于包衣、分剂量。

二、小丸常用辅料

速释小丸及部分缓控释小丸的丸芯使用的辅料与普通片剂、胶囊剂、颗粒剂基本相同，常用微晶纤维素、糊精、淀粉、乳糖、蔗糖、甲基纤维素等，其中微晶纤维素具有促进成球作用，制得的小丸圆整度较好，且有较高的强度和硬度，应用较为广泛。此外，速释小丸处方中常加入一定量的崩解剂，以保证小丸快速崩解和释放药物。

缓控释小丸类型不同，使用辅料也不同。骨架型缓控释小丸常用融蚀性骨架材料如单硬脂酸甘油酯、硬脂酸、蜂蜡、巴西棕榈蜡等；不溶性骨架材料如乙基纤维素、聚乙烯-醋酸乙烯共聚物、聚甲基丙烯酸酯的衍生物等；也可用亲水性凝胶骨架材料，如羟丙甲纤维素、羟丙基纤维素、羧甲基纤维素、海藻酸盐等。膜控型小丸常用的水不溶型包衣材料有聚丙烯酸树脂（Eudragit RL、Eudragit RS）、醋酸纤维素、乙基纤维素等；水溶性包衣材料有聚乙烯醇、聚维酮、甲基纤维素等。必要时可加入适量的致孔剂如聚乙二醇 6000，水溶性增塑剂如甘油、丙二醇、聚乙二醇，水不溶性增塑剂如邻苯二甲酸二乙酯等。

三、小丸的制备

根据成丸原理的不同，小丸的制备可分为压缩式制丸（加压式、挤压式）、层积式制丸（液相层积、粉末层积）、旋转式制丸（离心造粒、包衣锅法）、球形化制丸（喷雾干燥法、冷冻干燥法等）及液体介质中制丸五大类。其中以压缩式制丸、层积式制丸及旋转式制丸应用为多。

1. 压缩式制丸（compaction procedure） 系用机械力将药物细粉或药物与辅料的混合细粉压制成一定大小微丸的过程，分为加压式制丸和挤压式制丸。其中挤压式制丸，又称挤压-滚圆制丸（extrusion-spheronization），是目前制备小丸剂应用最广泛的方法。

挤压-滚圆制丸系将药物与辅料均匀混合，加入润湿剂（水、不同浓度乙醇）或黏合剂溶液（如聚维酮、羟丙甲基纤维素、羧甲基纤维素钠等）适量，制成可塑性湿物料，放入挤压机中，经螺旋推进、转篮、柱塞或辊滚等方式，使湿物料通过具有一定直径的孔板或筛，挤压成致密的圆柱形条状物。在滚圆机中，条状物被高速旋转的离心转盘上的破断齿切割成长度相等的短圆柱状颗粒，利用转盘离心力、颗粒自身重力、颗粒与齿盘及筒壁、颗粒之间的摩擦以及转盘与物料筒体之间气体推力的综合作用对颗粒进行均匀的搓揉，使颗粒迅速滚制成圆球，干燥后即得。

挤压-滚圆设备由挤压机和滚圆机两部分组成，见图9-3。

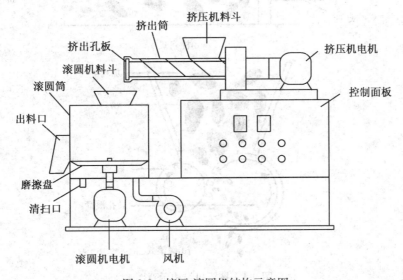

图9-3 挤压-滚圆机结构示意图

挤压机是使可塑性湿物料成型为圆柱形条状物的装置。目前应用的挤压机挤出部分主要有4种类型：螺旋式、篮式、柱塞式和辊滚式，见图9-4。

滚圆机是使圆柱形条状物成为圆球的装置，其关键部件为以一定速率旋转的摩擦转盘，转盘的表面由截去尖端的小锥形体构成密集点状，这些小点通常高1～2mm，相距2～4mm不等，呈径向形小槽或直角交叉方格排列，以增加摩擦，使物料滚成圆球形。滚圆机及径向形小槽转盘结构示意图见图9-5、9-6。

2. 层积式制丸（layering procedure） 是药物以干燥粉末、溶液或混悬液的形式沉积在预制成形的丸核表面的过程，分为液相层积法与粉末层积法，其中以粉末层积法应用为多。

粉末层积法是用黏合剂将药物干燥粉末或药物与辅料的混合干燥粉末在滚动的条件下制

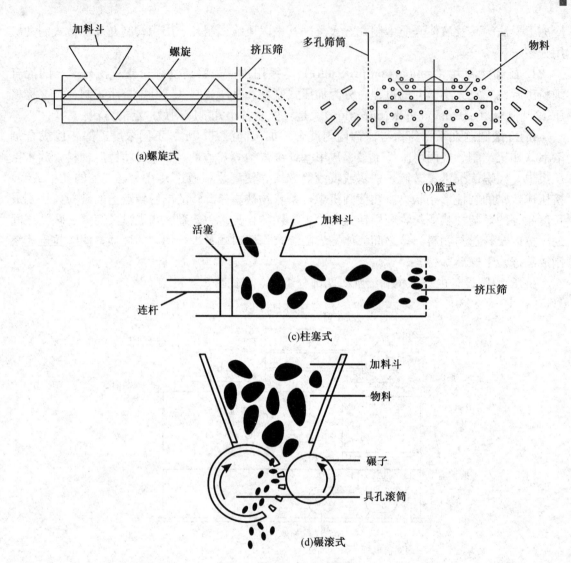

图 9-4 挤压机结构示意图

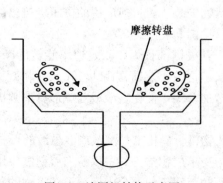

图 9-5 滚圆机结构示意图

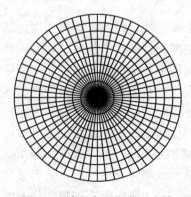

图 9-6 转盘表面径向型小槽

成母核，再在母核不断滚动的情况下边喷浆液边将混合干燥粉末加入，粉末被浆液粘到母核上，直至得到大小适宜的小丸。制丸工艺流程为：混合（配液）→起母→筛分→放大→筛分→干燥。所用设备有包衣造粒制丸机和侧喷流化床制丸机。其中流化床制丸是目前常用的方法之一，侧喷流化床制丸机的工作原理与包衣造粒制丸机相似，旋转底盘或气流带动物料旋转，风从底盘与侧壁的缝隙或底部倾斜狭缝中吹入，喷枪和供料器从侧壁插入，边喷液边供粉。可实现密闭操作，防止粉尘飞扬，但由于不能及时操作设备内物料，使成丸收率低、丸粒硬度不够。

3. 旋转式制丸（agitation procedure） 常采用包衣锅泛制法制备，将部分混匀的药物及辅料细粉置包衣锅内，转动包衣锅，用喷雾器将润湿剂或黏合剂喷入，使物料形成坚实致密的微粒，再喷润湿剂或黏合剂并加药粉，如此反复操作，使微粒逐步增大到适宜的大小，滚转成小丸，干燥，筛分，即得。本法工艺简单，但物料损耗较大。

离心-造粒法（centrifugal granulation）亦为旋转式制丸，包括成核、聚结和层结三个阶段，最初将药物与辅料的混合细粉放入离心-流化床内，空气经过滤加热后进入流化床腔体，物料在离心力及摩擦力的作用下，在定子与转子的曲面上形成涡旋回转运动的粒子流，使粒子得以翻转和均匀搅拌，通过喷枪喷射入适量的雾化浆液，使粉料凝结成粒（即成核），随后粒子相互聚结，形成直径为 0.18～0.45mm 的球形母核（即聚结过程），继续喷入雾化浆液并喷撒含药粉料，在离心力及摩擦力的作用下，丸核在流化床内做规则的运动，同时丸核表面棱角逐渐磨平而成球状，同时产生细粉，与加入的药粉一起被丸核粘附，使母核增大成丸。

离心-造粒制丸机通常由离心机、喷枪系统、供粉机、压缩空气系统、控制系统等组成，其主机是一台具有流化作用的离心机，见图 9-7，可完成混合、起母、成丸、干燥和包衣全过程。

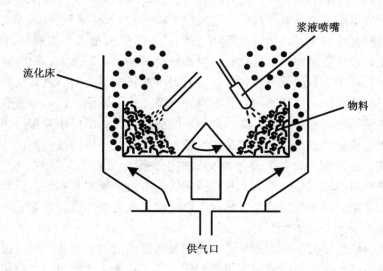

图 9-7　离心-造粒制丸机结构示意图

四、影响小丸成型的因素

（一）制丸方法与工艺条件

1. 制备方法不同 如通常情况下，挤压-滚圆法制备的小丸，由于受物料黏合力与机械挤压力的作用，其孔隙率低，密度大，较用包衣锅滚动制成的小丸崩解难，释药慢。

2. 操作条件不同

（1）用挤压-滚圆法制丸时，挤压机械类型、挤出速率、筛网性质、滚圆速率与时间等均会影响小丸的质量。挤压机械类型不同，剪切速率和压力不同，如轴向挤压机挤出物的密度比径向挤压机大，但后者产率高。挤出速率过低，反复挤压易造成物料失水干燥，影响小丸的圆整度，同时降低产率。挤出速率过快，挤出物表面粗糙，小丸质量亦差。挤压机筛网特性常用网厚（L）与网眼直径（R）比值来表征，若L/R值过小，即筛网较薄，挤出物疏松粗糙、密度小，且制丸过程中易出现细粉；当L/R值较大时，即筛网较厚，筛网压力增大，挤出物表面光滑、密度大，释药速率也降低。当滚圆速率较低时，剪切力较小，塑性变形不足，产品多呈短圆柱状或颗粒状，且密度较小；当转速较高时，离心作用使部分产品被甩成小颗粒或细粉，降低产品收率。通常转盘转速为100~1000r/min，若物料较硬，滚圆速率应适当提高，以保证有足够的剪切力将小丸滚圆；若物料较软，则速率不易太快，否则物料容易粘接成块。在一定范围内适当延长滚圆时间，可使小丸粒度分布变窄，圆整度变好，堆密度亦有改变，药物的释放速率也会相应降低。

（2）用离心-造粒制丸时影响小丸质量的因素有进风温度与进风量、雾化压力、离心机内转盘转速、喷浆流量、供粉速率等。①进风温度高，溶剂蒸发快，降低了黏合剂对粉末的润湿和渗透能力，所得小丸粒径小、脆性大、密度小。若温度过高，丸粒表面的溶剂蒸发过快，会产生大量外干内湿的大丸粒。此外，有些粉料高温下易软化，黏性增加，黏结在筛板上，堵塞网眼造成塌床。进风温度过低，湿丸粒不能及时干燥，相互聚结成大的团块，也会造成塌床。一般制丸时设定进风温度为55℃~60℃。②进风量大，物料保持较好的沸腾状态，有利于制丸，且热交换快，干燥及时，但细粉也偏多。风量过大，物料沸腾高度接近喷嘴，使黏合剂雾化后还未分散就与物料接触，所得小丸粒度不均匀，且捕集袋上容易堆积大量粉尘，影响正常操作；风量过小，物料沸腾差，湿丸粒干燥不及时，也易造成塌床。③雾化压力增大，易使黏合剂形成细雾，降低对粉末的润湿能力，所得小丸粒径小、脆性大。同时压力过高会改变流化状态，使气流紊乱，粉粒在局部结块；压力过小则黏合剂雾滴大，小丸粒径大。④转盘转速较小时，大部分物料依附于底盘，无法均匀润湿；适当提高转盘转速，可提高粉末润湿的均匀性，增大丸粒与挡板的撞击力，使大丸粒进一步破碎而粉末黏结增多，提高成丸效率。⑤喷浆流量与供粉速率影响成丸全过程的重要因素，应针对不同成型阶段，适当调整喷浆流量与供粉速率。

（3）用包衣锅法制丸时影响因素主要有药粉及润湿剂的加入方法、环境温度和湿度、包衣锅形状与转速等。小丸加大时，由于机器的转动使大粒集中于锅口，小粒集中于锅底，因此每次加粉应在锅底附近，使小丸充分黏附药物，以缩小粒度差；加粉时用药筛将制丸用药粉均匀撒于润湿的颗粒上，以不起灰为度，且不得有丸粒粘连、松散。润湿剂应呈雾状均匀喷于小丸表面，使小丸均匀地"长大"；如小丸之间相互粘连出现大粒，表明黏合剂过量，反之成品中细粉增多，则表明黏合剂用量太少。包衣锅转速应适中，能将小丸带至一定高度后抛下，使之做均匀而有效的翻转。转速太高，小丸贴着锅壁运动失去翻动作用；转速过低小丸仅在锅底滑动，均难以得到质量合格的小丸。此外，在一定转速下，通常包衣锅直径越大，产生的离心力越大，有利于小丸棱角的打磨，可得到硬度适宜的产品。

（二）原辅料性质

药物及辅料本身的性质如粒度、溶解度、结晶形状、流动性、吸湿性、黏性、亲水性及疏水性等也会影响小丸的成型和质量。一般粒径小的原辅料制成的小丸圆整度好，粒径分布窄，反之，小丸粒径大，粒度分布范围广；可溶性药物剂量较大时会使体系过湿，亦影响成丸。润湿剂、黏合剂的种类、浓度、用量、加入方式以及成丸过程中颗粒或空白丸芯的黏结性、比例、软材湿物料的可塑性、水分含量及软硬度等均会影响成丸效果。

以上制丸方法、工艺条件及原辅料性质等影响因素往往不是独立发生的，而是多种因素协同作用影响小丸的成型及质量。实际工作中应根据具体处方、设备、工艺及环境条件优化操作参数和工艺条件。

五、举例

例1 茶碱缓释小丸

【处方】无水茶碱　　　　　　　　　　75.4%
　　　　蔗糖（60~80目）　　　　　　4.0%
　　　　PVP（M_r 40000）　　　　　19.0%
　　　　乙基纤维素　　　　　　　　　1.4%

【制备】采用配备有空气悬浮包衣柱的流化床制粒机，将3.2kg的PVP溶解在32L异丙醇中，加入12.8kg微粉化无水茶碱；将4kg糖丸置于空气悬浮包衣柱中，开机，将上述含药混悬液喷入包衣柱中，控制进气温度为60℃，喷雾压力为0.4MPa，喷雾速率为100ml/min，喷雾结束后即得茶碱小丸。

例2 硫酸苯丙胺长效小丸胶囊

【处方】硫酸苯丙胺　　1800g　　　氢氧化钙　　450g
　　　　滑石粉　　　　600g　　　　糖浆　　　　960ml
　　　　结晶蔗糖（12~40目）　15500g

【制备】取处方量结晶蔗糖为丸核，置旋转包衣锅内，慢慢加入1/4处方量糖浆，待丸核润湿均匀后，加入1/3处方量硫酸苯丙胺与氢氧化钙混合物粉末，滚匀后通入热风干燥，重复操作3次；加1/4处方量糖浆润湿小丸，撒入滑石粉，滚动至干。取出1/4小丸另器保存，其余用包衣液包至增重10%时，取出其中1/3小丸后，继续包衣至又增重10%时，取出其中1/2小丸，剩余小丸再包衣增重至10%时为止，将以上4组小丸合并，充分混匀后，填装于空胶囊中，即得。

【注解】①本品采用层积工艺制备小丸，不同衣层厚度的小丸具有不同释药速度，保证制剂既能快速起效，又可维持较长时间；②处方中包粉衣层目的是防止包衣过程中药物向外迁移及增加小丸硬度。

第三节 丸剂的质量检查、包装与贮藏

一、质量检查

1. 外观 应大小均匀，色泽一致，圆整光滑，无粘连现象；滴丸表面应无冷凝液黏附。

2. 重量差异 除另有规定外，取供试品 20 丸，精密称定总重量，求得平均丸重后，再分别精密称定各丸的重量。每丸重量与平均丸重相比较，按表 9-1 中规定，超出重量差异限度的不得多于 2 丸，并不得有 1 丸超出限度 1 倍。

表 9-1　　　　　　　　滴丸的重量差异限度要求

平均丸重	重量差异限度
0.03g 及 0.03g 以下	±15%
0.03g 以上至 0.3g	±10%
0.3g 以上	±7.5%

单剂量包装的小丸重量差异，可以取 20 个剂量单位进行检查，其重量差异限度应符合表 9-1 规定。

包糖衣丸剂应在包衣前检查丸芯的重量差异，符合规定后方可包衣。包糖衣后不再检查重量差异。薄膜衣丸应在包衣后检查重量差异并符合规定。

3. 溶散时限 滴丸剂应进行溶散时限检查。按《中国药典》2010 年版二部附录 ⅩA 崩解时限检查法片剂项下方法进行，不锈钢丝网的筛孔内径应为 0.425mm。取供试品 6 粒，一般滴丸剂应在 30 分钟内全部溶散，包衣滴丸应在 1 小时内全部溶散。以明胶为基质的滴丸，可在人工胃液中进行检查。

4. 微生物限度 按《中国药典》2010 年版一部 ⅩⅡJ 微生物限度检查法检查，应符合规定。

二、包装与贮藏

滴丸常用固体药用聚烯烃塑料瓶、玻璃瓶包装。小丸可用管制抗生素瓶、聚酯/铝/聚乙烯药品包装用复合膜、袋包装；小丸填充入胶囊后可采用塑料瓶、玻璃瓶、铝塑泡罩等包装，目前上述包装的生产均已实现机械化。

除另有规定外，丸剂应密封贮存，防止受潮、发霉、变质。

参 考 文 献

1. 陆彬. 药物新剂型与新技术. 第二版. 北京：人民卫生出版社，2005.
2. 陆彬. 中药新剂型与新技术. 北京：化学工业出版社，2008.
3. 崔福德. 药剂学. 第六版. 北京：人民卫生出版社，2007.
4. 平其能. 现代药剂学. 北京：中国医药科技出版社，1998.

第十章 栓剂

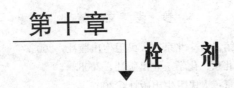

【学习要求】
1. **掌握** 栓剂的特点；热熔法制备栓剂的工艺要求；置换价的含义及其计算方法。
2. **熟悉** 栓剂基质的类型及常用栓剂基质；栓剂的质量评价。
3. **了解** 新型栓剂的发展。

第一节 概 述

一、栓剂的含义与特点

栓剂（suppositories）系指药物与适宜基质制成的具有一定形状供人体腔道给药的固体制剂。栓剂在常温下为固体，塞入腔道后，在体温下能迅速软化、熔融或溶解于分泌液，逐渐释放药物产生局部或全身作用。

栓剂的应用历史悠久，在东汉张仲景的《伤寒论》中早有栓剂应用记载，国外则在16世纪始有记载。明代李时珍的《本草纲目》中曾收载有肛门栓、阴道栓、尿道栓、耳栓、鼻栓等。最初栓剂主要用于局部治疗，起润湿、收敛、抗菌、局麻等作用。栓剂亦能通过直肠吸收起全身作用，且可以避免口服给药可能引起的胃肠道刺激和肝脏首过效应，因此栓剂的研究和应用日益广泛，尤其在欧美国家。我国由于受传统用药观念的束缚，栓剂应用的品种和范围与国外存在一定差距。近年随着传统观念的改变，以及新辅料、新工艺和新设备的涌现，栓剂的应用亦越来越广泛。

与口服制剂相比，栓剂的特点有：①药物不会因胃肠道 pH 或酶的破坏而失去活性，如氨基糖苷、青霉素、头孢菌素等抗生素；②减少了药物对胃黏膜的刺激，干扰因素比口服少，能促进药物吸收，如阿司匹林等药物刺激胃黏膜，长期使用可能导致胃出血，制成栓剂可减少胃肠道的副作用；③用药方法得当，可以避免肝脏的首过效应，如普萘洛尔大鼠直肠给药的生物利用度为灌胃给药的 35.7 倍；④吸收快、起效快、作用时间长，如克仑特罗栓使用 10~30 分钟后即发挥平喘作用；⑤是不能或不愿吞服药物患者的有效给药途径，尤其对于婴幼儿和儿童。

栓剂的不足之处在于使用过程中某些患者不习惯，不如口服给药方便，生产率较低，成本稍高；贮藏不当易出现变形、软化、霉变等现象；对于难溶性药物和在黏膜中呈离子型的药物不宜直肠给药。

二、栓剂的分类

（一）按给药途径分

栓剂按施用腔道不同分为直肠栓（肛门栓）、阴道栓、尿道栓、鼻用栓和耳用栓等，其中最常用的是直肠栓和阴道栓。直肠给药既可起局部治疗作用，又能使药物发挥全身治疗作用，而阴道给药主要起局部治疗作用。直肠栓的形状有鱼雷形、圆锥形和圆柱形等（见图10-1a）。成人用直肠栓每颗质量约2g，儿童用约1g，长34cm。以鱼雷形较为常用，因其塞入肛门后在括约肌的收缩作用下易引入直肠。阴道栓的形状有鸭嘴形、球形和卵形等（见图10-1b）。每颗质量为3～5g，长1.5～2.5cm，以鸭嘴形较为常用。

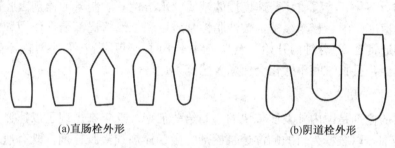

(a)直肠栓外形　　　　　　(b)阴道栓外形

图10-1　常用栓剂外形

（二）按制备工艺与释药特点分

栓剂按制备工艺和释药特点不同，分为传统工艺制备的普通栓剂和特殊工艺制备的双层栓、中空栓、微囊栓、渗透泵栓、缓释栓及泡腾栓等。

双层栓系将药物分隔在不同层内（内外层或上下层），通过控制各层的熔化速度，使药物具有不同的释放速度。

中空栓系在栓剂中有一空心部分，可填充各种不同类型的液体或固体药物，溶出速度较普通栓剂快，可以达到快速释药的目的；也可通过调整中空栓外壳的基质控制药物的释放。

微囊栓系利用微囊化技术将药物制成微囊，然后再将含药微囊或同时将药物细粉与含药微囊混合后制成栓剂，具有起效快，药效长的特点。如吲哚美辛复合微囊栓，栓中同时含有药物细粉和微囊，具有速释和缓释双重作用。

渗透泵栓系根据渗透泵原理制备的一种具有较好控释作用的长效栓剂。其外层为一不溶解的微孔膜，内层是包有半透膜的药物贮库，水分能进入而药物不能渗透，内、外层之间一般是吸水层（如蔗糖层），栓剂与体液接触后，药物贮库因吸收水分压力增大，使药物由半透膜的小孔（激光打孔）释放，与吸水层混合而缓慢渗出微孔膜，因此可以维持较长时间的药效，最终栓剂以原型排出。

缓释栓系指能延缓药物在腔道内的释放速度从而长时间发挥药效的栓剂，可以通过调整基质的类型和配比达到缓释目的。凝胶缓释栓系利用亲水性高分子材料吸收水分逐渐溶胀而缓慢释药，也可在基质中混入高熔点的脂肪酸甘油酯、蜂蜡等油脂性基质或难溶性聚合物，如 Eudragit RL100 等调节药物释放。

泡腾栓系利用泡腾剂的产气原理，如枸橼酸和碳酸氢钠，遇体液后在腔道内产生二氧化碳气体，能够增加药物与黏膜的接触面积。

三、栓剂的作用

（一）局部作用

局部作用的栓剂通常将润滑剂、收敛剂、局部麻醉剂、甾体、激素及抗菌药物等制成栓剂，可在局部起通便、止痒、局麻、抗菌消炎等作用。如用于通便的甘油栓和治疗阴道炎的洗必泰栓均为局部作用的栓剂。局部作用的栓剂只在腔道局部发挥作用，应尽量减少全身吸收，故一般选择熔化、溶解或释药速度慢的基质。水溶性基质制备的栓剂因腔道内液体量有限，使其溶解速度受限，释药缓慢，较油脂性基质更利于发挥局部治疗作用。

局部作用通常在 30 分钟内开始，至少持续 4 小时。基质若在 6 小时内不融化，药物则可能释放不完全，且长时间不融化会使患者感觉不适。

（二）全身作用

全身作用的栓剂是国内外发展较快的直肠给药剂型，近年来出现了以速释为目的的中空栓剂和泡腾栓剂，以缓释为目的的渗透泵栓剂、微囊栓剂和凝胶栓剂，既有速释又有缓释的双层栓剂。全身作用栓剂中的主药由腔道黏膜吸收至血液循环而发挥全身治疗作用，如对乙酰氨基酚、氨茶碱、罗红霉素等药物的栓剂。故此类栓剂一般要求药物释放迅速，尤其解热镇痛类药物宜迅速释放、吸收，以发挥全身治疗作用。全身作用的栓剂宜选油脂性基质，特别是具有表面活性的油脂性基质。此外，为了提高药物的释放速度、增加吸收，宜选择与药物溶解性相反的基质，水溶性药物选择油脂性基质，脂溶性药物则选择水溶性基质。

全身作用的栓剂中药物吸收途径主要有三条（见图 10-2）：一是不通过肝门系统，栓剂塞入距肛门 2cm 处，药物经直肠中、下静脉进入下腔静脉，绕过肝脏直接进入血液循环，可避免肝脏首过效应；二是通过肝门系统，塞入距肛门 6cm 处，药物经直肠上静脉入门静脉，经肝脏代谢以后，再进入血液循环；第三条是药物经过直肠黏膜进入淋巴系统被吸收，其吸收情况类似于经由血液吸收，药物可避免肝脏首过作用，进入淋巴系统发挥全身作用。

四、栓剂的质量要求

栓剂中药物与基质应混合均匀，栓剂外形应完整光滑，无刺激性；塞入腔道后，应能融化、软化或溶化，并与分泌液混合，逐渐释放出药物，产生局部或全身作用；并应有适宜的硬度，在包装或贮藏时保持不变形；无发霉变质现象。

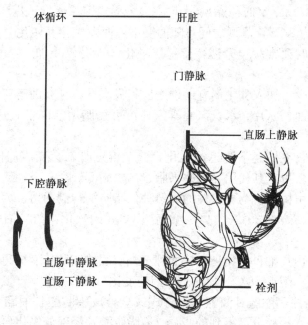

图 10-2 直肠给药的吸收途径及使用栓剂的适当位置

第二节 栓剂的基质与附加剂

一、栓剂的基质

栓剂的基质是制备栓剂的关键。基质不仅使药物成型,而且对药物的释放有显著影响。局部作用的栓剂要求药物释放缓慢、持久,全身作用则要求栓剂进入腔道后迅速释药。制备栓剂的理想基质的要求有:①在室温下有适宜的硬度或韧性,塞入腔道不致变形或碎裂;体温下易软化、熔融或溶解于体液;②理化性质稳定,与药物无相互作用,不影响主药的含量测定和药理作用;③具有润湿或乳化能力,能混入较多的水;④油脂性基质酸值小于 0.2,皂化值为 200~245,碘值低于 7;⑤对黏膜无刺激性、毒性和过敏性反应。

常用的栓剂基质有油脂性和水溶性两大类。

(一)油脂性基质

油脂性基质主要包括天然油脂、半合成或全合成的脂肪酸甘油酯。

1. 天然油脂 由天然植物的种仁中提取精制而得,如可可豆脂、香果脂、乌桕脂等。

(1)可可豆脂:(cocoa butter,可可豆油 theobroma oil)系由梧桐科植物可可树的种子中提取制得的一种白色或淡黄色的固体脂肪,气味佳,无刺激性。主要含硬脂酸、棕榈酸、油酸、亚油酸和月桂酸的甘油酯,所含酸的比例不同,熔点及释药速度不同。可可豆脂为同质多晶物，具有α、β、β′、γ四种晶型，其中α、γ晶型不稳定，熔点分别为22℃和18℃，β晶型最稳定，熔点为34℃，晶型之间可随温度不同而发生相互转化。为避免晶型转化，影响栓剂的成型，制备时通常缓慢升温，待基质融化2/3时停止加热，利用余热使其全部融化，以减少晶型的转化。

可可豆脂吸水量少，加入乳化剂有助于增加其吸水量，且有助于药物混悬在基质中。有些药物如樟脑、挥发油、冰片、水合氯醛等能使可可豆脂熔点降低，加入3%~6%的蜂蜡可提高其熔点。

可可豆脂熔点低，在体温下能迅速融化，低于熔点时就会变成固体，是栓剂的理想基质，但产量少，价格较贵，其代用品有香果脂、乌桕脂等。

(2) 香果脂：系由樟科植物香果树的成熟种仁脂肪油精制而得。为白色结晶粉末或淡黄色固体块状物，味淡。熔点30℃~34℃，高于25℃开始软化，与乌桕脂配合使用可克服易软化的缺点。

(3) 乌桕脂：系由乌桕科植物乌桕树的种子外层固体脂肪精制而得。为白色或黄白色固体，味臭，无刺激性，熔点38℃~42℃。释药速度比可可豆脂慢。

2. 半合成或全合成脂肪酸甘油酯 半合成或全合成脂肪酸甘油酯系由天然植物油（椰子油、棕榈油等）经水解、分馏得到的C_{12}~C_{18}脂肪酸，经部分氢化再与甘油酯化而得的甘油三酯、二酯、一酯的混合物。由于其所含不饱和脂肪酸较少，不易腐败，且熔点适宜，是目前取代天然油脂的较理想基质。国内已生产的有半合成椰油脂、半合成山苍子油脂、半合成棕榈油脂、硬脂酸丙二醇酯等。

(1) 半合成椰油脂：系椰子油加硬脂酸再与甘油酯化而得的脂肪酸甘油酯混合物，为乳白色块状物，具有油脂臭，水中不溶，熔点为33.7℃~37.9℃，凝固点为30.6℃~36.2℃，刺激性小。

(2) 半合成山苍子油脂：由山苍子油水解、分离得到月桂酸，再加脂肪酸与甘油酯化而成，为白色或类白色的蜡状固体，具有油脂臭，在水或乙醇中几乎不溶；三种单酯混合比例不同，产品熔点也不同，根据熔点分为四种规格：34型（33℃~35℃），36型（35℃~37℃），38型（37℃~39℃），40型（39℃~40℃），其中36和38型最常用。

(3) 半合成棕榈油脂：系棕榈油经碱处理而得的皂化物，再经酸化得棕榈油酸，加入不同比例的硬脂酸后与甘油酯化而得。本品为乳白色固体，由于原料与制法不同，产品的熔点可在33℃~39℃之间。本品对直肠和阴道黏膜无不良影响，抗热能力强，酸值和碘值低，是较好的半合成脂肪酸甘油酯。

(4) 硬脂酸丙二醇酯：系由硬脂酸与1,2-丙二醇酯化而得，是硬脂酸丙二醇单酯与双酯的混合物，是全合成脂肪酸甘油酯，为白色或黄色蜡状固体，略有油脂臭。水中不溶，遇热水可膨胀，可溶于氯仿、丙酮，易溶于乙醇和乙醚的混合液。熔点35℃~38℃，对腔道黏膜刺激性小、安全、无毒，释药速度与可可豆脂相似。

熔点是油脂性基质的重要参数，单独使用时应高于室温且与体温接近。

(二) 水溶性基质

水溶性基质一般为天然或合成的高分子水溶性物质。常用的水溶性基质有甘油明胶、聚乙二醇、聚氧乙烯单硬脂酸酯类、泊洛沙姆等，其中以甘油明胶、泊洛沙姆等为基质制成的栓剂，冷凝后呈凝胶状，亦称水凝胶基质（hydrogel base）。

1. 甘油明胶（gelatin glycerin） 系由明胶、甘油和水按照一定比例在水浴上加热溶化，蒸去大部分水，放冷后凝固而成。本品富有弹性、不易折断，塞入腔道后不熔化，但可软化并缓慢溶于分泌液中，故释药缓慢、药效持久。其中甘油能防止栓剂干燥，药物的溶出速度与三者的比例有关，甘油和水的含量越高，溶出速度越快，通常以水：明胶：甘油＝10：20：70为宜。

明胶为胶原蛋白的水解产物，凡与蛋白质产生配伍禁忌的药物，如鞣酸、重金属盐等均不能以甘油明胶作为基质。以甘油明胶为基质的栓剂贮存时应注意干燥环境中的失水性，且易受霉菌等微生物污染，故需加抑菌剂（如对羟基苯甲酸酯类）。

2. 聚乙二醇（polyethylene glycol，PEG） 系由乙二醇逐步加成聚合得到的一类水溶性聚醚。分子量在200～600之间的PEG为无色透明液体，随分子量增加逐渐呈半固体或固体，熔点也随之升高。PEG无生理作用，体温下不熔化，但能缓慢溶于体液而释放药物。高浓度时PEG因其强吸水性对黏膜有一定的刺激性，加入约20%的水可减轻其刺激性。PEG具有吸湿性，其制品吸潮后易变形，应采用防潮包装并贮存于干燥处。

PEG分子中存在大量的醚氧原子，某些物质能与其形成不溶性络合物而减活或失效，如苯巴比妥、茶碱等；鞣酸、水杨酸、磺胺等也可使PEG软化或变色，故不宜与PEG合用。

3. 聚氧乙烯（40）单硬脂酸酯类（polyoxyl 40 stearate） 商品名为Myrj 52，商品代号S-40，系聚乙二醇的单硬脂酸类与二硬脂酸酯的混合物，呈白色至微黄色蜡状固体，无臭。本品在水、乙醇和乙醚中溶解，熔点为39℃～45℃。S-40为非离子型的表面活性剂，与PEG混合使用可制备释放性能较好、性质稳定的栓剂。

4. 泊洛沙姆（poloxamer） 系聚氧乙烯和聚氧丙烯的嵌段共聚物，根据聚合物中聚氧乙烯/聚氧丙烯所占比例不同，poloxamer具有多种型号，其中最常用的型号为poloxamer 188，为白色至微黄色蜡状固体，微有异嗅，易溶于水和乙醇，熔点为46℃～52℃。作为栓剂基质能促进药物吸收并具有缓释与延效作用。

二、栓剂的附加剂

栓剂处方中除了主药与基质外，根据不同的用药目的还需要加入其他附加剂。

1. 吸收促进剂 指促进药物被直肠黏膜吸收的物质。发挥全身作用的栓剂，为了增加全身吸收，可加入吸收促进剂，常用的吸收促进剂有：①表面活性剂：在基质中加入适量的表面活性剂能提高药物的亲水性，改善生物膜的通透性，促进药物吸收，非离子型表面活性剂促进吸收的作用最好。选择表面活性剂作为吸收促进剂时，要注意对黏膜结构的破坏作用。如可可豆脂中加入5%聚山梨酯80可显著增加药物的吸收速度；半合成椰油脂基质中加入2%聚山梨酯80制备的氨哮素栓剂，家兔体内的生物利用度较未加聚山梨酯80的栓剂提高了50%。②氮酮（Azone）：能与直肠黏膜发生作用，提高膜通透性，可促进扑热息痛、苯巴比妥、头孢西丁等药物的直肠吸收。

2. 乳化剂 当栓剂中含有与基质不能相混合的液相时，特别是液相的含量较高时（大于5%），可加入适量的乳化剂。

3. 抗氧剂 当主药对氧化反应较敏感时，应加入抗氧剂，如叔丁基羟基茴香醚（BHA）、叔丁基对甲酚（BHT）、没食子酸酯、抗坏血酸、生育酚等。

4. 防腐剂 当栓剂中含有植物浸膏或水性溶液时，易滋生细菌或霉菌等微生物，可使用防腐剂及抑菌剂，如对羟基苯甲酸酯类。使用防腐剂时应考察其溶解度、有效剂量、配伍禁忌以及直肠对防腐剂的耐受性。

5. 增稠剂 当药物与基质混合时，因机械搅拌情况不良，或因生理需要时，栓剂中可酌加增稠剂，常用的增稠剂有氢化蓖麻油、单硬脂酸甘油酯、硬脂酸铝等。

6. 硬化剂 若制备的栓剂在贮存和使用时过软，可加入适量的硬化剂，如白蜡、鲸蜡醇、硬脂酸、巴西棕榈蜡等进行调节。

7. 着色剂 根据处方组成可选择脂溶性或水溶性着色剂。加入水溶性着色剂时要考察对栓剂pH值和乳化剂乳化效率的影响；还需注意控制脂肪的水解和栓剂的色移现象。

第三节 栓剂的制备

一、普通栓剂的制备

普通栓剂的制备主要有冷压法和热熔法，可以按照基质的类型和制备数量选择适当的方法。用油脂性基质制备栓剂两种方法均可采用，水溶性基质多采用热熔法。

制备栓剂时药物和基质应充分混合均匀，一般的混合方法有：①脂溶性药物（如樟脑、冰片等）可直接加入油脂性基质中使其溶解，如果因加入的药量过大而引起基质的熔点降低或使栓剂过软，可加入适量蜂蜡或石蜡调节；②水溶性药物可加少量水配制成浓溶液，用适量的羊毛脂吸收后再与基质混合；③油、水均不溶的药物应事先用适宜方法制成细粉，并全部通过六号筛后再与基质混匀，但不必过度粉碎，因主药过细会增加基质黏度，制成的栓剂放置后可能硬化而影响吸收；④原料中若含浸膏剂，需先用少量水或稀乙醇软化成半固体后，再与基质混匀。

1. 冷压法（cold compression method） 将药物与基质的粉末置于冷却的容器中混合均匀，然后装入制栓机内压制成一定形状的栓剂。冷压法可以避免加热对主药或基质稳定性的影响，但目前生产上已较少采用。

2. 热熔法（hot melt method） 将处方量的基质于水浴上加热熔化（勿使温度过高），然后按药物性质以适宜的方式加入，混合均匀，倾入涂有润滑剂的栓模中至稍溢出模口为宜。放冷至完全凝固后，削去溢出部分，开启模具取出，包装即得。热熔法应用较广泛，水溶性基质和油脂性基质均可采用此法制备。实验室小量生产时用手工灌模的方法，栓剂模型见图10-3。

热熔法制备栓剂的工艺流程为：基质加热熔融──→加入药物──→混合均匀──→注模──→

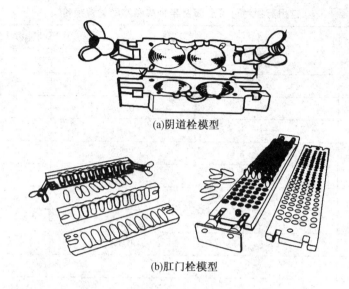

(a)阴道栓模型

(b)肛门栓模型

图 10-3 栓剂模型

冷却──→切割──→启模──→包装。

栓剂膜孔内所涂的润滑剂通常有两种：①油脂性基质的栓剂，常用软肥皂、甘油各 1 份与 5 份 95% 乙醇混合制得；②水溶性或亲水性基质的栓剂，用液体石蜡、植物油等油性润滑剂。有的基质不黏模，如可可豆脂、聚乙二醇等，可不用润滑剂。

栓剂制备中基质用量的确定：通常情况下栓剂模型的容量是固定的，但因基质或药物的密度不同，同样大小的栓模可容纳不同重量的栓剂。一般栓模容纳重量是以可可豆脂为代表的基质重量，加入的药物会占有一定的体积，尤其是不溶于基质的药物。为确定所用基质与药物之间量的关系需引入置换价（displacement value，DV）的概念，即药物的重量与同体积基质重量的比值称为该药物对基质的置换价。可用式（10-1）求得某药物对基质的置换价：

$$DV = \frac{W}{G-(M-W)} \qquad \text{式（10-1）}$$

式中，G 为纯基质平均栓重；M 为含药栓的平均重量；W 为每个栓剂的平均含药重量。

测定方法：取基质做空白栓，称重后求出平均重量 G，另取基质与定量药物混合做成含药栓，称重后求出平均重量 M，每粒栓剂中药物的平均重量为 W，代入式（10-1），即可求得该药物对基质的置换价。

根据测定的置换价可以计算出制备此含药栓所需基质的重量 x：

$$x = \left(G - \frac{y}{DV}\right) \cdot n \qquad \text{式（10-2）}$$

式中，y 为处方中药物的剂量；n 为拟制备栓剂的粒数。

置换价在栓剂生产中对保证投料的准确性具有重要意义。常用药物对可可豆脂及半合成脂肪酸的置换价见表 10-1。

表 10-1　　　　常用药物对可可豆脂及半合成脂肪酸的置换价

药物	可可豆脂	半合成脂肪酸酯	
		Witepsol*	Suppocire*
盐酸吗啡	1.6	—	—
阿司匹林	—	0.63	0.63
鱼石脂	1.1	0.91	—
苯佐卡因	—	0.68	—
巴比妥	1.2	0.81	—
磷酸可待因	—	0.80	—
樟脑	2.0	1.49	1.49
苯巴比妥	1.2	0.84	—
苯巴比妥钠	—	0.62	—
普鲁卡因	—	0.80	—
茶碱	—	0.63	0.88
氨茶碱	1.1	—	—
盐酸奎宁	1.2	—	0.78
甘油	1.6	—	0.55
盐酸可待因	1.3	—	—
氨基比林	1.3	—	—
蓖麻油	1.0	—	—
水合氯醛	1.3	—	—
磺胺噻唑	1.6	—	—
薄荷脑	0.7	1.53	1.53
氧化锌	4.0	0.20	—
可可碱	—	—	0.55
硼酸	1.5	0.67	—
蜂蜡	—	1.00	—

* Witepsol 为饱和脂肪酸的甘油三酯，混有甘油单酯；标准型 Suppocire 系由氢化棕榈油和棕榈核油酯化而得，两者均为国外常用半合成脂肪酸酯。

二、特殊栓剂的制备

1. 双层栓剂的制备　双层栓一般有两种，一种是内外两层栓，内外两层含有不同药物，可先后释药而达到特定的治疗目的；另一种是上下两层，下半部使用水溶性基质可以到达速效的目的，上半部使用的脂溶性基质具有缓释作用。另有上半部用空白基质，阻止药物向上扩散，减少药物经直肠上静脉吸收进入肝脏而发生的首过效应，提高药物生物利用度，如消炎痛双层栓的 AUC 值是普通栓剂的 1.54 倍。对于存在配伍禁忌的药物制成双层栓可以避免药物相互作用，如维生素 C 和维生素 B_{12} 同时服用会使维生素 B_{12} 失去活性，制成双层栓则可以避免两者的化学不相容性，使其依次释药相继发挥药理作用。

制备上下双层栓时一般先将空白层基质加热熔化、注模，待冷凝后再将含药层基质预热至适当温度注模、冷凝、切割即得。实验室小量制备内外层含不同药物的双层栓剂时采用特殊栓模。栓模由圆锥形内模和外套组成（见图 10-4），先将内模插入模型中固定好，将外层基质和药物熔融混合，注入内模与外套之间，待凝固后，取出内模，再将已熔融的基质和药物注入内层，熔封即得。

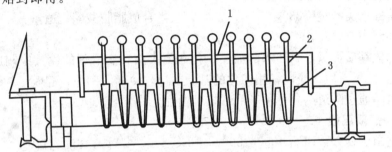

注：1. 外套　2. 内模　3. 升降杆
图 10-4　双层栓模型

2. 中空栓剂的制备　中空栓剂的中间为一中空部分，可供填充不同类型的药物，包括固体和液体药物。填充水溶性药物及液体药物的中空栓，溶出速度较普通栓剂快，生物利用度高，制剂稳定性好，适用范围广泛。通过调整外壳基质或在空心部分加入适当附加剂可以控制药物释放，使其具有速释或缓释作用，如尼美舒利中空栓。

制备中空栓剂一般先将基质制成栓壳，再将药物封固在栓壳内。小量制备时，可在普通栓模上方插入一个不锈钢管，固定，沿边缘注入熔融的基质，待基质凝固后，拔出钢管，在栓壳的中空部分注入药物，最后用相应的基质封好尾部，即得。也有将基质熔融后加入普通栓剂模具中，等部分基质凝固后翻转模具使中心未凝固的基质流出，形成空腔，再加入药物并融封尾部。

第四节　栓剂举例

例 1　甘油栓

【处方】甘油　1820g　　　　　　　　　　硬脂酸钠　180g
　　　　共制 1000 粒

【制备】取甘油，在蒸汽夹层锅内 120℃ 加热，加入研细干燥的硬脂酸钠，不断搅拌，使之溶解，继续保温在 85℃～95℃，直至溶液澄清，滤过，浇模，冷却成型，脱模，即得。

【注解】本品为无色或几乎无色的透明或半透明栓,属于润湿性泻药。

例2　克霉唑栓

【处方】克霉唑　　150g　　　　　　聚乙二醇 400　　1200g
　　　　聚乙二醇 4000　1200g　　　　共制 1000 粒

【制备】取克霉唑研细,过六号筛。另取聚乙二醇 4000 和聚乙二醇 400 于水浴上加热熔化,再加入克霉唑细粉,搅拌至溶解,迅速倒入阴道栓模中,至稍溢出模口。冷却、凝固后削平,取出,包装,即得。

【注解】本品具有抗真菌作用,用于真菌性阴道炎。

例3　盐酸洛美沙星中空栓

【处方】盐酸洛美沙星　　330g　　　　半合成脂肪酸酯　适量
　　　　共制 1000 粒

【制备】称取基质适量,45℃水浴加热熔化,倒入涂有润滑剂的模具中制成外壳;称取处方量盐酸洛美沙星,填入壳内,用熔化的基质封口,冷却后刮平,起模,封装,即得。

【注解】本品通过阴道给药可用于局部抗菌治疗。

例4　消炎痛双层栓

【处方】空白层处方:PEG 4000　300g　PEG 400　450g　甘油　150g
　　　　含药层处方:PEG 4000　337g　PEG 404　424.8g　甘油　169g
　　　　消炎痛　50g　共制 1000 粒

【制备】先将空白层基质熔化,按每孔 0.9g 注模,待冷凝后再将含药层基质预热至 50℃注模,冷凝后削平,取出,包装,即得。每粒消炎痛双层栓平均重 1.86g,含药 50mg。

【注解】双层栓前端的空白层基质可以避免药物由直肠上静脉经肝门系统吸收,可避免肝脏首过效应,提高药物的生物利用度。

第五节　栓剂的质量评价、包装和贮存

一、栓剂的质量评价

(一)外观检查

栓剂的外形应完整光滑,色泽均匀,无气泡或裂缝,无变形、熔化、霉变等现象。塞入腔道后能熔化、软化或溶化。

(二)重量差异

取供试品 10 粒,精密称定总重量,求得平均粒重后,再分别称定各粒的重量。每粒重量与平均粒重相比较,超出重量差异限度的不得多于 1 粒,并不得超出限度 1 倍。栓剂的重量差异限度见表 10-2。

表 10-2　　　　　　　　　　　栓剂重量差异限度表

平均重量	重量差异限度
1.0g 以下至 1.0g	±10%
1.0g 以上至 3.0g	±7.5%
3.0g 以上	±5%

凡规定检查含量均匀度的栓剂，一般不再进行重量差异的检查。

（三）融变时限

取供试品 3 粒，在室温放置 1 小时后，按照《中国药典》2010 年版二部附录 ⅩB 融变时限检查法检查、判定。除另有规定，油脂性基质的栓剂 3 粒均应在 30 分钟内全部熔化、软化或触压时无硬心。水溶性基质的栓剂 3 粒在 60 分钟内全部溶解，如有 1 粒不符合规定，另取 3 粒复试，均应符合规定。缓释栓剂应进行释放度的检查，不再进行融变时限检查。

（四）体外溶出度与体内吸收试验

1. 体外溶出度试验　栓剂不同于片剂、胶囊剂等固体制剂。将待测栓剂置于透析管中以滤纸筒或适宜的微孔滤膜与介质隔离，然后浸入盛有溶出介质并附有搅拌器的容器中，于 37℃每隔一定时间取样，同时补加相同体积的溶出介质，求出一定时间透析到介质中的药量，作为一定条件下基质中药物溶出速度的指标。

2. 体内吸收试验　先进行动物试验（家犬、家兔等），给药后按预定时间间隔采血或收集尿液，测定药物浓度，绘制血药浓度-时间曲线，计算药动学参数以反映药物在体内的吸收速度和吸收程度。

（五）稳定性试验和刺激性试验

1. 稳定性试验　将栓剂在室温（25℃±3℃）和 4℃下贮存，定期检查外观、融变时限、主药含量及体外溶出度等项目。

2. 刺激性试验　一般对动物进行黏膜刺激性检查。将基质粉末、溶液或栓剂，施于家兔的眼黏膜上，或纳入动物的直肠、阴道，观察有何异常反应。在动物试验的基础上，临床多在人体肛门或阴道中观察用药部位有无灼痛、刺激及不适感觉等反应。

二、栓剂的包装和贮存

目前普遍使用的包装形式是将栓剂置于塑料硬片（如聚乙烯）的凹槽中，再将另一张匹配的硬片通过热合机与其热合密封，再用外盒包装即得。栓剂所用的内包装材料应无毒，并不与药物或基质发生物理化学作用。

除另有规定外，栓剂一般应在 30℃以下密闭贮存。油脂性基质的栓剂应在较低温度下贮存（最好在冰箱中），甘油明胶栓和聚乙二醇栓可置于室温阴凉处、密闭贮存，防止因受热、受潮而变形、发霉、变质。

参 考 文 献

1. 屠锡德等. 药剂学. 第三版. 北京：人民卫生出版社，2004.
2. 侯惠民等. 药用辅料应用技术. 第二版. 北京：中国医药科技出版社，2002.
3. 梁秉文等. 新型药物制剂处方与工艺. 北京：化学工业出版社，2008.
4. 崔福德. 药剂学. 第六版. 北京：人民卫生出版社，2008.
5. Ozguney I, Ozcan I, Ertan G, et al. The preparation and evaluation of sustained release suppositories containing ketoprofen and Eudragit RL 100 by using factorial design. Pharm Dev Technol. 2007, 12 (1): 97~107.
6. Fix JA, Leppert PS, Porter PA, et al. The use of phenothiazines to enhance the rectal absorption of water-soluble compounds. J Pharm Pharmacol. 1984, 36 (4): 286~288.
7. Bakuridze AD, Maglakelidze GM, Kurdiani NG, et al. Technology of vitamins containing double layer suppositories. Georgian Med News. 2008, 158 (5): 49~51.
8. Takatori T, Shimono N, Higaki K, et al. Evaluation of sustained release suppositories prepared with fatty base including solid fats with high melting points. Int J Pharm. 2004, 278 (2): 275~282.
9. Kowarik K, Hirosawa I, Kurai H, et al. Pharmacokinetics and pharmacodynamics of human chorionic gonadotropin (HCG) after rectal administration of hollow-type suppositories containing HCG. Biol Pharm Bull. 2002, 25 (5): 678~681.

第十一章 软膏剂、乳膏剂与凝胶剂

【学习要求】
1. **掌握** 软膏剂、乳膏剂的含义、特点及制备方法。
2. **熟悉** 软膏剂、乳膏剂基质的种类和性质；水性凝胶剂基质种类。
3. **了解** 软膏剂、乳膏剂的质量要求。

第一节 软膏剂与乳膏剂

一、概述

软膏剂（ointments）指药物与油脂性或水溶性基质混合制成的均匀的半固体外用制剂。按照药物在基质中的分散状态不同，软膏剂有溶液型和混悬型之分。溶液型软膏剂为药物溶解（或共熔）于基质或基质组分之中制成的软膏剂；混悬型软膏剂为药物细粉均匀分散于基质中制成的软膏剂。

乳膏剂（creams）系指药物溶解或分散于乳状液型基质中形成的均匀的半固体外用制剂。乳膏剂根据基质不同，可分为 O/W 和 W/O 两类。

软膏剂与乳膏剂具有热敏性和触变性，使得软膏与乳膏可以在长时间内紧贴、黏附或铺展在用药部位，既可以保护、润滑皮肤、发挥局部治疗作用，也可以发挥全身治疗作用。保护、润滑皮肤的软膏及乳膏中的药物一般仅滞留在皮肤表面，如防裂软膏、尿素 VE 乳膏；发挥局部治疗作用的软膏及乳膏剂中的药物可透过皮肤表面进入皮肤深部，如激素软膏、咪康唑氯倍他索乳膏等；发挥全身治疗作用的软膏剂及乳膏剂中的药物可透皮吸收，如治疗心绞痛的硝酸甘油软膏等。

开发软膏剂与乳膏剂必须进行处方前相关研究工作，要对药物理化性质、剂型性质进行研究，其中包括：①活性成分的稳定性；②附加剂的稳定性；③流变性、稠度；④pH 值；⑤水分及其他挥发性成分的损失；⑥外观、均匀性及分散相的颗粒大小及粒度分布、涂展性、油腻性、成膜性、气味及残留物清除的难易；⑦微生物等。

软膏剂与乳膏剂应符合的质量要求有：①均匀、细腻，涂布于皮肤上无刺激性；②应无酸败、异臭、变色、变硬和油水分离等变质现象；③应无刺激性、过敏性及其他不良反应；④用于大面积烧伤时，应无菌。

二、软膏剂与乳膏剂的基质

基质（bases）是软膏剂与乳膏剂的重要组成部分。基质的性质对软膏剂和乳膏剂质量有重要影响，如直接影响外观、流变性质和药物疗效的发挥等。对基质的要求是：①润滑无刺激性，稠度适宜，易于涂布；②性质稳定，不与主药发生配伍变化；③吸水性良好，能吸收伤口分泌物；④不妨碍皮肤的生理功能，具有良好释药性能；⑤易洗除，不污染衣物。

实际应用中，没有一种基质能完全符合上述要求，应根据软膏剂与乳膏剂的特点和要求选用适宜的基质，或使用混合基质或添加附加剂以保证制剂的质量，适应治疗要求。

（一）软膏剂基质

软膏剂基质有油脂性基质和水溶性基质两大类。

1. 油脂性基质 包括动植物油脂、烃类、类脂及硅酮类等疏水性物质。油脂性基质涂于皮肤能形成封闭性油膜，可以保护皮肤和创面，促进皮肤水合作用，对表皮角化皲裂有软化作用。适用于遇水不稳定的药物制备软膏剂。但由于油腻性大，吸水性差，与分泌液不易混合，对药物的释放穿透作用较差，不宜用于急性且有大量渗出液的皮肤疾病。油脂性基质中以烃类、类脂及硅酮类较为常用。

（1）烃类：指石油分馏得到的各种烃的混合物，其中大部分为饱和烃。

①凡士林（vaselin）：又称软石蜡（soft paraffin），为液体烃类、半固体与固体烃类组成的半固体状物，熔程为38℃～60℃，有黄、白两种，后者由前者漂白而成。凡士林化学性质稳定，无刺激性，能与多种药物配伍，尤其适用于遇水不稳定的药物。凡士林仅能吸收其重量5%的水，故不适用于有大量渗出液的患处。可在凡士林中加入适量羊毛脂、胆固醇或某些高级醇类以提高其吸水性能。水溶性药物应用凡士林为基质时，还可加入适量表面活性剂，如聚山梨酯类以增加其吸水性。

②石蜡（paraffin）与液状石蜡（liquid paraffin）：石蜡为石油或页岩油中提取的固体饱和烃混合物，熔程为50℃～65℃；液体石蜡为液体饱和烃混合物。两者均可用于调节凡士林及其他类型基质的稠度。

（2）类脂类：系高级脂肪酸与高级脂肪醇化合而成的酯及其混合物，其物理性质与脂肪类似，化学性质较脂肪稳定。由于具一定的表面活性作用而具有一定的吸水性能，多与吸水性差的其他油脂类基质合用。常用的类脂有羊毛脂、蜂蜡、鲸蜡等。

①羊毛脂（wool fat）：是羊毛上的脂肪性物质的混合物，主要成分是胆固醇类的棕榈酸酯及游离的胆固醇类，其中游离的胆固醇和羟基胆固醇等约占7%。熔程36℃～42℃，具有良好的吸水性，为取用方便常使用吸收30%水分的羊毛脂，称为含水羊毛脂。羊毛脂因过于黏稠而不宜单独使用，常与凡士林合用，以改善凡士林的吸水性与渗透性。

②蜂蜡（beeswax）与鲸蜡（spermaceti）：蜂蜡又称黄蜡，主要成分为棕榈酸蜂蜡醇酯，熔程为62℃～67℃；鲸蜡主要成分为棕榈酸鲸蜡醇酯，熔程为42℃～50℃。两者均含有少量游离高级脂肪醇而具有一定的表面活性作用，为较弱的W/O型乳化剂。两者均不易酸败，常用于调节基质的稠度或增加稳定性。

（3）硅酮类（silicones）：为一系列不同分子量的聚二甲基硅氧烷的总称，简称硅油。

其通式为 $CH_3[Si(CH_3)_2 \cdot O]_n \cdot Si(CH_3)_2$。常用二甲聚硅与甲苯聚硅，均为无色或淡黄色的透明油状液体，无臭，无味，无刺激性。黏度随分子量的增加而增大，在应用温度（-40℃～150℃）范围内受温度影响小。本品化学性质稳定，但可在强酸强碱液中降解。在非极性溶剂中易溶，溶解度随黏度的增大而下降。硅油优良的疏水性和较小的表面张力使其具有很好的润滑作用且易于涂布，又能与羊毛脂、硬脂醇、鲸蜡醇、硬脂酸甘油酯、聚山梨酯类、山梨坦类等混合，故常用于乳膏中作润滑剂（最大用量可达10%～30%），也常与其他油脂性基质合用制备防护性软膏。

2. 水溶性基质 水溶性基质是由天然或合成的水溶性高分子物质所组成。常见的水溶性基质有甘油明胶、淀粉甘油、纤维素衍生物及合成的PEG类高分子物质。本类基质除聚乙二醇类外多数溶解后形成水凝胶，如CMC-Na。水溶性基质释药速度较快，无油腻性，容易涂布亦容易洗除，无刺激性，且能吸收组织渗出液。缺点是容易失水霉变，制备时需添加保湿剂与防腐剂。

聚乙二醇（polyethyleneglycol，PEG）系环氧乙烷与水或乙二醇逐步加成聚合得到的水溶性聚醚。分子式为 $HOCH_2(CHOHCH_2)_nCH_2OH$。药剂中常用的平均分子量在300～6000之间，平均分子量700以下的PEG均是液体，分子量1000、1500及1540的PEG是半固体，分子量2000至6000的PEG是固体。固体PEG与液体PEG以适当比例混合可得到稠度适宜的半固体软膏基质。PEG类易溶于水，能耐高温不易霉败，但由于其吸水性较强，久用可引起皮肤脱水干燥。此外，不宜用于遇水不稳定的药物，对季铵盐类、山梨糖醇及羟苯酯类等有配伍变化。

例 含聚乙二醇的水溶性基质

【处方】聚乙二醇4000 400g 聚乙二醇400 600g

【制备】将两种聚乙二醇混合后，在水浴上加热至65℃，搅拌至冷凝，即得。

【注解】若需较硬基质，可适当增加处方中聚乙二醇4000的比例。若药物为水溶液（6%～25%的量），则可用30～50g硬脂酸取代同重聚乙二醇4000，以调节稠度。

（二）乳膏剂基质

乳膏剂基质是由油相、水相借乳化剂的作用在一定温度下乳化，最后在室温下成为半固体的基质，按乳化剂类型可分为水包油（O/W）型和油包水（W/O）型两类。O/W型又称为"雪花膏"，W/O型又称为"冷霜"。乳膏剂基质形成原理与乳剂相似，不同之处在于乳膏剂基质常用的油相多为固体，如硬脂酸、石蜡、蜂蜡、高级醇（如十八醇）等，有时为调节稠度加入适量液状石蜡、凡士林或植物油等。

由于乳化剂的存在使得乳膏剂基质易于用水洗除；乳化剂的表面活性作用对水和油均有一定的亲和力，可与创面渗出物或分泌物混合，促进药物与表皮接触，因此乳膏剂中药物的释放、穿透皮肤的性能均较强；由于基质中水分的存在，增加了乳膏剂基质的润滑性，使其易于涂布。但O/W型基质外相含大量水，在贮存过程中可能霉变，常需加入防腐剂；同时水分也易蒸发散失而使乳膏变硬，故常需加入甘油、丙二醇、山梨醇等保湿剂，一般用量为5%～20%。此外，遇水不稳定的药物如金霉素、四环素等不宜采用乳膏剂基质制备乳膏。

以下介绍乳膏剂基质常用的乳化剂。

1. O/W 型乳化剂

（1）一价皂：常为一价金属离子钠、钾、铵的氢氧化物、硼酸盐或三乙醇胺、三异丙胺等的有机碱与脂肪酸（如硬脂酸或油酸）作用生成的新生皂，HLB 值为 15～18。最常用的脂肪酸是硬脂酸，其用量一般为基质总量的 10%～25%。硬脂酸用量中仅一部分与碱反应形成新生皂，未皂化的部分被乳化形成分散相，因其凝固作用而增加基质的稠度。碱性物质的选择，对基质质量的影响较大，以新生钠皂为乳化剂制成的乳膏剂基质较硬；以钾皂为乳化剂制成的基质较软；以新生有机铵皂为乳化剂制成的基质较为细腻、光亮美观。因此后者常与前二者合用或单用作乳化剂。

一价皂作为乳化剂基质的缺点是易被酸、碱、钙、镁离子或电解质破坏，应用时应避免用于酸、碱类药物制备乳膏。

例 含有机铵皂的乳膏剂基质

【处方】
硬脂酸	120g	三乙醇胺	8g
单硬脂酸甘油酯	60g	甘油	100g
白凡士林	60g	十二烷基硫酸钠	2g
液体石蜡	120ml	蒸馏水	加至 1000g

【制备】将硬脂酸、单硬脂酸甘油酯、白凡士林与液体石蜡置蒸发皿中，在水浴上加热（75℃～80℃）使熔化。另取三乙醇胺、甘油、十二烷基硫酸钠与水混匀，加热至同温度，缓缓加入油相中，边加边搅直至乳化完全，放冷即得。

【注解】三乙醇胺与部分硬脂酸形成有机铵皂起乳化作用，其 pH 值为 8，HLB 值为 12。可在乳膏剂基质中加入 0.1% 羟苯乙酯作防腐剂。处方中单硬脂酸甘油酯可增加油相的吸水能力，在 O/W 型乳膏剂中用作稳定剂并有增稠作用。

（2）脂肪醇硫酸（酯）钠类：常用的有十二烷基硫酸（酯）钠（sodium lauryl sulfate），是阴离子表面活性剂，常用量 0.5%～2%。其水溶液呈中性，对皮肤刺激性小，pH 值 4～8 内较稳定。本品与阳离子表面活性剂作用会形成沉淀而失效，加入 1.5%～2% 氯化钠可其丧失乳化作用。发挥其乳化作用的适宜 pH 应为 6～7，不应小于 4 或大于 8。与其他 W/O 型辅助乳化剂合用以调整至适当 HLB 值，以达到油相所需范围，常用的辅助乳化剂有十六醇或十八醇、硬脂酸甘油酯、脂肪酸山梨坦类等。

例 含十二烷基硫酸钠的乳膏剂基质

【处方】
硬脂醇	220g	羟苯丙酯	0.15g
十二烷基硫酸钠	15g	丙二醇	120g
白凡士林	250g	蒸馏水	加至 1000g
羟苯甲酯	0.25g		

【制备】取硬脂醇与白凡士林在水浴上熔化，加热至 75℃；将其他成分（水相）加热至 75℃；将水相加至同温度的油相中，搅拌至冷凝。

【注解】处方中的十二烷基硫酸钠用作主要乳化剂；硬脂醇与白凡士林同为油相，前者还起辅助乳化及稳定作用，后者防止基质水分蒸发并留下油膜，有利于角质层水合而产生润滑作用；丙二醇为保湿剂，羟苯甲酯、丙酯为防腐剂。

(3) 聚山梨酯类：即吐温类，系非离子表面活性剂。HLB值为10.5～16.7，为O/W型乳化剂。各种非离子型乳化剂均可单独制备乳膏剂基质，但为调节HLB值而常与其他乳化剂合用。非离子表面活性剂无毒性，中性，对热稳定并能与酸性盐、电解质配伍，但与碱类、重金属盐、酚类及鞣质均有配伍变化。聚山梨酯类可严重抑制一些消毒剂、防腐剂的效能，如与羟苯酯类、季铵盐类、苯甲酸等络合而使之部分失活，可适当增加防腐剂用量予以克服。

例 含聚山梨酯类的乳膏剂基质

【处方】
硬脂酸	60g	液状石蜡	90g
聚山梨酯80	44g	白凡士林	60g
油酸山梨坦	16g	甘油	100g
硬脂醇	60g	山梨酸	2g
蒸馏水	加至1000g		

【制备】将油相成分（硬脂酸、油酸山梨坦、硬脂醇、液状石蜡及凡士林）与水相成分（聚山梨酯80、甘油、山梨酸及水）分别加热至80℃；将油相加入水相中，边加边搅拌至冷凝。

【注解】处方中聚山梨酯80为主要乳化剂；油酸山梨坦（Span80）为W/O型乳化剂，以调节适宜的HLB值而形成稳定的O/W乳膏剂基质；硬脂醇为增稠剂，使制得的基质光亮细腻，用单硬脂酸甘油酯代替可得到同样效果。

(4) 聚氧乙烯醚的衍生物类

①平平加O（peregol O）：即以十八（烯）醇聚乙二醇-800醚为主要成分的混合物，为非离子表面活性剂，HLB值为15.9，具有良好的乳化、分散性能。本品性质稳定，耐酸、碱、热，耐金属盐，用量一般为油相重量的5%～10%（一般搅拌）或2%～5%（高速搅拌）。本品与羟基或羧基化合物可形成络合物而破坏乳膏剂基质。为提高其乳化效率，增加基质稳定性，常使用不同辅助乳化剂，按不同配比制成乳膏剂基质。

例 含平平加O的乳膏剂基质

【处方】
平平加O	25～40g	液状石蜡	125g
十六醇	50～120g	甘油	50g
凡士林	125g	羟苯乙酯	1g
蒸馏水	加至1000g		

【制备】将油相成分（十六醇、液状石蜡及凡士林）与水相成分（平平加O、甘油、羟苯乙酯及蒸馏水）分别加热至80℃，将油相加入水相中，边加边搅拌至冷，即得。

【注解】其他平平加类乳化剂经适当配合也可制成优良的乳膏剂基质，如平平加A-20与乳化剂SE-10（聚氧乙烯10山梨醇）和柔软剂SG（硬脂酸聚氧乙烯酯）等配合制得较好的乳膏剂基质。

②乳化剂OP：系烷基聚氧乙烯醚类，亦为非离子O/W型乳化剂，HLB值为14.5。可溶于水，1%水溶液的pH值为5.7，对皮肤无刺激性。本品耐酸、碱、还原剂及氧化剂，性质稳定，用量一般为油相重量的5%～10%。常与其他乳化剂合用。本品与酚羟基类化合

物，如苯酚、间苯二酚、麝香草酚、水杨酸等可形成络合物，故不宜配伍使用。

例 含乳化剂 OP 的乳膏剂基质

【处方】
硬脂酸	114g	乳化剂 OP	3ml
蓖麻油	100g	羟苯乙酯	1g
液体石蜡	114g	甘油	160ml
三乙醇胺	8ml	蒸馏水	500ml

【制备】将油相（硬脂酸、蓖麻油及液体石蜡）与水相（甘油、乳化剂 OP、三乙醇胺及蒸馏水）分别加热至 80℃；将油、水两相逐渐混合。搅拌至冷凝，即得 O/W 型乳膏剂基质。

【注解】处方中少量硬脂酸与三乙醇胺反应生成的有机铵皂及乳化剂 OP 均为 O/W 型乳化剂，为调节 HLB 值还可加入适量 W/O 型乳化剂，如油酸山梨坦或以单硬脂酸甘油酯取代部分硬脂酸，可制得更稳定而细腻光亮的 O/W 型乳膏剂基质。

2. W/O 型乳化剂

（1）多价皂：系由二、三价的金属（钙、镁、锌、铝）氧化物与脂肪酸作用形成的多价皂。由于多价皂在水中解离度小，亲水基的亲水性小于一价皂，而亲油基为双链或三链碳氢化物，故亲油性强于亲水端，其 HLB 值小于 6，为 W/O 型乳化剂。新生多价皂较易形成，且以多价皂为乳化剂制备的乳膏剂基质较一价皂为乳化剂制备的 O/W 型乳膏剂基质稳定。

例 含多价钙皂的乳膏剂基质

【处方】
硬脂酸	12.5g	白凡士林	67.0g
单硬脂酸甘油酯	17.0g	双硬脂酸铝	10.0g
蜂蜡	5.0g	氢氧化钙	1.0g
地蜡	75.0g	羟苯乙酯	1.0g
液状石蜡	410.0ml	蒸馏水	401.5ml

【制备】取硬脂酸、单硬脂酸甘油酯、蜂蜡、地蜡在水浴上加热熔化，再加入液状石蜡、白凡士林、双硬脂酸铝，加热至 85℃；另将氢氧化钙、羟苯乙酯溶于蒸馏水中，加热至 85℃，逐渐加入油相中，边加边搅，直至冷凝。

【注解】处方中氢氧化钙与部分硬脂酸作用形成的钙皂及双硬脂酸铝（铝皂）均为 W/O 型乳化剂；水相中氢氧化钙为过饱和态，应取上清液加至油相中。

（2）脂肪酸山梨坦类：即司盘类，HLB 值为 4.3～8.6，为 W/O 型乳化剂，也可作为稳定剂用于 O/W 型基质中。司盘为非离子表面活性剂，不受硬水影响，对皮肤无刺激，对冷、热、弱酸、弱碱稳定，毒性小，也无副作用。

例 含油酸山梨坦的乳膏剂基质

【处方】
单硬脂酸甘油酯	120g	液状石蜡	250g
蜂蜡	50g	油酸山梨坦	20g
石蜡	50g	聚山梨酯 80	10g
白凡士林	50g	羟苯乙酯	1g
蒸馏水	加至 1000g		

【制备】将油相成分(单硬脂酸甘油酯、蜂蜡、石蜡、白凡士林、液状石蜡、油酸山梨坦)与水相成分(聚山梨酯80、羟苯乙酯、蒸馏水)分别加热至80℃,将水相加入到油相中,边加边搅拌至冷凝即得。

【注解】处方中油酸山梨坦与硬脂酸甘油酯同为主要乳化剂,形成W/O型乳膏剂基质;聚山梨酯80用以调节适宜的HLB值,并起稳定作用;单硬脂酸甘油酯、蜂蜡、石蜡均为固体,有增稠作用,且单硬脂酸甘油酯用量大,制得的基质光亮细腻;蜂蜡中含有的蜂蜡醇也有一定的乳化作用。

(3) 高级脂肪酸及多元醇酯类

①十六醇及十八醇:十六醇,即鲸蜡醇(cetylalcohol),熔点45℃~50℃;十八醇即硬脂醇(stearylalcohol),熔点56℃~60℃。二者均不溶于水,但有一定的吸水能力,吸水后可形成W/O型乳膏剂基质的油相,增加基质的稳定性和稠度。使用新生皂为乳化剂的乳膏剂基质时,用十六醇和十八醇取代部分硬脂酸形成的基质较细腻光亮。也可将十六醇与十八醇用于O/W型乳膏剂中增加其稳定性和稠度。

②硬脂酸甘油酯(glyceryl monostearate):系单、双硬脂酸甘油酯的混合物,不溶于水,溶于热乙醇及基质的油相中。本品分子的甘油基上有羟基存在,有一定的亲水性,但十八碳链的亲油性强于羟基的亲水性,因此本品是一种较弱的W/O型乳化剂,主要作为辅助乳化剂,与较强的O/W型乳化剂合用时,制得的基质稳定,且产品细腻润滑。用量为15%左右。

例 含硬脂酸甘油酯的乳膏剂基质

【处方】硬脂酸甘油酯　　35g　　　羊毛脂　　　　50g
　　　　硬脂酸　　　　　120g　　　三乙醇胺　　　4ml
　　　　液状石蜡　　　　60g　　　 羟苯乙酯　　　1g
　　　　白凡士林　　　　10g　　　 蒸馏水　　　　加至1000g

【制备】将油相成分(即硬脂酸甘油酯、硬脂酸、液状石蜡、凡士林、羊毛脂)与水相成分(三乙醇胺、羟苯乙酯溶于蒸馏水中)分别加热至80℃,将熔融的油相加入水相中,搅拌至冷凝,即得O/W型乳膏剂基质。

三、软膏剂与乳膏剂的附加剂

在软膏剂及乳膏剂中,需根据基质类型和制剂特点等添加适当的附加剂,以确保制剂质量,适应治疗要求。常用的附加剂主要有保湿剂、防腐剂、抗氧剂等。

(一) 保湿剂

水溶性基质的软膏剂和O/W型乳膏剂,由于含水量较高,在贮存期间水分容易蒸发失散而使制剂变硬,故需加入保湿剂。常用的保湿剂有甘油、山梨醇、丙二醇、透明质酸、壳聚糖及其衍生物等。一般用量为5%~20%。其中甘油能与水任意混溶,与多数药物配伍不会影响释药速度,亦不会影响主药的含量测定,在软膏剂和乳膏剂中应用最广泛。

(二) 防腐剂

软膏剂和乳膏剂中的基质中通常含有水性、油性物质,甚至蛋白质等营养性成分,易受细菌和真菌的侵袭，微生物的滋生不仅可以污染制剂，而且有潜在毒性。对于破损及炎症皮肤，局部外用制剂不含微生物尤为重要。加入的杀菌剂的浓度一定要使微生物致死而不是简单的抑制作用。对抑菌剂的要求有：①和处方中组分无配伍禁忌；②要有热稳定性；③在较长的贮藏时间及使用环境中稳定；④对皮肤组织无刺激性、无毒性、无过敏性。常用的抑菌剂见表 11-1。

表 11-1　　　　　　　　　　软膏剂及乳膏剂中常用的抑菌剂

种类	举例	使用浓度（%）
醇	乙醇、异丙醇、氯丁醇、三氯甲基叔丁醇、苯基-对-氯苯丙二醇、苯氧乙醇、溴硝基丙二醇	7
酸	苯甲酸、脱氢乙酸、丙酸、山梨酸、肉桂酸	0.1～0.2
芳香烃	茴香醚、香茅醛、丁子香粉、香兰酸酯	0.001～0.002
汞化物	醋酸苯汞、硼酸盐、硝酸盐、汞撒利	0.1～0.2
酚	苯酚、苯甲酚、麝香草酚、卤化衍生物（如对氯邻甲苯酚、对氯间二甲苯酚）、煤酚、氯代百里酚、水杨酸	0.1～0.2
酯	对羟基苯甲酸（乙酸、丙酸、丁酸）酯	0.01～0.5
季铵盐	苯扎氯铵、溴化烷基三甲基铵	0.002～0.01
其他	葡萄糖酸洗必泰	0.002～0.01

（三）抗氧剂

在软膏剂及乳膏剂的贮藏过程中，微量的氧会使某些活性成分氧化变质，因此，需加入抗氧剂。常用的抗氧剂分为三种。第一种是抗氧剂，它能与自由基反应从而抑制氧化反应，如维生素 E、没食子酸烷酯、丁羟基茴香醚（BHA）和丁羟基甲苯（BHT）等；第二种是还原剂，其还原势能小于活性成分，更易被氧化从而保护活性成分不被氧化，如抗坏血酸、异抗坏血酸和亚硫酸盐等；第三种是抗氧剂的辅助剂，它们通常是螯合剂，本身抗氧化能力较小，但可通过优先与金属离子反应（因重金属在氧化中起催化作用），从而加强抗氧剂的作用。常用的辅助抗氧剂有枸橼酸、酒石酸、EDTA 和巯基二丙酸等。

四、软膏剂的制备

制备软膏剂必须使药物在基质中分布均匀、细腻，以保证药物剂量与药效，这与制备方法及药物加入方法关系密切。

（一）基质的净化与灭菌

油脂性基质一般应先加热熔融，用细布或七号筛趁热过滤以除去杂质，再加热到 150℃灭菌 1 小时并除去水分。加热忌用直火，可用反应罐夹套加热。

（二）制备方法

软膏剂的制备方法有研磨法和熔融法。

1. 研磨法　基质为油脂性的半固体时，可直接采用研磨法（水溶性基质不宜用）。一般在常温下将药物细粉用等量基质研匀或用适宜液体研磨成细糊状，再递加其余基质研匀。此法适用于小量制备，且药物不溶于基质者。少量制备时用软膏刀在陶瓷或玻璃的软膏板上调制，也可在乳钵中研匀；大量制备可用软膏机。

2. 熔融法　大量制备油脂性基质的软膏时常用熔融法。熔融法还特别适用于基质由不同熔点组分组成的软膏。制备时先加热熔化高熔点基质，再加入其他低熔点成分基质熔合成均匀基质，最后加入液体组分和药物，搅拌均匀冷却即可。也可以先加入低熔点基质，再按熔点由低到高加入其他基质，这样已熔化的组分可作为溶剂起到溶解其他基质的作用。如药物不溶于基质，必须先研成细粉筛入熔化或软化的基质中，搅拌混合均匀，若不够细腻，需要通过研磨机进一步研匀，使无颗粒感。常用三滚筒软膏机，使软膏受到滚辗与研磨，从而更加细腻均匀。

（三）药物加入的一般方法

1. 药物不溶于基质时，必须将药物粉碎至细粉（眼膏中药粉细度为 75μm 以下）。采用研磨法制备时，一般先将药粉与适量液体组分，如液状石蜡、植物油、甘油等研匀成糊状，再与其余基质混匀。

2. 药物可溶于基质时，一般油溶性药物溶解于液体油中，再与油脂性基质混匀制成油脂性基质软膏剂；水溶性药物溶解于少量水中，再与水溶性基质混匀，制成水溶性基质软膏剂；水溶性药物也可用少量水溶解后，用羊毛脂等吸水性较强的油脂性基质吸收，再加入到油脂性基质中制成溶液型软膏剂。

3. 具特殊性质的药物，如半固体黏稠性药物（如鱼石脂或煤焦油），可直接与基质混合，必要时先与少量羊毛脂或聚山梨酯类混合再与凡士林等油脂性基质混合。若药物与共熔性组分（如樟脑、薄荷脑、麝香草酚等）共存时，可先研磨使其共熔后再与基质混合。

4. 中药浸出物为液体（如煎剂、流浸膏）时，可先浓缩至稠膏状再加入基质中。固体浸膏可加少量水或稀醇等研成糊状，再与基质混合。

5. 受热易破坏或挥发性药物，制备时应等基质冷却至 40℃ 以下再加入，以减少破坏或损失。

（四）举例

例1　清凉油

【处方】
樟脑	160g	石蜡	210g
薄荷脑	160g	蜂蜡	90g
薄荷油	100g	氨溶液（10%）	6.0ml
桉叶油	100g	凡士林	200g

【制备】先将樟脑、薄荷脑混合研磨使其共熔，然后与薄荷油、桉叶油混合均匀；另将石蜡、蜂蜡和凡士林加热至 110℃（除去水分），必要时滤过，放冷至 70℃，加入芳香油等，搅拌，最后加入氨溶液，混匀即得。

【注解】本品较一般油脂性软膏稠度大，近于固态，熔程为 46℃~49℃；处方中石蜡、蜂蜡、凡士林三者用量配比应随原料的熔点不同加以调整。

例2 维甲酸软膏

【处方】维甲酸　　　　　0.5g　　　　脱水山梨醇单硬脂酸酯　5g
　　　　丙二醇　　　　　10g（9.6ml）　凡士林　　　　　　　984g
　　　　维生素E　　　　　0.5g　　　　制成　　　　　　　　1000g

【制备】取维甲酸、丙二醇、维生素E和脱水山梨醇单硬脂酸酯共同研磨至均匀，再将凡士林少量多次加入，研匀，即得。

【注解】维甲酸为维生素A的氧化产物（侧链上醇基氧化为羧酸基），不溶于水、微溶于乙醇及氯仿，溶于乙醚，易氧化或见光变质；维生素E在处方中起抗氧化作用，对皮肤也有营养作用；脱水山梨醇单硬脂酸酯的加入有助于维甲酸和丙二醇分散。

五、乳膏剂的制备

乳膏剂常用的制备方法为乳化法，包括熔化和乳化两个过程。将处方中的油脂性和油溶性组分一起加热至80℃左右成油溶液（油相），用纱布过滤，保持油相温度在80℃左右；另将水溶性组分溶于水并加热至与油相相同温度，或略高于油相温度（防止两相混合时油相组分过早析出或凝结），两相混合，边加边搅至冷凝，最后加入水、油均不溶解的组分，搅匀即得。大量生产时由于油相温度不易控制而冷却不均匀，或两相混合时搅拌不匀而使乳膏不够细腻，可在温度降至30℃时再通过胶体磨或研磨机使乳膏更加细腻均匀，也可使用旋转型热交换器的连续式乳膏机。

乳化法中油、水两相的混合方法有三种：①两相同时掺和，适用于连续或大批量生产，需要一定的设备，如输送泵、连续混合装置等；②将分散相加到连续相中，适用于含小体积分散相的乳剂系统；③将连续相加到分散相中，适用于大多数乳剂系统，在混合过程中可引起乳剂的转型，从而使形成的乳剂均匀细腻。

例　水杨酸乳膏

【处方】水杨酸　　　　　50g　　　　液状石蜡　　　　　100g
　　　　硬脂酸甘油酯　　70g　　　　甘油　　　　　　　120g
　　　　硬脂酸　　　　　100g　　　　十二烷基硫酸钠　　10g
　　　　白凡士林　　　　120g　　　　羟苯乙酯　　　　　1g
　　　　蒸馏水　　　　　480ml

【制备】将水杨酸研细后通过60目筛，备用。取硬脂酸甘油酯、硬脂酸、白凡士林及液状石蜡加热熔化为油相。另将甘油及蒸馏水加热至90℃，再加入十二烷基硫酸钠及羟苯乙酯溶解为水相。然后将水相缓缓倒入油相中，边加边搅，直至冷凝，即得乳膏剂基质。将过筛的水杨酸加入制得的基质中，搅拌均匀即得。

【注解】①本品为O/W型乳膏，采用十二烷基硫酸钠及单硬脂酸甘油酯（1∶7）为混合乳化剂，其HLB值为11，接近本处方中油相所需的HLB值12.7，制得的乳膏剂稳定性较好。②在O/W型乳膏剂中加入凡士林可以克服应用时干燥的缺点，有利于角质层的水合而有润滑作用。③加入水杨酸时，基质温度宜低，以免水杨酸挥发损失，此外，若温度过高冷凝后常会析出粗大药物结晶；还应避免与铁或其他重金属器具接触，以防水杨酸变色。

六、软膏剂与乳膏剂的质量评价、包装与贮存

（一）质量评价

软膏剂与乳膏剂的质量评价主要包括药物含量测定、物理性状检查、刺激性、稳定性检测、装量检查、微生物限度检查以及药物释放、吸收的评定。用于烧伤或严重创伤的软膏剂与乳膏剂应进行无菌检查；混悬型软膏剂应进行粒度检查。

1. 主药含量测定 软膏剂和乳膏剂应采用适宜的溶剂先将药物溶解提取，再进行含量测定，测定方法必须考虑和排除基质对提取物含量测定的干扰和影响。

2. 物理性质的检测

（1）熔程：软膏剂的熔程以接近凡士林的熔程为宜。测定时可采用《中国药典》2010年版方法或用显微熔点仪测定。

（2）稠度：软膏剂和乳膏剂多为非牛顿流体，通常用插度计（见图11-1）测定其稠度以控制其流变性。测定方法：在一定温度下，将重150g的金属锥体的锥尖放在供试品的表面上，使锥体在5秒钟内自由垂直落入供试品中，以插入供试品的深度评定供试品的稠度，以0.1mm的深度为1单位，称为1插入度。稠度大的样品插入度小，反之则大。一般软膏剂常温下插入度为100～300，乳膏剂为200～300。

（3）酸碱度：软膏剂与乳膏剂中常用的凡士林、液体石蜡、羊毛脂等辅料，在精制过程中一般需经酸、碱处理，故应检查酸碱度，以免产生刺激性。检查方法：取样品加适当溶剂（水或乙醇）振荡，用pH计测定溶液的pH值。W/O型乳膏剂基质pH值不大于8.5；O/W型乳膏剂基质pH值不大于8.3。

3. 刺激性 软膏剂和乳膏剂涂于皮肤或黏膜时，不得引起疼痛、红肿或产生斑疹等不良反应。测定方法如下。

（1）皮肤测定法：剃去兔背上的毛约2.5cm²，休息24小时，待剃毛产生的刺激痊愈后，取软膏0.5g，均匀涂布于剃毛部位。24小时后观察有无发红、起疹、水疱等。每次试验在三个不同部位同时进行，同时用空白基质作对照。或进行人体刺激性试验，将软膏涂敷于手部及大腿内侧等柔软的皮肤上，24小时后观察涂敷部位皮肤的反应。

（2）黏膜测定法：在家兔眼黏膜上涂敷0.25g软膏，初始2小时每半小时观察一次，24小时后再观察一次。若无黏膜充血、流泪、畏光及骚动不安等现象，说明无刺激性或刺激性很小。

4. 稳定性 根据《中国药典》2010年版二部稳定性的有关规定，软膏剂应进行性状、均匀性、含量、粒度、有关物质等方面的检查；乳膏剂应进行性状、均匀性、含量、粒度、有关物质、分层现象等方面的检查，在一定的贮存期内应符合规定要求。

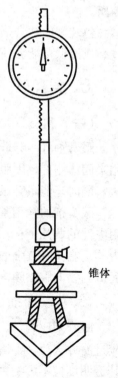

图11-1 插度计

5. 装量 照最低装量检查法（《中国药典》2010年版附录ⅩF）检查，应符合规定。

6. 粒度 除另有规定外，混悬型软膏剂取适量的供试品，涂层面积相当于盖玻片面积，共涂3片，照粒度和粒度分布测定法（《中国药典》2010年版附录ⅨE第一法）检查，均不得检出大于180μm的粒子。

7. 药物释放及吸收的测定 常用方法有体外试验法和体内试验法。

（1）体外试验法：有离体皮肤法、半透膜扩散法、凝胶扩散法和微生物扩散法等，其中以离体皮肤法较为接近实际情况。

离体皮肤法是在扩散池（常用Franz扩散池见第十二章贴剂）中将离体人或动物的皮肤固定，测定不同时间由供给池穿透皮肤扩散到接受池溶液中的药物量，计算药物对皮肤的渗透率。

（2）体内试验法：将软膏剂或乳膏剂涂于人体或动物的皮肤上，经一定时间后进行测定。测定方法有体液与组织器官中的药物含量测定法、生理反应法、放射性示踪原子法等。

（二）包装与贮存

生产单位多采用软膏管（锡管、铝管或塑料管）用机械包装（集装管、轧尾、装盒于一体）。软膏管密封性好，使用方便，不易污染。医院药剂科多采用塑料盒包装，直接用于临床或在短时间内用完。软膏剂所用容器应不与药物或基质发生反应，有些药物遇金属易引起化学反应，可在管内涂一层蜂蜡与凡士林（6:4）的熔合物或用环氧酚醛树脂作防护层隔离。

包装好的软膏剂应储于遮光密闭性容器中，在阴凉干燥处保存。储存温度应适宜，温度过高或过低可能会使基质分层及药物降解从而影响软膏或乳膏的均匀性及疗效。

七、眼膏剂

（一）概述

眼膏剂（eye ointments）指药物与适宜基质均匀混合制成无菌溶液型或混悬型膏状的眼用半固体制剂。因眼膏剂在结膜囊内保留时间长，药物制成眼膏剂后较一般滴眼剂疗效持久，同时还能减轻眼睑对眼球的摩擦，有助于角膜损伤的愈合。

眼膏剂的常用基质为凡士林8份，液体石蜡、羊毛脂各1份的混合物。其中凡士林应选用中性的黄凡士林；羊毛脂应先用无水品；液体石蜡可根据气温适当增减用量。眼膏剂基质中羊毛脂具有较强的吸水性和黏附性，使眼膏易与泪液及水性药液混合，并易附着于黏膜上促进药物向眼黏膜渗透。基质加热熔化后应滤过，并经150℃干热灭菌至少1小时备用。

（二）眼膏剂的质量要求

眼膏剂应均匀、细腻、无刺激性、并易涂布于眼部，便于药物分散和吸收；眼膏剂基质应过滤并灭菌，不溶性药物应预先制成极细粉；包装容器应不易破裂，并清洗干净及灭菌，其透明度应不影响可见异物检查；含量均匀度等应符合要求；眼膏剂应遮光密封贮存；启用后最多可使用4周。

（三）眼膏剂的制备

眼膏剂为灭菌制剂，必须在清洁无菌条件下制备。制备用具、药物、基质及包装材料等均应严格灭菌，避免细菌污染。研钵、软膏刀板、玻璃容器及滤器等洗净后进行干热灭菌1小时；大量生产所用的器械如搅拌机、研磨机、填充器等应洗净干燥后，用前再用70%乙醇擦洗；眼膏用的锡管先用毛刷洗净后，再用70%乙醇或1%~2%的苯酚溶液浸泡，应用时用蒸馏水冲洗后，置不超过60℃的烘箱中干燥，或洗净后用干热灭菌法（除漆锡管外）灭菌。也有用紫外线照射灭菌。

眼膏剂的制备方法与一般软膏剂基本相同，凡主药易溶于水且性质稳定的，可用少量水溶解，用适量基质研磨至水吸尽后，在逐渐递加其余基质研匀；若主药不溶于水或不宜用水溶解也不溶于基质时，应粉碎成极细粉，用少量灭菌液状石蜡或眼膏基质研成糊状，再分次加入其余基质研匀，灌装于灭菌容器中，密封。

例　醋酸泼尼松眼膏

【处方】　醋酸泼尼松　　　5.0g　　　　无水羊毛脂　　　　100.0g
　　　　　液状石蜡　　　　25.0g　　　　凡士林　　　　　　870.0g

【制备】取醋酸泼尼松粉末，加适量经灭菌放冷的液状石蜡研磨成细糊状，过六号筛，再逐渐加至灭菌滤过的羊毛脂、凡士林基质中，搅拌均匀，放冷即得。

（四）眼膏剂的质量检查

《中国药典》2010年版二部附录ⅠG规定眼膏剂应检查的项目有粒度、金属性异物、装量、无菌检查等，具体检查方法及结果判定详见药典。

第二节　凝胶剂

一、概述

凝胶剂（gels）系指药物与能形成凝胶的辅料制成的均一、混悬或乳状液型的胶状稠厚液体或半固体制剂。除另有规定外，凝胶剂限局部用于皮肤及体腔如鼻腔、阴道和直肠。

按处方组成凝胶剂可分为单相凝胶和双相凝胶。双相凝胶是由小分子无机药物胶粒以网状结构形式存在于液体中，具有触变性，为两相分散体系，也称混悬凝胶剂，如氢氧化铝凝胶。局部应用的由有机化合物形成的凝胶剂为单相凝胶，又分为水性凝胶和油性凝胶。水性凝胶的基质常由西黄芪胶、明胶、淀粉、纤维素衍生物、聚羧乙烯和海藻酸钠等加水、甘油或丙二醇等制成；油性凝胶的基质常由液体石蜡与聚氧乙烯或脂肪油与胶体硅或铝皂、锌皂构成。水性凝胶剂中的药物应能溶于水分散溶剂（可加助溶剂、增溶剂等），油性凝胶剂中的药物应能溶于油分散溶剂。

凝胶剂的质量要求有：①外观光滑，均匀细腻，在常温时保持胶态，不干涸或液化；

②混悬型凝胶剂中胶粒应分散均匀,不应下沉结块并应在标签上注明"用前摇匀";③根据需要可加入保湿剂、防腐剂、抗氧剂、乳化剂、增稠剂和透皮促进剂等;④凝胶剂基质不应与主药发生理化作用。

临床上应用较多的是水性凝胶剂。水性凝胶剂无油腻感,易涂展,易洗除,不妨碍皮肤正常功能,能吸收组织渗出液。还因黏度小而利于药物特别是水溶性药物的释放。缺点是润滑作用较差,易失水和霉变,需添加保湿剂和防腐剂。

二、水性凝胶剂基质

水性凝胶基质大多在水中溶胀成水性凝胶(hydrogel)而不溶解。常用的水性凝胶基质有以下几种。

1. 卡波姆(carbomer) 系丙烯酸与丙烯基蔗糖交联的高分子聚合物,商品名为卡波普(carbopol),按黏度不同有 934、940、941 等规格。本品为白色松散粉末,吸湿性强,可以在水中迅速溶胀,但不溶解,黏度较低。其分子结构中的羧酸基团使其水分散液呈酸性(1%水分散液的 pH 值约为 3.11),当用碱中和时,迅速溶胀成高黏度半透明凝胶或溶液,在 pH 6~11 有最大的黏度和稠度。中和使用的碱以及卡波姆的浓度不同,其溶液的黏度亦不同。一般中和 1g 卡波姆约消耗 1.35g 三乙醇胺或 400mg 氢氧化钠。卡波姆制成的基质无油腻感,涂用润滑舒适,特别适宜于脂溢性皮肤病。与聚丙烯酸相似,盐类电解质可使卡波姆凝胶的黏性下降,碱土金属离子以及阳离子聚合物等均可与之结合成不溶性盐,强酸也可使卡波姆失去黏性,应避免配伍应用。

例 卡波姆基质处方

【处方】
卡波普 940	10g	聚山梨酯 80	2g
乙醇	50g	羟苯乙酯	1g
甘油	50g	氢氧化钠	4g
蒸馏水	加至 1000g		

【制备】将卡波普 940 与聚山梨酯 80 及 300ml 蒸馏水混合,氢氧化钠溶于 100ml 水后加入上液搅匀,再将羟苯乙酯溶于乙醇后逐渐加入搅匀,即得透明凝胶。

2. 纤维素衍生物 纤维素经衍生化后成为在水中可溶胀或溶解的胶性物,调节适宜的稠度可形成水溶性软膏基质。此类基质有一定的黏度,随分子量、取代度和介质的不同而具不同的稠度。因此,应用量应根据不同规格和具体条件进行相应调整。常用的品种有甲基纤维素(MC)和羧甲基纤维素钠(CMC-Na),两者常用的浓度为 2%~6%,1%水溶液 pH 值均为 6~8。前者溶于冷水,不溶于热水和有机溶剂;后者在任何温度下均溶于水,但 pH 值低于 5 或高于 10 时黏度显著降低,与阳离子型药物有配伍禁忌。本类基质涂布于皮肤时有较强黏附性,较易失水干燥而有不适感,需加保湿剂甘油,用量为 10%~15%,并需加防腐剂,常用 0.2%~0.5%的羟苯乙酯。在 CMC-Na 基质中不宜加硝(醋)酸苯汞或其他重金属盐作防腐剂,否则会与 CMC-Na 形成不溶性沉淀物,从而影响防腐效果或药效,对基质稠度也会有影响。

3. 甘油明胶 系由甘油 10%~20%、明胶 1%~3%、水 70%~80%混合制成。本品温热后易于涂布，涂后形成一层保护膜，因本身具有弹性，故使用时较舒适。

三、水凝胶剂的制备

水凝胶剂的一般制法是若药物溶于水，则常先将药物溶于部分水或甘油中，必要时加热，其余处方成分按基质配制方法制成水凝胶基质，再与药物溶液混匀加水至足量搅匀即得。药物不溶于水者，可先用少量水或甘油研细，分散后再与基质混匀即得。

例 罗红霉素凝胶剂

【处方】 罗红霉素　　　　20.0g　　　三乙醇胺　　　　　　15.0g
　　　　卡波普934　　　　10.0g　　　月桂氮䓬酮　　　　　1.5g
　　　　丙二醇　　　　　　100ml　　　脱水山梨醇三油酸酯　3.0g
　　　　注射用水　　　　　加至1000g

【制备】 将罗红霉素溶于注射用水；将卡波普934、丙二醇、月桂氮䓬酮、脱水山梨醇三油酸酯和注射用水混合均匀，边搅拌边加入三乙醇胺，使成凝胶基质。在搅拌下将罗红霉素溶液加入凝胶基质中，混合均匀，加水至全量，搅拌均匀，即得。

【注解】 卡波普934在水中分散时应注意彻底分散均匀，不能成团。卡波姆在搅拌时易产生气泡，所以胶体加热时间一般应以除尽气泡为度。

四、凝胶剂的质量检查、包装与贮存

根据《中国药典》2010年版二部附录"制剂通则"项下规定，凝胶剂应进行粒度、装量、无菌及微生物限度检查。应按最低装量检查法（《中国药典》2010年版二部附录ⅩF）和微生物限度检查法（《中国药典》2010年版二部附录ⅩⅠJ）对凝胶剂进行装量和微生物限度检查，结果应符合规定；用于严重创伤的凝胶剂，按无菌检查法（《中国药典》2010年版二部附录ⅩⅠH）检查，应符合规定。

凝胶剂所用内包装材料不应与药物或基质发生理化作用。除另外规定外，凝胶应置于避光密闭容器中，于25℃以下的阴凉处贮存，并应防止结冰。此外，凝胶剂放置后可变稠（形成触变胶），在使用前必须摇匀使凝胶液化便于倾出。

参 考 文 献

1. 屠锡德．药剂学．第二版．北京：人民卫生出版社，1985．
2. 奚念朱．药剂学．第三版．北京：人民卫生出版社，1995．
3. 毕殿洲．药剂学．第四版．北京：人民卫生出版社，1999．
4. 陆彬．药剂学．北京：中国医药科技出版社，2003．
5. 崔福德．药剂学．第六版．北京：人民卫生出版社，2007．
6. 张汝华，屠锡德．工业药剂学．北京：中国医药科技出版社，1999．
7. 国家药典委员会．中华人民共和国药典．2010年版．北京：中国医药科技出版社，2010．

第十二章 贴 剂

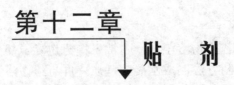

第一节 概 述

一、贴剂的含义与特点

贴剂（patches），属于透皮给药剂型的一类，指可黏贴在皮肤上，能够产生全身或局部作用的一种薄片状制剂。贴剂可用于完整皮肤表面，也可用于有疾患或不完整的皮肤表面，主要由背衬层、有（或无）控释膜的药物贮库、黏贴层及临用前需除去的保护层组成。背衬层也称裱褙材料层；保护层也称防黏层，起防黏和保护制剂的作用，通常为防黏纸、塑料或金属材料等；药物贮库通常由药物、贮库材料（如水凝胶、压敏胶等）以及透皮促进剂等辅料组成。

贴剂为一些长期性疾病、慢性疾病和局部镇痛、消炎等疾病的治疗及预防提供了一种简单、方便、有效的给药方式，与常规制剂相比具有明显优点。

（1）可延长药物作用时间，减少用药次数。透皮贴剂贴于完整皮肤表面后，药物可在较长时间缓慢释放进入血液，作用时间长，使得给药次数大大减少，如东莨菪碱贴剂可3天用药一次。

（2）维持恒定的血药浓度，减少药物不良反应。透皮贴剂可使药物以体内消除速率进入体内，避免了其他给药方法产生的血药浓度峰谷现象，降低了治疗指数小的药物的不良反应。如东莨菪碱在较低的血药浓度时就可达到抗晕、止吐作用，口服给药时又常因血药浓度过高而产生口干、嗜睡、心悸等不良反应，而其透皮贴剂可将血药浓度保持在抗晕止吐的坪值，避免不良反应的发生。

（3）可避免口服给药可能发生的肝脏"首过作用"及胃肠灭活，减少个体差异，提高药物疗效。如硝酸甘油舌下用药维持时间很短，硝酸甘油贴剂可维持24小时的有效治疗。

（4）用药方便。根据病情需要，可随时贴上或撕掉，提高患者的顺从性，更适合于婴儿、老人及不宜口服病人及长期用药病人。

贴剂虽有许多优点，但由于皮肤的屏障功能，在应用上亦有一定局限性：大多数药物的皮肤透过率很低，只有作用剧烈的药物，即用药剂量很小就能产生药效的药物才适合制备贴剂；皮肤具有强烈刺激性、致敏性的药物不宜制成贴剂；制备工艺比较复杂。

二、贴剂的分类

贴剂主要包括膏药、橡胶膏剂、巴布膏剂和透皮贴剂四类。膏药特指药物层含有红丹或铅粉的一类贴剂，在我国应用甚早，晋代就有其制法和应用的记载，是我国传统五大剂型（膏、丹、丸、散、汤）之一。膏药既可发挥局部作用，如可消肿、拔毒、生肌，又可透皮吸收发挥全身治疗作用，如狗皮膏等，主要通过穴位经络发挥药物通经走络、行滞祛瘀、开窍透骨、驱风散寒的作用。橡胶膏剂则源于国外，指药物层是由药物和橡胶等基质组成的一类贴剂，如伤湿止痛膏等，因其重量轻、黏性好得到市场的认可，应用量逐年增多。巴布膏剂，也称巴布剂，如祛风骨痛巴布剂等，药物层是由药物和亲水性基质组成的一类贴剂，也能透皮吸收，且药物容纳量较大，给药剂量准确，正日益受到人们的重视。透皮贴剂，也称为控释贴剂，特指粘贴在完整皮肤上，能将药物透过皮肤输送进入血液循环系统达到治疗或预防疾病的一类贴剂。自1981年美国研制的东莨菪碱透皮贴剂上市以来，近年来此类制剂在品种、数量上发展十分迅速，受到医药学家的关注及患者的欢迎。

透皮贴剂属于透皮吸收制剂，是透皮给药系统（transdermal drug delivery systems，简称TDDS）的一种主要应用剂型。因此本章重点讨论透皮贴剂。

三、贴剂的质量要求

贴剂在生产、贮藏和使用期间应符合下列有关规定：①所用材料及辅料应符合国家标准有关规定，无毒、无刺激性、性质稳定、不与药物发生作用；②根据需要可加入表面活性剂、透皮促进剂、乳化剂、保湿剂、防腐剂或抗氧剂等；③外观应完整光洁，有均一的应用面积，冲切口应光滑，无锋利的边缘；④粘贴用的黏贴层（透皮贴剂称为压敏胶）涂布应均匀，用有机溶剂涂布时应采用残留溶剂测定法检查；⑤采用乙醇等溶剂应在包装中注明，过敏者慎用；⑥含量均匀度、释放度、黏附力和微生物限度等应符合要求；⑦除另有规定外，贴剂应密封贮存，并在标签中注明每贴所含药物剂量、总的作用时间及药物释放的有效面积；⑧贴剂除去保护层使用时，应不会引起贮库和黏贴层等的剥离，同时用手或手指轻压后能牢固粘贴于皮肤表面，撕掉时应不对皮肤造成损伤或引起贴剂从背衬层剥离。

第二节 皮肤的结构与药物的透皮吸收

一、皮肤的结构

正常人皮肤的构造见图12-1，由表皮、真皮及皮下脂肪组织三部分组成。表皮在皮肤的最外层，由形状不同的上皮细胞构成，由外到里可分为角质层、透明层、粒层、棘层及基底层等，见图12-2。棘层与基底层又称为生发层。角质层的最外层细胞不断脱落，生发层细胞不断分裂增殖，向表皮推移，逐渐角化成新的角质层细胞。充满了角蛋白或纤维状蛋白的角质层细胞致密交联，成为防止水分蒸发及抵御外来物质（包括药物）侵入的重

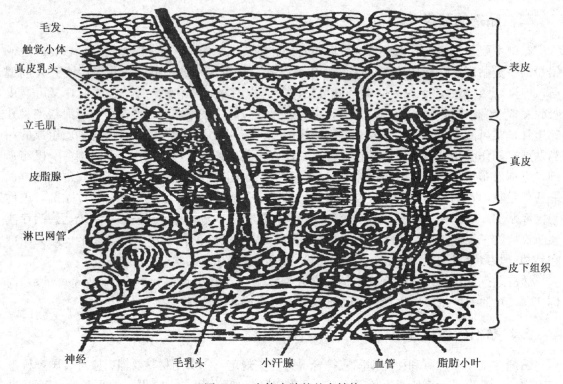

图 12-1 人体皮肤的基本结构

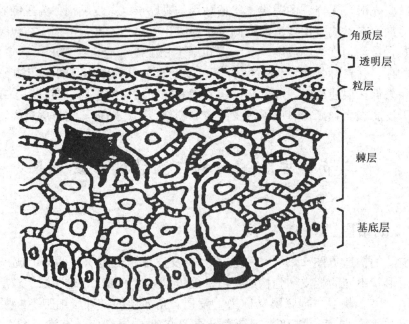

图 12-2 表皮的组成

要屏障。表皮内无血管，故药物在表皮内不能吸收。真皮内有丰富的毛细血管、淋巴管、神经、皮脂腺、毛囊及汗腺等。皮脂腺多与毛发并存，开口于毛囊上部；汗腺导管贯穿于真皮中，开口至表皮。皮下脂肪组织在真皮之下，其中有许多血管、淋巴管及汗腺。真皮与皮下组织对药物穿透的阻力小，药物透过表皮进入真皮及皮下组织后易被血管及淋巴管所吸收。

二、药物的透皮吸收

(一) 透皮吸收的途径

贴剂等透皮吸收制剂将药物输送并透过皮肤进入血液循环系统的过程一般包括释放、穿透及吸收入血液循环三个阶段。释放是指药物从制剂基质中脱离出来并扩散至皮肤或黏膜表面；穿透是指药物通过表皮进入真皮、皮下组织，对局部组织和局部病灶部位起治疗作用，如治疗皮肤破损、炎症、肿痛等；吸收是指药物通过皮肤微循环或与黏膜接触后通过血管或淋巴管进入体循环而产生全身作用。药物的透皮吸收主要有以下两条途径。

1. 经由完整的表皮途径 一般认为透过皮肤的完整表皮是药物透皮吸收的主要途径。表皮具有类脂膜性质，脂溶性药物以非解离型透过表皮的角质层细胞及其细胞间隙，解离型药物则较难透过。

2. 经由毛囊、皮脂腺和汗腺等皮肤附属器途径 毛囊、皮脂腺开口于表皮，进入毛囊口及皮脂腺的药物能通过毛囊壁及皮脂腺到达真皮或皮下组织。皮脂腺分泌物是油性的，有利于脂溶性药物的穿透。而大分子药物和离子型药物可通过汗腺及上述毛囊、皮脂腺途径转运，但当药物透皮吸收达到平衡后，该附属器途径可被忽略。

(二) 透皮吸收的影响因素

透皮吸收是一个复杂过程，药物理化性质、基质性质、给药部位特性及透皮吸收促进剂的应用等均会影响药物的透皮吸收。

1. 药物性质 皮肤细胞膜具有类脂质特性，一般脂溶性药物比水溶性药物易穿透皮肤，但也不是脂溶性愈强愈好，因组织液是极性的，故既有一定脂溶性又有一定水溶性的药物（分子具有极性基团和非极性基团）更易穿透。药物分子的大小也会影响药物的透皮吸收，小分子药物易在皮肤中扩散，分子量大于 600 的药物较难透过角质层。

2. 基质性质

（1）基质的种类：可直接影响药物在基质中的理化性质与贴敷处皮肤的生理功能。贴剂中膏药、橡胶膏剂、巴布剂和透皮贴剂的主要基质不同，药物吸收也不同，一般认为巴布剂中亲水性高分子材料基质对皮肤产生的水化作用可促进药物吸收，而透皮贴剂因含有控释层，可使药物恒速释放并维持较长作用时间。此外，如果基质的组成与皮脂分泌物类似，也有利于某些药物的透皮吸收。

（2）基质的 pH 值：影响酸性和碱性药物的吸收，离子型药物一般不易透过角质层，非解离型药物有较高的渗透性。表皮内为弱酸性环境（pH 值 4.2~5.6），而真皮内的 pH 值约为 7.4，故可根据药物的 pK_a 值来调节贴剂中基质的 pH 值，使药物离子型和非离子型的比例发生改变，提高渗透性。

(3) 基质对药物的亲和力：若亲和力大，药物的皮肤/基质分配系数小，药物难以从基质向皮肤转移，不利于药物吸收。

(4) 基质对皮肤的水合作用：角质层细胞有一定的吸水能力，基质对皮肤的水合作用大，角质层细胞膨胀，致密程度降低，有利于药物的穿透吸收。角质层含水量达 50% 时，药物的渗透性可增加 5~10 倍。

3. 皮肤条件

(1) 皮肤的部位：皮肤各部位角质层的厚度、毛孔的多少均与药物的透皮吸收有较大关系。一般角质层厚的部位药物不易透入，毛孔多的部位则较易透入。不同部位皮肤通透性大小顺序为：耳郭后部＞腹股沟＞颅顶盖＞脚背＞前下臂＞足底。选择角质层薄、用药方便的皮肤部位，对全身作用的透皮吸收制剂的有效性尤为重要。某些透皮吸收制剂根据其功能主治选用适当的经络穴位给药，对药效发挥有促进作用。此外，人的年龄、性别、种族不同，其皮肤的差异与药物的透皮吸收也有较大关系。

(2) 皮肤的状况：若皮肤屏障功能受损（如皮肤患湿疹、溃疡或烧伤），则药物吸收速度大大增加，但引起疼痛、过敏等副作用的可能也会相应增加。一般溃疡皮肤对大多药物的渗透性是正常皮肤的 3~5 倍。某些皮肤病使角质层致密硬化，则药物的渗透性降低，如硬皮病、牛皮癣及老年角化病等。

(3) 皮肤的温度与湿度：皮肤温度增加，会使血管扩张，血流量增加，因此药物的吸收也相应增加。皮肤湿度大，有利于角质层的水合作用，有利于药物透皮吸收。角质层水合可增加药物的皮肤渗透性，其原因可能是由于表皮组织软化，孔穴直径增大而导致"海绵"现象，从而有利于药物通过。

4. 透皮促进剂 透皮促进剂（transdermal enhancers），也称渗透促进剂（penetration enhancers），系指能加速药物穿透皮肤又不损伤人体正常活性细胞的一类物质。理想的透皮促进剂应无药理活性、无毒、无刺激性、无致敏性，与药物、基质和皮肤有良好的相容性，无嗅无味，能增加局部用药的渗透性，增加药物的透皮吸收。

常用的透皮吸收促进剂可分为表面活性剂类、有机溶剂类（如醇类、酯类、二甲基亚砜等）、月桂氮䓬酮及其类似物、脂肪酸与脂肪醇类（如油酸、亚油酸、月桂醇）、角质保湿与软化剂类（如尿素、吡咯酮类）、萜烯与植物挥发油类及其他类。

(1) 表面活性剂：表面活性剂自身可以渗入皮肤并可能与皮肤成分相互作用，改变皮肤的渗透性质。在贴剂中加入适量表面活性剂，可增加药物的吸水性，帮助药物分散，促进药物穿透；但用量高，药物易被增溶在胶团中，不易释放。

(2) 二甲基亚砜及其类似物：二甲基亚砜（dimethylsulfoxide, DMSO）是应用较早的渗透促进剂，促渗透作用较强，促渗机理主要是对药物的增溶作用及对角质层脂质的溶解作用。它的缺点是有异臭及对皮肤的刺激性，可引起皮肤发红、瘙痒、脱屑、过敏，长时间及大量使用甚至可引起肝损坏和神经毒性，故实际应用较少。

一种 DMSO 的类似物癸基甲基亚砜（DCMS）可作为新的渗透促进剂，它在低浓度就具有促渗作用,常用浓度是1%~4%,刺激性、毒性和不适嗅味都比二甲基亚砜小。DCMS对极性药物的促渗效果大于非极性药物。DCMS不分配进入皮肤脂质,故其作用受载体性质的影响较大。

(3) 月桂氮䓬酮及其类似物:月桂氮䓬酮,也称氮酮(azone),是国内批准应用的一种新型渗透促进剂,化学名为1-十二烷基氮杂环庚烷-2-酮。为无色澄明液体,不溶于水,能与多数有机溶剂混溶,对皮肤、黏膜的刺激性小,毒性小。氮酮主要作用在角质层部分,主要机制是作用于角质层中存在的细胞间脂质如胆固醇、神经酰胺等物质,使细胞间孔隙扩大,增加通过细胞间隙的水溶性药物的透过量;同时氮酮通过角质层后会对原有脂质结构进行重新排列,降低脂质的黏性,提高脂质的流动性。本品对亲水性药物的渗透作用强于亲脂性药物。某些辅料能影响氮酮的作用,如少量凡士林能使其促渗作用降低。氮酮的透皮作用具有浓度依赖性,有效浓度一般为1%~6%,浓度升高,则作用减弱,最佳浓度应根据试验确定。氮酮起效较慢,但作用持续时间可长达数日。氮酮与其他促进剂合用效果更佳,如丙二醇、油酸等。

氮酮类似物可作为渗透促进剂的有α-吡咯酮,N-甲基吡咯酮,5-甲基吡咯酮,1,5-二甲基吡咯酮,N-乙基吡咯酮,5-羧基吡咯酮等。这类促进剂用量较大时对皮肤有红肿、疼痛等刺激作用。

(4) 醇类化合物:包括各种短链醇、脂肪酸及多元醇等。结构中含2~5个碳原子的短链醇如乙醇、丁醇等能溶胀和提取角质中的类脂,增加药物的溶解度,从而提高极性和非极性药物的经皮渗透。但短链醇只对极性类脂有较强作用,对中性类脂作用则较弱。

丙二醇、甘油、聚乙二醇等多元醇也有渗透促进作用,但单独应用效果较差,常与其他促进剂配合使用。

(5) 其他渗透促进剂:薄荷油、桉叶油、松节油等挥发油可刺激皮下毛细血管的血液循环,具有较强的透皮渗透促进能力,它们的主要成分是一些萜烯类化合物。

氨基酸及其衍生物和一些水溶性蛋白质也能增加药物的透皮渗透,其中有些比氮酮具有更强的渗透促进效果和较低的毒性及刺激性,其作用机制可能与增加皮肤角质层脂质的流动性有关。氨基酸的渗透促进作用受介质pH值的影响,在等电点时具有最佳的促进效果。与角质层类脂成分相似的磷脂、油酸等易渗入角质层而发挥渗透促进作用,以磷脂为主要材料制成的载药脂质体也可以增加多种药物的透皮渗透。

5. 其他因素 除上述因素外,药物浓度、用药面积、应用次数及应用时间等一般与药物的吸收量成正比。其他如气温、相对湿度、局部摩擦、脱脂及离子透入应用等均有助于药物的透皮吸收。

随着科学技术的快速发展,为了使更多的药物特别是一些亲水性较强及分子量较大的药物(如多肽和蛋白质类)能够透皮给药,发展了多种促进药物透皮吸收的方法,包括物理方法、化学方法和生物学方法。其中促进药物透皮吸收的物理学方法有离子导入技术、超声波技术和无针注射系统等;化学方法有脂质类物质的合成、角质层去脂质化;生物学方法有生物转化前体药物的合成、皮肤代谢抑制酶等。此外,红外线和磁性材料的应用,使得贴剂在使用时能让皮肤局部变热从而促进药物的释放和透皮吸收。

新型辅料、透皮吸收促进剂及透皮吸收新技术的应用，使得贴剂在方便使用的同时，药物的释放也得到更好的控制，从而促进了贴剂的快速发展。

第三节　透皮贴剂

一、概述

透皮贴剂（transdermal patches），也称为控释贴剂，指粘贴在完整皮肤上，药物能够控制释放并透过皮肤吸收进入血液循环系统达到治疗或预防疾病的一类制剂，一般由背衬层、有（或无）控释膜的药物贮库、黏合剂及临用前需除去的保护层组成。

透皮贴剂依据药物贮库是否含有控释膜，分为膜控释型、黏胶控释型、骨架控释型和微贮库控释型四类。透皮贴剂通过扩散而起作用，作用时间由药物含量和释药速率所决定。

透皮贴剂应贴于完整的皮肤，皮肤应清洁、干燥，几乎无毛发，并且不油腻、不易受刺激、不发炎、不擦破或不结硬块。从包装内取出应小心，不可撕破或割破药物剂量，也不能切割使用。应按照说明书的推荐时间使用，到时立即除去，更换新的透皮贴剂。

透皮贴剂除了符合一般贴剂的质量要求外，还应符合：①活性成分不能透过透皮贴剂的背衬层，通常水也不能透过；②填充入贮库的溶液型药物，药物贮库中不应有气泡，无泄漏，药物混悬在贴剂中的必须保证混悬、涂布均匀；③药物贮库中的药物应符合控释释放的要求，不得发生药物释放缓慢或突释的现象。

自 1981 年美国上市了第一个透皮贴剂——东莨菪碱透皮贴剂以来，先后有硝酸甘油、可乐定、雌二醇、烟碱、芬太尼、尼古汀、利多卡因等透皮贴剂在国外上市。自 2000 年以来，性激素类药（如 7 日贴用 1 次的雌二醇透皮贴剂）、心血管类药和镇痛药等的透皮贴剂每年都有一定数量被 FDA 批准应用于临床。我国于 20 世纪初开始对透皮贴剂进行研究开发，现已有硝酸甘油、东莨菪碱、可乐定透皮贴剂获准生产。同时开展了压敏胶、贴剂成型机、微孔控释膜等的研制工作，亦对透皮促进剂的促进机理进行了大量研究。但由于我国目前透皮贴剂的成膜材料、压敏胶及背衬材料和防黏材料的匮乏，加上无配套生产设备，在一定程度上制约了透皮贴剂的研究开发。

二、透皮贴剂的常用材料

透皮贴剂是一类新型制剂，组成中除药物、透皮促进剂外，还需要控制药物释放速率的高分子材料（控释膜聚合物或骨架材料）及使贴剂粘贴在皮肤上的压敏胶，此外还有背衬材料与保护膜。

（一）控释膜聚合物与骨架材料

1. 乙烯-醋酸乙烯共聚物（ethylene vinylacetate copolymer，EVA）　由乙烯和醋酸乙烯两种单体经共聚而得，无毒，无刺激性，柔韧性好，与人体组织及黏膜有良好的相容性，加工成型方便，机械性能好，性质稳定，但耐油性较差。EVA 可用热熔法或溶剂法制备膜材。

共聚物中醋酸乙烯成分越多，溶解性能越强，常用溶剂有氯仿、二氯甲烷等；醋酸乙烯含量低则溶解性差，只能用热熔法加工膜材，且柔软性、渗透性也降低。EVA 是目前透皮贴剂中使用最多的高分子材料。

2. 聚氯乙烯（polyvinyl chloride，PVC） 是热塑性材料，在一般有机溶剂中不溶，化学稳定性高，机械性能好。用于制备薄膜的聚氯乙烯中常加入 30%～70% 的增塑剂，称为软聚氯乙烯，耐热性较差，软化点为 80℃，130℃ 开始分解，析出氯化氢，一般推荐使用温度为 −15℃～60℃。聚氯乙烯渗透性较低，加入增塑剂如苯二甲酸酯可增强其渗透性。

聚氯乙烯对油性液体相容性强，膜中液体成分达到 50% 仍能保持稳定分散状态。若药物亲水性强且含量高时，长期贮存后可能析出，使释药速度加快，加入适宜的增塑剂如二(2-乙基己基)-苯二甲酸酯可减轻析出。

3. 聚丙烯（polypropylene，PP） 是结晶度和熔点均较高的热塑性材料，吸水性很低，透气性和透湿性较聚乙烯小，抗拉强度较聚乙烯高，有很高的耐化学品性能，仅在某些氯化烃和高沸点的脂肪烃中发生溶胀和表面溶蚀。聚丙烯薄膜具有优良的透明性、强度和耐热性，可耐受 100℃ 以上的煮沸灭菌。用于一般薄膜的聚丙烯分子量较低，用于双向拉伸等薄膜需较高分子量的聚丙烯。

4. 聚乙烯（polyethylene，PE） 是一种具有优良耐低温和耐化学腐蚀性能的热塑性高聚物，较厚的薄膜可耐受不高于 90℃ 的热水，在烃类溶剂中需较高温度才能溶解。PE 安全无毒，防水性能好，但气密性较差。根据生产压力的不同可分为高压聚乙烯（低密度 PE 或支化 PE）和低压聚乙烯（高密度 PE 或线性 PE）。低压 PE 的结晶性、熔点、密度、硬度较高，渗透性较低。PE 的性能也与分子量有关，高分子量的 PE 薄膜强度高，透明度低，低分子量的 PE 薄膜则更柔软透明。

5. 聚对苯二甲酸乙二酯（polydiethyl phthalate，PET） 室温下机械性能优良，耐酸碱和多种有机溶剂，吸水性能差，有较高的熔点和玻璃化温度，采用双向拉伸工艺能得到具有适宜结晶度、透气性很小、高拉伸性能的薄膜。PET 性能稳定，加工中较少加入其他辅助剂，安全性高。

（二）压敏胶

透皮贴剂中黏合剂称为压敏胶（pressure sensitive adhesive，PSA），指在轻微压力下既可实现粘贴，同时又容易剥离的一类胶黏材料，起着保证释药面与皮肤紧密接触以及药库、控释等作用。贴剂中所用压敏胶应适合皮肤应用，无刺激性，不致敏，与药物相容性好，具防水性能。压敏胶主要有聚异丁烯、丙烯酸酯和硅橡胶三种类型。

1. 聚异丁烯类压敏胶 聚异丁烯为无定型线性聚合物，在烃类溶剂中溶解，一般作溶剂型压敏胶使用。外观色浅而透明，性质稳定，有很好的耐热性、耐臭氧性和耐水性。应用时可不加入另外的增黏树脂及防老化剂。因其非极性强，故对极性膜材的黏性较弱，可加入树脂或其他增黏剂予以克服。聚异丁烯压敏胶常用不同分子量的聚合物配合使用，低分子量的聚异丁烯是黏性半流体，起增黏、改善聚韧性和润湿性的作用，高分子量聚异丁烯则有较高的剥离强度和内聚强度。

2. 丙烯酸类压敏胶 贴剂中应用的丙烯酸类压敏胶有溶液型和乳剂型两类，常用的聚合单体有丙烯酸、醋酸乙烯及丙烯酸酯等。溶液型压敏胶一般由 30%～50%的丙烯酸酯共聚物及有机溶剂组成，胶层无色透明，对各种膜材有较好的涂布性、剥离强度及初黏性，但黏合力和耐溶剂性较差，在高温时更差。交联及共聚的丙烯酸类压敏胶的黏合力和耐溶剂性有较大改善。

乳剂型压敏胶是各种丙烯酸酯单体以水为分散介质经乳液聚合后加入增稠剂等得到的产品。对热、紫外线稳定，无有机溶剂污染，但耐水耐湿性差。这类压敏胶对极性的高能表面基材亲和较好，而对聚乙烯和聚酯等低能表面基材不能很好地湿润，加入丙二醇、丙二醇单丁醚等润湿剂可加以改善。

3. 硅橡胶压敏胶 是低分子量硅树脂与线型聚二甲基硅氧烷流体经缩合而成的聚合物。硅树脂与聚硅氧烷在缩合中形成的硅氧烷键，既是黏性调节成分又是内聚强度调节成分。增加硅氧烷用量，则压敏胶柔软性和黏性增加，增加树脂用量则产品黏性低且易于干燥。

硅橡胶压敏胶玻璃化温度低，透气透湿，耐高温及低温，化学稳定性好，常用其烃类溶液，为一种较好的压敏胶材料，但价格相对较高。此外因其黏着力小，用于制备控释贴剂的关键是基材的表面处理及防黏纸的选择。

（三）背衬材料、防黏材料和药库材料

1. 背衬材料 背衬材料是用于支持药库或压敏胶等的薄膜，应对药物、胶液、溶剂、湿气和光线等有良好的阻隔性能，同时应柔软舒适，并有一定强度。常用多层复合铝箔，即由铝箔、聚乙烯或聚丙烯等膜材复合而成的双层或三层复合膜，提高了机械强度及封闭性，同时适合热合、黏合等工艺。其他如 PET、高密度 PE、聚苯乙烯等也可用作背衬材料。

2. 防黏材料 这类材料主要用于黏胶层的保护，为了防止压敏胶从药库或控释膜上转移到防黏材料上，材料的表面能应低于压敏胶的表面能，与压敏胶的亲和性应小于压敏胶与控释膜的亲和性。常用的防黏材料有聚乙烯、聚苯乙烯、聚丙烯、聚碳酸酯、聚四氟乙烯等，有时也使用表面经石蜡或甲基硅油处理过的光滑厚纸。

3. 药库材料 药库材料可以用单一材料，也可用多种材料配制的软膏、水凝胶、溶液等，如卡波姆、HPMC、PVA 等均较为常用，各种压敏胶和骨架膜材也同时可以是药库材料。

二、透皮贴剂的制备

（一）制备工艺

1. 膜控释型 膜控释型透皮贴剂的基本结构见图 12-3，由背衬层、药物贮库、控释膜层、黏胶层及防黏保护层组成。背衬层常为软铝塑材料或不透性塑料薄膜如聚乙烯、聚苯乙烯、聚酯等，要求封闭性强，对药物、辅料、水分和空气均无渗透性，易与控释膜复合，背面方便印刷商标及文字。药物贮库可用单一材料或多种材料制备的油膏、乳剂、水凝胶、油液等，药物溶解或混悬其中。控释膜是由聚合物材料加工成的微孔膜或无孔膜，对药物有一定的渗透性。黏胶层可用各种压敏胶。膜控释型透皮贴剂的一般制备流程为：

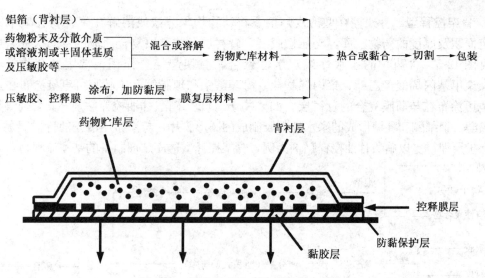

图 12-3 膜控释型透皮贴剂的基本结构

2. 黏胶控释型 黏胶控释型是将药物直接分散于压敏胶中形成药物贮库，上面覆盖不含药的、有控释作用的黏合材料形成的主体结构及背衬层、防黏保护层，见图 12-4。

通常先将空白压敏胶涂布在背衬层上以增强压敏胶与背衬层之间的黏结强度，然后覆以含药胶，再覆以有控释能力的空白压敏胶层。由于药物扩散通过含药胶层的厚度随释药时间延长而不断增加，故释药速度随之下降。为了保证恒定的释药速度，可将黏胶分散型药库按照适宜浓度梯度制成多层含不同药量及致孔剂的压敏胶层，与皮肤接触的最外层含药量低，内层含药量高，这样随着浓度梯度及孔隙率的增加，因厚度变化引起的速度降低可得到补偿。多层黏胶控释型透皮贴剂制备流程为：

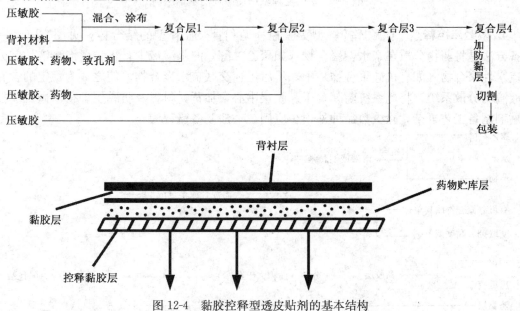

图 12-4 黏胶控释型透皮贴剂的基本结构

3. 骨架控释型 骨架控释型透皮贴剂系将药物均匀分散或溶解在聚合物骨架中，制成有一定面积及厚度的药物贮库，与压敏胶层、背衬层及防黏层复合而成的骨架控释型透皮贴剂，见图12-5。含药物的亲水性或疏水性聚合物骨架起控释作用，常用聚合物有PVA、PVP、聚甲基丙烯酸羟乙酯、聚丙烯酸盐、海藻酸钠和琼脂等。压敏胶可直接涂布在药膜表面，也可涂布在与药膜复合的背衬层。如"Nitro-Dur"硝酸甘油控释贴剂，其含药骨架是由聚乙烯醇、聚维酮和乳糖形成的亲水性凝胶制成的圆形膜片，与涂布压敏胶的背衬层黏合，加防黏保护层即得。以硝酸甘油控释贴剂为例，骨架控释型透皮贴剂制备的基本流程为：

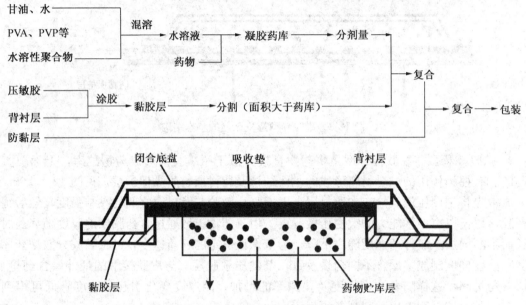

图12-5 骨架控释型透皮贴剂的基本结构

4. 微贮库控释型 微贮库控释型为膜控释型和骨架控释型的结合体，见图12-6。一般制备方法是将药物分散在亲水性聚合物（如聚乙二醇）的水溶液中，再将此混悬液均匀分散在疏水性聚合物（如有机硅聚合物）中，然后迅速交联疏水聚合物，使之成为稳定的含有球形液滴的分散系统。将此系统药膜置于黏胶层中心，加背衬材料及防黏层即得。微贮库控释型贴剂制备工艺复杂，除少数品种外很少应用，一般制备流程为：

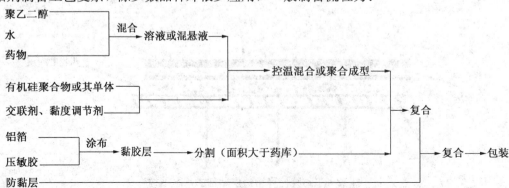

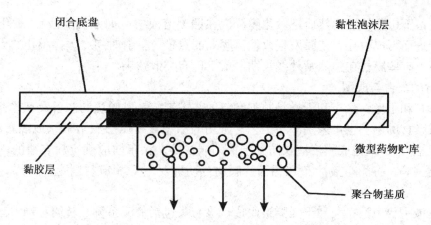

图 12-6 微贮库控释型透皮贴剂的基本结构

（二）制备的一般步骤

从制备流程可知，透皮贴剂的制备工艺复杂，要求高，不同类型透皮贴剂的生产工艺各不相同。但透皮贴剂制备一般都包括膜材的加工、膜材的改性和膜材的复合与成型三个步骤。

1. 膜材的加工 根据所用高分子材料的性质，膜材可分别用作控释膜、药库、防黏层及背衬层等。膜材的加工方法有涂膜法和热熔法两种。实验室中小量制备可用涂膜法，工艺过程同膜剂（详见第十四章第一节）；热熔法是将高分子材料加热变形，经加工制成一定尺寸膜材的方法，适合于工业生产，加工方法常用挤出法和压延法。

（1）挤出法：根据使用的方法不同分为管膜法和平膜法。管膜法是将高聚物熔体经环形模头以膜管的形式连续挤出，随后吹胀到所需尺寸并同时用空气或液体冷却的方法；平膜法是利用平缝机头直接挤出所需尺寸薄膜并同时冷却的方法。

（2）压延法：系将高聚物熔体在旋转辊筒间的缝隙中连续挤压形成薄膜的方法。由于高聚物通过辊筒间的缝隙时，沿薄膜方向在高聚物中产生了高的纵向应力，得到的薄膜较挤压法具有更明显的各向异性。

2. 膜材的改性 膜材加工后，为了获得膜孔大小适宜或一定渗透性的膜材，还需将加工后的膜材作特殊处理使之改性。膜材改性可用溶蚀法、拉伸法和核辐射法。

（1）溶蚀法：取膜材用适宜的溶剂浸泡，溶解其中的可溶性成分（如小分子增塑剂等），即可得到具有一定大小膜孔的膜材，也可以在加工薄膜时加入一定量的可溶性物质（如聚乙二醇、聚乙烯醇等）作为致孔剂，使膜发生改性。这种方法比较简便，膜孔的大小和均匀性取决于所加入物质的用量及其与高分子聚合物的相容性。最好使用水溶性添加剂，避免使用有机溶剂。

（2）拉伸法：该法系利用拉伸工艺制备单轴取向和双轴取向的多孔控释膜。将膜材冷却后，重新加热至取向温度，趁热迅速向单侧或双侧拉伸，重新冷却后的薄膜长度、宽度或两者均有大幅度增加，高分子聚合物结构出现裂纹样孔洞，膜材发生改性。如东莨菪碱控释贴剂采用了聚丙烯双向拉伸薄膜，在电镜下可见织纹样结构。

（3）核辐射法：该法系用荷电粒子对一般方法制得的无孔膜材在电子加速器中进行核照

射，使膜上留下敏化轨迹，然后把敏化膜浸泡在蚀刻溶液中（如强碱溶液），敏化轨迹被选择性腐蚀，进而形成膜孔，使膜发生改性。膜孔的数量与辐射时间有关，膜孔的大小则取决于浸泡时间。有些膜材在强烈紫外线长期照射下也有类似效果。

3. 膜材的复合与成型

（1）涂布和干燥：涂布和干燥是贴剂制备的基本工艺，黏胶层的制备及某些药库、防黏层的制备及膜材的制备也常采用涂布工艺。常用的涂布液有压敏胶溶液（或混悬液）、药库溶液（或混悬液）、其他成膜溶液及防黏纸上的硅油等。涂布前应确定涂布液的固含量及涂布厚度或增重等。将涂布液涂布在铝箔、膜材或防黏材料等相应材料上，干燥，除去溶剂即得。

涂布机械主要由涂布头和干燥隧道组成。涂布头包括加液系统、转筒和刮刀三部分。涂布的均匀性和重现性取决于涂布精度，涂布精度也对起控释作用涂层的释药速率有很大影响。

（2）复合：把药物贮库层、背衬层及防黏层等各层复合在一起即形成完整贴剂。不同类型的控释贴剂复合方式不同，如膜控释型的硝酸甘油控释贴剂系先将涂布有压敏胶的控释膜与防黏纸黏合，然后与中心载有定量药库的铝箔通过热压法使控释膜的边缘与铝箔上的复合聚乙烯层熔合；而骨架控释型和黏胶控释型贴剂大多采用黏合方式复合，例如对多层黏胶型系统，是把涂布在不同基材上的压敏胶相对压合在一起，移去一侧基材，就得到双层压敏胶的胶面，再重复此过程，压合上第三层，直至多层复合全部完成。但需注意移去的基材与压敏胶的黏合力必须小于压敏胶层之间以及压敏胶与另一基材的黏合力。这种多层复合工艺可在单次涂布机上分次完成或在多层复合机上一次完成。复合后得到的黏胶型贴剂再按设计要求切割成单剂量，包装即得。

三、设计透皮贴剂的考虑因素

设计透皮贴剂时，为使药物能够以恒定的速率释放，并能以一定的量透皮吸收，必须考虑以下四个重要因素。

1. 总剂量 应考虑可被全身利用的药物总量，透皮给药制剂都有规定的释放总量，对于上述四个类型的透皮贴剂，药物的释放总量可等同于透皮吸收进入全身系统的总量，但对于皮肤本身作为控释方式的贴剂，如膏药、橡胶膏剂和巴布剂等，释放总量不等于吸收总量，吸收总量与药物渗透总量密切相关，但渗透总量难以准确确定。

2. 表面积 给药表面积增大，药物透皮吸收的量也相应增大，因此国外产品一般都有几种规格，但患者对贴剂的表面积有一定的接受能力，一般控释装置的透皮贴剂总表面积以不超过 $40cm^2$ 为宜。

3. 浓度 指透皮贴剂单位面积的药物含量。以硝酸甘油透皮贴剂为例，浓度在一定范围内（$0.01\sim1.0mg/cm^2$）时，表面积一定，剂量吸收百分率一般较稳定（36.6%～43.5%），当浓度超过该浓度范围，则吸收率减少，说明皮肤的吸收有饱和性。因此，设计透皮贴剂应考虑贴剂单位面积含药量的限制。

4. 用药时间 透皮贴剂在皮肤上用药时间越长，吸收率越大，但应用部位汗液的积累和细菌的繁殖也会限制用药时间。市售产品一般是一日一次，少数也有每7日1次，如可乐定透皮贴剂。

四、透皮贴剂的质量评价

（一）黏附力测定

透皮贴剂为敷贴于完整皮肤表面的制剂，其与皮肤黏附力的大小直接影响药物的安全性和有效性，因此应对黏附力进行控制。通常贴剂的压敏胶与皮肤作用的黏附力可用三个指标来衡量，即初黏力、持黏力及剥离强度。

1. 初黏力　表示压敏胶与皮肤轻轻地快速接触时表现出的对皮肤的黏接能力，即通常所谓的手感黏性。常采用滚球斜坡停止法测定贴剂初黏力，见《中国药典》2010年版二部附录ⅩJ。

2. 持黏力　表示压敏胶内聚力的大小，即压敏胶抵抗剪切外力所引起的蠕变破坏的能力。测定方法是将贴剂粘贴于实验板表面。垂直放置沿贴剂的长度方向悬挂一规定质量的砝码，记录贴剂滑移直至脱落的时间或在一定时间内下移的距离。

3. 剥离强度　表示压敏胶黏接力的大小。采用180°剥离强度试验法测定。剥离强度应符合各品种项下的规定。贴剂180°剥离强度 σ （kN/m）按式（12-2）计算：

$$\sigma = \frac{S}{LB} \times C \qquad 式（12-2）$$

式中，S 为记录曲线中取值范围的面积（单位 mm^2）；L 为记录曲线中取值范围的长度（单位 mm）；B 为供试品实际的宽度（单位 mm）；C 为记录纸单位高度的负荷（单位 kN/m）。

（二）含量均匀度

含量均匀度系指每片透皮贴剂中药物含量符合标示量的程度。凡检查含量均匀度的制剂，一般不再检查重量差异。

透皮贴剂照《中国药典》2010年版二部附录ⅩE含量均匀度检查法测定。透皮贴剂的限度应为±25%。

（三）体外释放度

透皮贴剂体外释放度照《中国药典》2010年版二部附录ⅩD释放度测定法第三法进行测定。将透皮贴剂置于两层碟片的中央，释放面朝上，再将网碟置于烧杯下部，并使贴剂与桨底旋转面平行，两者相距25mm±2mm，以一定速度搅拌，于规定时间取释放介质测定药物浓度，计算释放百分率。取释放介质的同时，必须补充同体积同温度的空白释放介质，维持释放介质的总量不变。

此外，根据实际需要，还设计了贴剂体外释药装置的改良桨碟法和桨网法。改良桨碟法，特别适合于释药面积大于 $10cm^2$ 的圆形骨架型贴剂；改良桨网法适用于膜控型和骨架控释型贴剂，对贴剂的形状和大小无特定要求。

（四）透皮贴剂的生物利用度测定

经皮给药制剂的生物利用度测定有血药法、尿药法和血药加尿药法。常用方法是对受试者的生物样品，如血样或尿样进行分析。生物利用度测定的关键是测定体液中药物的浓度，由于药物透皮吸收的量小，血药浓度往往低于一些分析方法的检测限度，因此有时用^{14}C或^{3}H标记的化合物。如果分析方法具有足够的灵敏度，可以用适宜的方法，如HPLC、高效液相串联质谱仪法等，直接测定血浆或尿中原形药物的量，求出 AUC 计算生物利用度。

五、举例

例 东莨菪碱透皮贴剂

【处方】 组成	药物贮库层（份）	黏贴层（份）
聚异丁烯 MML100	29.2	31.8
聚异丁烯 LM-MS	36.5	39.8
矿物油	58.4	63.6
东莨菪碱	15.7	4.6
氯仿	860.2	360.2

【制备】按药库层处方和黏贴层处方量称取各成分，分别溶解，将药物贮库层溶液涂布在 65μm 厚的铝塑膜上，烘干或自然干燥，形成约 50μm 厚的药物贮库层；将黏贴层溶液涂布在 200μm 厚的硅纸上，干燥，制成约 50μm 厚的黏贴层；将 25μm 厚的聚丙烯控释膜复合到药物贮库层上，将黏贴层复合到控释膜的另一面，切成 1cm^2 的圆形贴剂。所设计的释药量为初始量 150~250μg·(cm^2·h)$^{-1}$；维持量 1~3μg·(cm^2·h)$^{-1}$。

第四节 透皮贴剂透皮渗透的研究方法

一、体外透皮渗透研究

（一）渗透扩散池

体外透皮渗透研究主要利用各种渗透扩散池模拟药物在体渗透过程，测定一定时间间隔皮肤另一面接受液中的药物浓度，从而测定药物的释药性质、透皮渗透性质或筛选处方等。渗透扩散池应能保证整个渗透或扩散过程具有稳定的浓度梯度和温度，尽量减少溶剂扩散层的影响等。扩散池由供给室和接受室组成，在两个室之间可夹持皮肤样品或其他膜材料，在扩散室一般装入药物及其载体组成的扩散液，接受室放置接受液，每次取接受液的同时，必须补充同体积同温度的空白接受液，以保证接受室内接受液的总量不变。常用的扩散池有直立式和卧式两种，见图 12-7。

搅拌是保证漏槽条件（即在实验过程中药物的浓度始终低于药物溶解度的 10%）的重要因素之一。搅拌速度过小、接受室体积过大或过高都可能造成皮肤局部浓度过高或整体接受液浓度不均匀，常用的扩散池一般采用电磁搅拌。

（二）扩散液和接受液

1. 扩散液 对于难溶性药物，一般选择其饱和水溶液作为扩散液，并加入数粒固体药

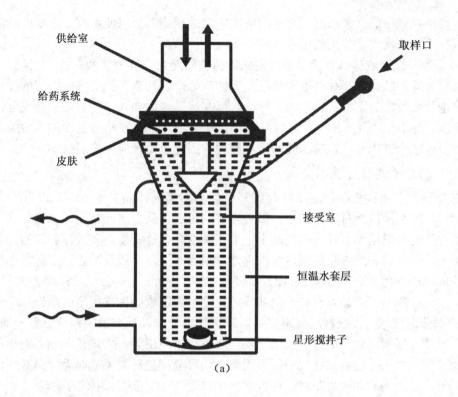

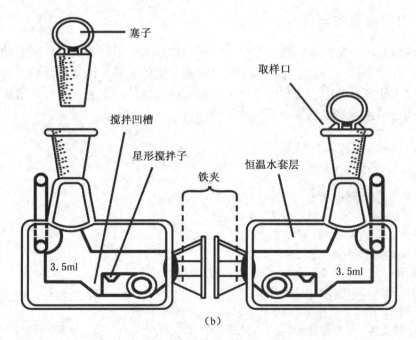

图 12-7 渗透扩散池装置示意图
(a) 直立式渗透扩散池装置　(b) 卧式渗透扩散池装置

物结晶以维持扩散中的饱和浓度。对于溶解度较大的药物，可以使用其一定浓度的溶液，同时应保证扩散液浓度大于接受液浓度（至少10倍以上）。

2. 接受液 接受液应具有接受通过皮肤的药物的能力，体外实验时亦应满足漏槽条件。常用的接受液有生理盐水、林格液和磷酸盐缓冲液等。若药物在接受液中的溶解度很小，很快就达到饱和浓度，为了维持有效浓度梯度，可在接受液中加入一些非生理性成分以增加药物的溶解度，如20%～40%PEG400或一些非离子表面活性剂。将接受液加入接受室时由于温度的改变可能会产生气泡影响药物的透皮渗透，因此接受液应预先脱气。

（三）皮肤种类与分离技术

1. 皮肤种类 人体皮肤是透皮给药研究最理想的皮肤样品。在$-20℃$以下贮存的新鲜皮肤，使用时间可维持数月以至一年。但人体皮肤难以得到，因此常使用动物皮肤代替。大多数动物皮肤的角质层厚度较人体皮肤小，毛孔密度高，药物渗透较人皮肤容易，且不同动物差异较大，相同动物的生长周期也对渗透性有很大影响。一般认为，以家兔、小鼠、无毛小鼠皮肤的渗透性较大，其角质层厚度大约为人体皮肤的$1/8～1/2$，其次为大鼠、豚鼠、猪、狗、猴、猩猩等。此外，也有采用新鲜蛇蜕以及人工膜为透皮模型的报道。

2. 皮肤分离技术 皮肤样品如不需要立即用于实验，可真空密闭包装后置$-20℃$保存，临用前取出。可根据研究目的分别制取全皮、表皮、角质层等。人体皮肤和无毛小鼠无须脱毛处理，其他一些长毛动物皮肤，根据不同要求，可分别进行脱毛或剃毛，但必须注意不要损伤角质层，经去毛的动物皮肤以生理盐水淋洗，置4℃生理盐水中保存备用。

二、体内透皮吸收研究

药物透皮给药后欲使机体吸收产生治疗作用，则需要知道药物被机体吸收的量。体外透皮渗透研究虽然能提供一定信息，但与体内吸收有一定的差异。因此，透皮给药制剂的开发过程需进行体内研究，其中生物利用度测定是最常进行的体内研究。此外，透皮贴剂的体内外相关性、药动学过程等也是体内研究的重要内容。

参 考 文 献

1. 郑俊民. 经皮给药新剂型. 北京：人民卫生出版社，2006.
2. 崔福德. 药剂学. 第六版. 北京：人民卫生出版社，2008.
3. 潘卫三. 新药制剂技术. 北京：化学工业出版社，2004.
4. 陆彬. 药物新剂型与新技术. 第二版. 北京：人民卫生出版社，2005.
5. 张兆旺. 中药药剂学. 第二版. 北京：中国中医药出版社，2007.
6. 方晓玲. 药剂学. 北京：人民卫生出版社，2007.
7. 张志荣. 药剂学. 北京：高等教育出版社，2007.
8. "百万药师关爱工程"系列教材编委会. 实用药剂学. 北京：北京科学技术出版社，2005.
9. 邓树海. 现代药物制剂技术. 北京：化学工业出版社，2007.

第十三章 气雾剂、粉雾剂与喷雾剂

【学习要求】

1. **掌握** 气雾剂、粉雾剂、喷雾剂的含义及特点；气雾剂的组成和制备方法。
2. **熟悉** 气雾剂的分类；气雾剂的质量检查。
3. **了解** 气雾剂的经肺吸收机制；喷雾剂、粉雾剂的质量要求。

气雾剂（aerosols）、粉雾剂（powder aerosols）与喷雾剂（sprays）系指药物以特殊装置给药，经呼吸道深部、腔道黏膜或皮肤等发挥全身或局部作用的一种给药系统。按给药的动力不同可分为气雾剂、粉雾剂或喷雾剂。其中气雾剂是借助抛射剂产生的压力将药物从容器中喷出；粉雾剂和喷雾剂均不含抛射剂，粉雾剂由患者主动吸入或借适宜装置喷出，而喷雾剂是借助手动机械泵等将药物喷出。按给药途径不同可以分为吸入剂与非吸入剂。吸入剂可经口腔或鼻腔吸入，通过上呼吸道进入肺部，吸收后发挥全身作用，可以单剂量或多剂量给药。非吸入剂可通过口腔、鼻腔、阴道等黏膜组织给药，发挥局部或全身作用，也可用于局部麻醉止痛、解热镇痛、止血与保护创面、清洁消毒等。

气雾剂、粉雾剂和喷雾剂均应对皮肤、呼吸道与腔道黏膜和纤毛无刺激性、无毒性。

近年来，这类制剂的研究越来越活跃，产品数量也不断增加，药物应用范围从原来的哮喘治疗用气雾剂增加到抗生素药物、心血管药物、抗病毒药物、镇痛药、镇静药、外用消炎镇痛药、局麻药、激素类药物气雾剂，其中比较引人注目的是用于多肽与蛋白类药物的给药。目前胰岛素肺部给药制剂的研究已成为药剂界广泛关注的热点之一，如胰岛素的气雾剂、喷雾剂及粉末吸入剂等。

总之，气雾剂虽然不是一种新剂型，但随着医药科学的发展其应用范围正在不断扩大；粉雾剂和喷雾剂作为较新的给药方式，无论在给药装置、给药途径或新品种的研究开发上都有迅速的发展。

第一节 气雾剂

一、气雾剂的含义与特点

气雾剂（aerosols）是指将含药溶液、乳状液或混悬液与适宜的抛射剂共同装封于具有特制阀门系统的耐压容器中，使用时借助抛射剂的压力将内容物压成雾状以定量或非定量喷出的制剂。气雾剂是一种典型的加压包装，其性能在很大程度上依赖于耐压容器、阀门系统和抛射剂等。

气雾剂的前身可上溯到古代，在中国有吸入燃烧药树脂的烟来治病的例子，在欧洲有吸入氯乙烷气雾剂进行麻醉的例子。现代气雾剂起源于1862年。近几十年来，气雾剂在定量吸入、全身治疗等方面的研究逐渐深入，在呼吸系统疾病、心血管系统疾病、外科出血或烧伤治疗等方面发挥了重要作用。药物应用范围的扩大、非氟氯烷烃类抛射剂的开发及新型给药装置的研究与开发成为气雾剂的重要发展方面。

气雾剂的优点有：①具有速效和定位作用。用药后，药物可以直接到达作用部位或吸收部位，具有十分明显的速效作用（如吸入气雾剂）与定位作用，尤其是在呼吸道给药方面具有其他剂型不能替代的优势，如治疗哮喘的气雾剂可使药物粒子直接进入肺部，吸入两分钟即能显效。②可提高药物的稳定性。药物封装于密闭的容器中，可以保持清洁和无菌状态，减少了药物受污染的机会，有利于提高药物的稳定性。③使用方便，用药剂量较准确。使用时一揿（吸）即可且通过定量阀门准确控制用药剂量。④可避免肝脏的首过效应。肺部吸收给药后，可克服口服给药造成的胃肠道不适与肝脏的首过效应。

同时气雾剂也具有一些不足之处：①因需要耐压容器、阀门系统和特殊的生产设备，故生产成本较高；②因抛射剂挥发性高，有制冷效应，故对受伤皮肤多次给药时可引起不适感和刺激作用；③可因封装不严密、抛射剂的渗漏而失效；④遇热或受撞击易发生爆炸。

二、气雾剂的分类

1. 按分散系统分 气雾剂可分为溶液型、乳剂型和混悬型气雾剂。

（1）溶液型气雾剂：系指药物（液体或固体）溶解在抛射剂中形成的均相分散体系。在喷射时抛射剂挥发，药物以液体或固体微粒形式到达作用部位。如盐酸异丙肾上腺素气雾剂。

（2）乳剂型气雾剂：系指药物、抛射剂与乳化剂等形成的乳剂型非均相分散体系。药物可溶解在水相或油相中，形成W/O型或O/W型乳剂。O/W型乳剂在喷射时随着内相抛射剂的气化而以泡沫形式喷出，因此又称为泡沫气雾剂；W/O型乳剂在喷射时随着外相抛射剂的气化而以液流形式喷出，如滴霉净气雾剂。

（3）混悬型气雾剂：系指固体药物以微粒形式分散在抛射剂中形成混悬型非均相分散体系，喷射时随着抛射剂挥发，药物以固体微粒状态到达作用部位。如混悬型沙丁胺醇气雾剂。

2. 按相的组成分 气雾剂按容器中存在的相数可分为二相气雾剂和三相气雾剂。

（1）二相气雾剂：一般指溶液型气雾剂，由气液两相组成。气相是抛射剂挥发形成的气体，液相是药物与抛射剂形成的均相溶液。如沙丁胺醇气雾剂、云南白药气雾剂。

（2）三相气雾剂：一般指混悬型和乳剂型气雾剂，分别由气-液-固，气-液-液三相组成。在气-液-固型中，气相是抛射剂挥发形成的气体，液相是抛射剂，固相是不溶性药物的微粒。在气-液-液型中，气相是抛射剂所产生的蒸气，液液两相是两种不相混溶的液体，即抛射剂与药物水溶液构成的 W/O 型或 O/W 型乳剂。如滴霉净气雾剂、利巴韦林气雾剂、丙酸倍氯米松气雾剂。

3. 按给药途径分　气雾剂可分为吸入气雾剂、皮肤和黏膜用气雾剂、空间消毒用气雾剂。

（1）吸入气雾剂：系指使用时将内容物呈雾状喷出并随呼吸吸入肺部的气雾剂，可发挥局部或全身治疗作用。吸入气雾剂还可分为单剂量或多剂量包装。如丙酸氟替卡松吸入气雾剂。

（2）皮肤和黏膜用气雾剂：皮肤用气雾剂主要起保护创面、清洁消毒、局部麻醉及止血等作用；阴道黏膜用气雾剂，主要用于治疗微生物、寄生虫等引起的阴道炎，也可用于节制生育，常用 O/W 型泡沫气雾剂；鼻黏膜用气雾剂主要用于一些多肽和蛋白质类药物的全身治疗作用，如富马酸酮替芬鼻吸入气雾剂。

（3）空间消毒用气雾剂：主要用于杀虫、驱蚊及室内空气消毒。喷出的粒子极细（直径不超过 $50\mu m$），一般在 $10\mu m$ 以下，能在空气中悬浮较长时间。如空气清新剂。

4. 按是否采用定量阀门系统分　气雾剂可分为定量气雾剂与非定量气雾剂。

（1）定量气雾剂：采用定量阀门系统的气雾剂，包括用于口腔、鼻黏膜和吸入的气雾剂，定量吸入的气雾剂又称为定量吸入剂（metered dose inhaler，MDI）。

（2）非定量气雾剂：未采用定量阀门系统的气雾剂，主要用于局部，包括如用于皮肤、阴道和直肠的气雾剂。

三、气雾剂的肺部吸收

气雾剂中的药物主要通过肺部吸收。吸入型气雾剂通常发挥作用迅速，有时几同于静脉注射剂，如激素类气雾剂吸入后 1～2 分钟即可发挥平喘作用。这与呼吸道的生理解剖结构，特别是肺泡的结构特点密切相关。

人的呼吸系统由口、鼻、咽喉、气管、支气管、终末细支气管、呼吸道细支气管、肺泡管、肺泡囊构成。从气管到肺泡，气道逐级分支，气道的直径和长度变小，但气道的数量却呈几何级数的增加，最后通向肺泡囊。肺泡囊呈圆球形，直径约为 $40\mu m$。正常人的肺部大约有 3 亿～4 亿个肺泡囊，使肺部总表面积可达约 $100m^2$。肺泡囊壁由单层上皮细胞构成，细胞间隙存在致密的毛细血管，肺泡表面至毛细血管间的距离仅约 $0.5\sim 1\mu m$，且肺泡表面的血流非常充盈。因此肺泡囊是人体进行气血交换的场所，药物达到肺泡囊即可迅速吸收显效。药物经肺吸收的途径见图 13-1。

由于肺部具有巨大的可供吸收的表面积、丰富的毛细血管和极小的转运距离，决定了肺部给药迅速吸收，而且经肺部吸收的药物可直接进入血液循环，不受肝脏首过效应的影响。

药物在肺部的吸收主要与呼吸气流、微粒大小及药物理化性质有关。①呼吸气流：正常人每分钟呼吸 15～16 次，每次吸气量约为 $500\sim 600cm^3$，其中约有 $200cm^3$ 存在于咽、气管及支气管之间，气流常呈湍流状态，呼气时可被呼出。当空气进入支气管以下部位时，气流速度逐渐减慢，多呈层流状态，易使气体中所含药物粒子沉积。此外，呼吸频率、呼吸类型和呼吸量等也会直接影响药物粒子在肺泡中的沉积，通常药物粒子进入系统的量与呼吸量成

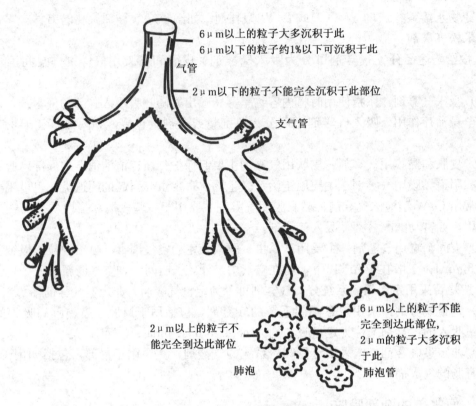

图 13-1 肺吸收途径示意图

正比，与呼吸频率成反比。短而快的吸气使药物粒子停留在呼吸道的气管部位，而细而长的吸气可使药物到达肺深部如肺泡等。②微粒大小：气雾剂给药能否到达肺泡，主要取决于药物粒子（雾滴）大小。粒子（雾滴）太大则大多沉积在上呼吸道黏膜上，吸收少而慢；粒子（雾滴）太小则进入肺泡囊后大部分随呼气排出，在肺部的沉积率很低。只有当粒度大小适当时，药物在肺部的吸收才能达到较为理想的效果。一般吸入型气雾剂喷出的粒子（雾滴）大小在 $0.5 \sim 10 \mu m$ 较好，其中起肺部局部作用时粒子大小在 $3 \sim 10 \mu m$ 为宜；需要迅速吸收并发挥全身作用时，粒子在 $0.5 \sim 1 \mu m$ 更佳。③药物理化性质：在呼吸系统（如呼吸道分泌液或肺泡液）中有适当溶解度的药物吸收较好。药物从肺部吸收以被动扩散过程为主，吸收速率与药物的分子量及脂溶性、油/水分配系数有关，小分子药物易通过肺泡上皮细胞上的膜孔，因而吸收较快；大分子药物可通过细胞间隙或被巨噬细胞吞噬进入淋巴系统而被吸收。脂溶性药物经脂质双分子膜扩散吸收，故油/水分配系数较大的药物，吸收速度也快。

四、气雾剂的组成

气雾剂由抛射剂、药物与附加剂、耐压容器和阀门系统组成。其中耐压容器和阀门系统构成了气雾剂的装置。抛射剂与药物（必要时加附加剂）一同封装在耐压容器内，器内产生压力（抛射剂气化），若打开阀门，则药物、抛射剂一起喷出而形成气雾。雾滴中的抛射剂进一步气化，雾滴变得更细。雾滴的大小取决于抛射剂的类型、用量、阀门和揿钮的类型以及药液的黏度等。

（一）抛射剂

抛射剂（propellants）是气雾剂喷射药物的动力，有时兼作药物的溶剂或稀释剂。理想的抛射剂要有适当的沸点，在常温下其蒸气压应大于大气压；无毒、无致敏性和刺激性；不易燃易爆；惰性，不与药物或容器发生反应；无色、无臭、无味；价廉易得。抛射剂是气雾剂的重要组成部分，其性能直接影响到气雾剂的性能。一般抛射剂用量越大，蒸气压越高，喷射动力就越强，喷出的液滴就越细，反之亦然。吸入气雾剂要求液滴比较细，需要选用喷射能力较强的抛射剂；局部用气雾剂喷出的液滴粒径可较大，可选用喷射能力较弱的抛射剂。

1. 抛射剂分类 抛射剂分为液化气体与压缩气体两大类。

（1）液化气体：液化气体在常压下沸点低于室温，一旦阀门系统开放时，压力突然降低，抛射剂急剧气化，可将容器内的药液分散成极细的微粒，通过阀门系统喷射出来，到达作用部位而发挥作用。

常用液化气体类抛射剂有氟氯烷烃类（CFC）、氢氟烷烃类（HFA）、二甲醚（DME）、烷烃类等。

氟氯烷烃类（chlorofluorocarbons，CFCs），俗称氟里昂（Freon），常用的有三氯一氟甲烷（F_{11}，CCl_3F）、二氯一氟甲烷（F_{12}，CCl_2F_2）和二氯四氟乙烷（F_{114}，$CClF_2$-$CClF_2$）。常用氟氯烷烃类抛射剂的理化性质见表13-1。

表 13-1 氟氯烷烃类抛射剂的理化性质

抛射剂		沸点	蒸气压（kPa）		密度（g/ml）		溶解度
商品名	化学名（分子式）	（℃）	21℃	54.5℃	21.1℃	54.4℃	25℃在水中（W/W）
F_{11}	三氯一氟甲烷（CCl_3F）	23.7	92.4	268.9	1.485	1.403	1:909
F_{12}	二氯二氟甲烷（CCl_2F_2）	-29.8	585.4	1351.4	1.325	1.191	1:3570
F_{114}	二氯四氟乙烷（$CClF_2$-$CClF_2$）	4.1	190.3	506.8	1.468	1.360	1:7690

氟里昂类可受紫外线影响而分解出高活性元素氯，与臭氧发生作用而破坏大气臭氧层，具有严重的环境问题。国际社会为保护臭氧层，于1987年制定了《关于消耗臭氧层物质的蒙特利尔议定书》。我国已承诺2010年完全停止氟里昂等产品的使用。因此氟氯烷烃类抛射剂正在被一些新型抛射剂替代。

氢氟烷烃类（HFA），可作为氟里昂的替代品，由于分子中不含氯原子（由一个或多个氢取代了氯原子），因此这类化合物对大气层中的臭氧层无破坏作用。常用氢氟烷烃类抛射剂的理化性质见表13-2。其中以四氟乙烷（HFA-134a）和七氟丙烷（HFA-227）应用较多。四氟乙烷无腐蚀性、无刺激性、不燃，与水不混溶；液体通常无色、无臭，气体在高浓度时微有醚臭；可作为CFC的替代品用于定量吸入剂。七氟丙烷性质及用途类似于四氟乙烷。二氟乙烷无腐蚀性、无刺激性、易燃，与水有较好的相溶性；液体通常无色、无臭，已被美国药典31版收载，可用作一般气雾剂的抛射剂。

表 13-2　　常用氢氟烷烃类抛射剂的理化性质

抛射剂	代码	蒸气压（kPa）(25℃)	沸点（℃）	密度（g/ml）(25℃)	在水中溶解度(20℃, W/W)
四氟乙烷（$C_2H_2F_4$）	HFA-134a	662	−26.2	1.21	1:1294
七氟丙烷（C_3HF_7）	HFA-227	297	−16.5	1.42	1:1725
二氟乙烷（$C_2H_4F_2$）	HFC-152a	600	−24.70	0.90	1:357

二甲醚（DME），常温常压下为无色气体或压缩液体，具有轻微醚香味，在高压下为液体。与其他抛射剂相比，二甲醚有很高的水溶性（水中溶解度为34%），加6%的乙醇后可与水混溶；常温下具有化学惰性，无腐蚀性、无致癌性，是CFC的优良替代品。因二甲醚的蒸气压很高，一般不单独使用，常与烃及其他抛射剂合用，作为局部用气雾剂的抛射剂。

烷烃类，目前常用的是丙烷、正丁烷和异丁烷。烷烃类抛射剂价廉易得，无毒，化学性质稳定，密度低，但易燃、易爆。常需与其他类抛射剂混合使用，以获得适当的蒸气压和密度，并降低其可燃性。主要用于局部气雾剂。常用烷烃类抛射剂的理化性质见表13-3。

表 13-3　　常用烷烃类抛射剂的理化性质

抛射剂	商品名	蒸气压（kPa）(21℃)	沸点（℃）	密度（g/ml）(20℃)
丙烷	A-108	758.4	−42.1	0.50
异丁烷	A-31	209.6	−11.7	0.56
正丁烷	A-17	113.8	−0.5	0.58

（2）压缩气体：常用的有二氧化碳、氮气、一氧化二氮等。化学性质稳定，不与药物发生反应，不燃烧，在低温下可液化，无毒，价廉。因其常温时蒸气压过高，故对容器耐压性能要求高。若仅在常温下充入它们的低压气体，则压力易迅速降低，达不到持久的喷射效果，故在气雾剂中基本不用，常用于喷雾剂中。

2. 抛射剂的用量　抛射剂的用量及自身蒸气压会影响气雾剂的喷射能力、雾粒的大小、干湿及泡沫状态。其用量主要与气雾剂种类、用途有关。在溶液型气雾剂中，抛射剂在处方中的用量比一般为20%~70%（W/W），用量越大，雾滴粒径越小；乳剂型气雾剂的抛射剂用量一般为8%~10%（W/W），产生泡沫的性状取决于抛射剂的性质和用量；混悬型气雾剂的抛射剂用量较高，用于腔道给药的用量为30%~45%（W/W），用于吸入给药时，抛射剂用量可高达99%。此外，可根据所需粒径调节抛射剂用量，如吸入气雾剂，雾粒要求较细（以 1～5μm 为宜），则抛射剂用量宜多；皮肤用气雾剂的雾滴可粗些（50～200μm），抛射剂用量可较少，约为 6%～10% （W/W）。

实际应用中单一的抛射剂往往很难达到用药要求，故一般多采用混合抛射剂，并通过调整用量、比例来达到调整喷射能力的目的。

不同抛射剂混合后的总蒸气压由各自的蒸气压和摩尔数所决定的。按照 Raoult 定律，在一定温度下溶质的加入会导致溶剂蒸气压下降，蒸气压的下降与溶液中溶质的摩尔分数成正比；根据 Dalton 气体分压定律，体系的总蒸气压等于体系中各组分的分压之和，由此可计算混合抛射剂的蒸气压：

$$P_a = N_a \times P_a^0 = \frac{n_a}{n_a+n_b} \times P_a^0 \qquad 式（13-1）$$

$$P_b = N_b \times P_b^0 = \frac{n_b}{n_a+n_b} \times P_b^0 \qquad 式（13-2）$$

$$P = P_a + P_b \qquad 式（13-3）$$

式中，P 为蒸气压；n 为抛射剂摩尔数；N 为抛射剂摩尔分数；P_a、P_b 分别表示抛射剂 A 和 B 的分压；P_a^0、P_b^0 分别为纯抛射剂 A、B 的饱和蒸气压。

（二）药物与附加剂

1. 药物 液体、固体药物均可制备气雾剂，主要应用较多的药物有呼吸道系统用药、心血管系统用药、解痉药及烧伤药等。近年来，蛋白质、多肽类药物的气雾剂给药系统研究也越来越多。

2. 附加剂 为制备质量稳定的气雾剂常需加入适宜附加剂。

由于目前常用的抛射剂是非极性的，故制备溶液型气雾剂时，有相当一部分常用药物难以与之混溶，为配制澄明溶液，常需加入潜溶剂，如乙醇、聚乙二醇、丙二醇、丙酮等。

为增加混悬型气雾剂的物理稳定性，常需加入一些表面活性剂或分散剂，以降低药物的表面张力，有利于其在抛射剂中的均匀分散。常用的表面活性剂有聚山梨酯类、卵磷脂衍生物、油醇以及乙醇。局部用气雾剂可选用矿物油或豆蔻异丙酯作为分散剂。

乳剂型气雾剂除含药物和抛射剂外，一般还含有表面活性剂（乳化剂）、水性和油性介质。乳化剂的选用应达到的要求有：振摇时即可充分乳化，并形成很细的乳滴；喷射时能与药液同时喷出，且喷出的泡沫外观呈白色、均匀、细腻、柔软，稳定性好。近年来聚山梨酯类、脂肪酸酯类和烷基苯氧基乙醇等非离子表面活性剂使用较多。除表面活性剂外，还常需加入防腐剂、香料、柔软剂、润滑剂等附加剂。

各种附加剂使用均须注意其毒性和刺激性（尤其是用于口腔、吸入或鼻腔的气雾剂）、对药物溶解度与稳定性的影响以及是否能在肺部代谢或滞留等问题。

（三）耐压容器

气雾剂的容器应能具有耐压、对内容物稳定、耐腐蚀、不易破碎、美观价廉等特点。目前主要有金属容器、玻璃和塑料容器。

1. 金属容器 特点是耐压力强，质地较轻，携带与运输均方便，但化学稳定性较差，故常内涂环氧树脂、聚氯乙烯或聚乙烯等保护层。

2. 玻璃容器 特点是化学性质比较稳定，但耐压性和抗撞击性较差，故常在玻璃瓶的外面搪以塑料层。一般用于压力和容积不大的气雾剂。

3. 塑料容器 特点是质轻、牢固，能耐受较高的压力，具有良好的抗撞击性和耐腐蚀性，但有较高的渗透性和特殊气味，易引起药液变化。一般选用化学稳定性好、耐压和耐撞击的塑料，如热塑性聚丁烯对苯二甲酸酯树脂和缩乙醛共聚树脂。

（四）阀门系统

阀门系统是控制药物和抛射剂从容器喷出的主要部件。主要有吸入用的定量阀门和供腔道或皮肤等外用的泡沫阀门系统。

阀门系统一般由推动钮、阀门杆、橡胶封圈、弹簧、定量室（阀室）和浸入管组成，并通过铝制封帽将阀门系统固定在耐压容器上，见图13-2。

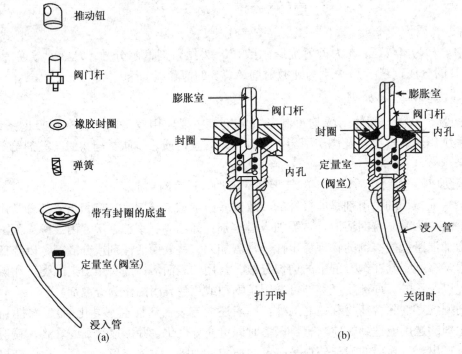

图 13-2 气雾剂阀门系统示意图
(a) 阀门的配件　(b) 阀门的构造

1. 推动钮 是用以开启或关闭阀门系统的装置，其上有喷嘴与阀门杆相连。一般用塑料制成。

2. 阀门杆 是阀门的轴芯部分，通常用尼龙或不锈钢制成。顶端与推动钮相接，上端有内孔和膨胀室，下端有一细槽（引液槽）供药液进入定量室。

(1) 内孔：是阀门沟通容器内外的极细小孔，其孔径大小与气雾剂的喷射雾滴粗细程度直接相关。内孔位于阀门杆之旁，平常被弹性封圈封住，使容器内外不通。当揿下推动钮时，内孔与药液相通，容器的内容物立即通过阀门喷射出来。

(2) 膨胀室：在阀门杆内，位于内孔之上，与上面的喷嘴相通。是进入该室的内容物骤然气化的场所。

3. 橡胶封圈 通常用丁腈橡胶制成，有进液封圈与出液封圈两种。进液封圈紧套于阀门杆下端，在弹簧之下，其作用是托住弹簧，同时随着阀门杆的上下移动而使进液槽打开或关闭，且封闭定量杯下端，使杯内药液不倒流。出液封圈紧套于阀门杆上端，位于内孔之下，弹簧之上，其作用是随着阀门杆的上下移动而使内孔打开或关闭，同时封闭定量杯的上端，使杯内药液不溢出。

4. 弹簧 为推动钮提供上升的动力，位于阀门杆的下部。常采用质量稳定的不锈钢制成。

5. 定量室（杯） 通常用塑料或金属制成，其容量决定了每揿给药剂量（一般为 0.05～0.2ml）。

6. 浸入管 其作用是将内容物输送至阀门系统中，通常用聚乙烯或聚丙烯制成，连接在阀门杆的下部。如不用浸入管而仅用有引液槽的阀杆则使用时需将容器倒置。

7. 封帽 其作用是把阀门封固在容器上，通常是铝制品，必要时涂以环氧树脂等薄膜。

阀门系统的工作原理为（见图 13-3）：在关闭时，内孔处于定量室之上并通过出液封圈与之分隔，而引液槽的上部已处在定量室中，使定量室与容器相通，药液经引液槽进入并灌满定量室；当揿下推动钮时，阀门杆向下移动，引液槽的上部不再处在定量室而是处于容器中，并通过进液封圈与定量室分隔；与此同时，阀门杆的内孔进入定量室，内容物迅速从定量室进入膨胀室，膨胀室中药液随抛射剂骤然气化，经上部相连的喷嘴而喷射出去。

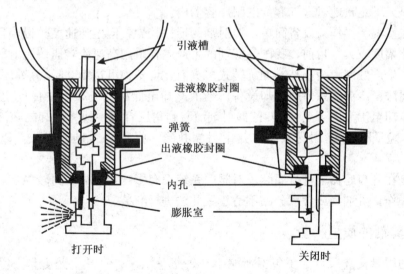

图 13-3　阀门系统的工作原理与结构

五、气雾剂的制备

气雾剂应在避菌环境下配制，各种用具、容器等需用适宜方法清洁和消毒，整个制备过程应防止微生物的污染。其一般制备工艺流程为：容器与阀门系统的处理和装配──→药物的配制与分装──→填充抛射剂──→质量检查──→包装。

1. 容器与阀门系统的处理和装配

（1）玻璃瓶的搪塑：将玻璃瓶洗净、烘干，并预热至125℃±5℃，趁热浸入塑料黏浆中，使瓶颈以下均匀地黏附一层塑料液，倒置，在160℃±10℃干燥15分钟，备用。塑料黏液通常由糊状高分子材料、增塑剂（如苯二甲酸二丁酯或苯二甲酸二辛酯）、润滑剂（如硬脂酸钙或硬脂酸锌）和色素等组成。

（2）阀门系统的处理与装配：将阀门系统中的塑料和尼龙制品洗净后，浸于95％乙醇中备用；不锈钢弹簧在1％～3％的碱液中煮沸10～30分钟，用水洗至无油腻，浸泡在95％乙醇中备用；橡胶制品用75％乙醇浸泡24小时，干燥备用。上述经处理的零件按阀门系统的构造进行装配。

2. 药物的配制与分装 根据药物性质和所要求的气雾剂类型进行配制。一般溶液型气雾剂应制成澄清药液；混悬型气雾剂应先将药物微粉化处理，再与其他附加剂混匀；乳剂型气雾剂应制成均匀稳定的乳剂。

将配制好的合格药物分散系统，定量分装于容器内，装配阀门，扎紧封帽。

3. 抛射剂的填充 抛射剂的填充主要有压灌法和冷灌法两种。

（1）压灌法：压灌法系将药液灌入容器内后，将阀门系统安装在耐压容器上，并用封帽扎紧，然后用压装机压入定量的抛射剂。灌装时，压装机上的灌装针头插入气雾剂阀门杆的膨胀室内，阀门杆向下移动，压装机与气雾剂的阀门同时打开，过滤后的液化抛射剂在压缩气体的较大压力下定量地进入气雾剂的耐压容器内。

压灌法在室温下操作，设备简单，抛射剂的损耗较少，但生产速度较慢，且在使用过程中压力的变化幅度较大。目前，我国气雾剂的生产主要采用高速旋转压装抛射剂的工艺，产品质量稳定，生产效率大为提高。如旋转式多头灌装设备，可达160罐/分钟。

（2）冷灌法：冷灌法系借助冷却设备将药液冷却至低温（-20℃左右），进行药液的分装，然后将冷却至沸点以下至少5℃的抛射剂灌装到耐压容器中或将冷却的药液和抛射剂同时进行灌装，立即安装上阀门系统，并用封帽扎紧。操作必须迅速完成，以减少抛射剂损失。

冷灌法是在开口容器上进行灌装，对阀门系统没有影响，成品压力较稳定，但需要低温设备和低温操作；乳剂型或含水分品不适用此法进行灌装。

六、气雾剂的质量检查

气雾剂的质量检查项目主要包括泄漏率、每瓶总揿次、每揿主药含量、雾滴（粒）分布、喷射速率、喷出总量、微生物限度、无菌等。

1. 泄漏率 取供试品12瓶，用乙醇将表面清洗干净，室温垂直放置24小时，分别精密称重（W_1），再在室温放置72小时（精确至30分钟），分别精密称重（W_2），置4℃～20℃冷却后，迅速在铝盖上钻一小孔，放置在室温，待抛射剂完全气化挥尽后，将瓶与阀分离，用乙醇洗净，干燥，分别精密称重（W_3），按式（13-4）计算每瓶泄漏率。平均泄漏率应小于3.5％，并不得有1瓶大于5％。

$$年泄漏率 = 365 \times 24 \times (W_1 - W_2) / [72 \times (W_1 - W_3)] \times 100\% \qquad 式(13-4)$$

2. 每瓶总揿次 定量气雾剂应检查每瓶总揿次。取供试品 4 瓶，分别除去帽盖，精密称重（W_1），充分振摇，在通风橱内，向加入适量吸收液的容器内喷射最初 10 喷，用溶剂洗净套口，充分干燥后，精密称重（W_2），振摇后向上述容器内连续喷射 10 次，用溶剂洗净套口，充分干燥后，精密称重（W_3），在铝盖上钻一小孔，待抛射剂完全气化挥尽后，弃去药液，用溶剂洗净供试品容器，充分干燥后，精密称重（W_4），按式（13-5）计算每瓶总揿次，均应不少于每瓶标示总揿次。

$$每瓶总揿次 = 10 \times (W_1 - W_4) / (W_2 - W_3) \qquad 式(13-5)$$

3. 每揿主药含量 定量气雾剂应检查每揿主药含量。取供试品 1 瓶，充分振摇，除去帽盖，试喷 5 次，用溶剂洗净套口，充分干燥后，倒置于已加入一定量吸收液的适宜烧杯中，将套口浸入吸收液液面下（至少 25mm），喷射 10 次或 20 次（注意每次喷射间隔 5 秒并缓缓振摇），取出供试品，用吸收液洗净套口内外，合并吸收液，转移至适宜量瓶中并稀释至刻度后，按各品种含量测定项下的方法测定，所得结果除以 10 或 20，即为平均每揿主药含量。每揿主药含量应为标示量的 80%～120%。

4. 雾滴（粒）分布 吸入气雾剂应检查雾滴（粒）分布。按照《中国药典》2010 年版二部附录 ⅩH 吸入气雾剂雾滴（粒）分布测定法检查，雾滴（粒）药物量应不少于每揿主药含量标示量的 15%。

5. 喷射速率 非定量气雾剂应检查喷射速率。取供试品 4 瓶，除去帽盖，分别喷射数秒后，擦净，精密称定，将其浸入恒温水浴（25℃±1℃）中半小时，取出，擦干，除另有规定外，连续喷射 5 秒钟，擦净，分别精密称重，然后放入恒温水浴（25℃±1℃）中，重复操作 3 次，计算每瓶的平均喷射速率（g/s），均应符合各品种项下的规定。

6. 喷出总量 非定量气雾剂应检查喷出总量。取供试品 4 瓶，除去帽盖，精密称定，在通风橱内，分别连续喷射于 1000ml 或 2000ml 锥形瓶中，直至喷尽为止，擦尽，分别精密称定，每瓶喷出量均不得少于标示装量的 85%。

7. 微生物限度 除另有规定外，按照《中国药典》2010 年版二部附录 ⅪJ 微生物限度检查法检查，应符合规定。

8. 无菌 用于烧伤、创伤或溃疡的气雾剂，按照《中国药典》2010 年版二部附录 ⅪH 无菌检查法检查，应符合规定。

七、举例

例 1 盐酸异丙肾上腺素气雾剂

【处方】
盐酸异丙肾上腺素	2.5g	乙醇	296.5g
维生素 C	1.0g	F_{12}	适量
共制成 1000g			

【制备】将盐酸异丙肾上腺素与维生素 C 溶于乙醇中，分装于耐压容器中，安装阀门后，压入抛射剂 F_{12}，即得。

【注解】本品为溶液型气雾剂，用于治疗哮喘及慢性气管炎。由于主药在 F_{12} 中的溶解度较小，故使用乙醇作为潜溶剂；由于主药性质不稳定，加入维生素 C 作为抗氧剂。

例 2　沙丁胺醇气雾剂

【处方】沙丁胺醇　　　　26.4g　　　　F_{12}　　适量
　　　　F_{11}　　　　适量　　　　　油酸　　　适量
　　　　共制成 1000 瓶

【制备】将沙丁胺醇微粉与油酸混合均匀，按量加入 F_{11}，充分混合得到均匀的混悬液后，分剂量灌装，安装阀门系统后压入 F_{12}，即得。

【注解】本品为混悬型气雾剂，用于治疗哮喘。处方中的油酸作为稳定剂，可防止药物粒子的聚集或结晶的增长，还有润滑和封闭阀门系统的作用。处方中使用的是混合抛射剂，先加高沸点的 F_{11}，有利于药物粒子的混悬；阀门系统安装后再压入低沸点的 F_{12}，可减少抛射剂损失。

例 3　滴霉净气雾剂

【处方】大蒜油　　　　　10ml　　　　　F_{12}　　　适量
　　　　月桂醇硫酸钠　　20g　　　　　甘油　　　250ml
　　　　脂肪酸山梨坦　　35g　　　　　纯化水　　加至 1400ml
　　　　聚山梨酯 80　　　30g　　　　　共制成 175 瓶

【制备】将大蒜油与乳化剂等混合均匀，加水乳化，分装成 175 瓶，安装阀门系统后每瓶压入 5.5g F_{12}，即得。

【注解】本品为 O/W 型气雾剂，喷射后可形成稳定的泡沫，可用于治疗滴虫性和霉菌性阴道炎等疾病。处方中使用的是混合型乳化剂；甘油可以调节黏度，有利于泡沫的稳定。

第二节　粉雾剂

一、粉雾剂的含义与特点

粉雾剂（powder aerosols）系指借特殊的给药装置，将微粉化的药物，由患者主动吸入或喷至皮肤或腔道黏膜的制剂。按用途可分为吸入粉雾剂、非吸入粉雾剂和外用粉雾剂。吸入粉雾剂系指微粉化的药物或药物与载体以胶囊、泡囊或多剂量贮库形式，采用特制的干粉吸入装置（dry powder inhaler，DPI），由患者主动吸入雾化药物至肺部的制剂；非吸入粉雾剂系指药物或药物与载体以胶囊或泡囊形式，采用特制的干粉给药装置，将雾化药物喷至腔道黏膜的制剂；外用粉雾剂系指药物或与适宜的附加剂灌装于特制的干粉给药器具中，使用时借助外力将药物喷至皮肤或黏膜的制剂。

与气雾剂及喷雾剂相比，粉雾剂的特点有：①吸入粉雾剂由患者主动吸入药粉，不存在给药协同配合困难，顺应性好；②不含抛射剂，可避免气雾剂使用氟氯烷烃类抛射剂所造成的毒副作用和环保问题；③药物以胶囊或泡囊形式给药，剂量准确，无超剂量给药危险；④不含防腐剂及酒精等溶媒，对病变黏膜无刺激性；⑤不受定量阀门系统的限制，剂量范围较大,最大剂量可达几十毫克;⑥尤其适用于多肽和蛋白类药物的给药。

吸入型粉雾剂主要用于治疗哮喘和慢性气管炎,如硫酸沙丁胺醇和色甘酸钠吸入型粉雾剂;非吸入型粉雾剂主要用于治疗咽炎和喉炎。

二、粉雾剂一般质量要求

吸入型粉雾剂应对呼吸道黏膜和纤毛无刺激性、无毒性,非吸入粉雾剂应对皮肤或黏膜无刺激性;吸入型粉雾剂的药物粒子大小应控制在 $10\mu m$ 以下,其中大多数应为 $5\mu m$ 以下;外用粉雾剂应符合散剂项下有关规定。

胶囊型和泡囊型粉雾剂(包括吸入与非吸入型)应标明每粒胶囊或泡囊中的药物含量和用法(如在吸入装置中吸入而非吞服)、有效期和贮藏条件(粉雾剂应置凉暗处保存以防止吸潮),以确保完全使用。多剂量贮库型吸入粉雾剂应标明每瓶的装量、主药含量、总吸次、每吸主药含量。

三、粉雾剂的装置

粉雾剂的给药装置是影响其治疗效果的主要因素之一。装置中各组成部件均应采用无毒、无刺激性和性质稳定的材料制备。

理想的给药装置应满足以下要求:价格合理;重量与体积不太大;使用方便,装置内可预先装入一定剂量的药物;药粉易于吸入;具有一定的防潮能力等。

自 1971 年英国的 Bell 研制的第一个干粉吸入装置问世以来,已有多种不同类型的粉雾剂给药装置得到应用,目前主要有胶囊型吸入装置、铝箔泡囊型吸入装置、贮库型吸入装置和雾化型吸入装置等类型。

胶囊型吸入装置为第一代吸入装置,有多种不同结构,一般是通过装置中的刀片或针先将装药的硬胶囊刺破,然后吸气使胶囊在装置中快速转动,药粉从刺破的孔中释出,或从分开的胶囊中释出,进入呼吸道。胶囊型吸入装置结构简单,便于携带和清洗。不足之处是:单剂量给药,病人在急症时需自行装药,不太方便;药物的防湿作用取决于储存的胶囊质量;药物剂量小时需添加附加剂。

泡囊型吸入装置是将药物按剂量分装于铝箔上的水泡眼中,装入相应的吸入装置,用时可刺破铝箔,吸气时药粉即可释出。泡囊型吸入装置防潮性能更好,患者无需重新安装装置便可吸入多个剂量,剂量可以很小且无须使用附加剂,但需更换铝箔包装。

贮库型吸入装置能将多剂量药物储存在装置中,用时旋转装置,单剂量的药物即可释出并随吸气吸入。因患者不用换药,故使用方便,是目前较受欢迎的产品。但防潮性差和成本高是其主要问题。

粉末雾化给药装置是将药物储存在装置中,患者在用药前,按动装置上的开关,定量药物可在雾化室中预先雾化成气溶胶,再由患者吸入呼吸道中。由于固体药物粉末经雾化处理,使得药物粒子分散均匀,聚集较少,保证了药物在肺部的有效沉积。

四、粉雾剂的制备

粉雾剂一般制备工艺流程为：原料药物──→微粉化──→与载体等附加剂混合──→装入胶囊、泡囊等装置中──→质检──→包装。

药物粒子大小会影响吸入型粉雾剂的疗效发挥，一般理想的药物粒径为 $0.5\sim 8\mu m$。故粉雾剂制备的关键是药物的微粉化。流能磨是微粉化常用的干燥粉碎机械，最小可以获得 $2\sim 3\mu m$ 的微粉；喷雾干燥可以获得粒径更小的药粉。但药物经微粉化后，具有较高的表面自由能，使粉粒易聚集成团。此外，粉末的荷电性和吸湿性也会对分散性造成影响。故常需加入一些载体材料，如乳糖、葡聚糖、甘露醇、木糖醇等，以改善粉末的流动性和分散性。

五、粉雾剂的质量检查

1. 含量均匀度 除另有规定外，胶囊型或泡囊型粉雾剂按照《中国药典》2010 年版二部附录ⅩE 含量均匀度检查法检查，应符合规定。

2. 装量差异 胶囊型或泡囊型粉雾剂除另有规定外，取供试品 20 粒，分别精密称定重量后，倾出内容物（不得损失囊壳），用小刷或其他适宜用具拭净残留内容物，分别精密称定囊壳重量，求出每粒内容物的装量与平均装量。每粒的装量与平均装量相比较，超出装量差异限度的不得多于 2 粒，并不得有 1 粒超出限度 1 倍。

表 13-4　　　　　　　　　　粉雾剂装量差异限度要求

平均装量	装量差异限度
0.3g 以下	±10%
0.3g 及 0.3g 以上	±7.5%

凡规定检查含量均匀度的粉雾剂，一般不再进行装量差异的检查。

3. 排空率 胶囊型或泡囊型粉雾剂除另有规定外，取供试品 10 粒，分别精密称定，逐粒置于吸入装置内，用每分钟 60L±5L 的气流速度抽吸 4 次，每次 1.5 秒，称定重量，用小刷或其他适宜用具拭净残留内容物，再分别称定囊壳重量，求出每粒的排空率，排空率应不低于 90%。

4. 每瓶总吸次 多剂量贮库型粉雾剂除另有规定外，取供试品 1 瓶，旋转装置底部，释出一个剂量药物，以每分钟 60L±5L 的气流速度抽吸，重复操作，测定标示吸次最后一吸的药物含量，检查 4 瓶的最后一吸的药物量，每瓶总吸次均不得低于标示总吸次。

5. 每吸主药含量 多剂量贮库型粉雾剂除另有规定外，取供试品 6 瓶，分别除去帽盖，弃去最初 5 吸，采用吸入粉雾剂释药均匀度测定装置测定，装置内置 20ml 适宜的接收液。吸入器采用合适的橡胶接口与装置相接，以保证连接处的密封。吸入器每旋转一次（相当于 1 吸）用每分钟 60L±5L 的抽气速度抽吸 5 次，重复操作 10 次或 20 次，用空白接收液将整个装置内壁的药物洗脱下来，合并，定量至一定体积后，测定，所得结果除以 10 或 20，即为每吸主药含量。每吸主药含量应为每吸主药含量标示量的 65%～135%。如有 1 瓶或 2 瓶超出此范围,但不超出标示量的 50%～150%,可复试。另取 12 瓶测定,若 18 瓶中超出 65%～135%但不超出 50%～150%的,不超过 2 瓶,也符合规定。

6. 雾滴(粒)分布 除另有规定外,吸入粉雾剂按照《中国药典》2010 年版二部附录 ⅩH 吸入粉雾剂雾滴(粒)分布测定法检查,雾滴(粒)药物量应不少于每吸主药含量标示量的 10%。

7. 微生物限度 除另有规定外,按照《中国药典》2010 年版二部附录 ⅪJ 微生物限度检查法检查,应符合规定。

六、举例

例 色甘酸钠粉雾剂

【处方】色甘酸钠　　　　　　20g
　　　　乳糖　　　　　　　　20g
　　　　制成 1000 粒

【制备】将色甘酸钠用适当方法制成极细的粉末,与处方量的乳糖充分混合均匀,分装到空心胶囊中,使每粒含色甘酸钠 20mg,即得。

【注解】本品为胶囊型粉雾剂,用时需装入相应的装置中,供患者吸入使用。本品为抗变态反应药,可用于预防各种类型哮喘的发作。色甘酸钠在胃肠道仅吸收 1%左右,而肺部吸收较好,吸入后 10～20 分钟血药浓度即可达峰。处方中的乳糖作为载体。

第三节　喷雾剂

一、喷雾剂的含义与特点

喷雾剂(sprays)系指将含药溶液、乳状液或混悬液填充于特制的装置中,使用时借助手动泵的压力、高压气体、超声振动或其他方法将内容物呈雾状物释出,用于肺部吸入或直接喷至腔道黏膜、皮肤及空间消毒的制剂。按分散系统喷雾剂可分为溶液型、乳剂型、混悬型或凝胶型;按给药途径可分为吸入喷雾剂、非吸入喷雾剂及外用喷雾剂;按给药定量与否,可分为定量喷雾剂和非定量喷雾剂。

与气雾剂相比,喷雾剂的特点有:①不含抛射剂,可避免对大气层的污染;②生产操作简便,简化了处方与生产设备,降低了成本;③喷射的雾滴粒径比较大,不适用于肺部吸入,以局部应用为主。可用于鼻腔、口腔、喉部、眼部、耳部和体表等部位,其中以鼻腔和体表用喷雾剂较多。

二、喷雾剂一般质量要求

溶液型喷雾剂应澄清;乳剂型喷雾剂液滴在液体介质中应分散均匀;混悬型喷雾剂应混合均匀。吸入喷雾剂应对呼吸道黏膜和纤毛无刺激性、无毒性,非喷入粉雾剂应对皮肤或黏膜无刺激性；吸入喷雾剂的雾滴（粒）大小应控制在 $10\mu m$ 以下，其中大多数应为 $5\mu m$ 以下；单剂量喷雾剂应标明每剂药物含量、用法（液体使用前置于吸入装置中吸入而非口服）、有效期、贮藏条件；多剂量喷雾剂还应标明每瓶的装量、主药含量、总喷次、每喷主药含量和贮存条件。

三、喷雾剂的装置

以压缩气体为动力的喷雾剂，喷雾装置由容器与阀门系统组成。一般选用金属容器，如不锈钢容器或马口铁制的容器，后者内壁常涂以聚乙烯树脂作底层、环氧树脂作外层的复合防护膜，可提高其耐腐蚀性。

目前常用的喷雾剂是利用机械或电子装置制成的手动泵进行喷雾给药的。这些喷雾给药装置通常由手动泵和容器两部分组成。手动泵是采用手压触动器产生的压力使喷雾器内药液以所需形式释放，使用方便，仅需很小的触动力即可达到全喷量，适用范围广。手动泵有不同的规格：有的手动泵可旋转360°，既便于包装，又可使患者按自己适合的角度进行喷雾给药；有的手动泵可以记数，即显示已使用的次数，患者可知余下的可给药的次数；有的手动泵在正置与倒置时均可正常喷雾给药，不受患者体位的影响，有的手动泵内置细菌过滤膜，可防止污染。

常用的容器有塑料瓶和玻璃瓶两种，前者一般由不透明的白色塑料制成，质轻但强度较高，便于携带；后者一般由透明的棕色玻璃制成，强度稍差。

手动泵和容器一般都是标准配件，通过螺纹口相互密封配合，容器可根据需要与不同的手动泵相连，组合出各种不同规格的给药装置，因此应用方便，顺应性好。

喷雾剂给药装置中各组成部件均应采用无毒、无刺激性和性质稳定的材料制成。

四、喷雾剂的制备

喷雾剂的一般制备工艺流程为：药液配制──→分装──→安装手动泵──→包装。

喷雾剂药液的配制与溶液剂基本相似，配制后灌装于适当的容器中，装上手动泵即可。使用压缩气体的则应安装阀门，扎紧封帽，压入压缩气体。

配制喷雾剂时，可按药物性质和治疗需要添加适宜的溶剂、抗氧剂、表面活性剂等附加剂，所有附加剂均应对使用部位无刺激性、无毒性。

五、喷雾剂的质量检查

1. 每瓶总喷次 定量喷雾剂应检查每瓶总喷次。取供试品4瓶，分别除去帽盖，精密称重（W_1），充分振摇，在通风橱内，照使用说明书操作，向加入适量吸收液的容器内喷射最初10次，用溶剂洗净套口，充分干燥后，精密称重（W_2），振摇后向上述容器内连续喷射10次，用溶剂洗净套口，充分干燥后，精密称重（W_3），打开储液罐，弃去药液，用溶剂洗净供试品容器，充分干燥后，精密称重（W_4），按式（13-6）计算每瓶总喷次，均应不少于每瓶标示总喷次。

$$每瓶总喷次 = 10 \times (W_1 - W_4) / (W_2 - W_3) \qquad 式（13-6）$$

2. 每喷喷量 定量喷雾剂除另有规定外，取供试品4瓶，照使用说明书操作，分别试喷数次后，擦净，精密称定，再连续喷射3次，每次喷射后均擦净，精密称定，计算每次喷量，连续喷射10次，擦净，精密称定，再重复操作测定3次喷量，继续连续喷射10次后，重复操作测定4次喷量，计算每瓶10次喷量的平均值，均应为标示喷量的80%～120%。

凡规定测定每喷主药含量的喷雾剂，不再进行每喷喷量的测定。

3. 每喷主药含量 定量喷雾剂应检查每喷主药含量。取供试品1瓶，照使用操作说明书，试喷5次，用溶剂洗净套口，充分干燥后，倒置于已加入一定量吸收液的适宜烧杯中，将套口浸入吸收液液面下（至少25mm）喷射10次或20次（注意每次喷射间隔5秒并缓缓振摇），收集于一定量的吸收溶剂中，转移至适宜量瓶中并稀释至刻度后，摇匀，测定。所得结果除以10或20，即为平均每喷主药含量。每喷主药含量应为标示量的80%～120%。

4. 雾滴（粒）分布 吸入喷雾剂应检查雾滴（粒）分布。按照《中国药典》2010年版二部附录ⅩH吸入喷雾剂雾滴（粒）分布测定法检查，雾滴（粒）药物量应不少于每喷主药含量标示量的15%。

5. 装量差异 单剂量喷雾剂除另有规定外，取供试品20个，照各品种项下规定的方法，求出每个内容物的装量与平均装量。每个装量与平均装量相比较，超出装量差异限度的不得多于2个，并不得有1个超出限度1倍。

表13-5　　　　　　　　　　单剂量喷雾剂装量差异限度要求

平均装量	装量差异限度
0.3g以下	±10%
0.3g及0.3g以上	±7.5%

凡规定检查含量均匀度的单剂量喷雾剂，一般不再进行装量差异的检查。

6. 装量 非定量喷雾剂照按《中国药典》2010年版二部附录ⅩF最低装量检查法检查，应符合规定。

7. 微生物限度 除另有规定外，按照《中国药典》2010年版二部附录ⅩⅠJ微生物限度检查法检查，应符合规定。

8. 无菌 用于烧伤、创伤或溃疡的喷雾剂，按照《中国药典》2010年版二部附录ⅩⅠH无菌检查法检查，应符合规定。

六、举例

例　莫米松喷雾剂

【处方】莫米松糠酸酯　　　　　3g
　　　　聚山梨酯80　　　　　　适量
　　　　纯化水　　　　　　　　适量
　　　　制成1000瓶

【制备】将莫米松糠酸酯用适当方法制成细粉，加入表面活性剂混合均匀，再加入到含防腐剂和增黏剂的水溶液中，分散均匀，分装于规定的喷雾剂装置中即得。

【注解】本品为混悬型喷雾剂，用于鼻腔给药。每揿可喷射莫米松糠酸酯混悬液 0.1ml，含莫米松糠酸酯 50μg。莫米松糠酸酯是一种皮质激素类抗变态反应药，用于治疗季节性或常年性鼻炎，对过敏性鼻炎有较好的预防作用。处方中加入聚山梨酯 80 和增黏剂都有利于混悬剂的稳定，但每次用药前仍应充分振摇。本品可在 2℃～25℃下保存，有效期为 2 年。

参 考 文 献

1. 国家药典委员会．中华人民共和国药典．2010 年版．北京：中国医药科技出版社，2010．
2. 崔福德．药剂学．第六版．北京：人民卫生出版社，2008．
3. 张兆旺．中药药剂学．第二版．北京：中国中医药出版社，2007．
4. 梁文权．生物药剂学与药物动力学．第二版．北京：人民卫生出版社，2006．
5. 陆彬．药剂学．北京：中国医药科技出版社，2003．
6. R.C. 罗，P.J. 舍斯基，P.J. 韦勒，等著．郑俊民，等译．药用辅料手册．北京：化学工业出版社．2005．
7. 士平，陈桂良，等．我国药用气雾剂 CFC 替代的现状与思考．中国医药工业杂志．2008，39（11）：860～866．
8. 申海燕，朱家壁．多肽和蛋白质及疫苗类药物干粉吸入给药的研究进展．国外医学药学分册．2005，32（2）：82～86．
9. 赵磊磊，霍务贞，龚炜，等．吸入粉雾剂的研究进展．中国药学杂志．2006．10（41）：1529～1532．
10. Melnik RVN, David R, Jenkins. On computational control of flow in airblast atomisers for pulmonary drug delivery. Int J Pharm., 2006, 239 (1): 23～25.
11. Vermehren, Frokjaer, Aurstad, et al. Lung surfactant as a drug delivery system. Int J Pharm., 2006, 37 (8): 89～92.
12. RitaVanbever. Performance-driven, pulmonary delivery of systemically acting drugs. Drug Delivery Today: Technologies., 2005, 1 (2): 39～46.

第十四章 膜剂、涂膜剂、糊剂

【学习要求】

1. **掌握** 膜剂处方的一般组成及制备方法；涂膜剂的制备方法。
2. **熟悉** 膜剂常用的成膜材料；涂膜剂的组成；糊剂的制备方法。
3. **了解** 膜剂的分类；涂膜剂及糊剂的应用。

第一节 膜 剂

一、概述

（一）膜剂的含义与特点

膜剂（pellicle）系指将药物溶解或均匀分散于成膜材料中加工制成的膜状制剂，又称薄片剂（lamellae）。膜剂可供口服、腔道用、植入，还可用于皮肤或黏膜创伤、烧伤或炎症表面的敷贴等。其形状、大小、厚度视应用部位的特性、药物性质及成膜材料而定，如皮肤用药，可有不同面积的多种规格；眼用药膜长度一般为10～15mm，宽10～15mm，且不宜太厚，以椭圆形为佳。

膜剂的特点是：①质量轻、体积小，成膜材料用量少，且不易破碎，携带、使用方便，稳定性好，例如硝酸甘油膜的稳定性较片剂好，使发生在片剂中的迁移现象得到有效控制；②根据药物性质以及临床用药的要求，采用不同成膜材料可以制成不同释药速率的膜剂；③膜剂生产工艺简单，大生产易于连续化、自动化，在生产中无粉尘飞扬，对具刺激性或毒副作用的药物，易于生产劳动保护；④多层复方膜剂可避免药物的配伍禁忌。

膜剂也存在一些不足，突出地体现在其载药量小，不适用于剂量较大的药物，因此在药物的选择上有局限性。

（二）膜剂的分类

1. 按膜剂的结构类型分类 ①单层膜剂：系指药物直接溶解或分散在成膜材料溶液中制成的膜剂，厚度一般不超过1mm，面积可根据药量来调整，普通膜剂多属于这一类。②多层膜剂：由多层药膜叠合而成，有利于解决药物配伍禁忌，也可以制备成缓释、控释膜剂。③夹心膜：也称缓释或控释膜剂，指在两层不溶性的高分子膜之间，夹一层含药膜而成，含药膜中的药物溶解后，通过渗透压作用，缓慢或恒速释放到体液中，为一类新型的长效制剂，如毛果芸香碱眼用缓释药膜疗效可维持 7 天左右。

2. 按给药途径分类 ①内服膜剂：供口服，如安定膜剂、复方炔诺酮膜剂等。②口腔用膜剂：指口腔或舌下给药，发挥局部或全身作用，如硝酸甘油膜剂（舌下给药）、口腔溃疡膜（局部给药）。③外用膜剂：用于皮肤或黏膜的创伤或炎症，可起到治疗及保护的作用，利于创面的愈合，如止血消炎膜剂等。④其他膜剂：如眼用膜剂可用于眼结膜囊内，延长药物在眼部停留时间，并维持一定浓度，如毛果芸香碱眼用药膜、利福平眼膜等；如阴道用膜剂可用于治疗阴道疾患或用于避孕，如克霉唑药膜、烷基苯醇醚避孕药膜等；还有如牙周袋用膜剂、皮肤植入膜剂等。

（三）膜剂的质量要求

1. 外观应完整光洁，色泽均匀，厚度一致，无明显气泡。多剂量的膜剂，分格压痕应均匀清晰，并能按压痕撕开。

2. 成膜材料及其他辅料应无毒、无刺激性，性质稳定，与药物不起作用，不影响药物的含量测定。

3. 药物如为水溶性，应与成膜材料制成具有一定黏度的溶液；如为不溶性药物，应粉碎成极细粉，并与成膜材料等混合均匀。

4. 包装材料应无毒，易于防止污染，方便使用，并不与药物或成膜材料发生反应。

5. 膜剂的重量差异及药物含量均匀度应符合要求。

6. 除另有规定外，膜剂应密封保存，防止受潮、发霉、变质，并应符合微生物限度检查要求。

二、膜剂的成膜材料

膜剂一般由药物、成膜材料、增塑剂等组成，根据不同给药途径、药物与成膜材料的性质、给药剂量及临床要求，也可加入着色剂、填充剂（如糊精、淀粉、滑石粉等）及表面活性剂、促渗剂、抗氧剂、增溶剂、抑菌剂等附加剂，同时在制膜过程中，为了便于脱模，有时还使用脱膜剂，如甘油、液体石蜡、硬脂酸及其盐类等。其中，成膜材料是药物的载体，其性能、质量不仅影响膜剂成型，也对膜剂质量及药物释放有重要影响。

1. 成膜材料的基本要求 理想的成膜材料应具有以下特点：①对人体无毒、无刺激性、无过敏性，用于皮肤、黏膜等创面时，应不妨碍组织愈合；②性质稳定、无不良嗅味、不与药物反应、不降低药物的活性、不干扰药物的含量测定；③成膜和脱模性能良好，薄膜应具有足够的抗拉强度和柔软性；④用于口服、腔道等膜剂的成膜材料应具有良好的水溶性，能逐渐降解、吸收或排泄；外用膜剂应能迅速、完全释放药物；⑤来源丰富、价格便宜。

2. 常用的成膜材料 常用的成膜材料有天然或合成的高分子化合物。

天然高分子材料有明胶、阿拉伯胶、虫胶、琼脂、海藻酸及其盐、淀粉、糊精、壳聚糖等，多数可以降解或溶解，但成膜性能较差，故常与其他成膜材料合用。

合成的高分子材料常用的有纤维素衍生物、聚乙烯类化合物、丙烯酸类共聚物等。合成的高分子材料成膜性能优良。

（1）聚乙烯醇（polyvinyl alcohol，PVA）：系由醋酸乙烯酯聚合后，再经碱性甲醇醇解制得的结晶性高分子材料。为白色或淡黄色颗粒或粉末。其性质主要由聚合度和醇解度来决定。聚合度越大,水溶性越低,水溶液黏度大,成膜性能好。一般认为醇解度为 88% 时,水溶性最好,在温水中能很快溶解;当醇解度为 99% 以上时,其在温水中只能溶胀,在沸水中才能溶解。PVA 因其聚合度和醇解度不同,有多种规格,如 PVA 05-88、PVA 17-88 等,分类原则是:聚合度×100-醇解度,如 PVA 05-88 即表示其聚合度为 500～600,醇解度为 88%,其水溶性较大,在温水中能很快溶解但柔韧性差;又如 PVA 17-88 即表示其聚合度为 1700～1800,醇解度为 88%,其在水中的溶解度和溶解速度均较 PVA 05-88 下降,但柔韧性好。两者以合适的比例(如 1:3)混合使用则能够制得性能优良的膜剂。

PVA 对眼和皮肤无毒、无刺激性,是一种安全的辅料,还具有不为微生物破坏和不滋长霉菌的特点,其水溶液对眼组织为一良好的润湿剂,能在角膜表面形成保护膜,而且不影响角膜的生理活性。本品口服后在消化道吸收少,80% 的 PVA 在 48 小时后即随粪便排出体外,但长期服用可能导致心、肝、肾的损害。

(2) 乙烯-醋酸乙烯酯共聚物(ethylene vinylacetate copolymer,EVA):系乙烯和醋酸乙烯在过氧化物或偶氮异丁腈引发下共聚而成的水不溶性高分子材料。为透明、无色粉末或颗粒。EVA 的性能与其分子量及醋酸乙烯含量有很大关系,随着分子量增大,其玻璃化转变温度和机械强度均增加;在相同分子量时,醋酸乙烯比例越大,其溶解性、柔韧性和透明度越大。

EVA 无毒、无臭、无刺激性,对人体组织有良好的适应性;不溶于水,能溶于二氯甲烷、氯仿等有机溶剂;化学性质稳定,耐强酸和强碱,但强氧化剂可使之变性;熔点较低,成膜性能良好。

(3) 丙烯酸树脂类:系由甲基丙烯酸钠、丙烯酸酯、甲基丙烯酸等单体按不同比例共聚而成的一大类高分子聚合物材料,为白色粉末。常用药用规格商品名为 Eudragit 系列,有胃溶型、肠溶型及不溶型,均具有一定的成膜性。一般丙烯酸酯的含量越高,其成膜性越好;丙烯酸酯的碳链越长和不含支链时,其柔韧性越好;含丙烯酸丁酯的树脂较含丙烯酸乙酯或甲酯的树脂有更好的成膜性。本品易溶于甲醇、乙醇、异丙醇、丙酮、氯仿等有机溶剂,在水中的溶解性取决于树脂结构中侧链基团和水溶液的 pH 值。丙烯酸树脂是一类安全、无毒的药用高分子材料,常作为包衣材料,也可作为长效膜剂的成膜材料。

(4) 壳聚糖及其衍生物:系由甲壳素经脱乙酰工艺而制成,为结晶性粉末。具有良好的成膜性、柔韧性、透气性,可生物降解,且生物相容性好,是理想的成膜材料之一。

其他还有胶原、聚乙烯醇缩醛、聚维酮、聚丙烯酸及钠盐、羟丙基甲基纤维素、羟丙基纤维素、甲基纤维素、羧甲基纤维素、乙基纤维素等。

3. 增塑剂 在膜剂制备中,为改善成膜材料的成膜性能,增加其柔韧性,往往需要加入增塑剂。增塑剂通常是低分子化合物,其能够插入聚合物分子链间,削弱链间的相互作用力,增加链的柔性,从而降低高分子聚合物的玻璃化转变温度,使成膜材料的柔韧性增大,易于形成有一定柔韧度的薄膜。常用的增塑剂可分为水溶性和脂溶性两大类。水溶性增塑剂主要是低分子的多元醇类,如丙二醇、甘油、山梨醇、PEG400、PEG600 等;脂溶性增塑剂主要是有机羧酸酯类化合物,如三醋酸甘油酯、邻苯二甲酸酯等。

膜剂中增塑剂的选择取决于成膜材料的性质，可通过相容性试验视增塑效率（包含抗张强度、拉伸率、滞留值等）而定，一般水溶性成膜材料选择水溶性增塑剂，脂溶性成膜材料选择脂溶性增塑剂。

三、膜剂的制备

1. 膜剂的一般组成

主药	0%～70%（W/W）
成膜材料（PVA等）	30%～100%
增塑剂（丙二醇、甘油等）	0%～20%
表面活性剂（聚山梨酯80、十二烷基硫酸钠等）	1%～2%
填充剂（$CaCO_3$、淀粉等）	0%～20%
着色剂（色素、TiO_2等）	0%～2%
脱膜剂（液体石蜡等）	适量

2. 常用的制膜方法

（1）匀浆制膜法：系指将成膜材料溶于适当的溶剂中，滤过，取滤液，加入药物溶液或细粉及附加剂，充分混合成含药浆液（水溶性的药物可先溶于水中后加入；醇溶性的药物可先溶于少量乙醇中，然后再混合；不溶于水的药物可粉碎成细粉加入，或加适量聚山梨酯80或甘油研匀加入），脱去气泡，然后用涂膜机涂成所需厚度的涂层，干燥，根据药物含量计算单剂量膜的面积，剪切成单剂量的小格，用适宜的包装材料包装，即得。本法常用于以PVA等为载体的膜剂制备。

（2）热塑制膜法：系将药物细粉和成膜材料混合，用橡皮滚筒混炼，热压成膜；或将热熔的成膜材料，在热熔的状态下加入药物细粉，使其溶解或均匀混合，在冷却过程中成膜。本法溶剂用量少，机械生产效率高，常用于以EVA等为载体的膜剂制备。

（3）复合制膜法：系指以不溶性的热塑性成膜材料（如EVA）为外膜，制成具有凹穴的外膜带，另将水溶性的成膜材料（如PVA）用匀浆制膜法制成含药的内膜带，剪切成单位剂量大小的小块，置于两层外膜带中，热封，即得。此法一般用来制备缓释膜剂，如用该法制得的毛果芸香碱膜剂较单用匀浆法制得的毛果芸香碱膜剂有更好的控释作用。

此外，膜剂还可以采用吸附法、吹塑法、挤出法等方法制备。

四、膜剂的质量检查、包装与贮存

（一）质量检查

膜剂的质量检查应按《中国药典》2010年版二部附录ⅠM膜剂项下的各项规定进行。

1. 外观检查 膜剂应完整，光洁，厚度一致，色泽均匀，无明显气泡。多剂量的膜剂，分格压痕应均匀清晰，并能按压痕撕开。

2. 重量差异 除另有规定外，取膜剂20片，精密称定总重量，求得平均重量，再分别精密称定各片的重量，每片重量与平均重量相比较，按表14-1规定，超出重量差异限度的不得多于2片，并不得有1片超出限度的1倍。

表 14-1　膜剂的重量差异限度

平均重量	重量差异限度
0.02g 及 0.02g 以下	±15%
0.02g 以上至 0.2g	±10%
0.2g 以上	±7.5%

3. 微生物限度　按《中国药典》2010 年版二部附录 ⅩⅠJ 微生物限度检查法，每 10cm² 不得检出金黄色葡萄球菌、铜绿假单胞菌、大肠埃希菌、活螨。对膜剂中的细菌及霉菌根据给药部位不同应分别符合相关规定。

（二）包装与贮存

膜剂的包装材料应无毒，易于防止污染，方便使用，并不与膜剂发生作用。除另有规定外，膜剂应密封保存，防止受潮、发霉或变质。

五、举例

例 1　复方司帕沙星膜

【处方】
司帕沙星	5.0g	谷氨酸锌	5.0g
盐酸达克罗宁	2.5g	壳聚糖	10.0g
羧甲基纤维素	5.0g	甘油	5ml
聚山梨酯 80	3ml	纯化水	适量

【制备】取纯化水适量，将壳聚糖、羧甲基纤维素撒于液体表面，使之充分溶胀，搅匀。依次加入司帕沙星、谷氨酸锌、盐酸达克罗宁搅拌溶解。再加入甘油、聚山梨酯 80 混合均匀，加纯化水至 1000g，充分搅拌均匀，成细腻稠状物，倾倒于涂有鱼肝油的玻璃板上，40℃~50℃干燥，起膜，分成 2cm×2cm 小片，装于聚乙烯塑料袋内密封，即得。每片含司帕沙星和谷氨酸锌各 5mg。

例 2　硝酸甘油膜

【处方】
硝酸甘油	10g	聚乙烯醇 17-88	82g
聚山梨酯 80	5g	甘油	5g
二氧化钛	3g	乙醇	适量
蒸馏水	适量		

【制备】取聚乙烯醇，加 5~7 倍量蒸馏水，浸泡溶胀后水浴加热，使其全部溶解，过滤，得成膜材料浆液；取二氧化钛用胶体磨粉碎后，过 80 目筛，加至浆液中搅匀，然后在搅拌下逐渐加入聚山梨酯 80、甘油，搅匀，备用；另取硝酸甘油制成 10% 乙醇溶液，搅拌下缓缓加入到上述浆液中，搅匀，放置过夜，除气泡，用匀浆制膜法制成膜剂，切割，即得。每张药膜含硝酸甘油 0.5mg。

【注解】硝酸甘油为无色或淡黄色油状液体，微溶于水，易溶于乙醇和甲醇，故配成 10% 乙醇溶液缓缓加至成膜材料等的浆液中，当乙醇溶液被稀释时，硝酸甘油以极细的液滴分散，聚乙烯醇将其包覆，因而硝酸甘油膜剂较其片剂更稳定；聚山梨酯80及甘油为稳定剂和增塑剂；二氧化钛为遮光剂，增加硝酸甘油的稳定性。

例3 诺氟沙星眼膜

【处方】诺氟沙星　　　　0.3g　　　　甘油　　　　　　7ml
　　　　氯化钠　　　　　0.66g　　　　稀盐酸　　　　　2ml
　　　　聚乙烯醇17-88　　30g　　　　　蒸馏水　　　　加至100ml

【制备】取聚乙烯醇30g，加入甘油7ml，加适量蒸馏水浸泡24小时，使聚乙烯醇完全湿润膨胀，于水浴上加热溶解，制成膜材料浆液，备用；另按处方量称取诺氟沙星、氯化钠，加适量蒸馏水，再加稀盐酸2ml，水浴加热使诺氟沙星溶解，加入到上述浆液中搅匀，置60℃±5℃水浴保温脱气泡30分钟，将膜材倾倒入预先涂有少量液体石蜡的玻璃板上，手工制膜1800cm²，70℃～80℃干燥5～10分钟后，立即成膜；在紫外灯下灭菌30分钟，切成0.5cm×1cm小块，包封，即得。

【注解】诺氟沙星为类白色至淡黄色结晶性粉末，在水和乙醇中极微溶，在醋酸、盐酸中易溶，故处方中加入稀盐酸；聚乙烯醇为成膜材料；甘油为增塑剂、润湿剂。本品为眼用制剂，应在避菌的环境下制备。

第二节 涂膜剂

一、概述

涂膜剂（paints）系指药物溶解或分散于含有成膜材料的溶剂中，涂搽患处后形成薄膜的外用液体制剂。涂膜剂用时涂布于患处，有机溶剂迅速挥发，形成一层高分子聚合物薄膜而保护患处，同时缓慢释放药物起治疗作用。涂膜剂一般用于慢性无渗出液的损害性皮肤病、过敏性皮炎、牛皮癣和神经性皮炎等，如盐酸丁卡因涂膜剂。

涂膜剂的特点：①制备工艺简单，不需要特殊设备，不需要裱褙材料；②使用方便，使用时涂于患处，形成药膜保护创面，且耐磨性能良好，不易脱落，另外，成膜大小可根据患者需要自行控制；③膜的形成减少了皮肤表面水分的蒸发，促进了皮肤水合作用，有利于药物透过角质层缓慢释放，更好地发挥治疗作用。

涂膜剂涂搽后，应能迅速干燥，并在患处表面形成薄膜，且形成的膜应有一定的抗撕裂强度。

涂膜剂一般由药物、成膜材料、溶剂、增塑剂等组成。涂膜剂的成膜材料与膜剂相似，但二者又有区别，涂膜剂要求成膜材料能在皮肤温度下迅速成膜，常用的成膜材料有聚乙烯醇、聚维酮、聚乙烯醇缩甲乙醛、聚乙烯醇缩丁醛、壳聚糖、乙基纤维素、羧甲基纤维素、火棉胶等；涂膜剂常用的增塑剂有甘油、丙二醇、甘露醇、山梨醇、邻苯二甲酸二丁酯等；溶剂有乙醇、丙酮、乙酸乙酯、二甲基亚砜等。根据需要，涂膜剂中还可加入一些附加剂，如保湿剂、渗透促进剂等。

二、涂膜剂的制备

根据成膜材料的溶解性能选择适当的溶剂，一般先将高分子成膜材料充分溶胀后，加入药物及附加剂溶解，根据需要加入适量乙醇等有机溶剂，搅拌均匀，质量检查、分装、密封，即得。若药物能溶于基质溶液中，可直接加入溶解；如果不能溶解，先加入少量溶剂充分研匀后加至基质溶液中。有些用于创面的涂膜剂还需要灭菌。

涂膜剂制备时，常使用易燃、易挥发的有机溶剂，配制时应注意避火、避热，成品应分装在密闭的小瓶内，置干燥阴凉处保存。

三、涂膜剂的质量检查

涂膜剂的质量检查应按《中国药典》2010 年版二部附录ⅠT 涂膜剂项下的各项规定进行，除另有规定外，涂膜剂应进行装量、无菌和微生物限度检查，并应符合规定。

四、举例

例 1 盐酸丁卡因涂膜剂

【处方】
盐酸丁卡因	30g	盐酸肾上腺素	100mg
60%乙醇	650ml	聚乙烯醇 17-88	25g
丙二醇	100ml	蒸馏水	250ml
制成 1000ml			

【制备】取聚乙烯醇，加入蒸馏水约 250ml，充分溶胀后，加热使其溶解成胶浆液；另取 60%乙醇，加入丙二醇搅拌均匀，加入盐酸丁卡因、肾上腺素，搅拌，待完全溶解后，加入聚乙烯醇胶浆液，边加边搅匀，即得。

【注解】盐酸丁卡因具有表面麻醉作用，作用较迅速，1～3 分钟即可见效，可维持 20～40 分钟。盐酸肾上腺素可增加盐酸丁卡因的局麻作用，减少手术出血。聚乙烯醇是水溶性大分子成膜材料，无毒，成膜性好。本品成膜时间为 1～2 分钟；pH 值为 5.0～6.0。

例 2 复方壳聚糖涂膜剂

【处方】
壳聚糖	48g	氧氟沙星	30g
鱼肝油	90g	甘油	100ml
醋酸	36ml	氯化钠	8.5g
聚山梨酯	37g	注射用水	加至 1000ml

【制备】取注射用水约 150ml，加入氧氟沙星搅拌使混悬，滴加醋酸使其溶解，过滤。滤液加入甘油、聚山梨酯，混匀。另取氯化钠溶于约 600ml 注射用水中，将壳聚糖均匀地撒入，加入适量醋酸，搅匀，与氧氟沙星溶液混合，在搅拌下缓缓加入鱼肝油，按同一方向搅拌至形成黄白色均相黏稠液体，100℃流通蒸汽灭菌 30 分钟，混匀，分装，即得。

【注解】壳聚糖有一定的抗菌、消炎、止血作用，可促进创伤组织的再生、修复和愈合。氧氟沙星为喹诺酮类药物，抗菌谱广，通过局部黏膜用药，避免了肝脏首过效应和胃肠道关卡效应，提高了生物利用度，增加了疗效。

第三节 糊 剂

一、概述

糊剂（pastes）是指大量的固体粉末（一般25%以上）均匀地分散在适宜的基质中所组成的半固体外用制剂。因含粉量较大，故有较高硬度和较大的吸水能力，在体温下可软化而不熔化，可在皮肤上保留较长时间。糊剂中因含大量粉末，故可吸收脓性分泌液，在基质中能形成孔隙，可透气或散热，一般不妨碍皮肤的正常功能。糊剂适用于有渗出液的亚急性皮炎、湿疹等慢性皮肤病的治疗，具有干燥、收敛、保护等作用。

根据基质性质的不同，糊剂可分成两种类型：一类为脂肪糊剂，多以凡士林、羊毛脂、蜂蜡、液体石蜡、植物油等为基质制成，常加入淀粉、氧化锌、白陶土、滑石粉、碳酸钙等粉末辅料，该类糊剂含粉量高，一般为25%~70%；另一类为含水凝胶性糊剂，多以甘油明胶、甘油、西黄芪胶或其他水溶性凝胶为基质制成，其中固体粉末量一般较脂肪糊剂少（25%~30%）。两种类型的糊剂可交替使用。但在渗出液多的创面上若使用脂肪糊剂，则因分泌物不易与之混合而难以洗除，甚至造成深度感染，故宜使用含水凝胶性糊剂，洁净且易于洗去。

糊剂应均匀、细腻，涂于皮肤上应无不良刺激，并应有适当的黏稠度，易涂布于皮肤上能软化而不易融化，应无酸败、异臭、变色等变质现象，必要时可以加适量防腐剂或抗氧剂使其稳定。糊剂所用的内包装材料应不与药物或基质发生作用；除另有限定外，糊剂应置避光容器中密闭保存。

二、糊剂的制备

制备糊剂时，药物在配置前应充分干燥，处方中药物及其他固体辅料应粉碎成细粉，过六号筛。糊剂的制备方法如下。

1. 研磨法 是制备糊剂的常用方法，通常先将药物粉碎，然后加入适量润湿剂、溶剂及基质等，研磨或搅拌均匀，制成糊剂，即得。

2. 热熔法 取基质，加热熔化，并保持在一定温度；加入药物细粉，搅拌均匀，冷凝，即得。若糊剂中含挥发性药物或淀粉，配制温度应在60℃以下，以免药物挥发或淀粉糊化而降低其吸水性。

为了制成较理想的糊剂，应根据加入药物量、环境温度来控制基质的温度及首次加入量。基质温度一般不宜超过70℃。药物量偏多或室温较低时，基质温度要适当调高。

三、糊剂的质量检查

糊剂的质量检查按《中国药典》2010年版二部附录糊剂项下的各项规定进行，包括粒度、装量、无菌、微生物限度检查等，各项检查应符合规定。

四、举例

例1 氧化锌糊

【处方】氧化锌　　　　250g
　　　　淀　粉　　　　250g
　　　　凡士林　　　　500g
　　　　制成1000g

【制备】取氧化锌、淀粉混合过六号筛，备用；取凡士林加热使熔化，使体系温度保持在60℃，加入氧化锌、淀粉的混合粉，研匀，冷凝，即得。

【注解】氧化锌具有较弱的抗菌作用，并具促进组织修复、保护皮肤的作用。研究表明，氧化锌可与油脂中游离脂肪酸生成脂肪酸锌，对皮肤起保护作用；另外，氧化锌可能通过毛囊被吸收到细胞核内，促进核酸和蛋白质的合成，参与细胞能量代谢，从而起到促进组织修复作用。

例2 达氢锌糊

【处方】盐酸达克罗宁　　10g　　　氢化可的松　　3g
　　　　氧化锌　　　　　600g　　　甘油　　　　　75ml
　　　　二甲基亚砜　　　200ml　　 聚山梨酯80　　适量
　　　　白凡士林　　　　加至1000g

【制备】取盐酸达克罗宁、氧化锌混合过六号筛，置乳钵中，边研磨边加入溶有氢化可的松的二甲基亚砜和甘油溶液，加入聚山梨酯80适量及白凡士林至全量，研匀成糊状物，即得。

【注解】盐酸达克罗宁为芳酮局麻药，对皮肤有止痛、止痒及杀菌作用；氢化可的松为肾上腺皮质激素，能降低毛细血管壁与细胞膜的通透性，减少炎症渗出，并能抑制组胺及其他毒性物质的形成与释放，有助于炎症的改善；二甲基亚砜既作氢化可的松的溶剂，又能促其透皮吸收，且本身具有消炎抗菌止痛作用；氧化锌有收敛、抗菌作用，且能保护皮肤、修复组织；聚山梨酯80使制剂细腻均匀，并能增加氢化可的松的透皮速率。

参 考 文 献

1. 国家药典委员会. 中华人民共和国药典. 2010年版. 北京：中国医药科技出版社，2010.
2. 屠锡德，张均寿，朱家壁. 药剂学. 第三版. 北京：人民卫生出版社，2004.
3. 崔福德. 药剂学. 第六版. 北京：人民卫生出版社，2007.
4. 范志佳. 复方司帕沙星膜剂的制备与质量控制. 中国药师，2005，8（2）：134～136.
5. 雍德卿. 新编医院制剂技术. 第二版. 北京：人民卫生出版社，2004.
6. 朱兴年，于骥. 诺氟沙星眼用膜剂的制备和质量控制. 中国医院药学杂志，1998，18（2）：72～73.
7. 孟丽君，霍晓明，张平，等. 盐酸丁卡因涂膜剂的制备及临床应用. 中国医院药学杂志，2003，23（2）：121.
8. 陈莉娅，李平，王建民，等. 复方壳聚糖口腔溃疡涂膜剂的制备及临床应用. 中国医院药学杂志，2001，21（1）：50～51.
9. 马虹英，袁寿洪，谭桂山，等. 达氢糊的制备及质量控制. 中国药学杂志，1999，34（7）：498～499.

第十五章 缓释、控释和迟释制剂

第一节 概 述

缓释制剂（sustained-release preparations）系指在规定释放介质中，按要求缓慢地非恒速释放药物，其与相应的普通制剂比较，给药频率比普通制剂减小一半或给药总剂量比普通制剂有所减少，且能显著增加患者顺应性的制剂。其中药物释放主要是一级速度过程。《中国药典》2010年版二部规定：对于注射型缓释制剂，药物释放可持续数天至数月；对于口服缓释制剂，药物释放持续时间取决于其在消化道的滞留时间，一般以小时计。控释制剂（controlled-release preparations）系指在规定释放介质中，按要求缓慢地恒速或接近恒速释放药物，其与相应的普通制剂比较，给药频率比普通制剂减小一半或给药总剂量比普通制剂有所减少，血药浓度比缓释制剂更加平稳，且能显著增加患者顺应性的制剂。其中药物释放是零级速度过程。广义的控释制剂包括控制释药的速度、部位和时间，故靶向制剂、透皮贴剂等都属于控释制剂的范畴；狭义的控释制剂一般系指在预定时间内以零级或接近零级速度释放药物的制剂。

缓释、控释制剂的研究与开发已成为当前药物制剂发展的一个重要方向，主要是由于其具备以下优点：

（1）对半衰期短或需要频繁给药的药物，可以减少服药次数。如普通制剂一般每天给药3次，制成缓释或控释制剂可每天给药一次或数日给药一次，可大大提高患者的顺应性，特别适用于需长期服药的慢性疾病患者，如心血管疾病、心绞痛、高血压、哮喘等。

（2）血药浓度平稳，可避免峰谷现象，有利于降低药物的毒副作用，增加药物治疗的稳定性。特别是对于治疗指数较窄的药物，根据关系式 $\tau \leqslant t_{1/2}(\ln TL/\ln 2)$（TL为治疗指数，$t_{1/2}$为药物的半衰期，$\tau$为给药间隔时间），若药物$t_{1/2}$为3小时，TL为2，服用普通制剂要求每3小时给药1次才能避免血药浓度过高或过低，若制成缓释或控释制剂，每12小时给药一次，就能保证药物的安全性和有效性。

（3）可减少用药的总剂量，因此可用最小剂量达到最大药效。

但缓释、控释制剂亦有其局限性，如：①在临床应用中对剂量调节的灵活性降低，如遇特殊情况（如出现较大副反应），往往不能立即终止治疗，但可通过增加制剂品种的规格缓解这种缺点，如将硝苯地平制备成20mg、30mg、40mg、60mg等规格的缓释、控释制剂；②缓释、控释制剂一般是基于健康人群的平均动力学参数而设计，在疾病状态下，体内药物的动力学特性有所改变时，往往不能灵活调节给药方案；③制备缓释、控释制剂所涉及的设备和工艺费用等较常规制剂昂贵。

缓释、控释制剂种类繁多，可按照不同的方法进行分类：

（1）按释放药物方式：可分为定时释放（如脉冲释放）、定位释放（即靶向释放）和定速释放（如自调式给药系统）三种类型。

（2）按给药途径分类：除口服制剂外，还有注射用制剂、经皮吸收制剂、植入制剂等。

（3）按释药机理分类：缓释、控释制剂可分为骨架型、溶蚀型、膜控型、渗透泵型、离子交换型等。

迟释制剂（delayed release preparation）系指给药后不立即释放药物的制剂，包括肠溶制剂、结肠定位制剂和脉冲制剂等。

第二节 缓释、控释制剂

一、缓释、控释制剂释药原理和方法

缓释、控释制剂主要有骨架型和贮库型两种。如药物以分子或微晶、微粒的形式均匀分散在各种载体材料中，则形成骨架型缓释、控释制剂；药物被包裹在高分子聚合物膜内，则形成贮库型缓释、控释制剂。两种类型的缓释、控释制剂的释药原理主要有溶出、扩散、溶蚀或扩散与溶出相结合、渗透压或离子交换作用。

（一）溶出原理

因药物的释放受溶出速度的限制，故溶出速率低的药物本身就显示出缓释的性质。根据 Noyes-Whitney 溶出速率方程，可通过减小药物的溶解度、增大药物粒径（减小表面积）来降低药物的溶出速率，从而使药物缓慢释放，达到长效作用。

1. 制成溶解度小的盐或酯 如将青霉素制成普鲁卡因盐或二苄基乙胺盐，药效比青霉素钾（钠）盐显著延长。醇类药物经酯化后水溶性降低，药效延长，如睾丸素丙酸酯、环戊丙酸酯等，一般注射油供肌内注射，药物由油相扩散至水相（液体），然后水解为母体药物而产生治疗作用，药效较未酯化前约延长 2～3 倍。

2. 与高分子化合物生成难溶性盐 鞣酸与生物碱类药物可形成难溶性盐，例如 N-甲基阿托品鞣酸盐、丙咪嗪鞣酸盐、维生素 B_{12} 鞣酸盐，其药效均较母体药物显著延长。胰岛素注射后在人体内有效时间极短（$t_{1/2}$＝9 分钟），一般每日需注射 4 次，而与鱼精蛋白结合成溶解度小的鱼精蛋白胰岛素，加入锌盐制成鱼精蛋白锌胰岛素，药效可维持 18～24 小时或更长。

3. 控制药物粒子大小 粒径增大，总表面积减小，溶出速率就会降低，故难溶性药物的粒径增大可使其吸收减慢。如超慢性胰岛素中所含胰岛素锌晶粒甚粗（大部分超过 $10\mu m$），故其作用可长达 30 余小时；含晶粒较小（不超过 $2\mu m$）的半慢性胰岛素锌，作用时间则为 12～14 小时。

（二）扩散原理

受扩散原理控制的缓释、控释制剂，药物首先需溶解成溶液后，再从制剂中缓慢扩散出来进入体液，其释药受扩散速率的限制。药物释放以扩散作用为主的有通过包衣膜及通过聚合物骨架扩散两种。

1. 通过包衣膜扩散　通过包衣膜控制的缓释、控释制剂主要有水不溶性膜和含水性孔道的膜两类。

（1）水不溶性膜材包衣的制剂：这种膜的特点是不溶于水和胃肠液，但水能通过，其渗透性不随胃肠道 pH 变化而改变，药物通过扩散作用释放。胃肠液渗透进入药芯，使药物溶解，药物溶液又渗透通过薄膜而释放。药物的释放速度由膜材的渗透性决定，选用不同渗透性能的膜材及其混合物，可调节释药速度达到设计要求。如乙基纤维素等包衣的微囊或小丸就属于这类制剂，其释放度符合 Fick's 第一定律：

$$\frac{dM}{dt}=\frac{ADK\Delta C}{L} \qquad 式（15-1）$$

式中，dM/dt 为释放度；A 为面积；D 为扩散系数；K 为药物在膜与囊心之间的分配系数；L 为包衣层厚度；ΔC 为膜内外药物的浓度差。若 A、L、D、K 与 C 保持恒定，则释放速度为常数，系零级释放过程；若其中一个或多个参数改变，则是非零级过程。

（2）含水性孔道的包衣膜：这种包衣膜由水不溶性或胃肠液不溶性的成膜材料与水溶性致孔剂混合包衣而成。制剂进入胃肠道后，包衣膜中水溶性致孔剂被胃肠液溶解在包衣膜上形成无数肉眼不可见的微孔或弯曲小道，使衣膜具有通透性。胃肠液通过这些微孔渗入膜内，溶解制剂药芯内的药物，被溶解的药物（溶液）经这些微孔向膜外扩散释放。如乙基纤维素与甲基纤维素混合组成的膜材，即具有这种性质，其中甲基纤维素起致孔作用。其释放速率可用式（15-2）表示：

$$\frac{dM}{dt}=\frac{AD\Delta C}{L} \qquad 式（15-2）$$

式中各项参数的意义同前，与式（15-1）比较，少了参数 K，这类药物制剂释放接近零级过程。

受扩散作用控制的膜控型缓释、控释制剂可获得零级释药，其释药速度可通过不同性质的聚合物膜加以控制。其缺点是贮库型制剂中所含药量比常规制剂大得多，因此，任何制备过程的差错或损伤均可导致药库的破裂或泄漏，致使药物突释而产生毒副作用。

2. 通过聚合物骨架的扩散　药物释放机理是通过骨架中许多弯曲的孔道扩散进行的。影响释放的主要因素是药物的溶解度、骨架的孔隙率、孔径和孔的弯曲程度。这类制剂在胃肠道中不崩解，药物释放后整体从粪便排出，一般适于水溶性或较易溶于水的药物。骨架型缓、控释制剂中药物的释放符合 Higuchi 方程：

$$Q=[DS(P/\lambda)(2A-SP)t]^{1/2} \qquad 式（15-3）$$

式中，Q 为单位面积在 t 时间的释放量；D 为扩散系数；P 为骨架中的孔隙率；S 为药物在释放介质中的溶解度；λ 为骨架中的弯曲因素；A 为单位体积骨架中的药物含量。

式（15-3）的建立基于以下假设：①药物释放时保持伪稳态（pseudo steady state）；

②$A \gg S$，即骨架中存在大量过量的药物；③理想的漏槽状态（sink condition）（释放介质的量不少于形成饱和溶液量的3倍，并脱气）；④药物颗粒比骨架小得多；⑤D保持恒定，药物与骨架材料没有相互作用；⑥骨架中药物溶解速率大于药物的扩散速率，即扩散是限速步骤。

假设方程右边除 t 外都保持恒定，则式（15-3）可简化为：

$$Q = k_H t_{1/2} \qquad 式（15\text{-}4）$$

式中，k_H 为常数，即药物的释放量与 $t_{1/2}$ 成正比。

骨架型结构中药物的释放特点是不呈零级释放，药物首先接触介质，溶解后从骨架中扩散出来，显然，骨架中药物的溶出速度必须大于药物的扩散速度。这类制剂的优点是制备容易，可用于释放大分子量的药物。

3. 制备方法 利用扩散原理达到缓释、控释作用的方法有：

（1）包衣：将药物小丸或片剂用阻滞材料包衣。可以一部分不包衣，另一部分分别包厚度不等的衣层，以达到延长药效的作用。

（2）制成微囊：使用微囊技术是制备缓释、控释制剂的新方法。微囊膜为半透膜，在胃肠道中，水分可渗透进入囊内，溶解药物，形成饱和溶液，然后扩散至囊外的消化液中而被机体吸收。药物的释放速度取决于囊膜的厚度、微孔的孔径、微孔的弯曲度等。

（3）制成不溶性骨架片剂：以水不溶性材料，如无毒聚氯乙烯、聚乙烯、聚乙烯乙酸酯、聚甲基丙烯酸酯、硅橡胶等为骨架（连续相）制备片剂。影响释药速度的因素主要有药物的溶解度、骨架的孔隙率、孔径和孔的弯曲程度。水溶性药物较适于制备这类片剂，药物释放完全后，骨架随粪便排出体外。

（4）增加黏度以降低扩散速度：增加溶液黏度以延长药物作用的方法主要用于注射液或其他液体制剂。如明胶用于肝素、维生素 B_{12}、ACTH，PVP用于胰岛素、肾上腺素、皮质激素、垂体后叶激素、青霉素、局部麻醉剂、安眠药、水杨酸钠和抗组胺类药物，均有延长药效的作用。CMC（1%）用于盐酸普鲁卡因注射液（3%）可使作用延长至约24小时。

（5）制成植入剂：植入剂为固体灭菌制剂。系将水不溶性药物熔融后倾入模型中制成，一般不加赋形剂，用外科手术埋藏于皮下，药效可长达数月甚至数年。例如孕激素的植入剂。

（6）制成乳剂：对于水溶性的药物，以精制羊毛醇和植物油为油相，临用时加入注射液，猛力振摇，即形成W/O乳剂型注射剂。在体内（肌内），水相中的药物先向油相扩散，再由油相分配到体液，因此有长效作用。

（三）溶蚀与扩散、溶出结合

严格地讲，释药机理不可能仅为溶出或扩散某一单一机理，只是因为其某一释药机制大大超过其他过程，以致可以归类于溶出控制型或扩散控制型。某些骨架型制剂，如生物溶蚀型缓释、控释制剂，不仅药物可从骨架中扩散出来，而且骨架本身也处于溶蚀过程。当聚合物溶解时，药物扩散的路径长度改变，这一复杂性则形成移动界面扩散系统。此类制剂的优点在于材料经生物溶蚀后可不再残留于体内，缺点则是由于影响因素多，释药动力学较难控制。通过化学键将药物和聚合物直接结合而制备的生物溶蚀型缓控释制剂，药物可通过水解或酶反应从聚合物中释放出来，这类系统载药量很高，而且释药速率较易控制。

溶胀型缓释、控释骨架制剂（药物溶于聚合物中，聚合物为溶胀型）的释药机制也为扩散和溶蚀结合。此类制剂在液体介质中不被溶蚀，但能吸收大量（30%～90%）的液体介质，自身体积膨大，形状也可能改变，水进入骨架后药物溶解，从膨胀的骨架中扩散出来，其释药速度很大程度上取决于聚合物溶胀速率、药物溶解度和骨架中可溶部分的大小。由于药物释放前，聚合物必须先膨胀，因此这种制剂通常可减小突释效应。

（四）渗透压原理

利用渗透压原理制成的控释制剂，能均匀恒速地释放药物，较骨架型缓释制剂更为优越。此类型控释制剂系利用渗透压作为驱动力，故称为"渗透泵"（osmotic pump）制剂。现以口服渗透泵片为例，说明渗透泵制剂的原理和构造。片芯由水溶性药物和水溶性聚合物或其他辅料制成，外面用水不溶性的聚合物包衣，成为半渗透膜壳，水可渗进此膜，但药物不能。用适当方法（如激光）在一端壳顶开一细孔。当片剂与水接触后，水即通过半渗透膜进入片芯，使药物溶解成为饱和溶液，渗透压约4053～5066kPa（体液渗透压为760kPa），由于膜内外存在很大的渗透压差，药物饱和溶液由细孔持续流出，流出量与渗透进的水量相等，直到片芯内的药物溶解完全为止。

在药物溶液维持饱和的阶段，其释药速率主要受半透膜及渗透压差的控制，可用式（15-5）来表达：

$$\frac{dV}{dt} = \frac{KA}{L}(\Delta\pi - \Delta p) \qquad 式（15-5）$$

式中，dV/dt 为水渗透进入膜内的流速；K、A 和 L 分别为膜的渗透系数、面积和厚度；$\Delta\pi$ 为渗透压差；Δp 为流体静压差。

若上式右端保持不变，则可简化为：

$$\frac{dV}{dt} = K' \qquad 式（15-6）$$

如以 dm/dt 表示药物通过细孔释放的速率，C_s 为膜内药物饱和溶液浓度，则有：

$$\frac{dm}{dt} = C_s \frac{dV}{dt} = K'C_s \qquad 式（15-7）$$

即释药速率与药物在膜内的溶解度成正比，故释药速率恒定，即药物以零级速率释放。

此类制剂一般有两种不同类型，如图15-1。第一种（A类）片芯含有固体药物与电解质，遇水即溶解，电解质可形成高渗透压差；第二种（B类）系统中，药物以溶液形式存在于不含药的渗透芯的弹性囊内，此囊膜外周围为电解质。两种类型的释药孔都可为单孔或多孔。

此类制剂的优点在于其可传递体积较大，理论上，药物的释放与药物的性质无关。缺点是造价贵，另外不适用于在溶液状态下不稳定的药物。

（五）离子交换作用

由水不溶性交联聚合物组成的树脂，其聚合物链的重复单元上含有成盐基团，带电荷的药物可结合于树脂上。当带有适当电荷的离子与离子交换基团接触时，通过交换将药物游离

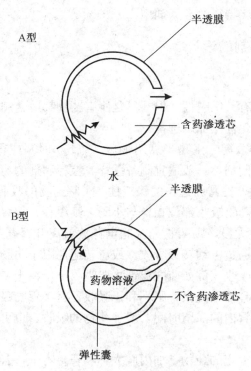

图 15-1 两种类型渗透泵系统示意图

释放出来。

$$树脂^+-药物^- + X^- \longrightarrow 树脂^+-X^- + 药物^- \qquad 式(15\text{-}8)$$
$$树脂^--药物^+ + Y^+ \longrightarrow 树脂^--Y^+ + 药物^+ \qquad 式(15\text{-}9)$$

X^- 和 Y^+ 为消化道中的离子，交换后，游离的药物从树脂中扩散出来。药物从树脂中的扩散速度受扩散面积、扩散路径长度和树脂的刚性（为树脂制备过程中交联剂用量的函数）控制。阳离子交换树脂与有机胺类药物的盐交换，或阴离子交换树脂与有机羧酸盐或磺酸盐交换，即成药树脂。干燥的药树脂制成胶囊剂或片剂供口服用，药物在胃肠液中被交换而释放于消化液中。只有解离型的药物才适用于制成药树脂。离子交换树脂的交换容量甚少，故剂量大的药物不适于制备药树脂。药树脂外面还可包衣制成混悬型缓释制剂。

通过离子交换作用释放药物的缓释、控释制剂也可以不采用离子交换树脂，只要能产生药物离子交换即可。如阿霉素羧甲基葡聚糖微球，以 $RCOO^- NH_3^+ R'$ 表示，其在水中不释放，置于 NaCl 溶液中，则释放出阿霉素阳离子 $R'NH_3^+$，并逐步达到平衡。

$$RCOO^- NH_3^+ R' + Na^+ Cl^- \longrightarrow R'NH_3^+ Cl^- + RCOO^- Na^+ \qquad 式(15\text{-}10)$$

由于阿霉素羧甲基葡聚糖微球在体内可与体液中的阳离子进行交换，阿霉素逐渐释放发挥作用。

离子交换型缓释、控释制剂的优点是：①药物的释放速率不受胃肠 pH 值、酶、温度等生理因素的影响；②以多单元颗粒剂型给药，减少了胃排空对制剂体内行为的影响；③易制成较为稳定的具缓释或控释特征的混悬剂型。

二、缓释、控释制剂的设计

(一) 药物的选择

虽然缓释、控释制剂有其优越性,但并不是所有药物都适合制成缓释、控释制剂,应根据药物的生物学性质和理化性质加以选择。

1. 根据药物的生物半衰期 生物半衰期很短(<1小时)或很长(>24小时)的药物一般不宜制成缓释、控释制剂,一般适宜制备缓释、控释制剂的药物半衰期为2~8小时。

2. 根据药物吸收特性及在胃肠道中的稳定性 了解药物的吸收特性对于设计口服缓释、控释制剂非常重要。如果药物吸收部位在胃与小肠,则缓释、控释制剂应设计在服药后8~12小时释放完全,若释放太慢,则药物尚未完全释放就离开释药部位,势必影响到制剂的生物利用度。如果药物是通过主动转运吸收,或者转运局限于小肠以上某一特定部位,则制成缓释制剂不利于药物的吸收。例如硫酸亚铁主要吸收部位在十二指肠和空肠上端,若其缓释制剂在通过这一区域前释药不完全,则不利于吸收。对于胃肠吸收有限的药物可以制成胃内漂浮制剂,延长药物在胃内的滞留时间,增加药物的吸收,也可以用生物黏附材料,延长药物在胃内的滞留时间。

此外,在胃肠道中不稳定的药物,如丙胺太林和普鲁本辛,若制成缓释制剂,生物利用度会降低,因为药物在小肠释放后就被分解。

3. 根据药物的溶解度 溶解度很低(<0.01mg/ml)的药物,其本身就有延效作用,因为药物在胃肠道释放过程受药物溶出的限制,如地高辛、灰黄霉素等。一般只有药物的溶解度>0.1mg/ml,才考虑设计成缓释、控释制剂。特别对扩散机制释放的缓释制剂,若溶解度低,则扩散驱动力就不足,会影响药物的释放。

4. 根据药物的剂量、药效强度和给药特性 剂量很大(>1g)、药效剧烈、剂量需精确调节的药物,不宜制成缓释、控释制剂。通常缓释、控释制剂一次服用剂量比普通制剂大,剧毒药物制成缓释制剂,一旦出现突释,将造成严重后果;有些药物如抗凝血药、强心苷,临床用量需根据病情调节,不宜制成大剂量的缓释、控释制剂;浓度依赖性抗生素类药物,由于抗菌效果依赖于峰浓度,原则上不宜制成缓释、控释制剂;有积蓄作用且副作用大的药物,也不宜制成缓释、控释制剂。

(二) 设计要求

1. 生物利用度 (bioavailability) 缓释、控释制剂的相对生物利用度一般应在普通制剂80%~120%的范围内。若药物吸收部位主要在胃与小肠,宜设计成每12小时给药一次,若药物在结肠也有一定的吸收,则可考虑每24小时给药一次。为了保证缓释、控释制剂的生物利用度,除了根据药物在胃肠道中的吸收速度,控制适宜的制剂释放速度外,更重要的是在处方设计时选用合适的材料。

2. 峰浓度与谷浓度之比 缓释、控释制剂稳态时峰浓度与谷浓度之比应小于普通制剂,也可用波动百分数表示。根据此项要求,一般半衰期短、治疗指数窄的药物,可设计每12

小时给药一次，而半衰期长的或治疗指数宽的药物则可 24 小时给药一次。若设计零级释放的剂型，如渗透泵，其峰谷浓度比显著低于普通制剂。

3. 缓释、控释制剂的剂量计算 缓释、控释制剂的剂量计算一般根据普通制剂的用法和剂量，例如某药物普通制剂，每日 2 次，每次 10mg，若改为缓释、控释制剂，可以每日 1 次，每次 20mg。这是根据经验考虑，也可采用药物动力学方法进行计算，但涉及因素很多，计算结果仅供参考。

(1) 仅含缓释或控释制剂的剂量计算

①零级释放的缓释或控释制剂：设零级释放速度常数为 k_{r0}，体内药量为 X，消除速度常数为 k。在稳态时，为了维持血药浓度稳定，要求体内消除速率等于药物释放速率，则 $k_{r0}=Xk$，因 $X=CV$，故 $k_{r0}=CVk$（V 为表现分布体积，C 为有效浓度），若要求维持时间（即服药间隔）为 t_d，则缓释或控释剂量 D_m 为：

$$D_m=CVkt_d \qquad 式（15-11）$$

例：某药物 $k=0.035h^{-1}$，$V=10L$，$C=10\mu g/ml$，$t_d=10h$，则：

$$D_m=CVkt_d=10\times10\times0.035\times10=35\text{（mg）}$$

②一级释放的缓释制剂：在稳态时释放速率与消除速率相等，$D_m k_{r1}=CVk$，故

$$D_m=CVk/k_{r1} \qquad 式（15-12）$$

式中，k_{r1} 为一级释放速度常数。

③近似计算：$D_m=X_o kt_d$，X_o 为普通制剂剂量

$$D_m=X_o(0.693/t_{1/2})t_d \qquad 式（15-13）$$

由于 $t_{1/2}$ 不同，t_d 不变，则 D_m 也不同。

(2) 同时有缓释或控释制剂和速释制剂的剂量计算：以 D_T 代表总剂量，D_i 代表速释剂量，则

$$D_T=D_i+D_m \qquad 式（15-14）$$

若缓释部分没有时滞，即缓释部分与速释部分同时释放，速释部分一般采用普通制剂的剂量 X_o，此时加上缓释部分，则血药浓度势必过高，因此要进行校正，设达峰时为 T_{max}，缓释部分为零级释放时，

$$D_T=D_i+D_m=X_o-CVkT_{max}+CVkt_d \qquad 式（15-15）$$

例：5-单硝酸异山梨酯缓释胶囊

已知：$X_o=20mg$　$k=0.1386h^{-1}$　$T_{max}=2$　$t_d=24h$　$C=0.2\mu g/ml$　$V=48L$

$$D_i=X_o-CVkT_{max}=20\times2\times48\times0.1386\times2=17.34\text{（mg）}$$
$$D_m=kCVt_d=0.1386\times0.2\times48\times24=31.9\text{（mg）}$$

故，$D_T=D_i+D_m=17.34+31.9=49.24mg$，其中速释部分占 35.2%。
目前市售产品有总剂量为 50mg 的品种，其中 30% 为速释部分。

对于缓释部分为一级释放的制剂：

$$D_T=(X_o-D_m k_{r1} T_{max})+kCV/k_{r1} \qquad 式（15-16）$$

近似计算有

$$D_T=D_i+D_m=X_o+X_o k_d=X_o[1+(0.693/t_{1/2})t_d] \qquad 式（15-17）$$

若 t_d 不变，$t_{1/2}$ 不同，D_T 也不同。

以上计算均假设缓释、控释部分没有时滞也没有突释，故仅为一种近似计算，可以作为设计时参考，实际应用时，可用动力学方法进行模拟设计。

4. 缓释、控释制剂的辅料 辅料是调节药物释放速度的重要物质。制备缓释和控释制剂，需要选用适宜的辅料，使制剂中药物的释放速度和释放量达到设计要求，确保药物以一定速度输送到病患部位并在组织中或体液中维持一定浓度，进而获得预期疗效，降低药物的毒副作用。

缓释、控释制剂中多以高分子化合物作为阻滞剂（retardants）控制药物的释放速度。其阻滞方式有骨架型、包衣膜型和增稠作用等。骨架型阻滞材料有：①溶蚀性骨架材料，常用的有动物脂肪、蜂蜡、巴西棕榈蜡、氢化植物油、硬脂醇、单硬脂酸甘油酯等，可延滞水溶性药物的溶解、释放过程；②亲水性凝胶骨架材料，有甲基纤维素（MC）、羧甲基纤维素钠（CMC-Na）、羟丙甲纤维素（HPMC）、聚维酮（PVP）、卡波姆、海藻酸盐、脱乙酰壳多糖（壳聚糖）等；③不溶性骨架材料，有乙基纤维素（EC）、聚甲基丙烯酸酯（Eu RS、Eu RL）、无毒聚氯乙烯、聚乙烯、乙烯-醋酸乙烯共聚物、硅橡胶等。

包衣膜阻滞材料有：①不溶性高分子材料，如用作不溶性骨架材料的 EC 等；②肠溶性高分子材料，如纤维醋法酯（CAP）、丙烯酸树脂 L、S 型、羟丙甲纤维素酞酸酯（HPMCP）和醋酸羟丙甲纤维素琥珀酸酯（HPMCAS）等。主要利用其肠液中的溶解特性，在适当部位溶解。

增稠剂是一类水溶性高分子材料，溶于水后，其溶液黏度随浓度而增大，根据药物被动扩散吸收规律，增加黏度可以减慢扩散速度，延缓其吸收，主要用于液体药剂。常用的有明胶、PVP、CMC、PVA、右旋糖酐等。

多种辅料对缓释或控释制剂均可通用，但它们与药物的结合或混合的方式或制备工艺不同，可表现出不同的释药特性。应根据不同给药途径，不同释药要求，选择适宜的辅料及适宜的处方与工艺。

三、缓释、控释制剂的制备

（一）骨架型缓释、控释制剂

1. 骨架片的制备

（1）亲水性凝胶骨架片：这类骨架片主要骨架材料为羟丙甲纤维素（HPMC），其规格应在 4000cPa·s 以上，常用的为 HPMC K4M（4000cPa·s）和 HPMC K15M（15000cPa·s）。HPMC 遇水后形成凝胶，水溶性药物的释放速度取决于药物通过凝胶层的扩散速度，而水中溶解度小的药物，释放速度则取决于凝胶层的逐步溶蚀速度，不论何种释放机制，凝胶骨架最后可完全溶解，药物全部释放，故生物利用度高。处方中药物含量低时，可通过调节 HPMC 在处方中的比例及 HPMC 的规格来调节释放速度；处方中药物含量高时，药物释放速度主要由凝胶层溶蚀所决定。亲水凝胶骨架片的制备可采用直接压片或湿法制粒压片。除 HPMC 外，甲基纤维素（400cPa·s、4000cPa·s）、羟乙基纤维素、羧甲基纤维素钠、海藻酸钠等也可作为骨架材料。但应用中应注意，低分子量的甲基纤维素可使药物释放加快，因其不能形成稳定的凝胶层；阴离子型的羧甲基纤维素因与阳离子型药物相互作用而影响药物的释放。

在制备亲水凝胶骨架片时，对于一些水溶性大的药物，除应用亲水性骨架材料外，为了降低释药速率，有时可加入少量不溶性骨架材料，如乙基纤维素和聚丙烯酸树脂等。

例　盐酸二甲双胍缓释片（1000片，500mg/片）

【处方】盐酸二甲双胍　　500mg　　　CMC-Na　　　　51mg
　　　　HPMC（K100M）　344mg　　　HPMC（E5M）　9.5mg
　　　　微晶纤维素　　　100mg　　　硬脂酸镁　　　3.0mg

【制备】先将盐酸二甲双胍与CMC-Na混合均匀用95％乙醇制粒干燥，再加入HPMC及微晶纤维素混合均匀整理加入硬脂酸镁，混匀，压片即得。

（2）生物溶蚀性骨架片：此类骨架片由水不溶但可溶蚀的蜡质材料制成，如巴西棕榈蜡、硬脂醇、硬脂酸、氢化蓖麻油、聚乙二醇单硬脂酸酯、甘油三酯等。在这类骨架片中药物通过孔道扩散与蚀解控制释放。

生物溶蚀性骨架片的制备工艺有三种：①溶剂蒸发技术：将药物与辅料的溶液或分散体加入熔融的蜡质相中，然后将溶剂蒸发除去，干燥，混合制成团块再颗粒化；②熔融技术：即将药物与辅料直接加入熔融的蜡质中，温度控制在略高于蜡质熔点，熔融的物料铺开冷凝、固化、粉碎，或者倒入一旋转的盘中使成薄片，再磨碎过筛形成颗粒，如加入PVP或聚乙烯月桂醇醚，可呈表观零级释放；③高温制粒法：将药物与十六醇在60℃混合，团块用玉米朊醇溶液制粒，此法制得的片剂释放性能稳定。

例　硝酸甘油缓释片

【处方】硝酸甘油　　　0.26g（溶于2.95ml 10％乙醇溶液中）
　　　　硬脂酸　　　　6.0g　　　十六醇　　　　6.6g
　　　　聚维酮（PVP）　3.1g　　　微晶纤维素　　5.88g
　　　　微粉硅胶　　　0.54g　　　乳糖　　　　　4.98g
　　　　滑石粉　　　　2.49g　　　硬脂酸镁　　　0.15g
　　　　共制100片

【制备】①将PVP溶于硝酸甘油乙醇溶液中，加微粉硅胶混匀，加硬脂酸与十六醇，水浴加热到60℃，使熔融。将微晶纤维素、乳糖、滑石粉的均匀混合物加入上述熔融系统中，搅拌1小时；②将上述黏稠混合物摊于盘中，室温放置20分钟，待成团块时，用16目筛制粒，30℃干燥，整粒，加入硬脂酸镁，压片。

本品12小时释放76％，开始1小时释放23％，之后释放接近零级。

（3）不溶性骨架片：这类骨架片的材料有聚乙烯、聚氯乙烯、甲基丙烯酸-丙烯酸甲酯共聚物、乙基纤维素等。此类骨架片不被吸收，药物释放后整体从粪便排出，制备方法有：①直接压片法：将缓释材料粉末与药物混合直接压片；②湿法制粒压片法：如用乙基纤维素制备不溶性骨架材料时，可将药物和乙基纤维素及其他辅料混合，用乙醇与二氯甲烷混合溶液制粒，也可用乙醇将乙基纤维素溶解，然后依法制粒压片。另如对乙酰氨基酚缓释片，取对乙酰氨基酚82kg，在搅拌下加入硬脂酸12.4kg，加热至50℃～60℃熔融，加入10％的乙基纤维素乙醇溶液25kg，搅拌10～15分钟使成团块，制粒，34℃～40℃干燥，整粒，加入硬脂酸镁混匀压片。

2. 缓释、控释颗粒（或小丸、微囊）压制片 缓释控释颗粒、小丸、微囊压制片是将药物与辅料通过包衣或其他技术制成缓释或控制颗粒、小丸或微囊，然后压制成片剂，这种压制片在胃中崩解后类似于胶囊剂，具有缓释胶囊的优点，同时也保留片剂的优点，下面列举三种不同技术制备这类产品的例子。

①不同释放速率颗粒混合压制片技术：这种方法是将几种不同释放速度的颗粒混合压片，从而达到缓释或控释目的。如一种以明胶为黏合剂制备的颗粒，另一种是以醋酸乙烯为黏合剂制备的颗粒，第三种以虫胶为黏合剂制备的颗粒，共同压片可达到缓释目的，因药物释放受颗粒在肠液中的蚀解作用所控制，明胶为黏合剂制得的颗粒蚀解最快，其次为醋酸乙烯颗粒，虫胶颗粒最慢。

②微囊压制片技术：如将阿司匹林结晶以阻滞剂为囊材进行微囊化，制成微囊，再压成片子。此法特别适用于处方中药物含量高的情况。

③缓释、控释小丸压制片技术：这种方法是将药物（全部或部分）制成小丸，然后与含药或不含药的骨架材料（亲水凝胶型或溶蚀型）粉末或颗粒混合再加入适量润滑剂压片。如曲马多缓释片，曲马多每片100mg，辅料有乳糖、乙基纤维素水分散体、十六醇与十八醇、硬脂酸镁、滑石粉。先将药物与乳糖混合，用乙基纤维素水分散体包制成小丸，再用熔融的十六醇和十八醇的混合物处理，然后压片，最后用HPMC（5MPa·s）与PEG400的混合物水溶液包制薄膜衣，也可在包衣料中加入二氧化钛，使片子更加稳定美观。此类片剂，具有小丸和蜡质骨架片的双重特性，可以将片子掰开服用，不影响疗效。

3. 骨架型小丸 采用骨架型材料与药物混合，或再加入一些其他辅料，如乳糖，调节释药速率的辅料PEG类、表面活性剂等，经用适当方法制成光滑圆整、硬度适当、大小均一的小丸，即为骨架型小丸。骨架型小丸与骨架片所采用的材料相同，同样有三种不同类型的骨架型小丸，其中亲水凝胶形成的骨架型小丸，常通过包衣以获得更好的缓释、控释效果。

骨架型小丸制备比包衣小丸简单，根据处方性质，可采用旋转滚动制丸法（泛丸法）、挤压-滚圆制丸法和离心-流化制丸法制备。如茶碱骨架小丸是用挤压-滚圆制丸法制成。其主药与辅料之比为1∶1，骨架材料主要由单硬脂酸甘油酯和微晶纤维素组成。先将单硬脂酸甘油酯分散在热蒸馏水中，加热至约80℃，在恒定的搅拌速率下，加入茶碱，直至形成浆料。将热浆料在行星式混合器内与微晶纤维素混合10分钟，然后将湿粉料用柱塞挤压机以30.0cm/min的速率挤压成直径1mm、长4mm的挤出物，以1000r/min转速在滚圆机内滚动10分钟即得圆形小丸，湿丸置流化床内于40℃干燥30分钟，过筛，选取直径为1.18～1.70mm者，即得。

此外骨架型小丸的制备方法还有喷雾冻凝法、喷雾干燥法和液中制丸法等，可根据处方性质、制丸的数量和条件选择。

4. 胃内滞留片 胃内滞留片系指一类能滞留于胃液中，延长药物在消化道内的释放时间，改善药物吸收，有利于提高药物生物利用度的片剂。它一般可在胃内滞留达5～6小时。

此类片剂由药物和一种或多种亲水胶体及其他辅料制成,又称胃内漂浮片,实际上是一种不崩解的亲水性凝胶骨架片。为增强胃内滞留能力,常加入疏水性且相对密度小的酯类、脂肪醇类、脂肪酸类或蜡类,如单硬脂酸甘油酯、鲸蜡酯、硬脂醇、硬脂酸、蜂蜡等。乳糖、甘露糖等的加入可加快释药速率,聚丙烯酸酯Ⅱ、Ⅲ等的加入可减缓释药,有时还加入十二烷基硫酸钠等表面活性剂增加制剂的亲水性。

片剂大小、漂浮材料、工艺过程及压缩力等均会影响片剂的漂浮能力,在制备时应针对实际情况进行调整。

例 呋喃唑酮胃漂浮片

【处方】呋喃唑酮　　　　100g　　　　十六烷醇　　　　70g
　　　　HPMC　　　　　　43g　　　　丙烯酸树脂　　　40g
　　　　十二烷基硫酸钠　　适量　　　　硬脂酸镁　　　　适量

【制备】将药物和辅料充分混合后用2% HPMC水溶液制软材,过18目筛制粒,于40℃干燥,整粒,加硬脂酸镁混匀后压片。每片含主药100mg。

【注解】实验证明,本品以零级速度并符合Higuchi方程规律体外释药。在人胃内滞留时间为4~6小时,明显长于普通片(1~2小时)。初步试验表明,其对幽门螺旋杆菌清除率为70%,胃窦黏膜病理炎症的好转率75.0%。

5. 生物黏附片 生物黏附片系采用生物黏附性聚合物(如卡波姆、羟丙基纤维素、羧甲基纤维素钠等)作为辅料所制备的片剂。这种片剂能黏附于生物黏膜,缓慢释放药物并由黏膜吸收以达到治疗目的。通常生物黏附性聚合物与药物混合组成片芯,然后由此聚合物围成外周,再加覆盖层而成。生物黏附片可应用于口腔、鼻腔、眼眶、阴道及胃肠道的特定区段,通过该处上皮细胞黏膜输送药物,其特点是可加强药物与黏膜接触的紧密性及持续性,因而有利于药物的吸收。生物黏附片既可安全有效地用于局部治疗,也可用于全身,其中口腔、鼻腔等局部给药可使药物直接进入大循环而避免肝脏首过效应。

如普萘洛尔生物黏附片,将HPC(分子量3×10^5,粒度190~460μm)与卡波普940(粒度2~6μm)以1:2磨碎混合。取不同量的普萘洛尔加入以上混合聚合物制成含主药10mg、15mg及20mg三种黏附片。在pH 3.5及pH 6.8两种缓冲液中均能起到缓释长效作用。

(二)膜控型缓释、控释制剂

膜控型缓释、控释制剂主要适用于水溶性药物,用适宜的包衣液,采用一定的工艺制成均一的包衣膜,达到缓释、控释目的。

包衣液由包衣材料、增塑剂和溶剂(或分散介质)组成,根据膜的性质和需要可加入致孔剂、着色剂、抗黏剂和遮光剂等。由于有机溶剂不安全,有毒,易产生污染,目前大多将水不溶性的包衣材料用水制成混悬液、乳状液或胶液,统称为水分散体,进行包衣。水分散体具有固体含量高、黏度低、成膜快、包衣时间短、易操作等特点。目前市场上有两种类型缓释包衣水分散体,一类是乙基纤维素水分散体,商品名为Aquacoat和Surelease,另一类是聚丙烯酸树脂水分散体,商品名为Eudragit L 30D-55与Eudragit RL 30D。

(1) 微孔膜包衣片:微孔膜包衣片通常是用胃肠道中不溶解的聚合物,如醋酸纤维素、乙基纤维素、乙烯-醋酸乙烯共聚物、聚丙烯酸树脂等作为衣膜材料，在包衣液中加入少量致孔剂，如 PEG 类、PVP、PVA、十二烷基硫酸钠、糖和盐等水溶性的物质，亦有加入一些水不溶性的粉末如滑石粉、二氧化硅等，甚至将药物加在包衣膜内既作致孔剂又作为速释部分，用这样的包衣液包在普通片剂上即成微孔膜包衣片。水溶性药物的片芯应具有一定硬度和较快的溶出速率，以使药物的释放速率完全由微孔包衣膜所控制。当微孔膜包衣片与胃肠液接触时，膜上存在的致孔剂遇水部分溶解或脱落，在包衣膜上形成无数微孔或弯曲小道，使衣膜具有通透性。胃肠道中的液体通过这些微孔渗入膜内，溶解片芯内的药物到一定程度，片芯内的药物溶液便产生一定渗透压，由于膜内外存在渗透压差，药物分子便通过这些微孔向膜外扩散释放，扩散的结果使片内的渗透压下降，水分又得以进入膜内溶解药物，如此反复，只要膜内药物维持饱和浓度且膜内外存在漏槽状态，则可获得零级或接近零级速率的药物释放。包衣膜在胃肠道内不被破坏，最后排出体外。

如磷酸丙吡胺缓释片，先按常规制成每片含丙吡胺 100mg 的片芯（直径 11mm，硬度 4~6kg，20 分钟内药物溶出 80%）。然后以低黏度乙基纤维素、醋酸纤维素及聚甲基丙烯酸酯为包衣材料，PEG 类为致孔剂，蓖麻油、邻苯二甲酸二乙酯为增塑剂，以丙酮为溶剂配制包衣液进行包衣，通过控制形成的微孔膜厚度（膜增重）来调节释药速率。

（2）膜控释小片：膜控释小片是将药物与辅料按常规方法制粒，压制成小片（minitablet），其直径约为 2~3mm，用缓释膜包衣后装入硬胶囊使用。每粒胶囊可装入几片至 20 片不等，同一胶囊内的小片可包有不同缓释作用的包衣或不同厚度的包衣。此类制剂无论在体内外皆可获得恒定的释药速率，是一种较理想的口服控释剂型。其生产工艺也较控释小丸简便，质量也易于控制。如茶碱微孔膜控释小片，其制备工艺为：①制小片：无水茶碱粉末用 5%CMC 浆制成颗粒，干燥后加入 0.5%硬脂酸镁，压成直径 3mm 的小片，每片含茶碱 15mg，片重为 20mg；②流化床包衣：分别用两种不同的包衣液包衣。一种包衣材料为乙基纤维素，采用 PEG1540、Eudragit L 或聚山梨酯 20 为致孔剂，两者比例为 2∶1，用异丙醇和丙酮混合溶剂溶解包衣；另一种包衣材料为 Eudragit RL 100 和 Eudragit RS 100。最后将 20 片包衣小片装入同一硬胶囊内即得。体外释药试验表明用聚丙烯酸树脂包衣的小片时滞短，释药速率恒定。犬体内试验表明，用 10 片不包衣小片和 10 片 Eudragit RL 包衣小片制成的胶囊既具有缓释作用，又具有生物利用度高的特点。

（3）肠溶膜控释片：此类控释片是药物片芯外包肠溶衣，再包上含药的糖衣层而得。含药糖衣层在胃液中释药，当肠溶衣片芯进入肠道后，衣膜溶解，片芯中的药物释出，因而延长了释药时间。一种普萘洛尔长效控释片即为此类型，将 60%药物以羟丙甲纤维素为骨架制成核心片，其余 40%药物掺在外层糖衣中，在片芯与糖衣之间隔以肠溶衣。片芯基本以零级速度缓慢释药，可维持药效 12 小时以上。肠溶衣材料可用羟丙基纤维素酞酸酯，也可与不溶于胃肠液的膜材料，如乙基纤维素混合包衣制成在肠道中释药的微孔膜包衣片，在肠道中肠溶衣溶解，在包衣膜上形成微孔，纤维素微孔膜控制片芯内药物的释放。

（4）膜控释小丸：膜控释小丸由丸芯与控释薄膜衣两部分组成。丸芯含药物和稀释剂、黏合剂等辅料，所用辅料与片剂的辅料大致相同，包衣膜亦有亲水薄膜衣、不溶性薄膜衣、微孔膜衣和肠溶衣。

如微孔膜包衣的阿司匹林缓释小丸，以 40 目左右的蔗糖粒子为芯核，以含适量乙醇糖浆为黏合剂，在滚动下撒入 100 目的药物细粉，制成药物与糖芯重量比为 1∶1 的药芯小丸，干燥后，包以含致孔剂 PEG6000、增塑剂邻苯二甲酸二乙酯的乙基纤维素膜（丙酮/乙醇为溶剂），得直径为 1mm 左右的小丸（包衣增重 30%）。此包衣小丸在新西兰白兔体内的血药浓度表明具有明显的缓释作用。

3. 渗透泵片 渗透泵片是由药物、半透膜材料、渗透剂或渗透压活性物质和推动剂等组成。常用的半透膜材料有醋酸纤维素、乙基纤维素等。渗透剂是产生渗透压的主要物质，其用量关系到零级释药时间的长短，常用乳糖、果糖、葡萄糖、甘露糖的不同混合物。推动剂亦称为促渗透聚合物或助渗剂，能吸水膨胀，产生推动力，将药物层的药物推出释药小孔，最常用的推动剂有分子量为 20 万～500 万的聚环氧乙烷和分子量为 1 万～36 万的 PVP 等。除上述组成外，渗透泵片中还可加入助悬剂、黏合剂、润滑剂、润湿剂等。

渗透泵片有单室和双室渗透泵片，见图 15-2。双室渗透泵片的药室以聚合物膜隔成两室，适于制备水溶性过大或难溶于水的药物的渗透泵片，或两者有配伍禁忌的药物。

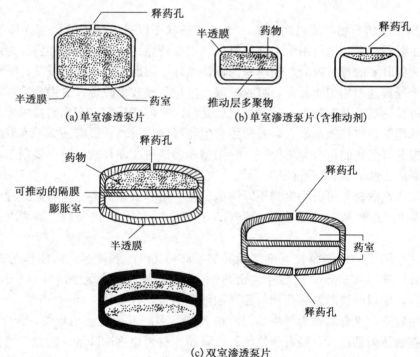

图 15-2 渗透片构造和释药示意图

影响渗透泵片释药的因素主要有：释药孔径大小，包衣膜的渗透性、厚度与面积以及渗透剂等，应根据渗透泵片的具体要求进行筛选和设计。

例 维拉帕米（单室）渗透泵片

【处方】①片芯处方

盐酸维拉帕米（40 目）　　　　2850g　　甘露醇（40 目）　　2850g

聚环氧乙烷（40目、分子量500万）	60g	聚维酮	120g
乙醇	1930ml	硬脂酸（40目）	115g

②包衣液处方（用于每片含120mg的片芯）

醋酸纤维素（乙酰基值39.8%）	47.25g	羟丙基纤维素	22.5g
醋酸纤维素（乙酰基值32%）	15.75g	聚乙二醇3350	4.5g
二氯甲烷	1755ml	甲醇	735ml

【制备】①片芯制备：将片芯处方中前三种组分置于混合器中，混合5分钟；将PVP溶于乙醇，缓缓加至上述混合组分中，搅拌20分钟，过10目筛制粒，于50℃干燥18小时，经10目筛整粒后，加入硬脂酸混匀，压片，制成每片含主药120mg，硬度为9.7kg的片芯；②包衣：用空气悬浮包衣技术包衣，进液速率为20ml/min，包至各片芯上的衣层增重为15.6mg。将包衣片置于相对湿度50%、50℃的环境中45~50小时，再在50℃干燥箱中干燥20~25小时；③打孔：在包衣片上下两面对称处各打一释药小孔，孔径为254μm。

此渗透泵片在人工胃液和人工肠液中的释药速率为7.1~7.7mg/h，可持续释药17.8~20.2小时。

4. 植入剂 系将药物与辅料制成的小块状或条状用以植入体内的无菌固体制剂，一般采用特制的注射器植入，也可用手术切开植入。主要特点是：①生物活性强：为皮下植入方式给药，可避免肝脏的首过效应，药物易到达体循环，因而其生物利用度高；②药物作用时间延长：由于释药速率均匀而缓慢，吸收呈限速过程，吸收也较慢，故血药浓度水平较平稳且持续时间可长达数月甚至数年。其不足之处是植入时需在局部（多为前臂内侧）作一小切口，用特殊的注射器将植入剂推入，若使用非生物降解型材料，最终还需手术取出。

植入剂按其释药机制可分为膜控型、骨架型、渗透压驱动释放型。主要用于避孕、治疗关节炎、抗肿痛、胰岛素、麻醉药拮抗剂等。

常用于植入剂的材料可分为生物不降解型、生物可降解型两类，前者如硅橡胶，后者如聚己内酯、乳酸/乙醇酸共聚物（PLA/PGA，PLGA）、谷氨酸多肽、谷氨酸/亮氨酸多肽等。

如左炔诺孕酮生物可降解植入剂（商品名Capronor），系以聚己内酯作为控释管膜材料，长2.5cm，直径2.5mm，内装左炔诺孕酮16mg，释药速率为20~40μg/d，一根植入剂可维持半年，加以改进后，将药物与乙基油酸酯混合，含药物40mg，可避孕一年。

目前以生物降解聚合物作为材料制得的植入剂，多制成微粒或纳米粒，由于粒子很小，植入时可用普通注射器注入。随着药物的释放，植入材料也逐渐降解、溶蚀，当体内药物已释放完全时材料也基本降解完全，无需手术取出，故病人对此类植入剂的顺应性较好，且整个释药过程更接近零级释放。

四、缓释、控释制剂的体内、体外评价

（一）体外释放度试验

释放度试验是缓释、控释制剂体外评价方法中最基本和最重要的试验。无论是缓释或控释制剂，其释药行为（包括释药速度、释药量及释药时间）与药物的体内效应（吸收、生物

利用度、毒副反应）密切相关，是评价口服缓释或控释制剂的重要参数。释放度试验可用溶出度仪进行，测定法主要有四种：转篮法、桨法、往复式圆筒法和循环法，其中转篮法和桨法是最基本，也是最常用的测定方法，其具体操作方法在《中国药典》2010年版附录中有详细描述。

1. 仪器装置 对于仪器装置的选择，应考虑具体的剂型及可能的释药机制。通常选择药典收载的仪器装置进行释放度检查。片剂一般选择桨法，转篮法多用于胶囊及可能会漂浮的制剂。如采用其他特殊仪器装置，需提供充分的依据。

2. 释放介质 一般选用脱气的新鲜蒸馏水为释放介质，或根据药物的理化性质（溶解性、稳定性、油水分配系数等）、生物药剂学性质（吸收部位等）及口服后可能遇到的生理环境选择类似胃肠液的介质（如pH1.2的盐酸溶液、pH4.5、6.8的磷酸盐缓冲液）。对难溶性药物，在释放介质中加入少量的表面活性剂（如十二烷基硫酸钠等）。释放介质的体积需使药物符合漏槽条件。

3. 转速 某些缓释、控释制剂在不同转速下的释放行为基本一致，说明其释放特性受释放介质的流动形态影响较小。但大部分缓释、控释制剂在不同转速下的释放行为差异较大，例如溶蚀型制剂，转速越大，释药越快，故应考察制剂在不同转速下的释放行为。转速过快，可能削弱对不同制剂释药行为的区分能力，故不推荐首选过高转速。如确有需要，应进行充分的验证，证明在所用转速下能够区分不同产品质量。

4. 取样时间点的设置 为了解缓释、控释制剂的释药特性，通常应选取足够多的取样测试点，以绘制完整的释药曲线（包括上升曲线及达到平台的阶段）。除肠溶制剂外，体外释放速率试验应能反映出受试制剂释药速率的变化特征，且能满足统计学处理的需要，释药全过程的时间不应低于给药的时间间隔，且累积释放率要求达到90%以上。在制剂质量研究中，应根据释药全过程的数据绘制累积释放率-时间的释药速率曲线图，制订合理的释放度取样时间点。除另有规定外，缓释制剂从释药速率曲线图中至少选出3个取样时间点，第一点为开始0.5~2小时的取样时间点（累积释放率约30%），用于考察药物是否有突释；第二点为中间的取样时间点（累积释放率约50%），用于确定释药特性；最后的取样时间点（累积释放率>75%），用于考察释药量是否基本完全。此3点可用于表示体外缓释制剂药物释放度。控释制剂除以上3点外，还应增加2个取样时间点，释放百分率的范围应小于缓释制剂。

缓释制剂的释药数据可用一级方程和Higuchi方程等进行拟合；控释制剂的释药数据可用零级方程拟合。

（二）体内生物利用度和生物等效性试验

将药物设计成控释和缓释制剂的目的是为了延长药物的起效时间和作用时间，改善疗效，降低因血药浓度波动而引起的毒副反应，改善患者顺应性及增加制剂在体内行为的重现性和可靠性。体外的释药特征往往并不能完全反映体内的释药特征。因此口服缓释、控释制剂的体内评价十分重要。常用的体内评价方法有生物利用度和生物等效性试验。

生物利用度（bioavailability）是指剂型中的药物吸收进入人体血液循环的速度和程度。生物等效性（bioequivalence）是指一种药物的不同制剂在相同的试验条件下，给以相同的剂量，反映其吸收速率和程度的主要动力学参数没有明显的统计学差异。《中国药典》2010年版二部附录ⅪⅩB规定缓释、控释制剂的生物利用度和生物等效性试验应在单次给药和多次给药两种条件下进行。

单次给药（双周期交叉）试验目的在于比较受试者于空腹状态下服用缓释、控释受试制剂与参比制剂的吸收速度和吸收程度的生物等效性，并确认受试制剂的缓释、控释药物动力学特征。多次给药是比较受试制剂与参比制剂多次给药达稳态时，药物的吸收速率与程度、稳态血药浓度及波动情况。

对生物样品分析方法的要求、对受试者的要求和选择标准、参比制剂、试验设计、数据处理和生物利用度及生物等效性评价，详见《中国药典》2010年版二部附录ⅪⅩB。

（三）体内外相关性

缓释、控释制剂要求进行体内外相关性试验，它应反映整个体外释放曲线与整个血药浓度-时间曲线之间的关系。只有当体内外具有相关性，才能通过体外释放曲线预测体内情况。

体内外相关性可归纳为3种：①体外释放与体内吸收两条曲线上对应的各个时间点应分别相关，这种相关简称点对点相关；②应用统计矩分析原理建立体外释放的平均时间与体内平均滞留时间之间的相关性，由于能产生相似的平均滞留时间可有很多不同的体内曲线，因此体内平均滞留时间不能代表体内完整的血药浓度-时间曲线；③将一个释放时间点（$t_{50\%}$、$t_{100\%}$）与一个药代动力学参数（如 AUC、C_{max} 或 t_{max}）之间单点相关，只说明部分相关。

《中国药典》2010年版的指导原则中缓释、控释制剂体内外相关性系指将体内吸收相的吸收曲线与体外释放曲线之间对应的各个时间点回归，得到直线回归的相关系数若符合要求，即可认为具有相关性。

1. 体内-体外相关性的建立

（1）体外累积释放率-时间的释放曲线：如果缓释、控释制剂的释放行为随外界条件变化而变化，就应该制备两种供试品（一种比原制剂释放更慢；另一种更快），研究影响其释放快慢的外界条件，并按体外释放度试验的最佳条件，得到体外累积释放率-时间的释放曲线。

（2）体内吸收率-时间的吸收曲线：根据单剂量交叉试验所得血药浓度-时间曲线的数据，对在体内吸收呈现单室模型的药物，可换算成吸收率-时间的体内吸收曲线，体内任一时间药物的吸收率 F_a（%）可按以下 Wagner-Nelson 方程计算：

$$F_a = (C_t + kAUC_{0\sim t})/(kAUC_{0\sim\infty}) \times 100\% \qquad 式（15-18）$$

式中，C_t 为 t 时刻的血药浓度；k 为消除速度常数。

双室模型药物可用简化的 Loo-Rigelman 方程计算各时间点的吸收率。

2. 体内-体外相关性检验 当体外药物释放为体内药物吸收的限速因素时，可利用线性最小二乘法回归原理，将同批试样体外释放曲线和体内吸收曲线上对应的各个时间点的释放率和吸收率回归，得直线回归方程。

如果直线的相关系数大于临界相关系数（$P<0.01$），可确定体内外相关。

当血药浓度（或主药代谢产物浓度）与临床治疗浓度（或有害浓度）之间的线性关系明

确或可预计时，可用血药浓度测定法，反之，可用药理效应法评价缓释、控释制剂的安全性与有效性。

第三节　迟释制剂

近年来，随着临床治疗的需要和释药控制技术的提高，迟释制剂研究较为广泛，本节主要介绍肠溶制剂、结肠定位制剂以及脉冲制剂。

一、肠溶制剂

肠溶制剂系指在规定的酸性介质中不释放或基本不释放药物，而在要求的时间内，于pH6.8磷酸盐缓冲盐溶液中大部分或全部释放药物的制剂。为防止药物在胃内失活或对胃的刺激性，可考虑制成肠溶制剂。

肠溶制剂的优点有：①防止某些药物对胃黏膜的刺激作用；②防止某些药物在胃释放引起的恶心反应；③增加某些药物的稳定性（如红霉素在胃的生理条件下不稳定）；④以小肠作为主要吸收部位的药物，可使药物在靶部位的浓度达到最高；⑤可延缓药物吸收。

肠溶制剂主要通过包肠溶衣来实现释药要求，制备时选用适宜pH范围溶解的聚合物；也可采用定时释药系统，通过改变制剂的时滞长短控制药物释放的时间和位置。通常由于胃排空时间的影响，仅凭借控制制剂的时滞不一定完全达到小肠定位释药的目的，可将控制释药时间的技术和采用包肠溶衣技术结合，以保证药物只在小肠释放。

二、结肠定位制剂

结肠定位制剂系指在胃肠道上部基本不释放、在结肠内大部分或全部释放药物的制剂，即在规定的酸性介质与pH6.8磷酸盐缓冲液中不释放或几乎不释放，而在要求的时间内，于pH值7.5~8.0磷酸盐缓冲液中大部分或全部释放药物的制剂。

结肠定位制剂的优点有：①提高结肠局部药物浓度，提高药效，有利于治疗结肠局部病变，如Crohn's病、溃疡性结肠炎、结肠癌和便秘等；②结肠给药可避免首过效应；③有利于多肽、蛋白质类大分子药物的吸收，如激素类药物、疫苗、生物技术类药物等；④固体制剂在结肠中的转运时间很长，可达20~30小时，因此结肠定位制剂的研究对缓释、控释制剂，特别是日服一次制剂的开发具有指导意义；⑤与胃和小肠的生理环境比较，结肠的转运时间较长，而且酶的活性较低，因此药物的吸收增加，而且结肠定位制剂可延迟药物吸收时间，对于受时间节律影响的疾病，如哮喘、高血压等有一定意义。

在设计结肠定位制剂时，必须考虑两个方面的因素：①必须确保释药系统在经过胃和小肠时药物不会从释药系统释放或泄漏；②释药系统一旦进入结肠后，需对结肠生理环境中某种因素敏感，驱使药物释放。盲肠或升结肠被认为是释放药物的理想部位，因为该部位肠内容物的黏度较低，药物容易扩散及与肠壁接触，药物吸收也相对容易。此外，由于结肠的特殊生理环境（细菌的存在）为结肠定位制剂的设计和制备提供了基础。

根据释药原理可将结肠定位制剂分为以下几种类型：

(1) 时控型结肠定位制剂：根据制剂口服后到达结肠所需时间，用适当方法制备具有一定时滞的时间控制型制剂，即口服后5～12小时开始释放药物，可达结肠靶向转运的目的。大多数此类结肠定位制剂由药物贮库和外面包衣层或控制塞组成，此包衣或控制塞可在一定时间后溶解、溶蚀或破裂，使药物从贮库内芯中迅速释放发挥疗效。

(2) pH敏感型结肠定位制剂：是利用在结肠较高pH值环境下溶解的pH依赖性高分子聚合物，如聚丙烯酸树脂、醋酸纤维素酞酸酯等，使药物在结肠部位释放发挥疗效。但有时可能因为结肠病变或细菌作用，其pH低于小肠，使药物在结肠不能充分释放，因此此类系统可和时控型系统结合，以提高结肠定位释药的准确性。

(3) 生物降解型结肠定位制剂：结肠中细菌的含量要比胃和小肠中多得多，生物降解型系统是利用结肠中细菌产生的酶对某些材料具有专一的降解性能制成，可分为材料降解型和前体药物型。降解材料目前研究较多的是合成的偶氮聚合物和天然的果胶、瓜尔胶、壳聚糖和α-淀粉等。前体药物研究最多且已有应用于临床的主要是偶氮降解型的5-氨基水杨酸前体药物，如奥沙拉嗪（Olsalazine）、巴柳氮（Balsalazide）等，在结肠内细菌所产生的偶氮还原酶的作用下，偶氮键断开，释放5-氨基水杨酸发挥治疗作用。

此外，还有生物黏附型结肠定位制剂以及前面几种技术综合使用制备的结肠定位制剂等。

三、脉冲制剂

脉冲制剂系指不立即释放药物，而在某种条件下（如在体液中经过一定时间或一定pH值或某些酶作用下）一次或多次突然释放药物的制剂。脉冲制剂基于时辰药理学理论，以制剂手段控制药物释放时间及给药剂量以配合生理节律的变化，达到最佳的疗效。目前，国内外正在研究的脉冲制剂主要用于哮喘、心绞痛、高血压、胃溃疡、过敏性鼻炎、心肌梗死和脑梗塞、关节炎、大小便失禁、帕金森病、失眠等疾病。

脉冲给药系统的优点有：①制成脉冲制剂的药物一般在小肠或结肠释放，可避免肝脏首过作用，提高药物生物利用度；②通过制成多剂量的脉冲制剂能减少给药次数，提高病人的依从性；③由于脉冲制剂中的药物是在疾病发作时才释放，故可避免机体因长时间处于高浓度药物中而产生耐药性。

按照制备技术的不同，可将口服脉冲制剂分为渗透泵定时制剂、包衣脉冲制剂和柱塞型定时释药胶囊等。

例如美国上市的产品Covera-HS，其主药为盐酸维拉帕米，片芯药物层选用聚氧乙烯（分子量30万）、PVP K-29-32等作促渗剂；渗透物质层则包括聚氧乙烯（分子量700万）、氯化钠、HPMC E5等。外层包衣用醋酸纤维素、HPMC和PEG3350。用激光在靠近药物层的半透膜上打释药小孔。这样制备的维拉帕米定时控释片在服药后间隔特定的时间（5小时）以零级形式释放药物。治疗实践表明高血压病人最佳给药时间为清晨3：00左右。当患者醒来时体内的儿茶酚胺水平增高，因而收缩压、舒张压、心率增高，因此心血管意外事件（心肌梗死、心血管猝死）多发生于清晨。Covera-HS晚上临睡前服用，次日清晨可释放出一个脉冲剂量的药物,十分符合该病节律变化的需要。

参 考 文 献

1. 崔福德. 药剂学. 北京:中国医药科技出版社,2008.
2. 颜耀东. 缓释控释制剂的设计与开发. 北京:中国医药科技出版社,2005.
3. 张强,武凤兰. 药剂学. 北京:北京大学医学出版社,2005.
4. 毕殿洲. 药剂学. 第四版. 北京:人民卫生出版社,1999.
5. 陆彬. 药物新剂型与新技术. 北京:人民卫生出版社,1998.
6. 魏树礼. 生物药剂学与药代动力学. 北京:北京医科大学、中国协和医科大学联合出版社,1997.
7. El-Kamel AH, et al. Preparation and evaluation of ketoprofen floating oral delivery system. Int J Pharm. 2001,220(1-2):13~21.
8. Nakamura K, Nara E, Akiyama Y, et al. Development of an oral sustained release drug delivery system utilizing pH-dependent swelling of carboxyvinyl polymer. J. Control. Res. 2006,111(3):309~315.
9. Rajinikanth PS, Mishra B. Floating in situ-gelling system for stomach site-specific delivery of clarithromycin to eradicate H-pylori. J. Control. Res. 2008,125(1):31~41.
10. Bin Li, Jiabi Zhu, Chunli Zheng, et al. Novel system for three-pulse drug release based on "tablets in capsule" device. Int J Pharm. 2008,352(1-2):159~164.
11. Zema L, Maroni A, Foppoli A, et al. Different HPMC viscosity grades as coating agents for an oral time and or site-controlled delivery system:An investigation into the mechanisms governing drug release. J. Pharm. Sci. 2007,96(6):1527.
12. Anal AK. Time-controlled pulsatile delivery systems for bioactive compounds. Recent Pat Drug Deliv Formul. 2007,1(1):73~79.
13. Kalantzi LE, Karavas E, Koutris EX, et al. Recent advances in oral pulsatile drug delivery. 2009,3(1):49~63.
14. Zahirul M et al. A pH-Dependent Colon-Targeted Oral Drug Delivery System Using Methacrylic Acid Copolymers. Ⅱ. Manipulation of Drug Release Using Eudragit RL100 and Eudragit S100 Combinations. Drug Dev. Ind. Pharm. 2000,26(5):549~554.
15. Wu JH, et al. Sustained delivery of endostatin improves the efficacy of therapy in Lewis lung cancer model, J. Control. Res. 2009,134(2):

第十六章 靶向制剂

第一节 概述

一、靶向制剂的含义及特点

靶向制剂（targeting preparation）也称靶向给药系统（targeting drug system，TDS），系指借助载体、配体或抗体将药物通过局部给药、胃肠道或全身血液循环而选择性地浓集定位于靶组织、靶器官、靶细胞或细胞内结构的给药系统。靶向制剂的概念是 Ehrlich P 在 1906 年提出的。近 100 年来，由于对疾病认识的局限，未能在细胞水平和分子水平上了解药物的作用以及靶向制剂的材料和制备工艺方面存在的困难，因此，直到分子生物学、细胞生物学和材料科学等方面有了飞速发展，才为靶向制剂的发展开辟了新天地。自 20 世纪 70 年代末至 80 年代初，人们开始比较全面地研究靶向制剂，包括靶向制剂的制备、性质、体内分布、靶向性评价以及药效与毒理等。1993 年 Florence AT 创办了《Journal of Drug Targeting》，专门刊载靶向制剂的相关研究论文，进一步促进了医药界对靶向制剂的重视和深入研究。

普通制剂给药后，药物全身分布，大部分药物在到达作用部位之前已被降解、代谢或消除，导致有效药物浓度水平低，作用时间短，并且药物全身分布还可引起其他组织器官的毒性反应。

与普通制剂相比，靶向制剂具有以下优点：①可到达特定的组织和器官，使靶部位的药物浓度较高，并维持较长时间；②避免药物广泛分布所引起的疗效下降及毒性反应，并减少药物用量；③靶向制剂还可以解决药物在其他制剂给药时可能遇到的特定问题，如药剂学稳定性低或溶解度小；生物药剂学方面的吸收困难或生物学不稳定性（酶、pH 值影响等）；药物动力学方面的半衰期短和分布广而缺乏特异性；临床治疗指数低以及解剖屏障或细胞屏障等。

靶向制剂不仅要求药物选择性地到达特定部位的靶组织、靶器官、靶细胞甚至细胞内的特定结构，而且要求有一定浓度的药物滞留相当时间，以便发挥药效，同时载体应无遗留的毒副作用，即成功的靶向制剂应具备定位浓集、控制释药以及无毒可生物降解三个要素。

二、靶向制剂的分类

按药物靶向到达的部位，可将靶向制剂分为三级：第一级系指将药物输送至特定的靶组织或靶器官；第二级系指将药物输送至靶部位的特定细胞（如肿瘤细胞而非正常细胞）；第三级系指将药物输送至细胞内的特定部位。

按给药途径靶向制剂可分为注射靶向制剂与非注射靶向制剂两类。

按靶向传递机理，靶向制剂可分为被动靶向制剂、主动靶向制剂和物理化学靶向制剂。被动靶向制剂系指载体微粒被巨噬细胞摄取后转运到肝、脾等器官而发挥疗效；主动靶向制剂系指用修饰的微粒载体或将药物制备成前体药物，将药物定向转运到靶部位浓集而发挥疗效；物理化学靶向制剂是指用物理化学方法使药物在某部位发挥药效。

三、靶向性评价

药物制剂的靶向性可由以下几个参数来衡量。

1. 相对摄取率 (r_e)

$$r_e = (AUC_i)_p / (AUC_i)_s \qquad 式（16-1）$$

式中，AUC_i 为由浓度-时间曲线求得的第 i 个器官或组织的药时曲线下面积；脚标 p 和 s 分别表示药物制剂及药物溶液；r_e 大于 1 表示药物制剂在该器官或组织有靶向性，r_e 越大靶向效果越好，等于或小于 1 表示无靶向性。

2. 靶向效率 (t_e)

$$t_e = (AUC)_T / (AUC)_{NT} \qquad 式（16-2）$$

式中，t_e 为药物制剂或药物溶液对靶器官的选择性；AUC 为组织或器官的药物浓度-时间曲线下面积；T 代表靶组织或器官；NT 代表非靶组织或器官。t_e 值大于 1 表示药物制剂对靶器官较某非靶器官有选择性，t_e 值愈大，选择性越强，药物制剂的 t_e 值与药物溶液的 t_e 值相比，可说明药物制剂靶向性增强的倍数。

3. 峰浓度比 (C_e)

$$C_e = (C_{max})_p / (C_{max})_s \qquad 式（16-3）$$

式中，C_{max} 为峰浓度，脚标 p 和 s 分别表示药物制剂及药物溶液，每个组织或器官中的 C_e 值表明药物制剂改变药物分布的效果，C_e 值越大，表明改变药物分布的效果越明显。

4. 综合靶向效率

$$T\% = (AUQ)_T / \sum (AUQ)_{NT} \qquad 式（16-4）$$

式中，AUQ 为组织或器官的药量-时间曲线下面积，T 代表靶组织或器官，NT 代表非靶组织或器官。综合靶向效率 $T\%$ 表示某制剂相对于所有非靶组织对靶组织的选择性。$T\%$ 越大，表示制剂对靶组织或器官的靶向性越强。

第二节 被动靶向制剂

被动靶向制剂是应用微粒系统为载体使药物被生理过程自然吞噬而实现靶向的制剂。载药微粒实现被动靶向的机理为：体内的网状内皮系统（RES，包括肝、脾、肺和骨髓组织）具有丰富的吞噬细胞，如肝脏的 Kupffer 细胞、肺部的巨噬细胞和循环中的单核细胞

(MPS) 等，可将一定大小的微粒作为异物而摄取，较大的微粒由于不能滤过毛细血管床，而被机械截留于某些部位。

被动靶向的微粒经静脉注射后，在体内的分布首先取决于微粒的粒径大小。通常粒径为 2.5~10μm 时，大部分积集于巨噬细胞；小于 7μm 时一般被肝、脾中的巨噬细胞摄取；200~400nm 的纳米粒集中于肝后迅速被肝清除；小于 50nm 的纳米粒可进入骨髓组织；大于 7μm 的微粒通常被肺的最小毛细血管床以机械滤过方式截留，被单核白细胞摄取进入肺组织或肺气泡。除粒径外，微粒表面性质如表面电荷、表面性质（如亲水性大小）以及载体材料、药物性质等对药物的体内分布也起着重要作用。

可作为被动靶向制剂的微粒载体有乳剂、脂质体、微球与微囊、纳米粒等。

（一）乳剂

乳剂的靶向性特点在于对淋巴的亲和性。通常以水为外相的乳剂可通过静脉、皮下、肌内、腹腔及口服给药；以油为外相的乳剂则只能从除静脉以外的途径给药。乳剂中药物的释放机制主要有透过细胞膜扩散、借助载体使亲水性药物变为疏水性而更易透过油膜或通过复乳中形成的混合胶束转运等。

O/W 型乳剂及 O/W/O 型复乳静脉注射后，油滴经巨噬细胞吞噬后在肝、脾、肾中高度浓集，油滴中溶解的药物在这些脏器中积蓄量也高。水溶性药物制成 W/O 型乳剂及 W/O/W 型复乳经肌内或皮下注射后易浓集于淋巴系统。如以氢化蓖麻油的聚氧乙烯衍生物和三油酸二失水山梨醇酯的注射用油为油相，含明胶和平阳霉素的水溶液为水相，制备了油包明胶微球乳剂，家兔皮下注射试验表明，乳剂的淋巴结药物浓度与注射部位残余药物浓度在各取样时间点均明显高于水溶液的相应值，而乳剂在肺中的浓度明显低于水溶液的相应值，表明该乳剂皮下注射给药具有优良的淋巴亲和性，并可降低肺部毒性。

乳剂的粒径大小、乳化剂的种类、用量和乳剂的类型均会影响其靶向性。如静注的乳剂乳滴为 0.1~0.5μm 时，被肝、脾、肺和骨髓的单核-巨噬细胞系统所清除；粒径为 2~12μm 时，可被毛细血管摄取，其中 7~12μm 粒径的乳剂可被肺机械性滤取。

（二）脂质体

脂质体可以包封脂溶性药物或水溶性药物，静脉给药进入体内即被巨噬细胞作为外界异物而吞噬摄取，在肝、脾和骨髓等单核-巨噬细胞较丰富的器官中浓集，可治疗肝肿瘤、肝寄生虫病、利什曼病等单核-巨噬细胞系统疾病。同时可明显降低药物的毒性，如抗肝利什曼原虫药锑酸葡胺被脂质体包封后，药物在肝中的浓度提高 200~700 倍。两性霉素 B 对多数哺乳动物的毒性较大，制成脂质体后，可使其毒性大大降低而不影响抗真菌活性。脂质体经肌内、皮下或腹腔注射后，首先进入局部淋巴结中，是治疗和防止肿瘤扩散和转移的优良药物载体。

脂质体属于胶体系统，其组成与细胞膜相似，能显著增强细胞摄取，延缓和克服耐药性，脂质体在体内细胞水平上的作用机制有吸附、脂交换、内吞、融合等。

脂质体可完全生物降解，一般无毒。用不同的方法，可制备成各种大小和具有不同表面性质的脂质体，因而脂质体可适用于多种给药途径，包括静脉、肌内和皮下注射，口服或经眼部、肺部、鼻腔和皮肤给药等。

(三) 微球与微囊

药物制成微球与微囊后主要特点是缓释长效和靶向作用。靶向性微球、微囊的载体材料多为生物降解材料，如蛋白类（明胶、白蛋白等）、糖类（琼脂糖、淀粉、葡聚糖、壳聚糖等）、合成聚脂类（如聚乳酸、丙交脂乙交脂共聚物）等。如以白蛋白为载体制备的平均粒径为 37.7μm 的盐酸米托蒽醌白蛋白微球，可大大提高乳腺癌瘤内药物浓度，并具有缓释作用，减少系统毒性，提高存活率。

(四) 纳米粒

纳米粒包括纳米囊和纳米球。纳米粒静脉注射后不易阻塞血管，一般被单核-巨噬细胞系统摄取，主要分布于肝（60%～90%）、脾（2%～10%）、肺（3%～10%），少量进入骨髓。纳米粒亦可由细胞内或细胞间穿过内皮壁到达靶部位，有些纳米粒具有在特定肿瘤中聚集的倾向，有利于抗肿瘤药物的应用。

通常药物制成纳米粒后，具有缓释、靶向、保护药物、提高疗效和降低毒副作用等特点。如口服胰岛素聚氰基丙烯酸烷酯纳米粒，粒径 210～290nm，可增加胰岛素在胃肠道吸收。机制：小于 500nm 的纳米粒可通过胃肠道淋巴结的 M 细胞完整地进入血液循环，保护药物不易受酶的水解而提高生物利用度。将环孢菌素 A 制成聚氰基丙烯酸异丁酯纳米粒后，由于其淋巴定向性，较普通环孢菌素 A 明显降低了肾毒性。

第三节 主动靶向制剂

主动靶向制剂（active targeting preparation）系用修饰的微粒载体作为"导弹"或将药物制备成前体药物，将药物定向地运送到靶区浓集发挥药效。主动靶向制剂包括修饰的微粒载体和前体药物与药物大分子复合物两大类。

一、修饰的微粒载体

表面修饰改变微粒载体体内靶向性的可能机理有：①改变了微粒表面的化学性能（如疏水性或亲水性）；②改变了微粒表面的电学性能，使表面带上不同的电荷；③用表面活性剂处理时，可形成大量胶团，后者在体内可竞争性占领 RES 的吞噬细胞，甚至被吞噬细胞饱和；④用长链的化学物质修饰后，微粒表面具有明显的空间位阻作用，使吞噬细胞难以识别或摄取；⑤用体内某些组织器官上特定受体的配体进行修饰后，微粒可由配体介导实现主动靶向等。

修饰的微粒载体有修饰脂质体、修饰微乳、修饰微球、修饰纳米粒、免疫纳米粒等。

1. 修饰的脂质体

（1）长循环脂质体：脂质体表面经适当修饰后，可避免单核-巨噬细胞系统吞噬，延长在体内循环系统的时间，称为长循环脂质体（long-circulating liposome）。如脂质体用聚乙二醇（PEG）修饰，其表面被柔顺而亲水的 PEG 链覆盖，使脂质体的亲水性增强，减少了血浆蛋白与脂质体膜的相互作用，降低了被巨噬细胞系统识别和吞噬的可能性，从而延长其在循环系统的滞留时间，因而有利于肝脾以外的组织或器官的靶向作用。

（2）免疫脂质体：在脂质体表面接上某种抗体，具有对靶细胞分子水平上的识别能力，可提高脂质体的专一靶向性。免疫脂质体具有很强的对抗原的特异亲和性，能特异性地作用于靶向抗原表达丰富的组织。免疫脂质体具有特异性高、载药量大、杀瘤效应强等优点，因而广泛应用于肿瘤治疗的研究。如利用在大鼠脑部微血管内皮具有较丰富的转铁蛋白受体，将该蛋白受体的单抗 OX26 连接到用 PEG 稳定的柔红霉素脂质体上，可制成对大鼠脑部具有靶向性的免疫脂质体，而且每个脂质体上可以连接 30 个单抗 OX26 和至少 1 万个药物分子，不仅脑部定位好，而且药效强。又如抗人类表皮生长因子受体 2（HER2）的紫杉醇免疫脂质体、抗表皮生长因子受体（EGFR）的阿霉素免疫脂质体等。

（3）糖基修饰的脂质体：不同的糖基结合在脂质体表面，到体内可产生不同的分布。带有半乳糖残基时可被肝实质细胞所摄取，带有甘露糖残基时可被 K 细胞摄取，氨基甘露糖的衍生物能集中分布于肺内。如脂质体膜中若含有 10%（摩尔）或 20%（摩尔）Gal-PEG-LIP（有半乳糖连接的 PEG 长循环磷脂）的脂质体静脉注射动物 20 小时后，仅有 1% 的脂质体存在于血液中，大部分的脂质体都浓集到肝脏，在脾中则积聚不到 1%。

（4）叶酸-导向脂质体：许多恶性肿瘤细胞膜表面（如卵巢、结肠、乳腺、前列腺、鼻咽、脑等的癌细胞）叶酸受体活性和数量显著高于正常细胞，若在脂质体表面接上叶酸受体，就可使脂质体具有一定的叶酸靶向性。作为一种小分子的配体，叶酸具有非免疫原性、稳定易得、亲和力强、非破坏性的细胞内吞和可化学修饰等优点。许多研究者将叶酸接在 PEG 修饰的空间稳定脂质体的 PEG 末端，既可使脂质体具有良好靶向性，又可使脂质体保持相对较长的血液循环半衰期，且在到达目标部位前不易泄露药物。

2. 修饰的微乳 微乳乳滴经化学修饰增加亲水性后，可增加其在循环系统中的滞留时间，降低在血中的清除率。如布洛芬锌酯微乳以磷脂和 poloxamer 338 分别作乳化剂，豆油为油相，甘油作助乳化剂制成粒径分别为 126.0nm 和 126.9nm 的纳米乳后（即二者粒径几无差异），静脉注射相同剂量时，以磷脂作乳化剂者在循环系统中很快消失，并主要分布于肝、脾、肺。而后者由于 poloxamer 338 的亲水性使微乳表面性质改变，在循环系统中存在的时间延长，药物在炎症部位的浓度较前者高 7 倍。

3. 修饰的微球 用聚合物将抗原或抗体吸附或交联形成的微球，称为免疫微球，除可用于抗癌药的靶向治疗外，还可用于标记和分离细胞作诊断和治疗。亦可使免疫微球带上磁性提高靶向性和专一性，或用免疫球蛋白处理红细胞得免疫红细胞，它是在体内免疫反应很小、靶向于肝脾的免疫载体。

4. 修饰的纳米粒

（1）聚乙二醇修饰的纳米粒：经 PEG 修饰的共聚物纳米粒与未经修饰的纳米粒相比，能延长药物在循环系统的滞留时间，改变其在血液和肝、脾等单核细胞丰富的器官中的分布。例如，PLGA 纳米粒携载的药物给药 3 小时后主要分布于肝、脾、肺和肾，而血液中的浓度极低，12 小时后药物从所有器官中被清除；PEG-PLGA 纳米粒携载的药物在血液中的含量明显高于 PLGA 纳米粒携载的药物,且在肝和肾的分布量非常有限。

(2) 免疫纳米粒:将单克隆抗体吸附或交联到载药纳米粒上,可制成抗体导向的纳米粒即免疫纳米粒。其中的单克隆抗体可与靶细胞表面受体发生特异性结合而使药物到达预定部位。如将抗成骨肉瘤 Mab791T/36 吸附于聚丙烯酸乙氰酯纳米粒表面,制成免疫纳米粒后,体内试验结果表明免疫纳米粒仅识别 788T 细胞株而不识别 T24 细胞株。

二、前体药物和药物大分子复合物

1. 前体药物(prodrug) 系活性药物衍生而成的药理惰性物质,能在体内经化学反应或酶反应,使具有活性的母体药物再生而发挥其治疗作用。前体药物在特定靶部位再生为母体药物的基本条件是:①使前体药物转化的反应物或酶应仅在靶部位存在或表现出活性;②前体药物与药物的受体应充分接近;③酶需有足够的量以产生足量的活性药物;④产生的活性药物应能在靶部位滞留,而不进入循环系统产生毒副作用。

(1) 肿瘤靶向前体药物:将某些抗肿瘤药制成磷酸酯或酰胺类前体药物可在肿瘤细胞定位聚集,因为肿瘤细胞较正常细胞含较高浓度的磷酸酯酶和酰胺酶;若干肿瘤可产生大量的纤维蛋白溶酶原活化剂,可活化血清纤维蛋白溶酶原成为活性纤维蛋白溶酶,故将抗肿瘤药与合成肽连接,成为纤维蛋白溶酶的底物,可在肿瘤部位使抗肿瘤药再生聚集。如将 5-Fu 制成前体药 5′-脱氧-5 氟尿嘧啶核苷,利用肿瘤部位的嘧啶核苷磷酸化酶的活性较高,使前药转变为 5-Fu。

(2) 脑部靶向前体药物:脑部靶向释药对治疗脑部疾患有较大意义。许多水溶性药物难以透过血脑屏障进入脑内,一方面是由于其脂溶性差,不易跨膜转运;另一方面是由于水溶性药物不是脑膜中存在的特异转运系统的底物。Boder 等设计了一种前体药物载体,可发挥在脑部定位释药的作用,其基本原理是利用药物与二氢吡啶(作载体)结合,增强药物的亲脂性,使之容易进入脑内,在脑内经辅酶/还原型辅酶(NAD^+/NADH)系统氧化成药物的吡啶盐(一种季铵盐),亲水性增强,故不能透过血脑屏障再离开脑组织,使药物不可逆地进入脑内并滞留其中,经脑脊液的酶或化学反应水解,缓慢释放药物而延长药效;而在外围组织形成的季铵盐经胆、肾机制而较快排出体外,故全身毒副作用明显降低。又如多巴胺的前药 L-多巴,脂溶性高,可透过血脑屏障,在纹状体脱羧酶的作用下转变为多巴胺发挥药效。碘解磷定、苯乙胺、多巴胺及性激素等药物均可制成前体药物,利用类似的机理实现脑部靶向给药。

(3) 结肠靶向前体药物:主要是利用结肠特殊菌落产生的酶的作用,在结肠释放出活性药物从而达到结肠靶向作用。如糖皮质激素类抗肠炎药的全身毒性较大,可制成靶向性前体药物,如可的松治疗溃疡性结肠炎效果好,但口服后小肠吸收导致全身性的毒副作用,将其制备成甲基-20-葡萄糖基吡喃泼尼松,亲水性明显增强,小肠吸收较少,毒性明显下降,母体药物多数可到达结肠发挥药效。地塞米松与聚门冬氨酸酯化制成前体药后,也具有明显的结肠靶向功能。

(4) 肾靶向前体药物:低分子量蛋白(LMWP)由于分子量相对较小,可自由地在肾脏滤过,并在近曲小管重吸收,因此,如果以 LMWP 为载体,可将小分子药物转运至肾脏，并浓集于近曲小管的细胞内，在溶菌体作用下水解，释放出小分子药物，对于治疗肾小管相关疾病是很有利的。如将萘普生与溶菌酶（作为 LMWP）共轭结合，制成肾靶向的萘普生-溶菌酶共轭物，给药后大鼠肾中活性代谢物比原药组高 70 倍，即使给药剂量比原药组低 5 倍时也可产生与原药组等效的抑制大鼠肾 PGE_2 合成作用。

2. 药物大分子复合物 药物大分子复合物系指药物与聚合物、抗体、配体以共价键形成的分子复合物，主要用于肿瘤靶向的研究。肿瘤中的血管不同于正常组织，表现为血管生长迅速，外膜细胞缺乏，基底膜变形，淋巴管道回流系统缺损，大量血管渗透性调节剂生成，导致肿瘤血管对大分子物质的渗透性增加以及大分子物质滞留蓄积于肿瘤的增加，即 EPR 效应（enhanced permeability and retention effect）。研究表明，肿瘤选择性摄取聚合物的分子量可高达 778kDa。因此，药物的大分子复合物有可能借助 EPR 效应将药物聚集到肿瘤细胞中，一旦药物大分子复合物内吞进入细胞，有可能在核内低 pH 环境或蛋白酶作用下，使聚合物降解，药物释放，进而发挥作用。

制备大分子复合物所采用的聚合物主要有右旋糖酐、PEG、苯乙烯马来酸、N-（2-羟丙基）甲基丙烯酰胺（HPMA）等，还可以选择血清白蛋白、多肽、核酸、聚氨基酸和胶原等。

目前已上市的大分子复合物有新致癌霉素-苯乙烯马来酸（styrene maleic anhydride-neocarzinostatin，SMANC）复合物、腺苷脱氨酶-聚乙二醇复合物等。新致癌霉素的半衰期只有 1.9 分钟，与苯乙烯马来酸制成共聚物后，半衰期显著延长，且注射给药后主要分布在肝癌细胞中，对肝癌有特效。本品率先在日本获准上市，现已在多个国家上市。

如果大分子复合物结合有配体或抗体，则由于可被肿瘤细胞上过高表达的受体或抗原识别、结合而被肿瘤细胞摄取从而更加增强靶向效果。如阿霉素（DOX）-戊二醛-抗体（mAb425 抗体）活性为原药的 3 倍，于肿瘤接种后 4 天用药（剂量为 15μg），SCLD 小鼠 M24Met 肿瘤完全抑制，癌转移抑制率达 50%；而单纯抗体或非特异性的 DOX 复合物，抗肿瘤作用相对较小。

第四节 物理化学靶向制剂

物理化学靶向制剂系指采用某些物理或化学方法使药物在特定部位发挥药效的制剂，主要包括磁性靶向制剂、栓塞靶向制剂、pH 敏感靶向制剂、热敏靶向制剂。

一、磁性靶向制剂

采用体外磁响应将药物导向至靶部位的制剂称为磁性靶向制剂。

1. 磁性微球 磁性微球可用一步法或两步法制备，一步法是在成球前加入磁性物质，聚合物将磁性物质包裹成球；两步法是先制备微球，再将微球磁化。

磁性物质通常是超细磁流体如 $FeO \cdot Fe_2O_3$ 或 Fe_2O_3。磁性微球的形态、粒径分布、溶胀能力、吸附性能、体外磁响应、载药稳定性等均有一定要求。应用磁性微球时需要有外加磁场，通常由两个可调节距离的极板组成，每个极板含多个小磁铁。例如采用一步法制得 ^{99}Tc 磁性明胶微球（粒径范围 10~30μm）后，研究其在体内的分布：将明胶磁性微球用生理盐水混悬，经兔耳缘静脉缓慢注射，在兔头颈部加磁场 20 分钟后，用 γ 相机照相并计数，结果微球主要集中在头颈部靶区（为未加磁场时的 15 倍），而未加磁场时明胶微球主要集中于心、肺，加磁场后可降低到未加磁场时的 1/5。

2. 磁性纳米粒　在载药纳米粒中加入磁性材料是增强器官靶向性的方法之一。如采用 Fe_3O_4 与生物降解高分子（如聚乙烯醇 PVA、聚乳酸和聚 ε-己内酯）制备复合磁性纳米粒后，通过改变流体的速度、磁铁距离、磁饱和强度和固体含量，研究外磁场对其导向作用。实验结果证明，外磁场能够很好地控制体内复合磁性纳米粒的位置。又如制备含吲哚美辛的聚甲基氰基丙烯酸甲酯的磁性纳米粒，经大鼠动脉或静脉给药后，在尾部外加一个磁场，给药 60 分钟后，大鼠尾部的药物浓度比对照组高出 60 倍，而不加磁场时，药物主要集中在肝、脾。

二、栓塞靶向制剂

动脉栓塞是指通过插入动脉的导管将栓塞物输送到靶组织或靶器官的医疗技术。栓塞的目的是阻断对靶区的供血和营养，使靶区的肿瘤细胞缺血坏死，栓塞制剂若含有抗肿瘤药物，则具有栓塞和靶向性化疗双重作用。如为了提高抗肝癌药米托蒽醌（DHAQ）的药效并降低其毒副作用，制备了动脉栓塞米托蒽醌乙基纤维素微球，犬体内实验表明，微球肝药浓度高，平均滞留时间为注射剂的 2.45 倍。又如经乳化-化学交联法制备了顺铂壳聚糖栓塞微球，犬肝动脉栓塞一个月，病理切片可见栓塞区仍有微球存在，说明该栓塞微球可起到栓塞与靶向性的化疗双重作用。

三、pH 敏感靶向制剂

1. pH 敏感脂质体　利用肿瘤间质液的 pH 值比周围正常组织显著低的特点，可设计 pH 敏感脂质体。这种脂质体在低 pH 值范围内可释放药物，通常采用对 pH 敏感的类脂（如 DPPC、十七烷酸磷脂）为类脂质膜，其原理是 pH 降低时，可导致脂肪酸羧基的质子化，形成六方晶相的非相层结构，使膜融合而加速释药。

2. pH-敏感聚合物纳米粒　系利用 pH-敏感型纳米载体的物理性质例如膨胀或退胀、粒子的分散和聚集对环境条件的变化产生响应而制备。这些物理性质的改变也会使纳米载体与细胞之间的相互作用发生改变，从而导致药物在低 pH 的肿瘤部位以不同速度释放。如 pH-敏感型的多聚 β-氨基酯 [poly (β-amino ester), PbAE] 在肿瘤的酸性环境下（pH<6.5），会很快的溶出和释放内容物；pH-敏感型的紫杉醇 PbAE 纳米粒，在肿瘤部位的药物浓度较紫杉醇的聚己内酰胺（polycaprolactam PCL，非 pH-敏感型聚合物）纳米粒明显增高。

3. pH 敏感的口服结肠定位制剂　结肠定位制剂可看作是一种物理化学靶向制剂，是利用胃肠道各部位的 pH 不同，通过提高 pH 敏感聚合物开始溶解时的 pH 值而实现的。由胃到结肠 pH 逐渐升高，因此可选用在 pH 值大于 7 时溶解的 pH 依赖性材料包裹药物，保护药物通过胃和小肠，达到结肠释药的目的。这类材料以肠溶型聚丙烯酸肠溶树脂（Eudragit

L/S)为主。如一种治疗便秘的口服结肠胶囊,胶囊的包衣材料组成为 1% Eudragit RS、2% Eudragit L、7% Eudragit S,70%乙醇及 20%丙酮,口服至结肠后,该包衣材料溶解释药而发挥疗效。目前国外已上市的 Asacol (r) 和 Salofalk (r) 等也是采用 Eudragit 等 pH 敏感型材料包衣制成,是比较成功的结肠靶向产品。

四、热敏靶向制剂

热敏靶向制剂是采用对温度敏感的载体制成,使药物能在靶区释放。

1. 热敏脂质体 采用相变温度不同的类脂质,如不同比例的二棕榈酸磷脂(DPPC)和二硬脂酸磷脂(DSPC),可制得不同相变温度的脂质体。在相变温度时,热敏脂质体的类脂质双分子层从胶态过渡到液晶态,使脂质体膜的通透性增加,所包封药物的释放速率增大;而偏离相变温度时则释放减慢。如将 ^{3}H 甲氨蝶呤热敏脂质体经尾静脉注入 Lewis 肺癌小鼠,然后用微波加热肿瘤部位至 42℃,4 小时后,在肿瘤部位的放射活性为对照组的 4 倍。又如将抗肿瘤药顺铂的热敏脂质体静脉注射荷瘤小鼠,发现升温时脂质体选择性集中于荷瘤小鼠的肿瘤细胞,使肿瘤细胞中具有更多的顺铂,增强其抗肿瘤作用。但对热敏脂质体若加热时间过长,会造成正常结缔组织损伤。

2. 长循环热敏脂质体 系将亲水性大分子如 PEG 等镶嵌到热敏脂质体表面,这样既可减少网状内皮系统(RES)对载药热敏脂质体的识别和摄取,从而延长在体内的循环时间,又可在加热条件下迅速释放药物于加热部位,发挥靶向释药作用。克服了普通脂质体尽管在肿瘤组织中浓度较高,但是从脂质体中释放出来并进入肿瘤细胞的游离药物很少的不足,故受到了越来越广泛的关注。

3. 热敏免疫脂质体 在热敏脂质体膜上交联抗体,可制得热敏免疫脂质体。这种脂质体同时具有物理化学靶向与主动靶向的双重作用,如阿糖胞苷热敏免疫脂质体等。

4. 热敏纳米粒 如聚乳酸/聚异丙基丙烯酸共聚物在 1.310^{-2} g/L 的浓度下可自组装形成核-壳型结构的纳米粒载体,载带的药物从该纳米粒的释放受温度的调控。又如一种新型的热敏纳米粒,其临界溶解温度为 30℃,将 C6 载入该纳米粒中,体外缓慢释放至少可达 1 个月,在 37℃以上优先被人体的 MDA-MB-231 乳腺癌细胞所摄取,在热靶向和缓释作用下,C6 用于实体瘤的治疗具有很大的潜力。

5. 磁性热敏聚合物微球 磁性热敏聚合物微球是由磁性材料和热敏聚合物材料复合而成,其中磁性材料主要为铁氧体颗粒,热敏聚合物材料主要为聚 N-异丙基丙烯酰胺(PNIPAM)和聚 N-乙烯基己内酰胺。这样,磁性材料赋予微球以磁性,可以在外加磁场的作用下实现导向、定位和分离,也可以在交变磁场的诱导下发热升温;热敏聚合物赋予微球以热响应性能,使其在低临界溶解温度(LCST)上下实现疏水-亲水、收缩-溶胀或凝聚-分散的可逆转变。磁性热敏聚合物微球可通过化学键合、物理吸附、包埋等方式装载药物。在外加静磁场作用下,微球定位聚集于病灶部位产生栓塞,同时可以调节温度,实现药物的控制释放;或在交变磁场的作用下,磁颗粒吸收磁场能量并将其转化为热能,使微球从 LCST 以下的亲水状态转变为 LCST 以上的疏水状态,同时收缩释放出药物。2006 年,Detlef 等采用反向悬浮聚合技术合成出含有作为模型药物的亚甲基蓝或罗丹明 B 的 Fe_3O_4 和 N-异丙基酰胺热敏聚合物核-壳结构的球形微米和纳米粒子，利用磁性 Fe_3O_4 纳米粒子在交变磁场下能够产生热量的原理来使热敏聚合物受热收缩，从而达到控制药物释放的目的。

参 考 文 献

1. 崔福德. 药剂学. 北京：中国医药科技出版社，2008.
2. 张强，武凤兰. 药剂学. 北京：北京大学医学出版社，2005.
3. 毕殿洲. 药剂学. 第四版. 北京：人民卫生出版社，1999.
4. 平其能. 现代药剂学. 北京：中国医药科技出版社，1998.
5. 陆彬. 药物新剂型与新技术. 北京：人民卫生出版社，1998.
6. 刘晓波，蔡美英. 抗人肝癌免疫毫微粒的制备及体外免疫学性质的鉴定，中国免疫学杂志. 2000，16：262～265.
7. Chang Dk, Chiu CY, Kuo SY, et al. Antiangiogenic Targeting Liposomes Increase Therapeutic Efficacy for Solid Tumors. J. Biol. Chem. 2009，284（8）：12905～12916.
8. ElBayoumi TA, Torchilin VP. Tumor-Targeted Nanomedicines：Enhanced Antitumor Efficacy In vivo of Doxorubicin-Loaded, Long-Circulating Liposomes Modified with Cancer-Specific Monoclonal Antibody. Clin. Cancer Res. 2009，15（6）：1973～1980.
9. El-Kamel AH, Sokar MS, Al Gamal SS, et al. Preparation and evaluation of ketoprofen floating oral delivery system. Int J Pharm. 2001，220（1-2）：13～21.
10. Zaru M, Chiara Sinico, Alessandro De Logu, et al. Rifampicin-loaded liposomes for the passive targeting to alveolar macrophages：in vitro and in vivo evaluation. J Liposome Res. 2009，19（1）：68～76.
11. Almond B A, Hadba A R, Freeman S T, et al. Efficacy of mitoxantrone-loaded albumin microspheres for intratumoral chemotherapy of breast cancer. J Control Release，2003，91（1-2）：147～155.
12. Manjunath K, Reddy JS, Venkateswarlu V. Solid lipid nanoparticles as drug delivery systems. 2005，7（2）：127～144.
13. Cirstoiu-Hapca A, Buchegger F, Bossy L., et al. Nanomedicines for active targeting：physico-chemical characterization of paclitaxel-loaded anti-HER_2 immunonanoparticles and in vitro functional studies on target cells. Eur J Pharm Sci. 2009，38（3）：230～237.
14. Yaping Li, Yuanying Pei, Xianying Zhang, et al. PEGylated PL GA nanoparticles as protein carriers：synthesis, preparation and biodistribution in rats. J Control Release，2001，71（2）：203～211.
15. Illum L, Jones PDE, Kreuter J, et al. Adsorption of monoclonal antibodies to polyhexylcyanoacrylate nanoparticles and subsequent immunospecific binding to a tumor cells in vitro. Int J Pharm, 1983, 17（1）：65～76.
16. Lbbe A S, Bergemann C, Riess H, et al. Clinical experiences with magnetic drug targeting：a phase study with 4'-epidoxorubicin in 14 patients with advanced solid tumors. Cancer Res, 1996, 56（20）：4686～4693.
17. Asmatulu R, Zalichb M A, Claus R O, et al. Synthesis characterization and targeting of biodegradable magnetic nanocomposite particles by external magnetic fields. Journal of Magnetism and Magnetic Materials，2005，292：108～119.
18. Haas M, Moolenaar F, Meijer DKF, et al. Specific Drug Delivery to the Kidney. Cardiovasc Drugs Ther,

2002, 16 (6), 489~496.
19. Devalapally H, Shenoy D, Little S, et al. Poly (ethylene oxide) -modified poly (beta-amino ester) nanoparticles as a pH-sensitive system for tumor-targeted delivery of hydrophobic drugs: part 3. Therapeutic efficacy and safety studies in ovarian cancer xenograft model. Cancer Chemother Pharmacol, 2007, 59 (4): 477~484.
20. Chen J P, Su DR. Latex particles with thermo-flocculation and magnetic properties for immobilization of alpha-chymotrypsin. Biotechnol Prog, 2001, 17: 369.
21. Stover TC, Kim YS, Lowe TL, et al. Thermoresponsive and biodegradable linear-dendritic nanoparticles for targeted and sustained release of a pro-apoptotic drug. Biomaterials, 2008, 29 (3): 359~369.
22. Gaharwar AK, Wong JE, Mller-Schulte D, et al. Magnetic nanoparticles encapsulated within a thermoresponsive polymer. J Nanosci Nanotechnol. 2009, 9 (9): 5355~5361.

第十七章 浸出技术与中药制剂

【学习要求】

1. **掌握** 浸出过程及影响浸出的因素；常用浸出方法及应用特点；浸出液常用纯化方法与选用；各类常用中药制剂的制备方法。
2. **熟悉** 常用浸出液分离、干燥方法的特点与选用；中药制剂的质量要求及控制方法。
3. **了解** 浸出制剂的特点；常用浸出设备性能和使用保养。

第一节 概　述

一、浸出技术及浸出制剂

浸出技术系指用适宜的溶剂和方法浸提药材中有效成分的工艺技术。通常将浸出的有效成分直接制得的制剂称为浸出制剂，包括汤剂、合剂、糖浆剂、酒剂、酊剂、煎膏剂、流浸膏剂与浸膏剂等。以浸出的有效成分为原料，再经一定的制备工艺过程制得的制剂，如注射剂、颗粒剂、胶囊剂、片剂、滴丸、栓剂、软膏剂、气雾剂等也属于广义的浸出制剂范围。凡以中药材为原料制备的各类制剂称为中药制剂。

浸出制剂具备以下特点：

1. 具有药材各浸出成分的综合作用，符合中医药理论　浸出制剂与同一药材中提取的单体化合物相比，不仅疗效好，有时还能发挥单体化合物所不能起到的治疗效果。例如阿片酊中含有多种生物碱，除具有镇痛作用外，还有止泻功效，但从阿片粉中提取的吗啡虽有较强的镇痛作用却无明显的止泻功效。又如芒果叶浸膏有较好的镇咳作用，但从中分离纯化出的芒果苷则其镇咳作用随纯化程度而降低。

2. 作用缓和持久，毒性较低　对于中药复方制剂而言，由于多种成分相辅相成或相互制约，不仅可以增强疗效，有的还可降低毒性。如四逆汤的强心升压效应优于方中各单味药，且能减慢窦性心率，避免单味药附子所产生的异位心律失常。这也体现了"附子无干姜不热，得甘草则性缓"的传统论述。

3. 提高有效成分的浓度，减少服用量　浸出制剂由于在浸出过程中去除了部分无效成分和组织物质，相应地提高了有效成分的浓度，故与原方药相比，减少了服用量，便于服用。同时，某些有效成分经浸出处理可增强其稳定性及疗效。

4. 部分浸出制剂可作为其他制剂的原料　浸出制剂中，除汤剂、合剂、糖浆剂、茶剂、酒剂等可直接用于临床外，流浸膏、浸膏等亦可作为原料，供进一步制备其他制剂，如中药注射剂、浸膏片剂、气雾剂等。

但浸出制剂也存在一些问题：某些浸出制剂，如汤剂、糖浆剂不适于贮存，久贮后易污染细菌、霉菌等；含醇浸出制剂，如酒剂、酊剂等，瓶塞若封闭不严易使乙醇挥发，有时产生浑浊或沉淀；浸膏剂若存放的环境或场所不当可迅速吸潮、结块，不利于制备或包装，制备其他制剂时，可影响粉碎、制粒、成型、包衣等一系列过程。因此，应有针对性地采取相应防范措施。

二、中药制剂

中药制剂在长期的医疗实践中逐步形成了自己的特色，并在发掘、整理传统制剂的基础上，应用一些新技术、新工艺提取药材中有效部位或多种有效物质，采用新辅料、新设备创制了中药新制剂。近年来，随着科学技术的发展，中药制剂的有效性、可控性和安全性等方面得到了显著提高，已经为海内外医药界及相关学科学者所共同青睐和关注。中药制剂的研究、生产和应用，不仅在国内取得了巨大进展，而且在世界各地引起了普遍关注。中药剂型也在传统剂型如丸、散、膏、丹、汤、酒等基础上得到了极大的发展和丰富，一些新剂型如口服液、注射剂、颗粒剂、胶囊、片剂、滴丸、软胶囊、气雾剂等逐渐增多。

第二节 浸出技术

一、浸出过程

浸出过程系指溶剂进入中药材细胞组织，溶解其有效成分后形成浸出液的全过程。实质上是溶质由药材固相转移到溶剂液相中的传质过程。浸出过程不是简单的溶解作用，一般包括浸润与渗透、解吸与溶解、扩散与置换几个相互联系的阶段。

（一）浸润与渗透阶段

溶剂能否使药材表面润湿，与溶剂性质及药材性质有关，取决于溶剂能否附着于药材表面。若药材与溶剂之间的附着力大于溶剂分子间的内聚力，则药材易被润湿；反之，则药材不易被润湿。

大多药材组织中所含物质带有极性基团，如蛋白质、果胶、糖类、纤维素等，故能被水和醇等极性较强的溶剂润湿。润湿后的药材，由于液体静压力和毛细管作用，溶剂进入药材空隙和裂缝中，渗透进细胞组织内，使干皱细胞膨胀，恢复通透性，溶剂更进一步渗透入细胞内部。但是，如果溶剂选择不当，或药材中含不利于浸出的成分，药材就会不易被润湿，溶剂就很难向细胞内渗透。例如，欲从含脂肪油较多的药材中浸出水溶性成分，应先进行脱脂处理；用乙醚、氯仿等非极性溶剂浸出脂溶性成分时，药材需先进行干燥，因为潮湿的药材不易被非极性溶剂所润湿；为使药材易于被溶剂所润湿，可在溶剂中加入适量表面活性剂。药材浸润过程的速度与溶剂性质、药材表面状态、比表面积、药材内毛细孔的大小及其分布、浸润温度、压力等因素有关。

（二）解吸与溶解阶段

溶剂进入细胞后，可溶性成分逐渐溶解，胶性物质由于胶溶作用，转入溶液中或膨胀生成凝胶。随着成分的溶解和胶溶，浸出液的浓度逐渐增大，渗透压升高，溶剂继续向细胞内透入，部分细胞壁膨胀破裂，为已溶解成分向外扩散创造了有利条件。

由于药材中某些成分之间或与细胞壁之间，存在一定的亲和性而有相互吸附的可能，使有些成分不能直接溶解在溶剂中，故需要解除这种吸附作用，才能使其溶解。因此，药材浸出时需选用具有解吸作用的溶剂，如水、乙醇等。必要时可在溶剂中加入适量的酸、碱、甘油、表面活性剂等以助解吸。浸出溶剂通过毛细管和细胞间隙进入细胞组织后，已经解吸的各种成分就转入溶剂中，这就是溶解阶段。成分能否被溶解，取决于成分结构和溶剂的性质，遵循"相似者相溶"规律。

解吸与溶解是两个紧密相连的阶段，其快慢主要取决于溶剂对有效成分的亲和力大小。因此，选择适当的溶剂对于加速这一过程十分重要。此外，亦可进行适当加热或在溶剂中加入酸、碱、甘油及表面活性剂。这是因为这些措施可加速分子的运动或增加某些有效成分的溶解度，故而有助于有效成分的解析和溶解。

（三）扩散置换阶段

当浸出溶剂溶解大量有效成分后，细胞内液体浓度显著增高，使细胞内外出现浓度差和渗透压差，从而产生有效成分的扩散，直至细胞内外浓度相等，渗透压平衡。因此，浓度差是渗透或扩散的推动力。浸出成分的扩散速度可用 Fick's 第一扩散公式（Fick's First Law of Diffusion）来说明：

$$dM = -DF \frac{dc}{dx} dt \qquad 式（17-1）$$

式中，dM 为 t 时间内物质（溶质）扩散量；dt 为扩散时间；F 为扩散面积，代表药材的粒度和表面状态；dc/dx 为浓度梯度；D 为扩散系数；负号表示药物扩散方向与浓度梯度方向相反。

扩散系数 D 值随药材而变化，也与浸出溶剂的性质有关。可按式（17-2）求得：

$$D = \frac{RT}{N} \cdot \frac{1}{6\pi r \eta} \qquad 式（17-2）$$

式中，R 为摩尔气体常数；T 为绝对温度；N 为阿伏加德罗常数；r 为扩散物质分子半径；η 为黏度。

从式（17-1）、（17-2）可知，扩散速率（dM/dt）与扩散面积（F）、浓度梯度（dc/dx）、温度（T）成正比；与扩散物质分子半径（r）、液体的黏度（η）成反比。浸出的关键在于保持最大浓度梯度，若没有浓度梯度，其他因素如 D 值、F 值和 t 值都将失去作用。因此，用新鲜溶剂或稀浸出液随时置换药材粉粒周围的浓浸出液，创造最大的浓度梯度是提高浸出速率的关键。

二、影响浸出的因素

（一）浸出溶剂

溶剂的选择、用量、溶解性能等理化性质对浸出的影响较大。浸出溶剂应能最大限度地溶解和浸出有效成分，最小限度地溶解和浸出无效成分。

1. 水 水是最常用的浸出溶剂之一，它对极性物质，如生物碱盐、苷、水溶性有机酸、鞣质、糖类、氨基酸等都有较好的溶解性能。一般应用蒸馏水或离子交换水。当水质硬度大时，会影响有效成分的浸出。

2. 乙醇 乙醇也是常用溶剂之一，选用不同比例乙醇与水的混合物作浸出溶剂，有利于不同成分的浸出。一般乙醇含量在90%以上时，适于浸出挥发油、有机酸、内酯、树脂等；乙醇含量在50%～70%时，适于浸出生物碱、苷类等；含量在50%以下时，适于浸出蒽醌类化合物等。乙醇含量达40%时，能延缓某些苷、酯等水解作用；乙醇含量在20%以上时，具有防腐作用。

为了提高溶剂的浸出效果，或提高浸出液的稳定性，有时亦可应用一些浸出辅助剂。如适当加入一些酸，可以促进生物碱的浸出；适当加入碱可促进某些有机酸的浸出；加入pH值调节剂有助于增加某些成分的稳定性。此外，应用适宜的表面活性剂常能提高浸出溶剂的浸出效能。

（二）药材粒度

一般说来药材粉碎得越细，扩散面积 F 越大，浸出效果越好。但药材粉碎过细也不利于浸出。原因主要有：①过细的粉末对药液和成分的吸附量增加，造成有效成分的损失；②药材粉碎过细，破裂的组织细胞多，至使细胞内大量高分子物质（如树脂、黏液质等）易因胶溶转入浸出液中，使得浸出液的黏度增大，扩散系数降低，浸出杂质增加；③药材粉碎过细给浸出操作带来困难，如浸出液滤过困难，渗漉时易堵塞等。

（三）药材成分

式（17-2）表明，扩散系数 D 与粒径 r 成反比，即小分子成分先溶解扩散。药材的有效成分多属于小分子物质，主要存在于最初部分的浸出液中。但药材有效成分的浸出速度还与其溶解度有关，对于易溶性物质，即使其分子大，也能先浸出来，这一影响因素式（17-2）中未能包括。

（四）浸出温度

式（17-2）表明，温度升高，能使药材组织软化，从而增加可溶性成分的溶解度和扩散速度，能促进有效成分的浸出。同时温度升高可使浸出液的黏度下降、蛋白凝固、破坏酶及杀死微生物等，有利于浸出。但浸出温度过高，一方面会使某些不耐热成分被破坏，挥发性成分挥发损失；另一方面也会使无效成分浸出增加，杂质增多。因此，浸出时可适当提高温度，但温度必须控制在药材有效成分不被破坏的范围内。

（五）浸出时间

浸出过程的每一阶段都需要一定的时间，因此若浸出时间过短，将会使浸出不完全。但当扩散达到平衡后,时间不会再起作用。此外,长时间的浸出亦会使杂质增加,并能引起某些有效成分的水解失效。故浸出时间不宜过长。

(六) 浓度梯度

浓度梯度系指药材组织内的浓溶液与其外部溶液的浓度差,是扩散作用的推动力。增大浓度梯度能够提高浸出效率。浸出过程中的不断搅拌、经常更换新鲜溶剂、强制浸出液循环流动或采用流动溶剂等都是为了增大浓度梯度,提高浸出效率。

(七) 浸出压力

提高浸出压力有利于加速浸润渗透过程,缩短浸出时间。同时在加压下的渗透,可使部分细胞壁破裂,有助于浸出成分的扩散。但对组织松软、容易润湿的药材,加压对浸出影响不显著。

此外,近年来新技术的不断推广应用,不仅可加快浸出过程,提高浸出效率,而且有助于提高浸出制剂的质量。如用超声波浸出、流化浸出、电磁场浸出、电磁振动浸出、脉冲浸出等强化浸出方法。

三、常用浸出方法

药材浸出方法的选择应根据药材性质、溶剂性质、剂型要求和生产条件等综合考虑。常用的浸出方法有煎煮法、浸渍法、渗漉法、回流法、水蒸气蒸馏法、超临界流体萃取法等。

(一) 煎煮法

煎煮法系指用水作溶剂,加热煮沸浸出药材成分的一种方法。

1. 操作方法及设备　一般是先对药材进行前处理,然后取处方规定量饮片或粗粉,置适宜煎煮器中,加水适量,浸泡适宜时间,加热至沸,保持微沸状态一定时间,分离煎出液,药渣按规定再煎煮1~2次,至有效成分充分浸出,合并煎出液,滤过或沉降分离出上清液使用,或继续浓缩、干燥得浸出制剂的半成品,供进一步制备所需制剂。

小量生产常用敞口倾斜式夹层锅,也有用搪瓷玻璃或不锈钢罐等。大批量生产用多能提取罐、球形煎煮罐等。

多能提取罐(见图17-1)是一类可调节压力、温度的密闭间歇式提取或蒸馏等多功能设备。其特点有:可进行常压常温提取,也可以加压高温提取,或减压低温提取;无论水提、醇提,还是提取挥发油、回收药渣中溶剂等均能使用;采用气压自动排渣,操作简便,安全可靠;提取时间短,生产效率高;设有集中控制台,控制各项操作,大大减轻劳动强度,有利于组织流水线生产。

2. 应用特点　煎煮法适用于有效成分能溶于水,且对湿、热较稳定的药材。该法浸出成分范围广,往往杂质较多,给纯化带来困难,且煎出液易霉败变质。由于煎煮法符合中医用药习惯,因而对于有效成分尚不清楚的中草药或方剂进行剂型改革时,通常采取煎煮法浸出。

(二) 浸渍法

浸渍法系指用定量的溶剂,在一定温度下,将药材浸泡一定时间而浸出有效成分的一种

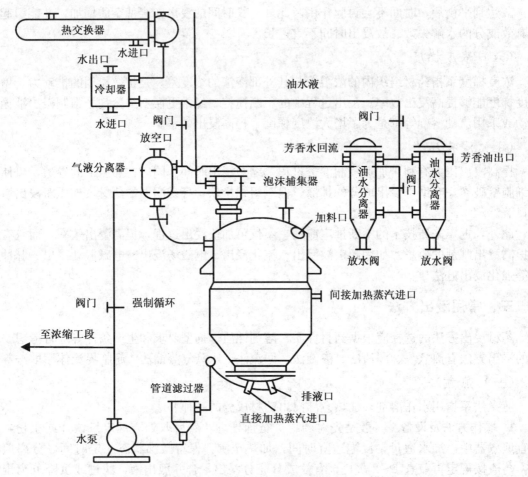

图 17-1 多能式中药提取罐示意图

方法。

1. 操作方法及设备 浸渍法是一种静态浸出方法。按提取温度和浸渍次数可分为冷浸渍法、热浸渍法和重浸渍法三种。

(1) 冷浸渍法：该法是在室温下进行的操作，故又称常温浸渍法。一般取药材饮片，置有盖容器中，加入定量的溶剂，密闭，在室温下浸渍 3～5 日或至规定时间，经常振摇或搅拌，滤过，压榨药渣，将压榨液与滤液合并，静置 24 小时后，滤过，即得浸渍液。冷浸渍法可直接制备药酒和酊剂。若将浸渍液浓缩，可进一步制备流浸膏、浸膏、颗粒剂、片剂等。

(2) 热浸渍法：将药材饮片置特制的罐中，加定量溶剂（如白酒或稀醇），水浴或蒸汽加热，使在 40℃～60℃进行浸渍，以缩短浸渍时间，其他同冷浸渍法操作。制备药酒时常用此法。由于浸渍温度高于室温，故浸出液冷却后一般会有沉淀析出，应分离除去。

(3) 重浸渍法：即多次浸渍法。一般将全部浸出溶剂分成几份，先用其第一份浸渍后，药渣再用第二份溶剂浸渍，如此重复2~3次，最后将各份浸渍液合并处理，即得。多次浸渍可大大减少药渣吸附浸出液所引起的有效成分的损失，提高浸出效果。

浸渍法常用设备有不锈钢罐、搪瓷罐、陶瓷罐等；压榨药渣常用螺旋压榨机、水压机等。

2. 应用特点　浸渍法适用于黏性药材、无组织结构的药材；新鲜及易于膨胀的药材；价格低廉的芳香性药材。不适用于贵重药材、毒性药材及有效成分含量低的药材。因溶剂的用量大，且为静态浸出，故溶剂的利用率较低，有效成分浸出不完全。即使采用重浸渍法，加强搅拌，或促进溶剂循环，只能提高浸出效果，也不能直接制得高浓度的制剂。浸渍法所需时间较长，不宜用水做溶剂，通常用不同浓度的乙醇或白酒，故浸渍过程中应密闭，防止溶剂的挥发损失。

（三）渗漉法

渗漉法系指将药材粉碎后装入渗漉筒内，在药材粉上方添加浸出溶剂使其渗过药材粉，在流动过程中浸出药材有效成分的方法。

1. 操作方法及设备　渗漉法是一种动态浸出方法，一般有单渗漉法、重渗漉法、加压渗漉法、逆流渗漉法四种操作方法，本章主要介绍单渗漉法和重渗漉法。

（1）单渗漉法：操作过程包括药材粉碎→润湿→装筒→排气→浸渍→渗漉6个步骤。

粉碎：药材的粒度应适宜，过细易堵塞，吸附性增强，浸出效果差；过粗不易压紧，溶剂与药材的接触面小，浸出效果差，且溶剂耗量大。一般以用《中国药典》2010年版中规定的中等粉或粗粉为宜。

润湿：药粉在装渗漉筒前应先用浸出溶剂润湿，以避免其在渗漉筒中膨胀造成堵塞，影响渗漉操作的进行。一般加药粉1倍量的溶剂拌匀后视药材质地，密闭放置15分钟至6小时，使药粉充分地均匀润湿和膨胀。

装筒：先取适量脱脂棉，用浸出溶剂润湿后，垫铺在渗漉筒底部，然后将已润湿膨胀的药粉分次装入渗漉筒中，每次装入后均匀压平。松紧程度视药材及浸出溶剂而定。

排气：药粉填装完毕，先打开渗漉液出口，再添加溶剂，以利于排除气泡，防止溶剂冲动粉柱，使原有的松紧度改变，影响渗漉效果。加入的溶剂必须始终浸没药粉表面，否则药粉易于干涸开裂，使续加的溶剂从裂隙间流过而影响浸出。

浸渍：排除筒内剩余空气，待漉液自出口处流出时，关闭活塞，流出的漉液再倒入筒内，并继续添加溶剂至浸没药粉表面数厘米，加盖放置24~48小时，使溶剂充分渗透扩散。该步骤在制备高浓度制剂时尤为重要。

渗漉：渗漉速度应适当。若过快，则有效成分来不及浸出和扩散，使浸出液浓度过低；过慢则影响设备利用率和产量。一般药材1000g每分钟流出1~3ml为宜；大量生产时，每小时流出液应相当于渗漉容器被利用容积的1/48~1/24。

渗漉液的收集与处理也需注意。若采用渗漉法制备流浸膏时，先收集药物量85%的初漉液另器保存，续漉液经低温浓缩后与初漉液合并，调整至规定标准；若用渗漉法制备酊剂等浓度较低的浸出制剂时，不需要另器保存初漉液，可直接收集相当于欲制备量的3/4的漉液，即停止渗漉，压榨药渣，压榨液与渗漉液合并，添加乙醇至规定浓度与容量后，静置，滤过即得。

（2）重渗漉法：系指将渗漉液重复用作新药粉的溶剂，进行多次渗漉以提高渗漉液浓度的方法。具体操作方法为（见图17-2）：例如欲渗漉药粉1000g，可将其分为500g、300g、200g三份，分别装于3个渗漉筒内，将3个渗漉筒串联排列，先用溶剂渗漉500g装的药粉，收集初漉液300ml，另器保存；续漉液依次流入300g装的药粉，又收集初漉液200ml，另器保存，继之又依次将续漉液流入200g装的药粉，收集初漉液500ml。将3份初漉液合并，共得1000ml。剩余继漉液，供以后渗漉同一品种新粉时应用。

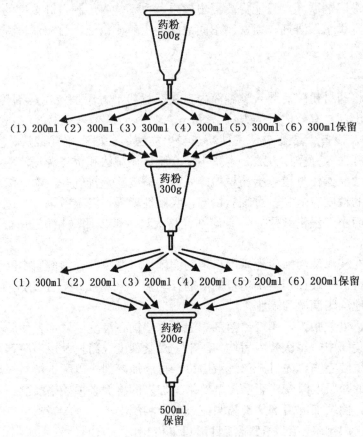

图17-2 重渗漉法图解

重渗漉法中一份溶剂能多次利用，使得溶剂用量较单渗漉法减少；同时渗漉液中有效成分浓度高，不经浓缩可直接得到1∶1（1g药材∶1ml药液）的浓浸出液，避免了有效成分受热分解或挥发损失。但该法所占容器太多，操作较麻烦。

渗漉所用渗漉筒及渗漉装置见图17-3。

2. 应用特点 渗漉法属于动态浸出，溶剂的利用率高，有效成分浸出完全，故适用于高浓度浸出制剂的制备，亦适用于贵重药材、毒性药材及有效成分含量较低的药材。但不适用于新鲜、易膨胀的药材、无组织结构的药材。渗漉法可不经滤过处理直接收集渗漉液。但

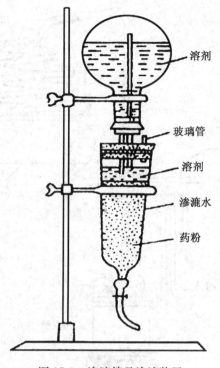

图 17-3 渗漉筒及渗漉装置

因渗漉过程所需时间较长，不宜用水做溶剂，通常用不同浓度的乙醇或白酒，故应防止溶剂的挥发损失。

（四）回流法

回流法系指用乙醇等易挥发的有机溶剂提取药材成分，将浸出液加热蒸馏，其中挥发性溶剂馏出后又被冷凝，重复流回浸出器中浸出药材，这样周而复始，直至有效成分浸出完全。

1. 操作方法及设备　回流法可分为回流热浸法和循环回流冷浸法。

（1）回流热浸法：将药材饮片或粗粉装入圆底烧瓶内，加溶剂浸没药材表面，浸泡一定时间后，于瓶口上安装冷凝管，并接通冷凝水，再将烧瓶用水浴加热，回流浸出至规定时间，将回流液滤出后，再添加新溶剂回流 2～3 次，合并各次回流液，回收溶剂，即得浓缩液。

（2）循环回流冷浸法：小量药粉可用索氏提取器。大量生产时采用循环回流冷凝装置（见图 17-4），其原理同索氏提取器。

2. 应用特点　因溶剂可循环使用，故回流法较渗漉法溶剂耗用量少。其中回流热浸法溶剂只能循环使用，不能不断更新；而循环回流冷浸法溶剂既可循环使用，又能不断更新，故溶剂用量最少，浸出较完全。但回流法由于连续加热，浸出液在蒸发锅中受热时间较长，故不适用于受热易破坏的药材成分浸出。若在其装置上连接薄膜蒸发装置，则可克服此

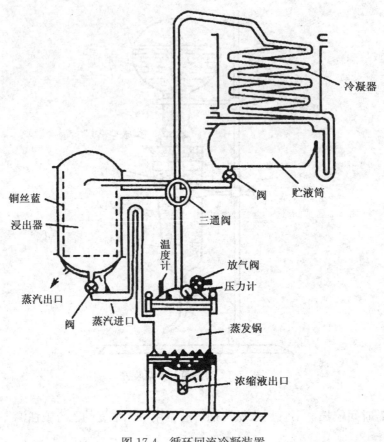

图 17-4 循环回流冷凝装置

缺点。

(五) 水蒸气蒸馏法

水蒸气蒸馏法系指将含有挥发性成分的药材与水共蒸馏，使挥发性成分随水蒸气一并馏出的一种浸出方法。其基本原理是根据道尔顿 (Dalton) 定律，相互不溶也不起化学作用的液体混合物的蒸气总压，等于该温度下各组分饱和蒸气压（即分压）之和。因此，尽管各组分本身的沸点高于混合液的沸点，但当分压总和等于大气压时，液体混合物即开始沸腾并被蒸馏出来。因为混合液的总压大于任一组分的蒸气分压，故混合液的沸点要比任一单独组分沸点低。

水蒸气蒸馏法适用于具挥发性，能随水蒸气蒸馏而不被破坏，且与水不发生反应，又难溶或不溶于水的有效成分的浸出。

生产中可采用水中蒸馏、水上蒸馏与通水蒸气蒸馏三种方法。药材中有效成分含量较高者可直接分离出挥发油；含量较低者可能仅获得芳香水，为提高馏出液的纯度或浓度，可进行重蒸馏。

（六）超临界流体萃取法

超临界流体萃取系指利用超临界流体（Supercritical Fluid，简称 SCF）的强溶解特性，对药材成分进行萃取和分离的一种方法。SCF 是一种超过临界温度和临界压力的非凝缩性高密度流体，其性质介于气体和液体之间，既具有与气体接近的黏度及高的扩散系数，又具有与液体相近的密度。在超临界点附近压力和温度的微小变化都会引起流体密度的很大变化，从而可有选择地溶解目标成分，而不溶解其他成分，从而达到分离纯化所需成分的目的。

用超临界流体萃取法提取药材中成分时，一般用 CO_2 作萃取剂。操作时首先将原料装入萃取槽，将加压后的超临界 CO_2 送入萃取槽进行萃取，然后在分离槽中通过调节压力、温度、萃取时间、CO_2 流量四个参数，对目标成分进行萃取分离。

超临界流体萃取主要有两类萃取过程：恒温降压过程和恒压升温过程。前者是萃取相经减压后与溶质分离；后者是萃取相经加热实现溶质与溶剂分离。与传统浸出方法如煎煮法、水蒸气蒸馏法相比，超临界 CO_2 萃取法既可避免高温破坏，又无溶剂残留，且将萃取和分离合二为一，可节能降耗。超临界流体萃取适用于亲脂性、分子量小的物质的萃取；对于分子量大、极性强的物质萃取时需加改性剂及提高萃取压力。

此外，如微波强化提取、超声强化提取、酶法辅助提取、半仿生提取法等浸出方法也越来越受到重视并日益显示其优越性。

四、浸出液的分离与纯化

（一）浸出液的分离

药材浸出液中常混有药渣、沉淀物、泥沙及其他固体杂质，需分离除去。此外，注射剂的除菌也用到分离技术。分离方法一般有三类：沉降分离法、离心分离法和滤过分离法。

1. 沉降分离法　沉降分离法系指固体物与液体介质密度相差悬殊，固体物靠自身重量自然下沉，用虹吸法吸取上层澄清液，使固体与液体分离的一种方法。中药浸出液经一定时间的静置冷藏后，固体即与液体分层界限明显，利于上清液的虹吸。该方法分离不够完全，经常还需进一步滤过或离心分离，但可去除大量杂质，利于进一步分离操作。该方法对固体物含量少，粒子细而轻的浸出液不适用。

2. 离心分离法　离心分离与沉降分离皆是利用混合液密度差进行分离的方法。不同之处在于离心分离的作用力为离心力而沉降分离的作用力为重力。离心分离操作时将待分离的浸出液置于离心机中，借助于离心机的高速旋转所产生的离心力，使浸出液中的固体与液体，或两种密度不同且不相混溶的液体混合物分开。用沉降分离法和一般的滤过分离难以进行或不易分开时，可考虑进行离心分离。在制剂生产中遇到含水量较高、含不溶性微粒的粒径很小或黏度很大的滤浆时也可考虑选用离心分离法进行分离。

3. 滤过分离法　滤过分离法系指将固-液混悬液通过多孔介质，使固体粒子被介质截留，液体经介质孔道流出，从而实现固-液分离的方法。

滤过机理主要有过筛作用和深层滤过作用。影响滤过速度的因素有：①滤渣层两侧的压力差；压力差越大，则滤速越快，故常用加压或减压滤过；②滤器面积：在滤过初期，滤过速度与滤器面积成正比；③过滤介质或滤饼毛细管半径：滤饼半径越大，滤过速度越快，但在加压或减压时应注意避免滤渣层或滤材因受压而过于致密，故常在料液中加入助滤剂以减小滤饼阻力；④过滤介质或滤饼毛细管长度：滤饼毛细管长度愈长，则滤速愈慢，常采用预滤、减小滤渣层厚度、动态滤过等加以克服，同时操作时应先滤清液后滤稠液；⑤料液黏度：黏稠性愈大，滤速愈慢，因此，常采用趁热滤过或保温滤过。另外，添加助滤剂亦可降低黏度。

滤过方法主要有常压滤过法（常用玻璃漏斗、搪瓷漏斗、金属夹层保温漏斗等滤器，用滤纸或脱脂棉作滤过介质）、减压滤过法（常用布氏漏斗、垂熔玻璃滤器）、加压滤过法（常用压滤器、板框压滤机）。

（二）浸出液的纯化

纯化系指采用适宜的方法和设备最大限度地将浸出液中无效成分或杂质除去而保留有效成分的操作。常用的纯化方法有水提醇沉淀法、醇提水沉淀法、酸碱法、盐析法、澄清剂法、超滤法、大孔树脂吸附法等。其中水提醇沉淀法应用最为广泛；超滤法、大孔树脂吸附法愈来愈受到重视，已在中药浸出液的纯化中得到较多的研究和应用。

1. 水提醇沉淀法（水醇法） 水提醇沉淀法是先以水为溶剂提取药材有效成分，再用不同浓度的乙醇沉淀去除提取液中杂质的方法。

水醇法的基本原理是根据药材中各种成分在水和乙醇中的溶解性。通过水和不同浓度的乙醇交替处理，可保留生物碱盐类、苷类、氨基酸、有机酸盐等有效成分，去除蛋白质、糊化淀粉、黏液质、油脂、脂溶性色素、树脂、树胶、部分糖类等杂质。一般药液中含乙醇量达50%～60%时，可去除淀粉等杂质；当含醇量达75%以上时，除鞣质、水溶性色素等少数无效成分外，其余大部分杂质均可沉淀而去除。

水提醇沉的操作方法是将药材先用水提取，再将提取液浓缩至约1ml相当于原药材1～2g，加入适量乙醇，静置冷藏适当时间，分离去除沉淀，回收乙醇，最后制得澄清的液体。操作时应注意以下问题：①药液的浓缩。水提取液应经适当浓缩后再加乙醇处理，这样可减少乙醇的用量，使沉淀完全。浓缩时最好采用减压低温，特别是经水醇反复数次沉淀处理后的药液不宜用直火加热浓缩。②药液温度。在加入乙醇时，药液的温度一般为室温或室温以下，以防乙醇挥发。③加醇方式。多次醇沉、慢加快搅有助于杂质的除去和减少有效成分的损失。④冷藏与处理。醇沉后一般于5℃～10℃下静置12～24小时（加速胶体杂质凝聚），但若含醇药液降温太快，微粒碰撞机会减少，沉淀颗粒较细，难于滤过。醇沉液充分静置冷藏后，先虹吸上清液，下层稠液再慢慢抽滤。

2. 醇提水沉淀法（醇水法） 醇提水沉淀法系指先以适宜浓度的乙醇提取药材成分，再用水除去提取液中杂质的方法。其原理及操作大致与水醇法相同。醇水法一方面可避免药材中大量淀粉、蛋白质、黏液质、多糖等杂质浸出，水处理后又可将醇提液中的树脂、油脂、色素等杂质沉淀除去。

3. 盐析法 盐析法是在含某些高分子物质的溶液中加入大量的无机盐，使其溶解度降低沉淀析出，而与其他成分分离的一种方法。主要适用于蛋白质的分离纯化，且不至于使其变性。此外，提取挥发油时，也常用于提高中药蒸馏液中挥发油的含量及蒸馏液中微量挥发油的分离。

盐析法的原理是高浓度的盐会降低蛋白质的溶解度并使之沉淀，其原因主要有两个：一是使蛋白质分子表面的电荷被中和；二是使蛋白质胶体的水花层脱水，使其易于凝聚沉淀。

盐析法用于挥发油提取时通常在浸泡药材的水中或蒸馏液中加入一定的氯化钠，然后蒸馏，可加速挥发油的馏出，提高馏出液（或重蒸馏液）中挥发油的含量；也可以在重蒸馏液中加入一定量的氯化钠，使油水更好的分离（或分层）。

4. 膜分离法　膜是具有选择性分离功能的材料，利用膜的选择性实现料液不同组分的分离、纯化、浓缩的过程称为膜分离。与传统过滤的不同之处在于，膜分离可以在分子范围内进行分离，且是一种物理过程，无相态变化，具有设备简单、操作方便、高效节能、在生产过程中不产生污染等特点。依据孔径的（或称截留分子量）不同，可将膜分为微滤膜、超滤膜、纳滤膜和反渗透膜，其中用于中药浸出液纯化的主要是超滤膜。超滤膜是一种具有超级"筛分"分离功能的多孔膜，能截留的物质直径大小分布范围广，同时还可脱除色素等杂质。超滤法用于中药浸出液的纯化具有不存在相的转换、一般无需加热、能量消耗少、操作条件温和、不必添加化学试剂、不损坏热敏药物等优点。

5. 大孔树脂吸附法　大孔树脂吸附法系利用大孔树脂的多孔结构和选择性吸附功能将中药浸出液中的有效成分或有效部位吸附，再经洗脱回收，以除去杂质的一种纯化方法。该方法采用特殊的有机高聚物作为吸附剂，利用有机化合物与其吸附性的不同及化合物分子量的大小，通过改变吸附条件，选择性地吸附中药浸出液中的有效成分、去除无效成分，是一种新的纯化方法，具有高度富集药效成分、减小杂质、降低产品吸潮性、有效去除重金属、安全性好、再生产简单等优点。

五、浸出液的浓缩与干燥

药材经过浸出并分离纯化后常得到浓度较低的浸出液，既不利直接应用，也不利于制备其他剂型。因此需通过浓缩与干燥过程来获得高浓度、小体积的浓缩液或固体物。

1. 浓缩　浓缩通常是采用加热的方法，使溶液中部分溶剂气化而从液体中除去得到浓缩液的工艺操作。是中药制剂原料成型前处理的重要单元操作。中药浸出液经浓缩后制成一定规格的半成品，或进一步制成成品，或浓缩成过饱和溶液使析出结晶，以获得固体物。

在实际生产中，除以水为溶剂浸出药材成分外，还经常使用乙醇或其他有机溶剂，故浓缩时常需要回收溶剂蒸气，以免污染环境和浪费溶剂，甚至造成危险。因此，浓缩设备与蒸馏设备常通用。

蒸发是浓缩药液的重要手段，此外，还可以采用反渗透法、超滤法等来浓缩药液。

2. 干燥　干燥是利用热能将含湿固体物质中的湿分（水分或其他溶剂）除去，从而获得干燥物品的操作。在药剂生产中，新鲜药材的除水，浸膏剂、颗粒剂及丸剂等的制备均需进行干燥操作。中药浸膏常用的干燥方法有常压干燥、减压干燥、喷雾干燥和冷冻干燥。

（1）常压干燥：系指在常压下，利用干热空气进行干燥的方法。该法适用于对热稳定的药物，简单易行，但干燥时间长，易因过热引起有效成分的破坏，干燥品较难粉碎。

(2) 减压干燥：系在负压条件下进行干燥的一种方法。其特点是干燥温度低，干燥速度快；减少了物料与空气的接触机会，避免污染或氧化变质；产品质松、易于粉碎；适用于热敏性或高温下易氧化的物料，但生产能力小，劳动强度大。减压干燥效果取决于负压的高低（真空度）和被干燥物的堆积厚度。

(3) 喷雾干燥：系直接将浸出液喷雾于干燥器内使之在与通入干燥器的热空气接触过程中，水分迅速汽化，从而获得粉末或颗粒的方法。该方法的最大特点是物料受热表面积大，传热传质迅速，水分蒸发极快，几秒钟内即可完成雾滴的干燥，且雾滴温度大约为热空气的湿球温度（一般约为 50℃ 左右），特别适用于热敏性物料的干燥。此外，喷雾干燥制品质地松脆，溶解性能好，且保持原来的色香味。目前该方法是浸膏液的固体化制剂制备中最常用的方法。可根据需要控制和调节产品的粗细度和含水量等质量指标。喷雾干燥不足之处是能耗较高，进风温度较低时，热效率只有 30%～40%；控制不当常出现干燥物黏壁现象，且成品收率较低；设备清洗较麻烦。

(4) 冷冻干燥：系将浸出液浓缩至一定浓度后预先冻结成固体，在低温减压条件下将水分直接升华除去的干燥方法。该方法的特点是物料在高度真空及低温条件下干燥，可避免成分因高热而分解变质，适用于极不耐热物品的干燥，如天花粉针、淀粉止血海绵等；干燥制品外观优良，质地多孔疏松，易于溶解，且含水量低，一般为 1%～3%，利于药品长期贮存。但冷冻干燥需要高度真空及低温，设备特殊，耗能大，成本高。

第三节 中药制剂

中药制剂是在继承传统剂型理论和经验的基础上，通过不断吸收和借鉴现代药剂学及其分支学科的新理论、新技术而发展起来的。但中药制剂的原料是中药材，需采用适当的方法将中药材中的药效物质最大限度地提取出来，然后才能制成适宜的剂型。因此，中药制剂的研究内容，除与西药制剂一样，包括制剂成型理论、制备工艺、质量控制及合理应用外，还包括提取、分离、浓缩、干燥等内容。

目前，常用的中药剂型有汤剂、合剂、糖浆剂、丸剂、片剂、胶囊剂、外用膏剂、颗粒剂、注射剂、栓剂、气雾剂等 40 多种，本节主要介绍前述章节中未涉及、且较常用的中药制剂。

一、汤剂、合剂与糖浆剂

（一）汤剂

汤剂（decoction）系指将中药材用水煎煮，经去渣取汁制成的液体剂型，可内服也可外用。

汤剂是中医临床应用最早、最广泛的一种剂型，至今已有数千年的历史。汤剂吸收迅速、显效较快，可随症组方加减，制备方法简单易行。但也存在一定缺点，如使用、携带不便；口服体积大、味苦，特别是儿童服用困难；易霉败变质，不宜久贮；难溶性和脂溶性成分以水煎煮，不易提取完全等。

1. 制备方法　汤剂多采用煎煮法制备。一般煎煮前先用适量水浸泡一定时间，然后加热至沸，保持微沸煎煮一定时间，分离浸出液，药渣再重复操作 1～2 次，合并各次浸出液，即得。

2. 特殊中药的处理　汤剂以复方配伍应用较多，由于处方中药材性质各异，为提高汤剂质量，确保疗效，煎煮时应根据药材中所含有效成分的性质决定入药顺序。此外还应注意：①先煎药、后下药、包煎药、烊化药、另煎药、冲服药、榨汁药均应按相关规定处理；②煎药器具以砂锅、搪瓷、不锈钢煎器为宜；③应注意煎煮量和加热时间。

3. 举例

例　麻杏石甘汤

【处方】麻黄 6g，杏仁 9g，石膏（先煎）18g，炙甘草 5g。

【制备】先将石膏置煎器内，加水 250ml，煎煮 40 分钟；加入其余 3 味药，煎煮 30 分钟，滤取药液；再加水 200ml，煎煮 20 分钟，滤取药液；药液合并，即得。

（二）合剂

合剂（mixtures）系指药材用水或其他溶剂，采用适宜方法提取制成的口服液体制剂，单剂量灌装者也称"口服液"。

中药合剂是汤剂的改进剂型，保持了汤剂吸收快、奏效迅速的特点；服用量较汤剂小；可以成批生产，省去了临用煎药的麻烦；可加入矫味剂，改善口感，易于服用。

1. 制备方法　合剂一般以水为溶剂，为使药物溶解也可添加少量乙醇。含有酊剂、醑剂、流浸膏剂等的合剂，制备时应缓慢加入，以防止析出沉淀。合剂制备过程中一般须经过纯化、灭菌处理，一般制备工艺流程为：浸出→精制→浓缩分装→灭菌。

（1）浸出：一般将药材饮片或粗粉用水煎煮 2～3 次，每次 1～2 小时，滤过，合并滤液备用；或根据药材有效成分的性质，采用渗漉法、回流法浸出；含挥发性成分的药材宜先提取挥发性成分，再与余药共同浸出。

（2）纯化：常用水提醇沉法，也可用澄清剂、酶处理法等进行纯化处理。

（3）浓缩：经纯化处理的浸出液应进行适当浓缩，一般以每日服用量 30～60ml 为宜。合剂中若需要加入矫味剂、防腐剂，浓缩时应考虑附加剂的加入量对药液总量的影响。矫味剂常用单糖浆、蜂蜜等，防腐剂常用苯甲酸、山梨酸等。

（4）分装：将矫味剂、防腐剂等附加剂加入药液混匀，滤过，灌装于无菌洁净的干燥容器中，密封。

（5）灭菌：一般采用热压灭菌法、煮沸灭菌法、流通蒸汽灭菌法进行灭菌。

2. 质量要求　除另有规定外，合剂应澄清，在贮存期间不得有发霉、酸败、异物、变色、产生气体或其他变质现象，允许有少量摇之易散的沉淀；若加蔗糖作为附加剂，含蔗糖量应不高于 20%（W/V）；合剂应进行相对密度、pH 值、装量及微生物限度检查。

3. 举例

例 1　四物合剂

【处方】当归 250g，川芎 250g，白芍 250g，熟地黄 250g。

【制备】以上4味，当归和川芎冷浸0.5小时，用水蒸气蒸馏，收集蒸馏液约250ml，蒸馏后的水溶液另器保存；药渣与白芍、熟地黄加水煎煮3次，第一次1小时，第二三次各1.5小时，合并煎液，滤过，滤液与上述水溶液合并，浓缩至适量，加入乙醇，使含醇量达55%，静置24小时，滤过，回收乙醇，浓缩至相对密度为1.26～1.30（55℃～65℃）的清膏，加入上述蒸馏液、苯甲酸钠3g及矫味剂适量，加水至1000ml，滤过，灌封，即得。

例2　玉屏风口服液

【处方】黄芪600g，防风200g，白术（炒）200g。

【制备】以上3味，将防风酌予碎断，提取挥发油，蒸馏后的水溶液另器保存；药渣与黄芪、白术加水煎煮2次，第一次1.5小时，第二次1小时，合并煎液，滤过，滤液浓缩至适量，加入适量乙醇使沉淀，取上清液减压回收乙醇，加水搅匀，静置，取上清液滤过，滤液浓缩，取蔗糖400g制成糖浆，与上述药液合并，再加入挥发油及蒸馏后的水溶液，调整总量至1000ml，搅匀，滤过，灌封，灭菌，即得。

（三）糖浆剂

糖浆剂（syrups）系指含药材提取物的浓蔗糖水溶液。中药糖浆剂含糖量应不低于45%（W/V）。糖浆剂中的糖和芳香剂能掩盖药物的苦味、咸味及其他不良嗅味，改善口感，易于服用，尤其适合儿童服用。

纯的蔗糖的近饱和水溶液称为"单糖浆"，含糖量为85%（W/V）或64.72%（W/W），不含任何药物，除供制备含药糖浆外，一般作为液体制剂的矫味剂、助悬剂或片剂、丸剂等的黏合剂应用；含芳香性物质或果汁的浓蔗糖水溶液称为"芳香糖浆"，一般作为液体制剂的矫味剂应用。

糖浆剂在制备及贮藏过程中易被微生物污染，发生霉变、发酵等问题，可加入适宜的防腐剂。

1. 制备方法　糖浆剂可用热溶法、冷溶法、混合法制备。

（1）热溶法：将蔗糖加入沸腾的蒸馏水或中药浓缩液中，加热使溶解，再加入可溶性药物，混合溶解后，滤过，从滤器上加适量蒸馏水至规定量，即得。热溶法的溶解速度快，可使蔗糖中所含的少量蛋白质被加热凝固而易于滤过澄清；同时，可杀灭微生物，利于保存；适用于单糖浆、不含挥发性成分的糖浆、受热较稳定的药物糖浆或有色糖浆的制备。注意加热时间不宜过长，以沸后不超过5分钟为宜，温度不宜超过100℃，否则，蔗糖过多地转化为果糖和葡萄糖（转化糖），会导致糖浆颜色加深。

（2）冷溶法：在室温下将蔗糖溶解于蒸馏水或中药浓缩液中，待完全溶解后，滤过，即得。冷溶法不加热，含转化糖少，色泽浅；适用于不宜用热溶法制备的糖浆剂，如含挥发油及挥发性药物的糖浆剂。注意由于不加热，蔗糖溶解所需时间较长，生产过程中易染菌。

（3）混合法：将药物与单糖浆直接混合，滤过，即得。

中药糖浆剂一般从原药材开始制备，经浸出、纯化、浓缩至适当程度，将浓缩液与单糖浆、防腐剂、矫味剂等混合均匀，加水至全量，静置24小时后，滤过，即得。

2. 质量要求　除另有规定外，糖浆剂应澄清；在贮存期间不得有发霉、酸败、产生气体或其他变质现象，中药糖浆剂允许有少量轻摇易散的沉淀；糖浆剂应进行装量及微生物限度检查。

3. 举例

例 川贝枇杷糖浆

【处方】川贝母流浸膏 45ml,桔梗 45g,枇杷叶 300g,薄荷脑 0.34g。

【制备】以上 4 味,川贝母流浸膏系取川贝母 45g,粉碎成粗粉,用 70%乙醇作溶剂,浸渍 5 天后,按渗漉法制备。桔梗和枇杷叶加水煎煮 2 次,第一次 2.5 小时,第二次 2 小时,合并煎液,滤过,滤液浓缩至适量,加入蔗糖 400g 及防腐剂适量,煮沸使溶解,滤过,滤液与川贝母流浸膏混合,放冷,加入薄荷脑和含适量杏仁香精的乙醇溶液,随加随搅拌,加水至 1000ml,搅匀,即得。

二、酒剂与酊剂

(一) 酒剂

酒剂 (medicinal liquor) 系指药材用蒸馏酒提取制成的澄清液体制剂,又称药酒。酒剂多供内服,并加冰糖或蜂蜜矫味和着色。酒剂易于保存,使用方便,但由于酒的刺激性,小儿、孕妇、心脏病及高血压病人不宜服用。

1. 制备方法 酒剂可用浸渍法、渗漉法、回流法制备。

2. 质量要求 酒剂应澄清,在贮存期间允许有少量摇之易散的沉淀,应进行乙醇量、总固体、甲醇量、装量及微生物限度检查。

3. 举例

例 人参天麻酒

【处方】天麻 210g,川牛膝 210g,黄芪 175g,穿山龙 700g,红花 28g,人参 140g。

【制备】以上 6 味,酌予碎断,置容器内,加 50 度白酒 10kg,密闭浸泡,每日搅拌 1 次,浸渍 30~40 日,取上清液,药渣压榨,压榨液与上清液合并,加蔗糖 850g,搅拌溶解,密闭,静置 15 日以上,滤过,即得。

(二) 酊剂

酊剂 (tincture) 系指药材用规定浓度的乙醇提取或溶解而制成的澄清液体制剂,亦可用流浸膏稀释制成。酊剂多供内服,少数供外用。除另有规定外,含毒性药材的酊剂,每 100ml 相当于原药材 10g,有效成分明确的酊剂,应根据半成品的含量加以调整,使符合酊剂项下的规定;其他酊剂,每 100ml 相当于原药材 20g。

1. 制备方法 酊剂可用溶解法、稀释法、浸渍法或渗漉法制备。

(1) 溶解法或稀释法:取药物粉末或流浸膏,加规定浓度的乙醇适量,溶解或稀释,静置,必要时滤过,即得。

(2) 浸渍法或渗漉法:取适当粉碎的药材,用适量溶剂浸渍或渗漉,收集全部浸渍液或渗漉液,加溶剂使符合规定量后,静置,滤过,即得。

2. 质量要求 酊剂应澄清,久置若产生沉淀时,在乙醇和有效成分含量符合各品种项下规定的情况下,可滤过除去沉淀;酊剂应进行乙醇量、装量及微生物限度检查。

3. 举例

例 远志酊

【处方】远志流浸膏200ml，60％乙醇适量。

【制备】取远志流浸膏200ml，加60％乙醇使成1000ml，混匀，静置，滤过，即得。

三、煎膏剂（膏滋）

煎膏剂（electuary）系指药材用水煎煮，取煎煮液浓缩，加炼蜜或糖（或转化糖）制成的半流体制剂，也称膏滋。煎膏剂因含有蜂蜜、蔗糖而味美适口，且效用以滋补为主，兼有缓和的治疗作用。煎膏剂的药物浓度高，体积小，便于服用；但受热易变质及以挥发性成分为主的中药不宜制成煎膏剂。

1. 制备方法 煎膏剂用煎煮法制备，将中药材加水煎煮，滤过，滤液浓缩至规定的相对密度，即得清膏。清膏按规定量加入炼蜜或糖（或转化糖）收膏，收膏时随着稠度的增加，加热温度可相应降低，并不断搅拌和撇去液面的浮沫。收膏稠度视品种而定，一般相对密度1.4左右。若需加药材细粉，待冷却后加入，搅拌均匀。

2. 质量要求 煎膏剂应无焦臭、异味，无糖的结晶析出；除另有规定外，加炼蜜或糖（或转化糖）的量，一般不超过清膏量的3倍；煎膏剂应进行相对密度、不溶物、装量及微生物限度检查。

3. 举例

例 益母草膏

【处方】益母草2500g，红糖适量。

【制备】取益母草，切碎，加水煎煮2次，每次2小时，合并煎液，滤过，滤液浓缩成相对密度1.21～1.25（80℃～85℃）的清膏。清膏每100g加红糖200g，加热溶化，混匀，浓缩至规定的相对密度，即得。

四、流浸膏剂与浸膏剂

流浸膏剂、浸膏剂（fluid extracts；extracts）系指药材用适宜的溶剂提取，蒸去部分或全部溶剂，调整至规定浓度而制成的制剂。蒸去部分溶剂呈液状者为流浸膏剂；蒸去全部溶剂呈粉状或膏状者为浸膏剂。除另有规定外，流浸膏剂每1ml相当于原药材1g；浸膏剂每1g相当于原药材2～5g。浸膏剂按干燥程度可分为稠浸膏和干浸膏，多用于制备酊剂、流浸膏剂、片剂、丸剂、软膏剂、栓剂等。

1. 制备方法 除另有规定外，流浸膏剂用渗漉法制备，也可用浸膏剂稀释制成；浸膏剂用煎煮法和渗漉法制备，全部煎煮液或渗漉液应低温浓缩至稠膏状，加稀释剂或继续浓缩至规定量。

2. 质量要求 流浸膏剂久置若产生沉淀时，在乙醇和有效成分含量符合各品种项下规定的情况下，可滤过除去沉淀；流浸膏剂、浸膏剂应进行乙醇量、最低装量及微生物限度检查。

3. 举例

例1　远志流浸膏

【处方】远志（中粉）1000g，60%乙醇适量。

【制备】取远志按渗漉法，用60%乙醇作溶剂，浸渍24小时后，以每分钟1~3ml的速度缓缓渗漉，收集初漉液850ml，另器保存，继续渗漉，至有效成分完全漉出，收集渗漉液，在60℃以下浓缩至稠膏状，加入初漉液，混匀，滴加浓氨试液使微显碱性，并有氨臭，用60%乙醇稀释成1000ml，静置，滤过，即得。

例2　刺五加浸膏

【处方】刺五加（粗粉）1000g，75%乙醇适量。

【制备】取刺五加粗粉，加7倍量的75%乙醇，连续回流提取12小时，滤过，滤液回收乙醇，浓缩成浸膏50g，即得。

五、中药丸剂

丸剂（pills）系指药材细粉或药材提取物加适宜的黏合剂或其他辅料制成的球形或类球形制剂，主要供内服。

丸剂是中药传统剂型之一，具有悠久的历史，早在《五十二病方》中已有记载。20世纪80年代以来，中药丸剂生产的机械化和自动化水平有了较大发展，并研制出了浓缩丸、滴丸等新型丸剂。目前，丸剂仍是中药制剂的主要剂型之一，《中国药典》2010年版一部收载丸剂221个，占制剂总数39%。

（一）丸剂的特点与分类

1. 丸剂的特点　①传统丸剂一般释药缓慢，显效迟缓，但作用持久，并可缓和某些药物的毒副作用，如蜜丸等多用于慢性病的治疗，毒性、刺激性药物可制成糊丸、蜡丸。②某些新型丸剂释药快，奏效迅速，可用于急救，如苏冰滴丸、复方丹参滴丸等。③制备时可容纳固体、半固体及液体药物；采用泛制法制备时，可将药粉分层泛入，以避免药物相互作用，掩盖药物的不良气味，防止挥发性成分损失。

但中药丸剂的服用量较大、小儿服用困难。此外，丸剂在制备过程中易引起微生物污染、易出现溶散时限不合格等问题，应根据具体情况采取相应的措施克服。

2. 丸剂的分类　按赋形剂可分为水丸、蜜丸、水蜜丸、浓缩丸、糊丸及蜡丸等；按制法可分为泛制丸、塑制丸和滴制丸。

水丸系指药材细粉以水（或根据制法用黄酒、醋、稀药汁等）为黏合剂制成的丸剂。

蜜丸系指药材细粉以蜂蜜为黏合剂制成的丸剂。其中每丸重量在0.5g（含0.5g）以上的称为大蜜丸；每丸重量在0.5g以下的称为小蜜丸。

水蜜丸系指药材细粉以蜂蜜和水为黏合剂制成的丸剂。

浓缩丸系指药材或部分药材提取浓缩后，与适宜的辅料或其余药材细粉，以水、蜂蜜、或蜂蜜和水为黏合剂制成的丸剂。根据所用黏合剂的不同，分为浓缩水丸、浓缩蜜丸和浓缩水蜜丸。

糊丸系指药材细粉以米粉、米糊或面糊为黏合剂制成的丸剂。

蜡丸系指药材细粉以蜂蜡为黏合剂制成的丸剂。

(二) 丸剂的赋形剂

1. 润湿剂　主要用于水丸的制备。

(1) 水：一般采用蒸馏水、冷沸水或离子交换水。水本身无黏性，但能使药材中某些成分如黏液质、胶类、糖、淀粉等润湿后产生黏性，使药材细粉可泛制成丸。

(2) 酒：常用白酒、黄酒。酒润湿细粉后产生的黏性比水弱，若用水为润湿剂致黏性太强而泛丸困难者或舒筋活血之类的处方常以酒作赋形剂泛丸。

(3) 醋：常用米醋，含乙酸为3%～5%。醋能散瘀血、消肿痛，入肝经散瘀止痛的处方制丸常以醋作赋形剂。

(4) 药汁：处方中含有液体、鲜药或某些不易制粉的药材，可取其煎汁或加水溶化物作润湿剂或黏合剂泛丸。

2. 黏合剂　主要用于蜜丸、水蜜丸、浓缩丸、糊丸和蜡丸的制备。

(1) 蜂蜜：是制备蜜丸、水蜜丸最常用的黏合剂。蜂蜜的质量优劣直接影响蜜丸的制备，应选用半透明带光泽、乳白色或淡黄色、稠厚糖浆状液体或凝脂状半流体，有香气，味纯甜而不酸、不涩、不麻，清洁而无杂质的蜂蜜。蜂蜜在制丸前需加热熬炼，以除去死蜂、蜡质、花粉等杂质，破坏酶类，杀死微生物，降低水分含量，增加黏合力。传统炼蜜法系在蜂蜜中加入沸水或将蜂蜜加水煮沸，使溶化，并适当稀释，过三至四号筛以滤除杂质，滤液置铜锅中加热，并不断去沫、搅拌，炼至需要程度。大生产常采用减压炼制，先将蜂蜜经稀释滤过除去杂质后，置减压浓缩罐内，炼至需要程度。根据炼制程度不同，可将炼制过的蜂蜜分成嫩蜜、中蜜、老蜜三种规格，见表17-1。

表17-1　　　　　　　　　　　　炼蜜的规格

规格	蜂蜜温度（℃）	含水量（%）	相对密度（g/ml）	黏性特点及应用
嫩蜜	105～115	17～20	1.35左右	稍有黏性，适用于黏性较强的药材制丸
中蜜	116～118	14～16	1.37左右	黏性适中，适用于黏性中等的药材制丸
老蜜	119～122	10以下	1.40左右	黏合力强，适用于黏性差的药材制丸

(2) 其他黏合剂：米糊、面糊、淀粉糊主要用于糊丸的制备；蜂蜡主要用于蜡丸的制备。

3. 稀释剂、吸收剂、崩解剂　片剂中常用的稀释剂、吸收剂、崩解剂亦可用于丸剂，稀释剂主要用于调节丸剂重量或利于丸剂成型；吸收剂主要用于含液体药物如药材提取液、挥发油的丸剂；崩解剂可加速丸剂的崩解，详见第八章第二节片剂的常用辅料。

(三) 丸剂的制备

中药丸剂可用泛制法、塑制法、滴制法制备，滴制法详见第九章第一节，本章主要介绍泛制法和塑制法。

1. 泛制法　系指在转动的适宜的容器或机械中将药材细粉与赋形剂交替润湿、撒布、不断翻滚，逐渐增大的一种制丸方法。泛制法主要用于水丸的制备，水蜜丸、糊丸、浓缩丸也可用泛制法制备。小量制备可用涂桐油或漆的光滑不漏水的圆竹匾手工泛制,大生产多用包衣锅。

泛制法的工艺流程为:原辅料的准备→起模→成型→盖面→干燥→选丸→包装。

(1) 原辅料的准备:药材一般先经净选、洗涤、干燥处理,然后粉碎成能通过六号筛的药粉。用于水丸起模、盖面、包衣的药粉,应选用处方中黏性适中的药材细粉,若处方中需用药汁等则按规定制备。

(2) 起模:是制备丸粒基本母核的操作。在包衣锅内喷适量水使之润湿,撒布少量药粉,转动泛丸锅,使药粉均匀地黏在泛丸锅上,然后刷下附着的粉末小点,再喷水、撒粉,反复多次,使粉粒逐渐增大至直径 0.5~1mm,筛去过大、过小的粉粒,即得丸模。也可以将药粉与水混合,制成软材,压过二号筛,将制成的小颗粒置包衣锅中,旋转摩擦,撞去棱角,取出,过筛分等,即得丸模。

起模是泛制法制丸的关键环节,模子的形状直接影响着成品的圆整度,模子的粒度差和数目也影响成型过程中筛选的次数、丸粒规格及药物含量均匀度。

起模用粉量应根据药粉性质和丸粒的规格控制,以保证各批次及每批丸模数量、大小符合要求,手工泛制一般为药粉总量的 1%~5%,大生产按式 (17-3) 计算:

$$X=\frac{0.625\times D}{C} \quad \text{式 (17-3)}$$

式中,C 为成品水丸 100 粒干重 (g);0.625 为 100 粒标准模子的湿重;D 为药粉总量 (kg);X 为起模用粉量 (kg)。

(3) 成型:将已筛选均匀的模子逐渐加大至接近成品,成型方法与起模相似,即在丸模上反复加水润湿,散粉,滚圆。如有必要,可根据药材性质不同,采用分层泛入的方法。在成型过程中,应控制丸粒的粒度和圆整度。每次加水、加粉量应适宜,分布应均匀,滚动时间应适当,使丸粒坚实致密,均匀长大。

(4) 盖面:将已经增大、筛选合格的丸粒用中药细粉或清水、清浆继续操作使丸粒表面致密、光洁、色泽一致。

(5) 干燥:泛制丸含水量大,易引起发霉,盖面后应及时干燥。一般干燥温度在 80℃ 以下,含有挥发性及热敏性成分的丸剂,干燥温度不应超过 60℃。

(6) 选丸:丸粒干燥后,采用手摇筛、振动筛、滚筒筛、检丸器及立式检丸器等进行筛选,以保证丸粒圆整、大小均匀、剂量准确。

2. 塑制法 系指将药材细粉加入适量黏合剂制成软硬适宜、可塑性较大的丸块,再依次制丸条、分粒、搓圆而成丸粒的制丸方法。

塑制法主要用于蜜丸的制备,水蜜丸、糊丸、浓缩丸、蜡丸也可用塑制法制备。

塑制法的工艺流程为:原辅料的准备→制丸块→制丸条→分粒及搓圆→干燥→整丸→包装。

(1) 原辅料的准备:药材处理同泛制法要求。蜂蜜按处方中药材性质,炼制成适宜程度的炼蜜。在制丸过程中尚需使用润滑剂,以防止丸块、丸条等与机器、工具粘连,并使丸粒表面光滑。机器制丸多用药用乙醇；手工制丸多用麻油与蜂蜡（7:3）的融合物，可根据季节气温变化适当调节油蜡比例，以保持半固体状。

（2）制丸块：又称和药，系将已混匀的药材细粉加入适量炼蜜，混匀，制成软硬适宜、可塑性较大的丸块。大量生产采用捏和机，小量制备可在盆内进行。

制丸块是塑制法的关键工序，丸块的软硬程度直接影响丸粒成型及在贮存中是否变形。丸块质量一般凭经验掌握，以能随意塑形而不开裂、手搓捏而不黏手、不黏附器壁为宜。影响丸块质量的因素有：

①炼蜜程度：炼蜜的规格主要根据处方中药材性质、粉末的粗细及含水量等进行选择，炼蜜过嫩则粉末黏合不好，丸粒搓不光滑；过老则丸块发硬，难以搓丸。此外，制丸季节、气温亦有影响，一般冬季用稍嫩蜜，夏季用稍老蜜。

②和药蜜温：一般用热蜜和药。若处方中含有黏性较强且遇热易熔化的药粉，或含芳香挥发性药物，应以60℃～80℃的温蜜为宜；若处方中含有黏性小的药材粉末，则需用老蜜，并趁热加入。

③用蜜量：一般为1:1～1:1.5。含糖类、胶质等黏性强的药粉用蜜量宜少，含纤维较多、黏性较差的药粉，用蜜量宜多，可高达1:2以上；夏季用蜜量宜少，冬季用蜜量宜多；手工和药用蜜量较多，机械和药用蜜量较少。

（3）制丸条、分粒与搓圆：先将丸块制成粗细适宜的条形，再切割成小段并搓成光圆的丸粒。大生产多采用中药自动制丸机、大蜜丸机、滚筒式制丸机、光电自动控制丸机等；少量制备可用螺旋式出条机、轧丸机或搓丸板。

（4）干燥：若蜜丸的含水量超过15%，应进行干燥，干燥温度同水丸。干燥后加少许蜜水或丸药油，在泛丸锅中滚动一定时间，使丸粒光滑、滋润。

此外，也可用微波干燥、远红外辐射干燥，在干燥的同时起到一定的灭菌作用。

（四）丸剂的包衣

在丸剂的表面上包裹一层物质，使之与外界环境隔绝的操作称为包衣或上衣。包衣后的丸剂称为包衣丸剂。

中药丸剂多用处方中适宜的药材细粉作为包衣材料，称为药物衣，既可首先发挥药效，又可保护丸粒、增加美观。常用的药物衣有朱砂衣、甘草衣等。

1. 包衣原材料的准备 除蜜丸外，水丸、水蜜丸等均应充分干燥；包衣材料粉碎成极细粉；除蜜丸外，其他丸剂包衣时需使用黏合剂，常用10%～20%的阿拉伯胶浆或桃胶浆、10%～12%的糯米粉糊、单糖浆、胶糖混合浆等。

2. 包衣方法 以蜜丸和水丸为例，介绍朱砂衣的包衣方法。

（1）蜜丸包朱砂衣：将蜜丸置包衣锅内，转动锅体，加入适量朱砂极细粉，使均匀分布于丸剂表面，利用蜜丸表面的滋润性将朱砂极细粉黏着而成衣。朱砂的用量一般为干丸重量的5%～17%。

（2）水丸包朱砂衣：将水丸置包衣锅内，转动锅体，加入黏合剂使丸粒表面均匀润湿后，加入朱砂极细粉适量，继续滚转，使朱砂全部紧密附着于丸粒表面，重复5～6次，至将规定量的朱砂全部用完，取出，低温干燥（一般风干即可）。再放入包衣锅内，转动包衣锅，撒入虫蜡粉适量，转动摩擦，至丸粒表面光亮，取出，分装。朱砂的用量一般为干丸重量的10%左右。

此外，丸剂也可包糖衣、薄膜衣、肠溶衣，包衣方法与片剂包衣相似，详见第八章片剂第四节。

（五）丸剂的质量检查、包装与贮藏

1. 丸剂的质量检查

（1）外观：丸剂应圆整均匀，色泽一致。大蜜丸和小蜜丸应细腻滋润，软硬适中。

（2）水分：按《中国药典》2010年版一部附录ⅨH水分测定法测定。除另有规定外，蜜丸和浓缩蜜丸中所含水分不得超过15.0%；水蜜丸、浓缩水蜜丸不得超过12.0%，水丸、糊丸或浓缩水丸不得超过9.0%。

（3）重量差异：除另有规定外，按丸数服用的丸剂，按《中国药典》2010年版一部附录ⅠA丸剂第一法检查，按重量服用的丸剂，按照第二法检查，超出重量差异限度的不得多于2份，并不得有1份超出限度1倍。

包糖衣的丸剂应在包衣前检查丸芯的重量差异并符合规定，包糖衣后不再检查重量差异，其他包衣丸剂应在包衣后检查重量差异并符合规定；凡进行装量差异检查的单剂量包装丸剂，不再进行重量差异检查。

（4）装量差异：单剂量包装的丸剂，按《中国药典》2010年版一部附录ⅠA丸剂项下检查，每袋（或瓶）装量与标示装量相比较，超出装量差异限度的不得多于2袋（或瓶），并不得有1袋（或瓶）超出限度1倍。

（5）装量：多剂量分装的丸剂，按《中国药典》2010年版一部附录ⅫC最低装量检查法检查，应符合规定。

（6）溶散时限：除另有规定外，取供试品6丸，按《中国药典》2010年版一部附录ⅫA崩解时限检查法片剂项下的方法加挡板检查。水蜜丸、小蜜丸和水丸应在1小时内溶散，浓缩丸和糊丸应在2小时内全部溶散。操作过程中如供试品黏附挡板妨碍检查时，应另取供试品6丸，不加挡板进行检查。

上述检查，应在规定时间内全部通过筛网。如有细小颗粒状物未通过筛网，但已软化且无硬心者可按符合规定论。

蜡丸按《中国药典》2010年版一部附录ⅫA崩解时限检查法片剂项下的肠溶衣片检查法检查，应符合规定。

大蜜丸不检查溶散时限。

2. 丸剂的包装与贮藏 一般小丸常用玻璃瓶、塑料瓶、瓷瓶等包装；大蜜丸、小蜜丸、浓缩丸常用纸盒、蜡壳、塑料小圆盒、铝塑泡罩等材料包装。

丸剂应密封贮藏。蜡丸应密封并置阴凉干燥处贮藏。

（六）举例

例 黄连上清丸

【处方】黄连10g，连翘80g，防风40g，白芷80g，菊花160g，大黄（酒炙）320g，桔梗 80g，石膏 40g，甘草 40g，栀子（姜炙）80g，蔓荆子（炒）80g，荆芥穗 80g，黄芩 80g，薄荷 40g，黄柏（酒炒）40g，川芎 40g，旋覆花 20g。

【制备】以上 17 味，粉碎成细粉，过筛，混匀。用水泛丸，干燥，制成水丸；或每 100g 粉末用炼蜜 30~40g 加适量水泛丸，干燥，制成水蜜丸；或每 100g 粉末加炼蜜 150~170g 制成大蜜丸，即得。

六、膏药、橡胶膏剂、巴布膏剂

（一）膏药

膏药（plaster）系指药材、食用植物油与红丹（铅丹）或宫粉（铅粉）炼制成膏料，摊涂于裱背材料上制成的供皮肤贴敷的外用制剂。前者称为黑膏药，后者称为白膏药，近年来以黑膏药较为常用。

膏药为中药传统剂型，清代《理瀹骈文》末卷为 21 剂膏药良方，全面论述了膏药的应用与制备。膏药在常温下为坚韧固体，用前需烘热，软化后贴于皮肤上，一般一天或数天更换一次，药效较软膏剂、橡胶膏剂持久。

1. 黑膏药的基质 基质为植物油与红丹在高温下反应生成的脂肪酸铅盐。

（1）植物油：以麻油为最佳，制成品外观光润；棉籽油、豆油、菜油、花生油、混合油等亦可应用，但炼制时较易产生泡沫。

（2）红丹：亦称铅丹、章丹、黄丹、陶丹等，主要成分为四氧化三铅（Pb_3O_4），含量要求在95％以上，使用前应加热炒除水分，过五号筛。

黑膏药易污染衣物，使用不便，并有铅离子存在。近年来，有采用聚氯乙烯和苯二甲酸二丁酯制成类似橡胶的弹性体，再加入松香、樟脑、氧化锌等制成新基质。

2. 黑膏药的制备 一般黑膏药的制备流程为：提取药料→炼油→下丹成膏→去火毒→摊涂。

（1）提取药料：药材应适当碎断，用植物油炸枯，油温控制在 200℃~220℃；质地疏松不耐油炸的药材，宜待其他药材炸至枯黄（药材表面呈深褐色而内部焦黄色）后再加入；含挥发性成分的药材、矿物药及贵重药应研成细粉，于摊涂前加入已熔化的膏药中混匀或摊涂后撒布于膏药表面，温度不应超过 70℃。大生产用膏药提取与炼油器，少量制备可用铁锅。

近年来，为减少或避免药物成分在高温熬炼时的分解损失，有将药材用水煎煮，浓缩成稠膏，再与膏药基质混匀；或根据药材成分性质，综合采用水蒸气蒸馏、水煎煮或乙醇提取等方法，将药材提取物与膏药基质混合制备膏药。

（2）炼油：将去渣后的药油于 270℃~320℃继续加热熬炼，使油脂在高温条件下氧化、聚合、增稠。炼油程度应老嫩适宜，一般炼至"滴水成珠"，鉴别时可取药油少量，滴于水中，以能聚结成珠而不散为度。

炼油为制备膏药的关键工序，炼油过嫩则形成的膏药基质偏软，贴于皮肤后容易移动；炼油过老则形成的膏药松脆，黏着力小，贴于皮肤时易脱落。

（3）下丹成膏：当油温达到约 300℃时，在不断搅拌下，缓缓加入红丹，使红丹与油充分反应，生成脂肪酸铅盐，铅盐又可进一步促使油脂氧化、聚合、增稠而成膏状。一般每

500g 植物油用红丹 150~210g。

传统以经验法鉴别膏药的老、嫩程度：取少量样品滴入水中，数秒钟后取出，若膏黏手、拉之带丝表示膏太嫩，应继续熬炼；拉之发脆表示膏过老；膏不黏手、稠度适中表示合格。黑膏药的老嫩程度与软化点直接相关，因此也可用软化点测定仪测定膏药的软化点，作为膏药老、嫩程度的参考标准。

炼油及下丹成膏过程中有大量刺激性浓烟产生，需通过废气排出管排入洗水池中，经水洗后再排出，并应注意通风，防火。

(4) 去"火毒"：将炼成的膏药以细流倾入冷水中并剧烈搅拌，待冷却凝结后取出。再经反复揉搓，制成团块并浸入冷水中，以除净"火毒"。

油丹炼合而制成的膏药若直接应用，常对皮肤产生局部刺激作用，轻者出现红斑、瘙痒，重者发疱、溃疡。传统认为，这种刺激系因膏药经高温熬炼后产生的"燥性"所致，俗称"火毒"，在水中浸泡或久置阴凉处可以除去。现代认为，"火毒"系油在高温下氧化、聚合反应中生成的具有刺激性的低分子分解产物，如醛、酮、低级脂肪酸等。此外，药物成分本身也可能产生刺激作用，膏药贴敷日久，也会对皮肤产生刺激作用。

(5) 摊涂药膏：将去"火毒"的膏药团块微温熔化，在70℃左右加入挥发性及贵重药物细粉，混匀，按规定量涂于皮革、布或多层韧皮纸等褙背材料上。

膏面可衬纸或折合，密闭包装，置纸盒或袋内，阴凉处贮藏。

白膏药与黑膏药制法相似，但下丹时宜将油温冷至100℃左右时缓缓加入宫粉，宫粉的用量较铅丹多，与油的比例约为1:1~1:1.5。宫粉的氧化作用不如铅丹剧烈，有部分过量的宫粉氧化或分解，因此，白膏药的软化点比黑膏药低，刺激性也比黑膏药小。

3. 膏药的质量检查

(1) 外观：膏药的膏体应油润细腻、光亮、老嫩适度，摊涂均匀、无飞边缺口，加温后能粘贴于皮肤上且不移动。黑膏药应乌黑光亮，无红斑；白膏药应无白点。

(2) 软化点：按《中国药典》2010年版一部附录ⅩⅢD膏药软化点测定法测定，应符合各品种项下的有关规定。

(3) 重量差异：取供试品5张，分别测定每张总重量，剪取单位面积（cm^2）的褙背，称定重量，换算出褙背重量，总重量减去褙背重量，即为膏药重量，与标示重量相比较，应符合表17-2中规定。

表 17-2　　　　　　　　　　　膏药重量差异限度

标示重量（g）	重量差异限度（%）	标示重量（g）	重量差异限度（%）
3.0 或 3.0 以下	±10.0	12.0 以上至 30.0	±6.0
3.0 以上至 12.0	±7.0	30.0 以上	±5.0

4. 举例

例　狗皮膏

【处方】生川乌80g，生草乌40g，羌活20g，独活20g，清风藤30g，香加皮30g，防风

30g，铁线威灵仙 30g，苍术 20g，蛇床子 20g，麻黄 30g，高良姜 9g，小茴香 20g，官桂 10g，当归 20g，赤芍 30g，木瓜 30g，苏木 30g，大黄 30g，油松节 30g，续断 40g，川芎 30g，白芷 30g，乳香 34g，没药 34g，冰片 17g，樟脑 34g，丁香 17g，肉桂 11g。

【制备】以上 29 味，乳香、没药、丁香、肉桂分别研成粉末，与樟脑、冰片粉末配研，过筛，混匀；其余生川乌等 23 味酌予碎断，与食用植物油 3495g 同置锅内炸枯，去渣。滤过，炼至滴水成珠。另取红丹 1040～1140g，加入油内，搅匀，收膏，将膏浸泡于水中。取膏，用文火熔化，加入上述粉末，搅匀，分摊于兽皮或布上，即得。

（二）橡胶膏剂

橡胶膏剂（rubber plaster）系指药材提取物或（和）化学药物与橡胶等基质混匀后，涂布于背衬材料上制成的贴膏剂。供皮肤贴敷用，可保护伤口、防止皮肤皲裂、治疗风湿痛等疾病。

橡胶膏剂黏着力强，可直接贴于患部，使用携带方便，不污染衣物；但橡胶膏剂膏层薄，容纳药物量少，维持时间较短。

1. 橡胶膏剂的组成 橡胶膏剂由背衬材料、膏料层和膏面覆盖物组成。

（1）背衬材料：一般采用漂白细布。

（2）膏料层：由药物和基质组成，为橡胶膏剂的主要部分。基质主要由生橡胶、增黏剂、软化剂、填充剂等组成。

①生橡胶：为基质的主要组分，具有良好的黏性、弹性，不透气，不透水。

②增黏剂：常用松香（松香含有的松香酸可加速橡胶膏剂的老化，应选择软化点 70℃～75℃、酸价 170～175 者）。国外普遍采用甘油松香脂、氢化松香、β-蒎烯等新型材料作增黏剂，具抗氧化、耐光、耐老化和抗过敏等性能。

③软化剂：常用凡士林、羊毛脂、液状石蜡、植物油等，可使生胶软化，增加可塑性，并增加成品的柔软性、耐寒性及黏性。此外，挥发油及挥发性药物对橡胶也有一定的软化作用，若此类成分在处方中较多时，软化剂的用量应适当减少。

④填充剂：常用氧化锌、锌钡白（俗称立德粉）。氧化锌能增加膏料层与背衬材料间的黏着性；与松香酸反应生成的松香酸锌盐能降低松香酸对皮肤的刺激性。此外，氧化锌还具有缓和的收敛作用。锌钡白常用作热压法制备橡胶膏剂的填充剂，其特点是遮盖力强，胶料硬度大。

（3）防黏层：多用硬质纱布、塑料薄膜及玻璃纸等，以保护膏体，避免膏片互相黏着，并防止挥发性成分挥散。

2. 橡胶膏剂的制备 橡胶膏剂的制备方法有溶剂法和热压法，以溶剂法较为常用。溶剂法制备橡胶膏剂的一般工艺流程为：提取药材→制备膏料→涂布膏料→回收溶剂→切割加衬与包装。

（1）提取药材：药材常用乙醇等有机溶剂以浸渍、回流、渗漉等方法提取，提取液回收溶剂，备用。

（2）制备膏料：①压胶：取生橡胶洗净，于 50℃～60℃加热干燥或自然晾干，切成大小适宜的条块后，在炼胶机中压成网状胶片，摊在铁丝网上去静电；②浸胶：将网状胶片浸入适量汽油中，浸泡18~24小时（冬季浸泡时间宜长，夏季宜短），至完全溶胀成凝胶状，即得胶浆。浸泡时需密闭，以防汽油挥发引发火灾；③打膏：将胶浆移入打膏机中搅匀，依次加入凡士林、羊毛脂、液状石蜡、松香、氧化锌等制成基质，再加入药材提取物及能溶于橡胶基质中的药物，继续搅拌均匀，在滤胶机上压过筛网，即得膏料。

（3）涂布膏料：将膏料置于装好细白布的涂料机上，利用上下滚筒将膏料均匀涂布在缓慢移动的布面上，调节两滚筒间的距离可控制涂膏量。

（4）回收溶剂：将涂布膏料的胶布以一定速度放进封闭的溶剂回收装置，膏料中的汽油通过蒸气加热管加热蒸发，由鼓风机送入冷凝系统进行回收。

（5）切割加衬与包装：将已干燥的橡胶膏置切割机上切成规定的宽度，再移至纱布卷筒装置上，使膏面覆上脱脂硬纱布或塑料薄膜（以避免黏合），最后用切割机切成一定大小后，包装即得。

热压法制备橡胶膏剂的方法是：将胶片用处方中的油脂性药物等浸泡，待溶胀后再加入其他药物和锌钡粉或氧化锌、松香等，炼压均匀，涂膏盖衬。热压法制备时不使用汽油，无需回收装置，但成品欠光滑。

3. 橡胶膏剂的质量检查

（1）外观：膏料应涂布均匀，膏面应光洁，厚薄均匀，色泽一致，无脱膏、失黏现象。背衬面应平整、洁净、无漏膏现象。

（2）含膏量：按《中国药典》2010年版一部附录ⅡI含膏量第一法检查。取供试品2片（每片面积大于$35cm^2$的应切取$35cm^2$），除去盖衬，精密称定，置于有盖玻璃容器中，加适量有机溶剂（如氯仿、乙醚等）浸渍，并时时振摇，待背衬与膏料分离后，将背衬取出，用上述溶剂洗涤至背衬无残附膏料，挥去溶剂，在105℃干燥30分钟，移至干燥器中，冷却30分钟，精密称定，减失重量即为膏重，按标示面积换算成$100cm^2$的含膏量，应符合规定。

（3）耐热性：按《中国药典》2010年版一部附录Ⅱ耐热性检查方法，取供试品2片，除去盖衬，60℃加热2小时，放冷后，膏背面应无渗油现象；膏面应有光泽，用手指触试，应仍有黏性。

（4）黏附性试验：除另有规定外，按《中国药典》2010年版一部附录ⅫE贴膏剂黏附力测定法第二法测定，应符合该品种项下的有关规定。

4. 举例

例 伤湿止痛膏

【处方】伤湿止痛流浸膏50g，薄荷脑10g，樟脑20g，颠茄流浸膏30g，水杨酸甲酯15g，冰片10g，芸香浸膏12.5g。

【制备】伤湿止痛流浸膏系取生草乌、生川乌、乳香、没药、生马钱子、丁香各1份，肉桂、荆芥、防风、老鹳草、香加皮、积雪草、骨碎补各2份，白芷、山柰、干姜各3份，粉碎成粗粉，用90%乙醇制成相对密度约为1.05的流浸膏；按处方量称取各药，另加3.7~4.0倍重的由橡胶、松香等制成的基质，制成膏料，进行涂膏，回收溶剂后，切段，盖衬，切成小块，即得。

(三) 巴布膏剂

巴布膏剂（cataplasmata）系指药材提取物、药材或（和）化学药物与适宜的亲水性基质混匀后，涂布于背衬材料上制成的贴膏剂，简称巴布剂。

巴布剂是在"泥罨剂"[①]的基础上，在20世纪70年代由日本首先开发成功。我国于20世纪80年代开展了中药巴布剂的研究，复方紫荆消伤膏是国内第一个巴布膏剂新药，1999年获新药证书，《中国药典》自2000年版在制剂通则中收录巴布膏剂。

巴布剂的基质为水溶性，与皮肤生物相容性好，透气、耐汗、无致敏、刺激性；载药量大，尤其适用于中药制剂；药物释放性能好，能提高皮肤的水合作用，有利于药物透皮吸收；使用方便，不污染衣物，反复贴敷，仍能保持原有黏性。

1. 巴布剂的组成　巴布剂由背衬层、膏料层、防黏层组成。

（1）背衬层：为基质的载体，一般选用无纺布、人造棉布等。

（2）膏料层：亦称膏体，由基质和药物构成，为巴布剂的主要部分。膏料层应有适当的黏着性，能与皮肤紧密接触以发挥治疗作用。基质对巴布膏剂的黏着性、舒适性、物理稳定性等具有重要影响。基质主要由黏合剂、保湿剂、填充剂、渗透促进剂等组成。

①黏合剂：常用海藻酸钠、西黄芪胶、明胶；甲（乙）基纤维素、羧甲基纤维素及其钠盐、聚丙烯酸及其钠盐、聚乙烯醇、聚维酮及马来酸酐-乙烯基甲醚共聚物的交联产物等。

②保湿剂：巴布剂的含水量可影响基质的黏着性、赋形性、释放度，由于基质具亲水性且含水量大，故需加入保湿剂，常用聚乙二醇、山梨醇、丙二醇、丙三醇及它们的混合物。

③填充剂：常用微粉硅胶、二氧化钛、碳酸钙、高岭土及氧化锌等，可改善巴布膏剂的成型性。

④渗透促进剂：可用氮酮、丙二醇等，薄荷脑、冰片、桉叶油等芳香挥发性物质也有渗透促进作用。

另外，根据药物的性质，还可加入表面活性剂、防腐剂、抗过敏剂或抗氧剂等。

（3）防黏层：一般选用聚丙烯、聚乙烯薄膜、聚酯薄膜及玻璃纸等，以保护膏体，避免膏片互相黏着，并防止挥发性成分挥散。

2. 巴布剂的制备　巴布剂一般制备工艺流程为：提取药材→制备膏料→涂布膏料→压合防黏层→切割加衬与包装。

药材应按各品种项下规定的方法提取，如果是固体药物，应预先粉碎成细粉或溶于适宜的溶剂中；高分子材料应先将其胶溶，然后按一定顺序加入其他附加剂，制成均匀基质后，再与药材提取物混匀；将膏料涂布在背衬材料上，压合防黏层，切割，包装，即得。

3. 巴布剂的质量检查

（1）外观：膏面应光洁，色泽一致，无脱膏、失黏现象；背衬面应平整、洁净、无漏膏现象。

（2）含膏量：按《中国药典》2010年版一部附录ⅠⅠ含膏量第二法检查，取巴布膏1

[①] 泥罨剂为日本的一种古老制剂，一般是将麦片等谷物与水、乳、蜡等混合成泥状，使用时涂布在纱布上，贴于患处，也称为泥状巴布剂。

片,除去盖衬,精密称定,置烧杯中,加适量水,加热煮沸至背衬与膏体分离后,将背衬取出,用水洗涤至背衬无残留膏体,晾干,在105℃干燥30分钟,移置干燥器中,冷却30分钟,精密称定,减失重量即为膏重,按标示面积换算成100cm^{2}的含膏量,应符合规定。

(3) 赋形性:按《中国药典》2010年版一部附录ⅡI赋形性检查法,取供试品1片,置37℃、相对湿度64%的恒温恒湿箱中30分钟,取出,用夹子将供试品固定在一平整钢板上,钢板与水平面的倾斜角为60°,放置24小时,膏面应无流淌现象。

(4) 黏附性:按《中国药典》2010年版一部附录ⅩⅡ E贴膏剂黏附力测定法第一法测定,应符合规定。

4. 举例

例 芳香巴布剂

【处方】聚丙烯酸钠5份,淀粉丙酸酯5份,二氧化钛0.25份,甘油40份,薰衣草油0.6份,柠檬油0.2份,二氧化硅3份,尼泊金甲酯0.1份,尼泊金丙酯0.05份,乙醇1份,聚山梨酯800.05份,酒石酸0.5份,乙酸乙烯酯3份,氢氧化铝干凝胶0.05份,水适量。

【制备】将上述物质加水适量混匀,涂布于无纺纤维织物上。盖上防黏层,即得。

七、中药制剂的质量控制

中药制剂的化学成分复杂,有效成分不清楚,分离纯化困难,且原药材质量不稳定。因此,应采取适当措施提高中药制剂的质量,保证制剂的有效性、安全性和稳定性。

(一) 控制药材的质量

药材的来源、产地、采收、加工对药材的质量影响较大,同一种药材因产地不同所含的有效成分差异也较大。因此,药材应有质量标准,并经检验合格后方可应用,对于法定标准未收载的药材,应制定该药材的质量标准。

(二) 控制浸出、纯化过程

药材的浸出、纯化过程与中药制剂的质量密切相关,应根据中药制剂的剂型、药材和有效成分的性质,选择适宜的浸出、纯化方法,并优选合理的工艺参数,如溶剂的种类和用量、浸出时间、浸出次数、浸出液蒸发浓缩的温度、精制时所用乙醇的浓度等,使有效成分充分浸出,并防止有效成分在纯化过程中损失,以保证每一批提取物具有相同的质量和药效。

(三) 控制中药制剂的质量

1. 鉴别 根据处方组成选择鉴别药味,采用专属性强、无干扰、灵敏快速简捷的鉴别方法,以判断制剂的真实性。一般采用TLC法或GC法鉴别,近年来,中药注射剂要求采用指纹图谱鉴别。

2. 含量控制 ①药材比量法:系指中药制剂若干容量或重量相当于原药材多少重量的测定方法;②化学测定法:系指用化学手段测定中药制剂的有效成分或指标成分含量的方法,应首选君药、贵重药、毒性药材进行含量测定,并制定含量限度;③生物测定法:系用药材浸出成分对动物机体或离体组织所发生的反应,确定中药制剂含量(效价)标准的方法,适用于尚无适当化学测定方法的中药制剂,特别是含毒性药材制剂。

3. 检查 主要用于控制药材或制剂中可能引入的杂质或与制剂质量有关的项目。如澄明度检查、异物检查、水分检查、不挥发性残渣、灰分等。

参 考 文 献

1. 张兆旺. 中药药剂学. 第二版. 北京:中国中医药出版社,2007.
2. 屠锡德,张钧寿,朱家璧. 药剂学. 第三版. 北京:人民卫生出版社,2002.
3. 费炳红. 黑膏药熬炼工艺改进. 中国药业,2006,15(15):61.
4. 刘明乐,李克荣,贵襄平. 黑膏药中的药料提取与去"火毒"合理工艺浅探. 中国药业,2004,13(6):50~51.
5. 谢浩洋,丁关生,王铁烽,等. 制备工艺对膏药黏附性的影响. 中国医院药学杂志.2007,27(11):1623~1624.
6. 贾伟,高文远,王涛,等. 中药巴布剂的研究现状. 中国中药杂志,2003,28(1):7~11.
7. 张萍,付强,任永申,等. 近五年中药巴布剂的研究进展. 中国现代中药,2007,9(1):30~32.
8. 徐晖,王绍宁,谷野,等. 巴布膏剂研制的一些问题. 中医外治杂志,2005,14(6):3~4.
9. 潘卫三,李华,李嘉煜. 中药巴布剂研究的技术难点及解决方案. 中医外治杂志,2004,143(3):3~4.

第十八章 药物制剂新技术

【学习要求】

1. **掌握** 固体分散体的制备方法；β-环糊精包合物制备技术；单凝聚法、复凝聚法制备微囊技术；脂质体制备技术。
2. **熟悉** 固体分散体、包合物的验证及质量评价。
3. **了解** 聚合物胶束、纳米乳与亚微乳、纳米粒制备技术。

随着近年来生命科学、材料科学与纳米科学及相关技术的高速发展，药物制剂新工艺、新技术、新设备、新辅料不断涌现，大大推动了药剂学学科的发展。药物制剂新技术，如固体分散体、微球、脂质体、纳米粒制备技术的应用，不仅提高了药物的稳定性，而且有效地提高了药物的生物利用度，实现了药物在体内的靶向传输等，极大地提高了临床用药的安全性、有效性和方便性。药物制剂新技术涉及范围很广，本章主要介绍目前在药物制剂中应用较成熟、且能改变药物物理性质或释放性能的新技术，主要有固体分散体制备技术、包合物制备技术、脂质体制备技术、聚合物胶束、纳米乳与亚微乳制备技术、微囊与微球制备技术、纳米粒制备技术。

第一节 固体分散体制备技术

一、概述

固体分散体（solid dispersion）系指药物以分子、胶态、微晶或无定形等状态高度分散在某一固态载体物质中所形成的固体分散体系。将药物制成固体分散体所采用的制剂技术称为固体分散体制备技术。

采用固体分散技术可以使药物在载体中呈高度分散状态，达到不同目的。如增加难溶性药物的溶解度和溶出速率以提高药物的生物利用度；延缓或控制药物释放；利用载体的包蔽作用，提高药物的稳定性；掩盖药物的不良嗅味和刺激性；使液体药物固体化等。固体分散体多作为中间体，根据需要进一步制成胶囊剂、片剂、软膏剂、栓剂以及注射剂等。

Sekiguchi 等人最早提出固体分散体的概念，并以尿素为载体，用熔融法制备了磺胺噻唑固体分散体，口服后吸收和排泄均比口服纯磺胺噻唑明显加快。此后，又有研究人员用 PEG、PVP、尿素等水溶性载体材料将难溶性药物制成固体分散体，进一步证实了将难溶性药物制成固体分散体是增加难溶性药物溶解度和溶出速率，从而提高药物生物利用度的有效方法。采用水不溶性、肠溶性材料、脂质材料等为载体制备固体分散体还可实现缓释、控释的目的。

固体分散体按分散状态主要分为简单低共熔混合物、固体溶液、共沉淀物三种类型。

（一）简单低共熔混合物

简单低共熔混合物系由药物和载体在较低温度下以适当的比例熔融，得到完全混溶的液体后迅速冷却固化而成。在该体系中，药物以微晶形式均匀分散在固体载体中，为物理混合物。为了最大程度地获得均匀的微晶分散体系，药物与载体的用量比一般为低共熔组分比（最低共熔点时药物与载体之比），此时，两组分在低共熔温度下同时从熔融态转变成晶核，并最终以微晶形式析出。

（二）固态溶液

药物以分子状态在固态载体材料中均匀分散时，称为固态溶液，为一均相系统。按药物与载体材料的互溶情况，分为完全互溶或部分互溶的固态溶液两类；按晶体结构，分为置换型与填充型两类。固体溶液中药物以分子状态存在，分散程度高，表面积大，在增溶方面具有比低共熔混合物更好的效果。

（三）共沉淀物

共沉淀物（也称共蒸发物）系药物与载体材料二者以恰当比例形成的非结晶性无定形物。如磺胺噻唑与PVP（1∶2）共沉淀物中磺胺噻唑分子进入PVP分子的网状骨架中，药物结晶受到PVP的抑制而形成非结晶性无定形物。

药物在载体中的分散状态类型一般情况下并不单独存在，往往是多种类型的混合体。

二、载体材料

固体分散体中药物的溶出特征在很大程度上取决于选用的载体材料。一方面药物和载体材料要有良好的相容性，同时药物还应在载体材料中高度分散。常用的载体材料可分为水溶性、水不溶性和肠溶性三大类。

（一）水溶性载体材料

常用的有高分子聚合物、表面活性剂、有机酸类以及糖类等。

1. 聚乙二醇类（PEG） 是最常用的水溶性载体之一，具有良好的水溶性（1∶2～1∶3），在多种有机溶剂中也有良好的溶解性，且对难溶性药物有良好的分散作用。最常用的是PEG4000和PEG6000，它们熔点较低（55℃～63℃），毒性小，化学性质稳定（180℃以上分解），能与多种药物配伍。当药物为油类液体时，宜采用分子量较高的PEG类为载体，并加入硬脂酸等调节其熔点，以免固体分散体变软。

2. 聚维酮类（PVP） 为无定形高分子聚合物，无毒，熔点较高，易溶于水和多种有机溶剂，如乙醇、氯仿等，是常用的载体材料之一。PVP对多种药物有较强的抑制结晶作用，但制成的固体分散体在贮存过程中易吸湿而析出药物结晶。

3. 表面活性剂类 作为载体材料的表面活性剂大多含聚氧乙烯基，其特点是溶于水或有机溶剂，载药量大，在蒸发过程中可阻滞药物产生结晶，是较理想的速效载体材料。常用的有泊洛沙姆188、聚氧乙烯（PEO）、聚羧乙烯（CP）等。

4. 有机酸类 常用的有枸橼酸、琥珀酸、酒石酸、胆酸、去氧胆酸等。此类载体材料的分子量较小，易溶于水而不溶于有机溶剂。

5. 糖类与醇类 糖类常用的有右旋糖、半乳糖和蔗糖等，醇类有甘露醇、山梨醇、木糖醇等。这些载体材料的特点是水溶性强，毒性小，分子中有多个羟基，可与药物以氢键结合生成固体分散体。适用于剂量小、熔点高的药物，尤以甘露醇为最佳。

6. 其他亲水性材料 一些亲水性聚合物如改性淀粉、微晶纤维素、淀粉、低黏度HPMC、胃溶性聚丙烯酸树脂以及微粉硅胶等也经常用作固体分散体的载体。这些材料有良好的亲水性，是固体制剂的优良辅料，除起到分散作用外，本身还是优良的润湿剂、分散剂、助流剂或崩解剂。

（二）水不溶性载体材料

1. 乙基纤维素（EC） 无毒，无药理活性，能溶于乙醇、苯、丙酮等有机溶剂，有较大的黏性，稳定性好，不易老化，是一理想的不溶性载体材料，广泛应用于缓释固体分散体。

2. 聚丙烯酸树脂类 系指含季铵基的聚丙烯酸树脂Eudragit，包括E、RL和RS等几种，此类载体丙烯酸树脂在胃液中溶胀，肠液中不溶，不被吸收，对人体无害，广泛用于制备缓释固体分散体。

3. 其他类 常用的有胆固醇、β-谷甾醇、棕榈酸甘油酯、胆固醇硬脂酸酯、巴西棕榈蜡及蓖麻油蜡等脂质材料，均可作为载体制备缓释固体分散体。可加入表面活性剂、糖类、PVP等水溶性材料，以适当提高其释药速率。

（三）肠溶性载体材料

1. 纤维素类 常用的有邻苯二甲酸醋酸纤维素（CAP）、邻苯二甲酸羟丙甲纤维素（HPMCP）以及羧甲乙纤维素（CMEC）等。它们均能溶于肠液中，可用于制备在胃中不稳定的药物而能在肠道释放和吸收、生物利用度高的固体分散体。

2. 聚丙烯酸树脂类 常用Eudragit L-100及Eudragit S-100，前者在pH值6以上的介质中溶解，后者在pH值7以上的介质中溶解。二者联合使用，可制成缓释速率较理想的固体分散体。

三、固体分散体的制备方法

固体分散体的制备常采用熔融法、溶剂法、溶剂-熔融法、溶剂-喷雾（冷冻）干燥法、研磨法、双螺旋挤压法。

（一）熔融法

将药物与载体材料混匀，加热至熔融（也可先将载体加热熔融再加入已粉碎的药物），然后将熔融物在剧烈搅拌下迅速冷却成固体。然后将产品置于干燥器中，经一至数日即可使变脆而易粉碎。放置的温度视不同品种而定，如药物-PEG类固体分散体，只需室温放置；

而灰黄霉素-枸橼酸固体分散体则需37℃甚至更高温度下放置。熔融法操作的关键是在高温下迅速冷却，由多个胶态晶核迅速形成，而非析出粗晶。本法较简便、经济，适用于对热稳定的药物和载体，多用熔点低、不溶于有机溶剂的载体材料，如PEG类、Poloxamer、枸橼酸、糖类等。

也可将熔融物滴入冷凝液中使之迅速收缩、凝固成丸，这样制备的固体分散体俗称滴丸。

（二）溶剂法

根据载体能否溶于有机溶剂，溶剂法分为共沉淀法和溶剂分散法两种。

共沉淀法系指将药物与载体材料共同溶于有机溶剂中，蒸去有机溶剂后使药物与载体材料同时析出，干燥即得。蒸发溶剂时，宜先用较高温度蒸发至黏稠时，再突然冷冻固化；也可将药物和载体溶于溶剂中，然后喷雾干燥或冷冻干燥，除尽溶剂即得。共沉淀法适用于熔点较高或对热不稳定的药物和载体制备固体分散体。制得的固体分散体分散性好，但需使用有机溶剂，用量大，成本高，且有时难于除尽。

溶剂分散法系指药物溶于有机溶剂中，将不溶于此溶剂的载体材料分散于其中，与药物混匀，蒸去有机溶剂，干燥即得。分散体也可采用喷雾干燥或冷冻干燥得到。溶剂分散法不用选择药物和载体的共溶剂，只需选择能溶解药物的溶剂即可。

（三）溶剂-熔融法

将药物用适当的溶剂溶解后，再与熔融的载体混合均匀，蒸去有机溶剂，冷却固化而得。溶剂-熔融法可适用于液态药物，如鱼肝油、维生素A、D、E等，但只适用于剂量小于50mg的药物。凡用于熔融法的载体材料皆可采用，但注意选用毒性小、易与载体材料混合的溶剂。通常药物先溶于溶剂再与熔融载体材料混合，必须搅拌均匀，防止固相析出。

（四）溶剂-喷雾（冷冻）干燥法

将药物与载体材料共溶于溶剂中，然后喷雾或冷冻干燥，除尽溶剂既得。溶剂-喷雾干燥法可连续生产，溶剂常用$C_1 \sim C_4$的低级醇或其混合物。此法适用于易分解或氧化，对热不稳定的药物，如酮洛芬、红霉素、双香豆素等。优点是污染少，产品含水量可低于0.5%。常用的载体材料为PVP类、PEG类、β-环糊精、甘露醇、乳糖、水解明胶、纤维素类、聚丙烯酸树脂类等。如布洛芬或酮洛芬与50%～70%PVP的乙醇溶液采用溶剂-喷雾干燥法，可得稳定的无定形固体分散体。又如双氯芬酸钠、EC与壳聚糖（重量比10：2.5：0.02）采用喷雾干燥法制备固体分散体，药物可缓慢释放，累计释放曲线符合Higuchi方程。

（五）研磨法

将药物与较大比例的载体材料混合后，强力持久地研磨一定时间，不需加溶剂而是借助机械力降低药物的粒度，或使药物与载体材料以氢键相结合，形成固体分散体。研磨时间的长短因药物而异。常用的载体材料有微晶纤维素、乳糖、PVP类、PEG类等。

（六）双螺旋挤压法

本法将药物与载体材料置于双螺旋挤压机内，经混合、捏制而成固体分散体，无需使用有机溶剂，可同时使用两种以上的载体材料，制备温度可低于药物熔点和载体材料的软化点，因此药物不易破坏，制得的固体分散体稳定。如硝苯地平与 HPMCP 制得黄色透明固体分散体，经 X 射线衍射与 DSC 检测显示硝苯地平以无定形存在于固体分散体中。

采用固体分散技术制备固体分散体应注意：①适用于剂量小的药物，即固体分散体中药物含量不应太高，一般载体材料的重量应大于药物的 5~20 倍。液体药物在固体分散体中所占比例一般不宜超过 10%，否则不易固化成坚脆物，难以进一步粉碎。②固体分散体在贮存过程中会逐渐老化（贮存使固体分散体的硬度变大、析出晶体或结晶粗化，从而降低药物的生物利用的现象）。老化与药物浓度、贮存条件及载体材料的性质有关，因此需选择适宜的药物浓度，应用混合载体材料以弥补单一载体材料的不足；选择合适的贮存条件，如避免较高的温度与湿度等，以防止或延缓老化。

四、固体分散体的验证与评价

（一）固体分散体的验证

固体分散体中药物的分散状态决定药物的溶出释放行为，同时药物与载体的相互作用也会影响药物在固体分散体中的稳定性，因此固体分散体的物相鉴别是固体分散体分散研究的关键。固体分散体的验证方法通常有以下几种。

1. 热分析法（thermal analysis） 常用差示热分析法与差示扫描量热法。差示热分析法（Differential thermal analysis，DTA）又称差热分析，是使试样和参比物在程序升温或降温的相同环境中，测量二者的温度差随温度（或时间）的变化关系，所得曲线称为差示热分析曲线或差热曲线。通常通过判断差热曲线中是否存在药物晶体的吸热峰来判断固体分散体的形成。一般取药物、药物与载体材料的机械混合物、固体分散体等分别进行测定，比较药物吸热或放热峰的位置与大小从而进行判断。差示扫描量热法（Differential scanning calorimetery，DSC）又称为差动分析，是使试样和参比物在程序升温或降温的相同环境中，用补偿器测量使两者的温度差保持为零所必须的热量对温度（或时间）的依赖关系。固体分散体中若有药物晶体存在，则有吸热峰存在；药物晶体存在越多，吸热峰面积越大。如紫杉醇的 DSC 曲线（见图 18-1）显示在 223.73℃有一个特征吸热峰；采用 PVP 为载体将紫杉醇制成固体分散体后，DSC 扫描图中的吸热特征峰消失，表明固体分散体中不存在药物结晶，药物可能与 PVP 形成了络合物。

2. X 射线衍射法（X-ray diffraction pattern，XRD） 比较药物、载体、药物与载体物理混合物和固体分散体的 X 射线衍射图谱，可确切了解固体分散体中药物的分散状态。物理混合物的衍射图谱是各组分衍射图谱的简单叠加，衍射峰位置及强度无改变；药物在固体分散体中以无定形状态存在，药物的结晶衍射峰消失。如紫杉醇固体分散体的 XRD 曲线（见图 18-2）显示紫杉醇有多个尖锐而强的特征衍射峰，紫杉醇-PVP 固体分散体的 XRD 图中紫杉醇的衍射特征峰消失，表明固体分散体中不存在药物结晶，紫杉醇以无定型态存在，药物可能与 PVP 形成络合物。

3. 红外光谱法（infrared spectrophotometry，IR） 物质结构中不同的官能团有不同的特征吸收峰，由于药物与载体间发生某种反应而使药物吸收峰发生位移或强度改变等现象。

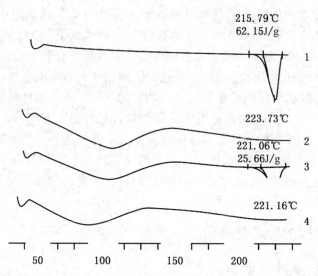

注：1. 紫杉醇；2. PVP；3. 紫杉醇、PVP 物理混合物；4. 紫杉醇-PVP 固体分散体

图 18-1 紫杉醇-PVP DSC 曲线

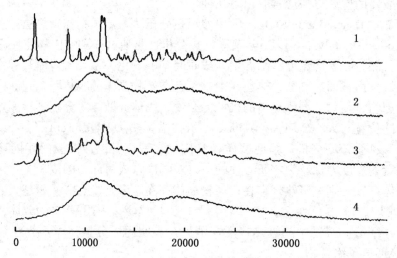

注：1. 紫杉醇；2. PVP；3. 紫杉醇、PVP 物理混合物；4. 紫杉醇-PVP 固体分散体

图 18-2 紫杉醇-PVP X 射线衍射图

红外光谱法主要用于确定固体分散体中有无复合物形成或其他相互作用。在无相互作用的情况下，固体分散体的红外图谱应与其物理混合物红外图谱相同；在形成复合物或有强氢键作用时，则药物和载体的某些吸收峰将消失或位移。

4. 核磁共振谱法（nuclear magnetic resonance）　从核磁共振谱上氢原子或碳原子的化学位移变化，确定固体分散体中有无分子间或分子内相互作用，进而可确定是否形成了固体分散体。

由于灵敏度的关系，单独采用差示扫描量热法（DSC）或 X 线晶体衍射（XRD）等方法有时不能直接准确地判断固体分散体中药物的分散状态，因此需要联合多种手段来进行确证，并需通过傅里叶红外光谱（FTIR）等手段研究药物和载体分子之间是否发生相互作用。随着仪器分析技术的进步，一些新的方法，如拉曼光谱、红外光谱成像法、高速差示扫描量热法等也逐步应用于固体分散体的验证中。

（二）固体分散体的评价

1. 溶出速率、生物利用度测定 药物制成固体分散体后，溶出速率会改变。如难溶性药物制成固体分散体后，药物在载体中以小粒径状态高度分散，可以增大溶出速率，提高生物利用度。故测定固体分散体制剂中药物溶出速率和生物利用度，是评价固体分散体质量的重要方面。

2. 稳定性 大部分固体分散体中药物是以无定形态、部分无定形态或过饱和固体溶液的形式存在，从热力学角度来讲，药物处于不稳定状态，有转化为稳定的结晶态的趋势。固体分散体长期贮存后会出现硬度增加、析出晶体或结晶粗化，从而导致药物生物利用度降低的老化现象。如曾经上市的利托那韦（ritonavir）固体分散体胶囊因药物在固体分散体中呈过饱和状态，久贮析出结晶，影响药物制剂的疗效，最后退出了市场。

五、举例

例 1 水飞蓟宾固体分散体（熔融法制备固体分散体）

【处方】水飞蓟宾　　5g　　泊洛沙姆 188　　30g

【制备】按 6∶1 准确称量泊洛沙姆 188 和水飞蓟宾，在 60℃水浴上加热熔融，搅拌，使药物充分分散在载体中后，立即置于冰盐浴上，剧烈搅拌，迅速冷却固化，再放置到冰箱（温度为 −20℃）冷冻 2 小时后取出，放在干燥器内干燥数日，粉碎，过 80 目筛，备用。

【注解】水飞蓟宾（silibinin）是菊科植物水飞蓟（*Silybum marianum* Gaertn）果实中的一种黄酮成分，具有保肝、降血脂、抗氧化等诸多药理活性，但由于它难溶于水，口服生物利用度低，制成固体分散体可提高其生物利用度。溶出度实验结果表明，水飞蓟宾与泊洛沙姆 188 以 1∶6 的比例形成的固体分散体溶出 50%（T_{50}）所需时间只有 2.24 分钟，而水飞蓟宾原料药溶出 50%（T_{50}）所需的时间为 247.3 分钟，形成固体分散体后药物的溶出速率明显提高。

例 2 尼莫地平固体分散体（溶剂法制备固体分散体）

【处方】尼莫地平　　5g　　PVP（K30）　　25g　　十二烷基硫酸钠　　0.3g

【制备】准确称取处方量的十二烷基硫酸钠、尼莫地平及 PVP（K30），混匀，以少量无水乙醇溶解（必要时可在 60℃水浴上加热以加速溶解），旋转蒸发仪减压去除溶剂，将沉淀物取出，置干燥器内干燥数日至溶剂挥尽，粉碎，过 100 目筛，备用。

【注解】尼莫地平为钙拮抗剂，可选择作用于脑血管，具有副作用小的特点，但由于它难溶于水（水中溶解度小于 1∶10000），因此制成普通口服片剂、胶囊等固体制剂后药物溶出很慢，生物利用度很低。制成固体分散体可提高其生物利用度。

第二节 包合物制备技术

一、概述

包合物（inclusion compound）系指一种分子全部或部分被包藏于另一种分子的空穴结构内形成的络合物。制备包合物所采用的技术称为包合物制备技术。包合物由主分子（host molecules）和客分子（guest molecules）组成，具有包合作用的外层分子称为主分子，即包合材料；被包合在主分子空穴内的物质称为客分子。主分子具有较大的空穴结构，足以将客分子容纳在内。而客分子的大小及分子形状应与主分子提供的空穴相适应。若客分子小，选择的主分子较大，则包合力弱，客分子可自由进出洞穴；若客分子太大，嵌入空穴内困难或只有侧链或一部分进入空穴，包合力也弱，均不易形成稳定的包合物。只有当主、客分子大小适当时，主客分子间间隙小，能够产生足够的范德华力，则可形成稳定的包合物。

随着包合材料的工业化生产，包合技术在药剂学中的应用日益泛，将药物采用包合材料制成包合物后，可以达到增加药物稳定性、增加难溶性药物溶解度和生物利用度、减少药物的副作用和刺激性、使液态药物粉末化、掩盖药物不良臭味、防止药物挥发等目的。

二、包合材料

目前药物制剂中常用的包合材料为环糊精及其衍生物。

（一）环糊精

环糊精（cyclodextrin，CD）系淀粉用嗜碱性芽孢杆菌经培养得到的环糊精葡萄糖转位酶作用后形成的产物，由6～12个D-葡萄糖分子以1,4糖苷键连接而成的环状低聚糖化合物。常见的环糊精有α、β、γ三种，分别由6、7、8个葡萄糖分子构成。环糊精为水溶性的白色结晶性粉末，经X射线衍射和核磁共振研究证明，其立体结构为上狭下宽两端开口环状中空圆筒形结构。在三种CD中β-CD最为常用，其环状构型和立体结构见图18-3、18-4。由于β-CD的筒状立体结构的开口处连有伯醇基和仲醇基，因此呈亲水性；空穴的内部由碳氢键和醚键构成，故呈疏水性。

环糊精分子可被α-淀粉酶如人的唾液淀粉酶和胰淀粉酶降解，但不被葡萄糖淀粉酶降解，亦可被大多数结肠生物细菌生物降解，因此包合物中的药物可由于环糊精被消化酶降解而释放。环糊精的一般性质见表18-1。

表18-1　　　　　　　　　三种环糊精的一般性质

项目	α-CD	β-CD	γ-CD
葡萄糖单体数	6	7	8
分子量	973	1135	1297

(续 表)

项目	α-CD	β-CD	γ-CD
分子空穴内径	0.45~0.6nm	0.7~0.8nm	0.85~1.0nm
空洞深度	0.7~0.8nm	0.7~0.8nm	0.7~0.8nm
$[\alpha]_D^{25}$（H_2O）	+150.5°±0.5°	+162.5°±0.5°	+177.4°±0.5°
溶解度（20℃）（g/L）	145	18.5	232
结晶性状（从水中得到）	针状	棱柱状	棱柱状

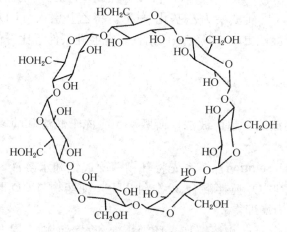

图 18-3 β-环糊精环状构型俯视图

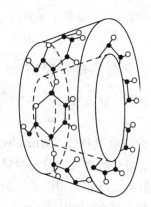

图 18-4 环糊精包封药物的立体结构

由表 18-1 得知，三种环糊精的空穴内径及物理性质差别很大，以 β-CD 的空穴大小最为适中，水中溶解度最小，最易从水中析出结晶，随着水中温度升高溶解度增大，见表 18-2。这些性质为 β-CD 包合物的制备提供了有利条件。

表 18-2　　　　　　　　β-CD 不同温度的水中溶解度

温度（℃）	20	40	60	80	100
水溶解度（g/L）	18.5	37	80	183	256

为了改善环糊精的性质可对其进行衍生化，如环糊精上羟基的烷基化及环糊精的葡糖基衍生物都可增大水溶性。因 β-CD 具有空穴大小适中，包合方法简单等优点。但 β-CD 在水中溶解度低，使其在药剂学中的应用受到一定限制，因此近年来主要对 β-CD 的衍生物进行了研究。

1. 水溶性环糊精衍生物　主要有葡萄糖基衍生物、羟丙基衍生物及甲基衍生物等。

在 β-CD 分子中引入葡萄糖基（用 G 表示）后其水溶性显著提高，如 G-β-CD、2G-β-CD 的溶解度（25℃）分别为 970g/L 和 1400g/L。G-β-CD 和 2G-β-CD 为常用的环糊精衍生物，作为包合材料可提高难溶性药物的溶解度，且溶血性低，某些药物用其制成包合物可用于制备注射剂。

2-羟丙基-β-CD（2HP-β-CD）为β-CD羟基化衍生物，极易溶于水（溶解度为750g/L），作为包合材料可增加难溶性药物的溶解度。2HP-β-CD溶血性较低，安全性高，可用于制备注射剂。如血管扩张药尼莫地平难溶于水，制成2HP-β-CD包合物后可制成注射剂。

2,6 二甲基 β-CD（DM-β-CD）和 2,3,6 三甲基 β-CD（TM-β-CD）为β-CD甲基化衍生物，既溶于水又溶于有机溶剂。用作包合材料可增加难溶性药物的溶解度，提高药物的稳定性。但二者有溶血性且对黏膜有刺激性，故不适合作为注射剂和黏膜用药载体。

2. 疏水性环糊精衍生物　常用作水溶性药物的包合材料，以降低水溶性药物的溶解度，使其具有缓释性。疏水性-β-CD衍生物，目前主要为乙基化β-CD，将乙基引入β-CD的羟基。乙基化β-CD微溶于水，较β-CD吸湿性更小，具有表面活性，在酸性条件下比β-CD更稳定。

三、包合物的制备方法

包合物的制备方法主要有饱和水溶液法、超声波法、研磨法、冷冻干燥法和喷雾干燥法等。

1. 饱和水溶液法（saturated aqueous solution）　系先将环糊精配成饱和水溶液，加入药物（难溶性药物可先溶于少量有机溶剂中）搅拌混合30分钟以上，使药物与CD形成包合物后析出。过滤，用适当溶剂洗净，干燥即得。

2. 超声波法（ultrasonic）　系将客分子药物溶解加入环糊精饱和水溶液中，混合后用超声波处理，其余操作与饱和水溶液法相同。

3. 研磨法（rubbing）　取环糊精加入2～5倍量水研匀，加入药物，在研磨机中充分研磨成糊状，经低温干燥后再用溶剂洗涤，干燥即得包合物。

4. 冷冻干燥法（freeze-drying）和喷雾干燥法（spray-drying）　饱和水溶液法或超声波法制备包合物，在收取包合物时可采用冷冻干燥或喷雾干燥的方法得到干燥的包合物。对于一些热敏性的药物，在干燥过程中用冷冻干燥法，所得产品疏松、溶解度好，可制成注射用粉针，而喷雾干燥法受热时间短，生产量大，适合于大生产应用。

四、包合物的验证与评价

（一）包合物的验证

环糊精与客分子药物是否形成包合物可根据包合物的性质选用适当方法进行验证。

1. X射线衍射法　如萘普生（Nap）包合物X射线衍射图（图18-5）中，Nap和β-CD（Nap/β-CD）机械混合物的XRD图谱明显是Nap和β-CD的简单叠加；而萘普生-β-CD包合物（Nap-β-CD）的图谱则显著不同，在$4.493°\sim11.485°$和$24.057°\sim28.438°$变化最明显，大部分峰消失、减弱或位移，表明晶型结构改变，呈现出一新物相，形成了包合物。

2. 红外光谱法（infrared spectrophotometry，IR）　红外光谱可提供分子振动能级的跃

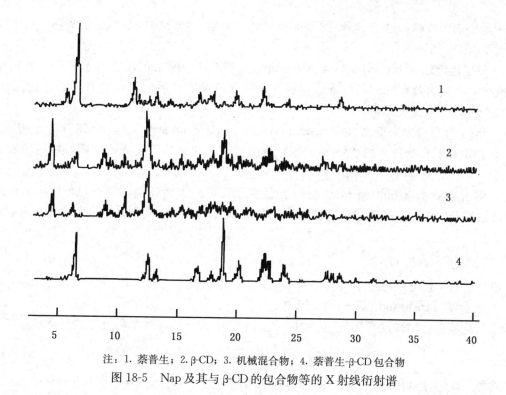

注：1. 萘普生；2. β-CD；3. 机械混合物；4. 萘普生-β-CD 包合物

图 18-5　Nap 及其与 β-CD 的包合物等的 X 射线衍射谱

迁特征，这种信息直接和分子结构相关。如萘普生与 β-CYD 的物理混合物在 $1725\sim1685cm^{-1}$ 有羰基峰，但包合物的该峰强度明显减弱。

3. 核磁共振谱法（nuclear magnetic resonance，NMR）　如磷酸苯丙哌林-β-CD 包合物的核磁共振谱，以 D_2O 为溶剂测定 ^1H-NMR 谱，包合物的图谱是 β-CD 与磷酸苯丙哌林图谱的重叠，而与磷酸苯丙哌林波谱相比较，芳环结构（即苄基酚的质子）有明显的不同。

4. 荧光光谱法（fluorometry）　系指比较药物与包合物的荧光光谱，从曲线与吸收峰的位置和高度来判断是否形成包合物的方法。荧光法虽简便易行，但只局限于有荧光的物质，限制了普遍使用。

5. 圆二色谱法（circular dichroism，CYD）　当平面偏振光在非对称有机药物中传播时，通常它的左旋和右旋圆偏振光的吸收系数不同，这一性质被称为"圆二色性"。在一定波长范围内（200~700nm），记录左旋和右旋圆偏振光的摩尔椭圆度的连续变化并对波长作图，可得到该药物的圆二色谱。圆二色谱是研究具有光学活性化合物结构的有效方法。分别绘制药物、环糊精、二者机械混合物和包合物的圆二色谱，并进行比较，从曲线形状可判断包合物形成与否。

6. 热分析法（thermal analysis）　包括差示热分析法（DTA）和差示扫描量热法（DSC）。DSC 与 DTA 相比，具有反应灵敏，重现性好，分辨率高而且准确的特点。例如对前列腺素 E_1（PGE_1）制备的包合物采用 DTA 法进行鉴定，PGE_1 与 β-CD 及二者的物理混合物同 PGE_1-β-CD 包合物的热曲线明显不同，PGE_1 及二者的物理混合物热曲线在 116℃处均有一个小的吸收峰，这是 PGE₁ 的特征吸收峰，而包合物热曲线上该处的吸热峰已完全消失，说明 PGE₁ 已被包合。

7. 薄层色谱法（thin layer chromatography，TLC） 薄层色谱法是选择适当的溶剂系统，对药物和包合物在同样条件下进行展开，观察色谱展开后的斑点位置，若药物与 β-CD 已形成包合物，则无展开斑点。

8. 紫外-可见分光光度法（ultraviolet-visible spectrophotometry） 测定各分子物质、β-CD、包合物和混合物各自的紫外-可见光吸收曲线，比较紫外可见光曲线吸收峰的位置和高度差异，来判断包合物是否形成。

9. 溶出度法（dissolution rate） 溶出度法不仅可用于制备包合物，也可用于验证或评价包合物的形成。方法是测定药物和包合物的溶出度，如药物包合物溶出度增大则表明形成包合物。

（二）包合物的评价

包合物的质量评价项目主要有包合率和包合物收得率。

1. 包合率（Inclusion rate）的计算

精密称取包合物适量，测定包合物中的药量，由式（18-1）计算药物的包合率。

$$包合率(\%) = \frac{W_1}{W_0} \times 100\% \qquad 式（18-1）$$

式中，W_0 为药物的投入量，W_1 为包合物中的药量。

2. 包合物收得率的计算

$$包合物收得率(\%) = \frac{包合物收得量}{药物量 + 包合材料量} \times 100\% \qquad 式（18-2）$$

五、举例

例1 布洛芬-β-CD 包合物

【处方】布洛芬　适量　　　　β-环糊精　适量

【制备】精密称取布洛芬适量，用少量乙醇溶解，缓慢滴入 100ml 70℃ 的 β-CD 饱和水溶液中，300r/min 搅拌 30 分钟，冷却至室温，继续搅拌 12 小时，冰箱冷藏静置 12 小时后，滤去溶剂，用少量乙醇快速洗涤沉淀。沉淀物经 60℃ 干燥，即得。

例2 萘普生-β-CD 包合物

【处方】萘普生　460mg（2mmol）　　　β-环糊精　2520mg（2mmol）

【制备】精密称取萘普生，用少量乙醇溶解制成溶液。β-环糊精用蒸馏水在 70℃ 温度下制成饱和溶液。70℃ 恒温搅拌（800r/min）下缓慢将萘普生乙醇液滴入环糊精饱和溶液中，滴毕，继续搅拌一段时间，得白色混悬液。停止加热，搅拌下冰水浴冷却，置冰箱中冷藏 10 小时，抽滤，滤饼用适量乙醇、水洗涤，于 60℃ 真空干燥，即得。

第三节 脂质体制备技术

一、概述

脂质体（liposomes）系指将药物包封于类脂质双分子层内而形成的微型泡囊（vesicles）。由于脂质体的结构类似于生物膜，故又称人工生物膜。脂质体根据其结构中所包含的双分子层磷脂膜层数可分为单室脂质体和多室脂质体。由单层双分子层磷脂膜构成的囊泡称为单室脂质体，粒径小于 200nm 的称为小单室脂质体（small unilamellar vesicles，SUV_s），粒径在 200～1000nm 之间的称为大单室脂质体（large unilamellar vesicles，LUV_s）。含有多层双分子层磷脂膜的囊泡称为多室脂质体（multilamellar vesicles，MLV_s），粒径为 1～5μm。脂质体的结构示意图见图 18-6。

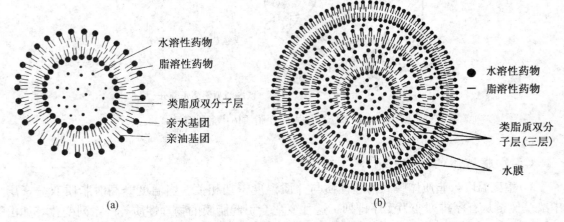

图 18-6 脂质体结构示意图
(a) 单室脂质体结构示意图；(b) 多室脂质体结构示意图

在脂质体中，水溶性药物被类脂质双分子层所包封，脂溶性药物则分散在双分子层中。大单室脂质体具有较高稳定性，对水溶性药物的包封率较脂溶性药物高；多室脂质体由于具有多层脂质膜，对脂溶性药物包封总量较高。

（一）脂质体的组成与结构

脂质体膜材主要由磷脂与胆固醇构成。磷脂为两性物质，其结构上有亲水基团（磷酸基团和含氮的碱基）及疏水基团（两条较长的烃链）。胆固醇（Cholesterol，CH）也为两亲物质，其结构上亦具有亲水和疏水两种基团，疏水性较亲水性强。胆固醇嵌在磷脂形成的双分子膜中间，可以调节双分子膜的流动性、通透性等。

用磷脂与胆固醇作脂质体的膜材时，需先将二者溶于有机溶剂中，然后蒸发除去有机溶剂，在器壁上使成均匀的类脂质薄膜，该薄膜由磷脂与胆固醇混合分子相互间隔定向排列的双分子层组成。磷脂分子的亲水基团呈弯曲的弧形，形如手杖，与胆固醇分子的亲水基团结合，在亲水基团的上边两侧上端各连接一个亲油基团（见图18-7）。薄膜形成后，加入磷酸盐酸缓冲液振荡或搅拌，即可形成单室或多室的脂质体，在不断搅拌中，使水膜中容纳大量的水溶性药物，而脂溶性药物则容纳在双分子层的亲油基部分。

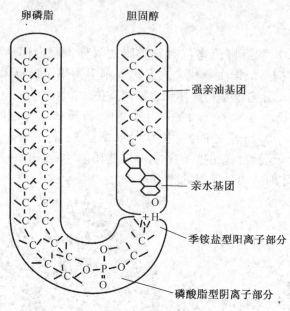

图18-7 卵磷脂与胆固醇在脂质体中的排列方式

（二）脂质体的理化性质

1. 相变温度 脂质体膜的物理性质与介质温度密切相关。当温度升高时脂质双分子层中酰基侧链从有序排列变为无序排列，这种变化会引起脂膜的物理性质等一系列变化，如由"胶晶"态变为"液晶"态、膜的横切面增加、双分子层厚度减小、膜流动性增加等。发生转变时的温度称为相变温度（phase transition temperature）。相变温度的高低取决于磷脂的种类。脂质体膜也可以由两种以上磷脂组成，它们各有特定的相变温度，在一定条件下可同时存在于不同的相。

2. 荷电性 含磷脂酸（PA）和磷脂酰丝氨酸（PS）等的酸性脂质体荷负电；含碱基（胺基）如十八胺等的脂质体荷正电；不含离子的脂质体呈电中性。脂质体表面电性对其包封率、稳定性、靶器官分布及对靶细胞作用均有影响。

（三）脂质体的作用特点

脂质体可以包封脂溶性或水溶性药物，是具有多种功能的药物载体，其主要特点如下。

1. 细胞亲和性和靶向性 因为脂质体是类似生物膜结构的囊泡，有细胞亲和性与组织相容性，对正常细胞和组织无损害和抑制作用，并可长时间吸附于靶细胞周围，使药物能充分向靶细胞、靶组织渗透，脂质体也可通过融合而进入细胞内，经溶酶体消化释放药物。

2. 缓释性 脂质体作为药物载体还具有长效作用，脂质体及包封的药物在血液循环中的滞留时间一般要比游离药物长得多。可根据需要设计具有不同半衰期的脂质体作为长效药物的载体，使药物缓慢地从脂质体中释放，在细胞的生长周期中更好地发挥作用，从而提高治疗指数。

3. 降低药物毒性 药物被脂质体包封后，主要由网状内皮系统的吞噬细胞所摄取，在肝、脾、骨髓等网状内皮细胞较丰富的器官中浓集，而在心脏和肾脏中的累积量比游离药物低得多。因此，将对心、肾有毒性的药物或对正常细胞有毒性的抗肿瘤药物包封成脂质体，可降低药物的毒性。

4. 提高药物稳定性 将一些不稳定的药物包封于脂质体中，因受到脂质体双层膜的保护，可提高药物的稳定性。

二、载体材料

制备脂质体的载体材料主要有磷脂和胆固醇。

1. 磷脂类（phospholipid） 目前用以制备脂质体的有天然磷脂（如卵磷脂、脑磷脂、大豆卵磷脂等）和合成磷脂（如二棕榈酰磷脂酰胆碱、二硬脂酰磷脂酰胆碱）。磷脂均具有两条疏水链，不管其亲水基结构如何，它们在水中均能自发地形成脂质双分子层。

2. 胆固醇（cholesterol，CH） 胆固醇的亲油性强于亲水性，具有调节膜流动性的作用。在低于相变温度时胆固醇可使膜减少有序排列而增加膜流动性；高于相变温度时胆固醇则可增加膜的有序排列而减少膜的流动性。

三、脂质体的制备方法

（一）薄膜分散法

薄膜分散法是研究最早且至今仍常用的方法。该法系将磷脂、胆固醇等类脂物质及脂溶性药物溶于适量的氯仿或其他有机溶剂中，然后在减压旋转下除去溶剂，使脂质在器壁形成薄膜，再加入含有水溶性药物的缓冲溶液，进行振摇，则可形成大多层（large multlamellat）脂质体，粒径约 $15\mu m$。所形成的脂质体可用超声处理、液体快速混合器振荡、组织捣碎机或高压乳匀机等方法进一步分散，制成较小粒径的脂质体。

（二）逆相蒸发法

系将磷脂等膜材溶于有机溶剂（如氯仿、乙醚等），加入待包封药物的水溶液（水溶液∶有机溶剂＝1∶3～1∶6）进行短时超声，直至形成稳定的W/O型乳剂。然后减压蒸发除去有机溶剂，达到胶态后，滴加缓冲液，旋转，加快器壁上的凝胶脱落，然后在减压下继续蒸发，制得水性混悬液，通过凝胶色谱法或超速离心法，除去未包入的药物，即得大单层脂质体（200～1000nm）。此法适用于包裹水溶性药物、大分子生物活性物质如各种抗生素、胰岛素、免疫球蛋白、碱性磷脂酶、核酸等。应用逆相蒸发法经适当调节磷脂质/有机溶剂/含药缓冲液三者比例，可得较高包封率的脂质体。

（三）冷冻干燥法

系将类脂质高度分散在缓冲盐溶液中，加入冻干保护剂（如甘露醇、D-葡萄糖、海藻酸等）经冷冻干燥后再将干燥物分散到含药的水性介质中，即形成脂质体。该法适用于对热敏感的药物。

（四）注入法

系将磷脂、胆固醇等类脂质物质及脂溶性药物溶于乙醚等有机溶剂中（油相），然后把油相均速注射到恒温在有机溶剂沸点以上的水相（含水溶性药物）中，不断搅拌挥尽有机溶剂，即制得大多室脂质体，再经高压乳匀或超声得到单室脂质体。乙醚注入法简单，包封率较高，重现性好，操作过程中温度较低。因此该方法适用于在乙醚中有较高溶解度及对热不稳定的药物。

（五）熔融法

系将磷脂和表面活性剂加少量水相分散，胆固醇熔融后与之混合，然后滴入65℃左右的水相溶液中保温制得。该法不使用有机溶剂，适用于工业化生产。

四、脂质体的质量评价

1. 形态、粒径及其分布 脂质体的形态为封闭的多层囊状或多层圆球。粒径小于 $2\mu m$ 的用扫描或透射电镜观察，粒径较大的用光学显微镜观察，均应附形态照片，并提供粒径的平均值及其分布的数据或图形。粒径测定有多种方法，如光学显微镜法、电感应法、光感应法或激光衍射法等。粒径分布可用粒径分布直方图或粒径分布曲线表示，也可以用跨距或多分散指数表示。

2. 载药量与包封率 脂质体的载药量（drug-loading rate）系指脂质体中所含药物的重量百分率，即单位重量或体积所负载的药量。可按式（18-3）计算载药量：

$$载药量 = \frac{脂质体中含药量}{脂质体的总重量} \times 100\% \qquad 式（18-3）$$

包封率系指脂质体中的药量占投药量的百分率，可用于评价脂质体的质量与制备工艺。若得到的是分散在液体介质中的脂质体，应通过适当方法（如凝胶柱色谱法、离心法或透析法）进行分离后测定，按式（18-4）计算包封率：

$$包封率 = \frac{脂质体中包封的药量}{脂质体中包封与未包封的总药量} \times 100\% \qquad 式（18-4）$$

3. 突释效应或渗漏率 药物在脂质体中的情况一般有3种，即吸附、包入和嵌入。在体外释放试验时，表面吸附的药物会快速释放，称为突释效应。开始0.5小时内的释放量要求低于40%。

渗漏率系指脂质体产品在贮藏期间包封率的变化情况，是考查脂质体稳定性的重要指标。若脂质体产品分散在液体介质中贮藏，应检查渗漏率，可按式（18-5）计算渗漏率。

$$渗漏率 = \frac{产品贮藏一定时间后渗漏到介质中的药量}{产品贮藏前包封的药量} \times 100\% \qquad 式（18-5）$$

4. 磷脂的氧化程度 脂质体含有的磷脂容易氧化，从而影响脂质体的稳定性。《中国药典》2010年版二部附录采用氧化指数作为指标来衡量磷脂的氧化程度。氧化偶合的磷脂在230nm处有紫外吸收而区别于未氧化的磷脂。测定时其氧化指数值应控制在0.2以下。测定方法为:将磷脂溶于无水乙醇,配制成一定浓度的澄明溶液,分别在233nm和215nm波长下测定吸收度,按式(18-6)计算氧化指数:

$$氧化指数 = \frac{A_{233nm}}{A_{215nm}} \qquad 式(18-6)$$

需要注意的是,由于药物在此波长下可能有吸收,因此该方法可能会干扰磷脂的测定。

5. 有机溶剂残留量 生产过程引入有机溶剂时,应照《中国药典》2010年版有机溶剂残留量测定法测定。

此外,脂质体制剂还应符合有关制剂通则的规定,制成缓释、控释制剂的,应符合缓释、控释制剂的有关规定;制成靶向制剂的,应进行靶向性评价,如进行药物体内分布及体内分布动力学测定等。

五、举例

例1 胰岛素脂质体

【处方】二棕榈酰磷脂酰胆碱　　适量　　　胆固醇　　适量

【制备】取二棕榈酰磷脂酰胆碱及胆固醇(微克分子比为1:1)溶于氯仿与异丙醇混合液中,将含有胰岛素的缓冲溶液加入上述混合液中,在超声波仪内进行超声处理5分钟(45℃),然后于45℃下减压除去有机溶剂,得到一种稠厚的胶状物,加适量缓冲液,再继续减压蒸发15分钟除去微量有机溶剂,放置30分钟后,将所得脂质体混悬液通过葡聚糖凝胶柱(sephadex),分离除去未包入的胰岛素,即得。

【注解】如用卵磷脂代替二棕榈酰磷脂酰胆碱,则超声及蒸发均可在较低温度下进行。本法中的超声时间和强度以形成的单相体系在静置30分钟内不重新分相为准,即形成稳定的W/O型乳剂。

例2 羟基喜树碱(10-hydroxycamptothecin)冻干脂质体

【处方】大豆磷脂　　　　　　　375mg　　　胆固醇　　　　　　22.5mg

羟基喜树碱　　　　　　20mg　　　磷酸盐缓冲液　　　适量

【制备】取大豆磷脂375mg、胆固醇22.5mg和羟基喜树碱20mg,热水浴中溶于无水乙醇中,减压旋转蒸除无水乙醇,使溶质在瓶壁形成一层均匀的脂质薄膜,加入乙醚适量使脂膜完全溶解,再倾入pH值为6.8的磷酸盐缓冲液(含2%泊洛沙姆F-68和甘露醇适量作为冻干保护剂)中,在高速剪切机中制成W/O型乳剂(1000r/min,3分钟);再于35℃减压旋转蒸至无醚味,即得脂质体溶液(含10.5mg/ml)。按每瓶2ml分装至冻干瓶中,-40℃预冻10小时,-25℃保持8小时,-10℃保持6小时,-5℃保持6小时,25℃保持2小时,出箱,加塞,即得。

例3 毛果芸香碱脂质体

【处方】2.5%硝酸毛果芸香碱　　4ml　　　卵磷脂　　　　　　0.2g

胆固醇　　　　　　　　　0.07g　　氯化钠　　　　　　0.08g

羟苯乙酯　　　　　　　　适量　　　pH7.4磷酸缓冲液　　加至10ml

【制备】称取处方量的卵磷脂和胆固醇,加入20ml乙醚溶解,置旋转蒸发仪上减压蒸发成膜。再加入 20ml 乙醚使膜重新溶解，加入毛果芸香碱水溶液，短时超声形成稳定的 W/O 型乳状液。减压蒸发除去乙醚，达到胶态后，滴加 pH 值为 7.4 的磷酸缓冲液，剧烈振摇使瓶壁上的凝胶脱落，继续旋转水化 2 小时，即得。

【注解】硝酸毛果芸香碱为 M-胆碱受体激动剂，可使瞳孔缩小降低眼压，是临床中使用历史悠久、疗效确切的抗青光眼常用药物。脂质体用于眼部给药，不但能增加药物对角膜的穿透性，延长药物在眼部的停留时间，还能缓慢释放药物，显著降低不良反应。

第四节 聚合物胶束、纳米乳与亚微乳制备技术

一、聚合物胶束

(一) 概述

聚合物胶束 (polymeric micelles) 系指两亲性聚合物在水中自组装形成的具有核-壳结构的纳米胶束。两亲性共聚物因具有亲水链段和疏水链段而能够在水溶液中自发形成胶束，其粒径一般在 1000nm 以下（多为 10～100nm）。可形成胶束的聚合物分子结构可划分为疏水区（A）与亲水区（B），与小分子表面活性剂相似，此类聚合物分子低浓度时在水中独立存在。当浓度增加至一定值后，由于疏水作用、静电作用、氢键等分子间作用力，疏水区相互吸引，缔合在一起，开始形成球状胶束。当聚合物浓度超过临界胶束浓度时，便形成胶束，胶束形成的过程称为"自组装"（self-assembling）。

当两亲性嵌段共聚物溶于水形成胶束后，其疏水链段向内形成疏水的内核，亲水链段朝外形成亲水的外壳。疏水内核就是疏水性药物的结合位置，而亲水外壳使胶束稳定。

聚合物胶束具有热力学和动力学稳定、可脱水贮存及自然水合等突出特点，作为药物载体，载药范围广、结构稳定、具有优良的组织渗透性，体内滞留时间长，能使药物有效地到达靶点。同时由于肿瘤部位血管的渗透性高，聚合胶束通过被动扩散使药物易于聚集在实体瘤部位，起到靶向作用，因此适合作为抗癌药物载体。通过对聚合物胶束外壳的修饰，如接入抗体或者配体等可使其发挥主动靶向作用，也可通过选择温度敏感性材料、pH 敏感性材料、磁敏感性材料等来制备环境响应性胶束，进而制成靶向或控释制剂，并且其具有较低的 CMC，在体循环中较为稳定。

(二) 常用的载体材料

具有两亲性质的聚合物都有可能形成胶束，通常应用合成的两亲性嵌段共聚物。其亲水链段主要是聚乙二醇或聚氧乙烯。聚乙二醇是一种无毒、亲水、非免疫原性的聚合物，形成的外壳可保护胶束免受网状内皮系统的捕获，从而延长药物在血液循环中的存在时间。疏水链段主要有聚氧丙烯、聚苯乙烯、聚乳酸、聚氨基酸（聚 β-苯甲酰-L-天冬氨酸、聚 γ-苄基-L-谷氨酸、聚苄基天冬氨酸、聚谷氨酸苄酯）和聚酯（聚己内酯等），它们与聚乙二醇一起构成各种二嵌段（AB）或三嵌段（ABA 或 BAB）两性聚合物，可形成多种胶束，扩大载药

范围。其中聚氨酸类在体内可发生降解，降解产物为蛋白质的组分氨基酸，不会产生蓄积和毒副作用，是较常用的构成两性嵌段共聚物疏水链段的材料。

（三）聚合物胶束的制备

一般分为物理包裹法和化学结合法。实际操作时可根据两亲性嵌段共聚物及药物的性质、包封的要求进行选择。

1. 物理包裹法 药物与聚合物胶束通过物理方法处理，将药物直接裹进胶束中。此法操作简单，载药范围广。但将药物与聚合胶束在水溶液中进行简单混合很难将药物大量包裹到疏水内核中，常采用透析法、乳化-溶剂挥发法、自组装溶剂蒸发法，或溶剂蒸发-固体熔融分散法使药物易于进入疏水内核。

（1）透析法：系将两亲聚合物先溶解在二甲基亚砜（DMSO）、N,N-二甲基甲酰胺（DMF）、N,N-二甲基乙酰胺（DMAC）或四氢呋喃（THF）等有机溶剂中，然后加入药物，再置透析袋中，用蒸馏水透析除去有机溶剂，透析液再经冷冻干燥，即得载药胶束。

例如紫杉醇/PEG-PBLG 胶束的制备：将紫杉醇与 PEG-PBLG 以一定比例溶于 N,N-二甲基甲酰胺（DMF）/四氢呋喃（THF）的混合溶剂中，超声10分钟，充分溶解后转移至透析袋内，置于2L蒸馏水中透析24小时，在12小时时更换新鲜蒸馏水，24小时后将透析袋中胶束溶液离心，除去未包含药物，上清液冷冻干燥，即得。

（2）乳化-溶剂挥发法：将难溶性药物溶于氯仿等有机溶剂，同时将聚合物载体材料以适宜方法制成澄清的胶束水溶液，然后在剧烈搅拌下，将药物的有机溶液滴入胶束溶液中，形成乳状液，继续搅拌，使有机溶剂挥发，滤去未结合的药物及小分子杂质，冷冻干燥，即得。此法所得胶束的载药量比透析法略高。

（3）自组装溶剂蒸发法：将两亲性聚合物材料与药物溶于有机溶剂中，搅拌下缓慢加于水中形成聚合物胶束后，加热将有机溶剂蒸发除去，即得。

（4）溶剂蒸发-固体熔融分散法：采用有机溶剂溶解药物和两亲性共聚物，减压蒸发有机溶剂，在容器底部形成透明胶状基质，再于一定温度的水浴中使基质融化，加入双蒸水搅拌，即得。

2. 化学结合法 系利用药物分子与聚合物疏水链上的活性基团在一定条件下发生化学反应，将药物共价结合在聚合物上从而制得载药聚合物胶束。由化学结合法制得的聚合物胶束可有效避免肾排泄及网状内皮系统的吸收，可提高药物生物利用度。如多柔比星具有活性的氨基（—NH_2）和羰基（—C=O），可以与某些共聚物进行化学结合，将多柔比星与嵌段共聚物聚乙二醇-聚天冬门氨酸[PEG-P（Asp）]的羧基进行共价结合，当50%的羧基与多柔比星结合后，共聚物的亲水性下降，亲脂性提高，从而可自发形成载药胶束。由于多柔比星具有一定的水溶性，使其难以进行物理包裹，将多柔比星化学结合在共聚物（两亲性共聚物或亲水性共聚物）上，则可以提高载药量。

由于化学结合法需要有合适的官能团才能进行反应，因而应用上受到限制。

（四）举例

例1 多柔比星聚合物胶束（采取透析法进行物理包合）

【处方】多柔比星　　适量　　　　三乙胺　　适量

【制备】将溶在有机溶剂（如丙酮、二甲基亚砜或二甲基甲酰胺）中的共聚物和多柔比星/二甲基甲酰胺/三乙胺溶液（多柔比星和三乙胺物质的量比为1∶3，加入三乙胺的目的是脱去多柔比星的盐酸盐）与一定量的蒸馏水混溶，搅拌溶解，然后置于透析膜中（通常截留相对分子质量为$1.0×10^4$），用磷酸盐缓冲液（PBS）或蒸馏水透析一定时间，透析液经冷冻干燥，即得。

例2 多西紫杉醇聚合物胶束（采用溶剂蒸发-固体熔融分散法进行物理包合）

【处方】多西紫杉醇　　适量　　　　聚乳酸-mPEG嵌段共聚物　　100mg

【制备】精密称取聚乳酸-mPEG嵌段共聚物100mg及一定量的多西紫杉醇，置于50ml的干燥圆底烧瓶中，用15ml乙腈溶解，并涡旋5分钟，使聚合物和药物混合均匀。在一定温度的水浴中减压旋转蒸发除去有机溶剂（约40分钟），加水5ml，涡旋10分钟，经$0.22\mu m$微孔滤膜过滤，将滤液冷冻干燥制成冻干粉针。

二、纳米乳与亚微乳

（一）概述

纳米乳（nanoemulsion）是粒径为10～100nm的乳滴分散在另一种液体中形成的胶体分散体系，其乳滴多为球形，大小比较均匀，透明或半透明，经热压灭菌仍不分层，属热力学稳定系统。亚微乳（submicroemulsion）也称为亚纳米乳，粒径在100～1000nm之间，外观不透明，呈浑浊或乳状，可热压灭菌，但灭菌时间过长或重复灭菌会使其分层。亚微乳粒径较纳米乳大，但较普通的乳剂粒径小，故亚微乳的稳定性介于纳米乳和普通乳之间。

纳米乳可自发形成，或轻度震荡即可形成。亚纳米乳的制备需提供较强的机械分散力，如使用高压乳匀机。

纳米乳和亚微乳系统作为胃肠外给药载体，具有提高药物稳定性，降低毒副作用，使药物缓释、控释或具有靶向性等特点。

（二）常用乳化剂与助乳化剂

常用的天然乳化剂有阿拉伯胶、明胶、白蛋白、大豆磷脂、卵磷脂等。合成乳化剂品种较多，分为离子型和非离子型两大类，纳米乳常用的非离子型乳化剂有脂肪酸山梨坦（亲油性）、聚山梨酯（亲水性）、聚氧乙烯脂肪酸酯类（商品名Myrj，亲水性）、聚氧乙烯脂肪醇醚类（商品名Brij，亲水性）、聚氧乙烯聚氧丙烯共聚物类（聚醚型，商品名Poloxamer或Pluronic）、蔗糖脂肪酸酯类和单硬脂酸甘油酯等。非离子型的乳化剂口服一般认为没有毒性，用于静脉给药有一定的毒性，其中Pluronic F68的毒性很低。

助乳化剂可以插入到乳化剂界面膜中形成复合凝聚膜，提高膜的牢固性和柔顺性，有助于形成更小的乳滴。助乳化剂多为药用短链醇或具适宜HLB值的非离子型表面活性剂。常用的有正丁醇、乙二醇、乙醇、丙二醇、甘油等。

（三）纳米乳的制备

1. 纳米乳形成的条件　纳米乳乳滴小，界面积大，故纳米乳形成需要大量乳化剂，乳化剂的用量一般为油量的 20%～30%。形成纳米乳需要极低的界面张力 γ，通常其 $\gamma < 10^{-2}$ mN/m，否则就会形成普通乳。乳化剂受溶解度的限制，一般难以使 γ 值降低到 10^{-2} mN/m 以下，而助乳化剂的加入可增大乳化剂的溶解度，同时还可提高膜的牢固性和柔顺性，使纳米乳稳定。

2. 纳米乳的制备 纳米乳一般由水相、油相、乳化剂、助乳化剂组成。可通过绘制相图寻找纳米乳区域从而找到最佳的配比。在纳米乳的处方确定之后，直接将各组分混合即可制得纳米乳，且与各成分加入的次序无关。

3. 自乳化纳米乳 系指口服后在胃肠液中能自发乳化形成纳米乳的制剂。发生自乳化需要较低的油水界面张力，当符合这个条件时，外部只需要提供很小的能量，如胃肠蠕动，乳剂就可自发形成。如环孢菌素 A 纳米乳浓缩液软胶囊制备时，将环孢素粉末溶于无水乙醇中，加入乳化剂与助乳化剂，混匀得透明液体，加入精制植物油混合均匀得透明油状液体，由胶皮轧丸机制得胶丸。

4. 长循环纳米乳 用聚乙二醇（PEG）修饰的纳米乳可增加纳米乳表面的亲水性，减少被巨噬细胞吞噬，延长在血液循环系统中滞留的时间，故称为长循环纳米乳（或隐形纳米乳）。例如，在水相中加入经 PEG 修饰的磷脂酰乙醇胺（PEG-EG），以二棕榈酰磷脂酰胆碱为乳化剂，聚山梨酯 80 为助乳化剂，三油酸甘油酯为油相，可制得粒径为 44nm 的长循环纳米乳，静注后在血中的清除率较普通纳米乳明显降低。

（四）亚微乳剂的制备

1. 亚微乳剂的组成 亚微乳系油相加乳化剂、助乳化剂及注射用水，通过高压乳匀制成的 O/W 型乳剂，常作为胃肠外给药的载体。目前，临床常用的静脉注射亚微乳大多用大豆油为油相。

加入的附加剂用于调节亚微乳的 pH 值和张力，以提高亚微乳的稳定性；并常用盐酸或氢氧化钠调节 pH 值至 7～8，以便与生理环境相适应并减少磷脂的水解；甘油是静脉注射亚微乳最常用的等张调节剂。另外，为了防止主药和辅料的氧化，有时还需加入抗氧剂。

2. 亚微乳的制备技术

（1）高压乳匀法：系指在微热下将药物溶解或分散在油相中，乳化剂、等渗调节剂等溶解或分散在水相中，将油、水两相分别加热至 70℃，然后两相混合，在 70℃～80℃用高速乳化器（搅拌器、组织捣碎机等）高速分散得粗乳，将粗乳迅速冷却至低于 20℃，经高压乳匀机或微射流机乳化，即得亚微乳，调节 pH 值，过滤除去大粒子，分装，热压灭菌，即得。所有操作均在氮气流下进行。高压乳匀法适合大批量生产，现已应用于亚微乳的生产。

（2）超声波乳匀法：将药物溶解或分散在油相中，乳化剂、等渗调节剂等溶解或分散在水相中，将油、水两相混合，用高速乳化器（搅拌器、组织捣碎机等）高速分散得粗乳，超声波乳匀法依靠超声波能的短脉冲波分散粒子，使粗乳分散。缺点是单位产量低，不适于大批量生产。

（3）SolEmul 技术：难溶性药物分为两种，一种难溶于水但有一定脂溶性，另一种在油水两相中溶解度都很小。对于前者可采用两步高压乳匀法进行制备，但是后者却很难制成静脉注射亚微乳。Muller 等发明了 SolEmul 技术，即将难溶性药物以微粉或纳米晶体表面活性剂溶液的形式加至空白乳剂中,经高压乳匀,得到含药亚微乳。SolEmul 技术可使足够量的亲脂性药物结合到脂肪乳的亲脂核内或插入油水界面的乳化膜。

(4) 干乳制备技术:静脉注射微乳属于热力学不稳定体系,在灭菌、贮存和运输过程中易发生分层、破裂,而且药物在液态下容易降解,乳化剂等辅料也易发生氧化分解,将其制成干乳即可解决这些问题。干乳的制备方法主要有冷冻干燥法、喷雾干燥法、减压蒸馏法、吸干法等,其中冷冻干燥法应用最多。

(五) 举例

例1 环孢素纳米乳溶液胶丸

【处方】环孢素　　　　　　　　　100mg　　　无水乙醇　　　　100mg
　　　　聚氧乙烯 (40) 氢化蓖麻油　　380mg　　　精制植物油　　　320mg
　　　　1,2-丙二醇　　　　　　　　320mg

【制备】将环孢素粉末溶于无水乙醇中,加入乳化剂聚氧乙烯 (40) 氢化蓖麻油、助乳化剂 1,2-丙二醇,混匀得透明液体,加入精制植物油混合均匀得透明油状液体。由胶皮轧丸机制得环孢素纳米乳溶液胶丸。

【注解】环孢素是一种免疫抑制剂,是由 11 种氨基酸组成的环状多肽化合物,不溶于水,也几乎不溶于油,但可溶于无水乙醇。用于器官移植后的免疫抑制治疗,可大幅度提高病人的成活率。环孢素纳米乳溶液经口服后遇体液可自动乳化,形成 O/W 型纳米乳。

例2 丙泊酚 (二异丙酚,麻醉剂) 亚微乳注射液

【处方】丙泊酚　　　　　10g　　　　　　注射用大豆油　　　100g
　　　　注射用甘油　　　22.5g　　　　　注射用蛋黄卵磷脂　12g
　　　　注射用水　　　　加至 1000ml

【制备】将加热到 80℃ 的卵磷脂和丙泊酚溶于大豆油中,用 $0.2\mu m$ 滤膜过滤,作为油相,将此油相加到已经用 $0.2\mu m$ 滤膜过滤的 80℃ 甘油水溶液中,制成初乳,用 NaOH 调 pH 值至 6.5~8.5,用高压乳匀机乳匀 5 次后,除去 $1\mu m$ 以上的乳滴,分装于 20ml (内含丙泊酚 200mg) 安瓿中,充氮,熔封,用旋转高压灭菌器于 120℃,$F_0=20$ 条件下灭菌。

第五节　微囊、微球制备技术

一、概述

微型包囊是应用于药物的新技术,其制备过程称微型包囊术 (microencapsulation),简称微囊化。微囊化系利用天然或合成的高分子材料 (称为囊材),将固态药物或液态药物 (称为囊心物) 包裹而成直径 1~250μm 的微小胶囊,简称微囊 (microcapsule)。由囊材包裹囊心物形成的微小贮库 (reservoir) 型结构称为微囊;若使药物溶解或分散在高分子材料基质中,形成骨架型 (matrix type) 的微小球状实体,则称微球 (microsphere)。微囊和微球实际上很难区分,且粒径均属微米级,故一般统称为微粒 (microparticle)。

药物微囊化的目的有：①掩盖药物的不良气味及口味，如大蒜油等；②提高药物的稳定性，如易氧化的β-胡萝卜素、易挥发的挥发油类等药物；③防止药物在胃内失活或减少对胃的刺激性，如胰岛素、吲哚美辛等；④使液态药物固态化便于应用与贮存，如油类药物先制成微囊，再制备成片剂、胶囊等固体剂型；⑤减少复方药物的配伍变化，如通常为防止阿司匹林与扑尔敏配伍后加速阿司匹林的水解，而将二者分别包囊；⑥控制药物释放速率，如吲哚美辛缓释微囊、左炔诺孕酮控释微囊等；⑦使药物浓集于靶区，如将抗癌药微囊化后，可将药物浓集于肝或肺等靶区，提高疗效，降低毒副作用；⑧将活细胞、疫苗等生物活性物质包囊可不引起活性损失或变性。

微囊中药物释放的机制主要有：①透过囊壁扩散：药物经体液溶解再透过囊壁扩散，囊壁不溶解，属于物理过程。②囊壁溶解：囊壁的溶解速率主要取决于囊材的性质、体液的体积、组成、pH值以及温度等，属于物理化学过程。③囊壁的消化降解：当微囊进入体内后，囊壁可受胃蛋白酶或其他酶的消化降解成为体内的代谢产物，属于在酶作用下的生化过程。

随着可生物降解无毒聚合物的开发，扩大了药物微囊化的应用领域。如用于制备缓释控释避孕药、提高抗体滴度的抗原、多肽蛋白类、酶类（包括疫苗）、激素类药物及活细胞的微囊化均显示出良好的应用前景。

二、载体材料

载体材料决定微囊和微球的理化性质、释药性能等。对载体材料的一般要求有：性质稳定；有适宜的释药速率；无毒、无刺激性；能与药物配伍，不影响药物的药理作用及含量测定；有一定的强度、弹性及可塑性，能完全包封药物；具有符合要求的黏度、渗透性、亲水性、溶解性等特性。

常用的囊材可分为天然的、半合成或合成的高分子材料。

1. 天然高分子材料

（1）明胶：系氨基酸与肽交联形成的直链聚合物，聚合度不同的明胶具有不同的分子量，其平均分子量在15000~25000之间。因制备时水解方法不同，分为酸法明胶（A型）和碱法明胶（B型）。A型明胶等电点为7~9，10g/L溶液25℃的pH值为3.8~6.0，B型明胶等电点为4.7~5.0，10g/L溶液25℃的pH值为5.0~7.4。两者均可生物降解，几乎无抗原性，通常可根据药物对酸碱性的要求选用A型或B型。用于制备微囊用量为20~100g/L，用于制备微球用量可达200g/L以上。

（2）阿拉伯胶：一般常与明胶等量配合使用，用作制备微囊的囊材，用量为20~100g/L。

（3）海藻酸钠：系多糖类化合物，常用稀碱从褐藻中提取而得。海藻酸钠可溶于不同温度的水中，不溶于乙醇、乙醚及其他有机溶剂。可与甲壳素或聚赖氨酸合用作复合材料。因海藻酸钙不溶于水，故海藻酸钠可用$CaCl_2$固化成囊或成球。

（4）壳聚糖：系甲壳素脱乙酰化后制得的一种天然聚阳离子型多糖，可溶于酸或酸性水溶液，无毒、无抗原性，在体内能被溶菌酶等酶解，具有优良的生物降解性和成膜性，在体内可溶胀成水凝胶。

（5）蛋白类及其他：常用的有（人或牛）血清蛋白、玉米蛋白、鸡蛋白、酪蛋白等蛋白，无明显抗原性、可生物降解，可加热交联固化或加化学交联剂固化。其他还有羟乙淀粉、羧甲淀粉等淀粉衍生物和葡聚糖及其衍生物。

2. 半合成高分子材料 多系纤维素衍生物，特点是毒性小、黏度大、成盐后溶解度增大。

（1）羧甲基纤维素盐：为阴离子型高分子电解质。如羧甲基纤维素钠（CMC-Na），常与明胶配合作复合材料，一般分别配制 1~5g/L CMC Na 及 30g/L 明胶，再按体积比 2∶1 混合。CMC-Na 在酸性环境中不溶，水溶液黏度大，有抗盐能力和一定的热稳定性。

（2）醋酸纤维素酞酸酯（cellacefate，CAP）：系指部分乙酰化的醋酸纤维与苯二甲酸酐缩合而成。在二氧六环、丙酮中溶解，水、乙醇中不溶，可溶于 pH 值大于 6 的水溶液。应用时可单独使用，用量一般在 30g/L 左右，也可与明胶配合使用。

（3）乙基纤维素（EC）：化学稳定性高，适用于多种药物的微囊化，不溶于水、甘油或丙二醇，可溶于乙醇，易溶于乙醚，遇强酸易水解，故对强酸性药物不适宜。

（4）甲基纤维素：在水中溶胀成澄清或微浑浊的胶体溶液，在无水乙醇、氯仿或乙醚中不溶。用量为 10~30g/L，亦可与明胶、CMC-Na、聚维酮（PVP）等配合作复合囊材。

（5）羟丙甲纤维素：能溶于冷水中成为澄清或微浑浊的胶体溶液，不溶于热水，在无水乙醇、乙醚或丙酮中几乎不溶。多与其他材料配合使用。

3. 合成高分子材料 合成高分子材料有生物不降解的和生物降解两类。生物不降解、且不受 pH 影响的囊材有聚酰胺等；生物不降解，但可在一定 pH 条件下溶解的囊材有聚丙烯酸树脂类等。生物降解材料近年来得到广泛应用，如聚碳酸酯、聚氨基酸、聚乳酸、乙交酯丙交酯共聚物、聚乳酸-聚乙二醇共聚物、ε-已内酯与丙交酯共聚物、聚氰基丙烯酸烷酯类等，其特点是无毒、成膜性好、化学稳定性高，可用于注射或植入。

聚酯类是研究较多、应用较广的生物降解合成高分子材料，基本上都是羟基酸或其内酯的聚合物。常用的羟基酸是乳酸（lactic acid）和羟基乙酸（glycolic acid）。乳酸缩合得到的聚酯称聚乳酸，用 PLA 表示，由羟基乙酸缩合得的聚酯称聚羟基乙酸，用 PGA 表示；由乳酸与羟基乙酸缩合而成的，用 PLGA 表示，亦可用 PLG 表示。

三、微囊的制备

微囊的制备方法有物理化学法、物理机械法和化学法三大类。

（一）物理化学法

微囊化在液相中进行，囊心物与囊材在一定条件下形成新相析出，故又称相分离法（phase separation）。相分离已成为药物微囊化的主要工艺之一，它所用设备简单，高分子材料来源广泛，可将多种类别的药物微囊化。根据形成新相方法的不同，相分离法又分为单凝聚法、复凝聚法、溶剂-非溶剂法、改变温度法和液中干燥法。

1. 单凝聚法（simple coacervation） 系指在高分子囊材（如明胶）溶液中加入凝聚剂以降低高分子溶解度而凝聚成囊的方法。

（1）基本原理：将药物分散在明胶材料溶液中，然后加入凝聚剂（可以是强亲水性电解质硫酸钠或硫酸铵的水溶液，或强亲水性的非电解质如乙醇或丙酮），由于明胶分子水合膜的水分子与凝聚剂结合，使明胶的溶解度降低，分子间形成氢键，最后从溶液中析出而凝聚形成微囊。但这种凝聚是可逆的，一旦解除促进凝聚的条件（如加水稀释），微囊会分解。因此沉降囊形成后需加入固化剂以形成不可逆的微囊。

(2) 制备工艺流程：以明胶为囊材的单凝聚法制备微囊的工艺流程为：

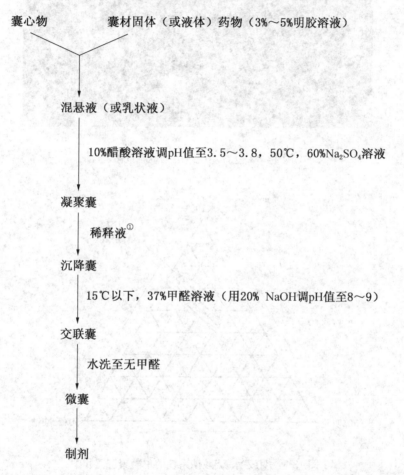

注：①稀释液：即 Na_2SO_4 溶液，其浓度由凝聚囊系统中的 Na_2SO_4 浓度（如为 a%）加 1.5% 而得 [(a+1.5)%]，稀释液体积为凝聚囊系统总体积的 3 倍，稀释液温度为 15℃。所用稀释液浓度过高或过低，可使凝聚囊粘连成团或溶解。

如复方左炔诺孕酮单凝聚成囊：将左炔诺孕酮（LNG）与雌二醇（E_2）混匀，加到明胶溶液中混悬均匀，以硫酸钠溶液为凝聚剂制成微囊（见图 18-8）。粒径在 10~40μm 的占总数的 95% 以上，平均粒径为 20.7μm。

(3) 影响成囊的因素

①凝聚系统的组成：单凝聚法可以用三元相图来寻找成囊系统产生凝聚的组成范围。如明胶-水-硫酸钠系统的单凝聚三元相图（见图 18-9）。

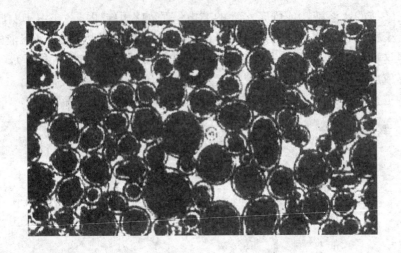

图 18-8　复方左炔诺孕酮单凝聚微囊

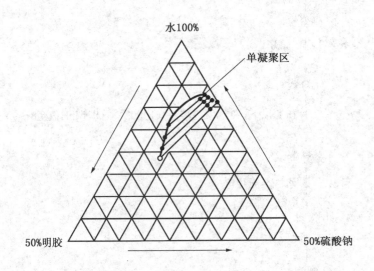

图 18-9　明胶-水-硫酸钠系统的单凝聚三元相图

②明胶溶液的浓度与温度：增加明胶的浓度可加速胶凝，但浓度降低到一定程度就不能胶凝了。同一浓度时温度愈低愈易胶凝，而高过某温度则不能胶凝，浓度愈高可胶凝的温度上限愈高。如5%明胶溶液在18℃以下即胶凝，而15%明胶可在23℃以下胶凝。通常明胶应在37℃以上凝聚成凝聚囊，然后在较低温度下黏度增大而胶凝。

③药物及凝聚相的性质：单凝聚法在水性介质中成囊，因此要求药物在水中极微溶解，但疏水性亦不能很强。微囊化的难易取决于明胶同药物的亲和力，亲和力强的易被微囊化。

如果囊心物易溶于水或亲水性很强，只能存在于水相而不能混悬于凝聚相中成囊。若药物过分疏水,因凝聚相中含大量的水,则药物既不能混悬于水相中,也不能混悬于凝聚相中,同样不能成囊,但加入表面活性剂可适当增大囊心物的亲水性,即可成囊。

④交联剂的使用:欲防止微囊分解,必须加入交联剂,同时还要求微囊的粘连愈少愈好。使用甲醛作交联剂,通过胺醛缩合反应使明胶分子互相交联。交联程度受甲醛浓度、反应时间、介质 pH 值等因素的影响,交联最佳 pH 值范围是 8～9。交联不足则微囊易粘连,交联过度,所得明胶微囊脆性太大。其反应式为:

$$R-NH_2+HCHO+NH_2-R' \longrightarrow R-NH-CH_2-NH-R'+H_2O \quad 式(18-7)$$

若药物对碱敏感,可改用戊二醛代替甲醛,在中性介质中使明胶交联,反应式为:

$$RNH_2+OHC-(CH_2)_2-CHO+H_2NR' \longrightarrow RN=CH-(CH_2)_3-CH=NR'+2H_2O$$
$$式(18-8)$$

⑤凝聚囊的流动性及其与水相间的界面张力:为了得到良好的球形微囊,凝聚囊应有一定的流动性。如 A 型明胶制备微囊时,通常保持溶液的 pH 值在 3.2～3.8 之间,明胶分子中有较多的 $-NH_3^+$ 离子,可吸附较多的水分子,降低凝聚囊与水间的界面张力,凝聚囊的流动性可得到改善,以利囊成球形。若 pH 值为 10.0～11.0 不能成囊,因接近等电点,有大量的黏稠块状物析出。而 B 型明胶则不调 pH 值也能成囊。

⑥凝聚剂的种类和 pH 值:明胶的分子量不同,使用的凝聚剂不同,其成囊 pH 值也不同。如甲醇作凝聚剂,仅能使分子量 (M_r) 3×10^4～5×10^4 的明胶在 pH 值 6.0～8.0 凝聚成囊,而用硫酸钠作凝聚剂,分子量 (M_r) 3×10^4～6×10^4 的明胶在 pH 值 2.0～12.0 均能凝聚成囊。

⑦增塑剂的影响:为了使制得的明胶微囊具有良好的可塑性,不粘连、分散性好,常需加入增塑剂,如山梨醇、聚乙二醇、丙二醇或甘油等。

2. 复凝聚法(complex coacervation) 系指使用两种带相反电荷的高分子材料作为复合囊材,在一定条件下交联,溶解度降低而自溶液中析出,而与囊心物凝聚成囊的方法。复凝聚法操作简便,适合于难溶性药物的微囊化。可作复合囊材的有明胶-阿拉伯胶、明胶-CMC、明胶-CAP、明胶-海藻酸盐、海藻酸盐-聚赖氨酸、海藻酸盐-壳聚糖、海藻酸-白蛋白、白蛋白-阿拉伯胶等。

(1)基本原理:以明胶-阿拉伯胶囊材为例,说明复凝聚法的基本原理。将溶液 pH 值调至明胶的等电点以下(pH 值 4.0～4.5)使之带正电,而阿拉伯胶带负电,由于电荷互相吸引交联形成正、负离子的络合物,溶解度降低而凝聚成囊。加水稀释,加入甲醛交联固化,洗去甲醛,即得。

(2)制备工艺流程:以明胶-阿拉伯胶为囊材的复凝聚法制备微囊的工艺流程为例。

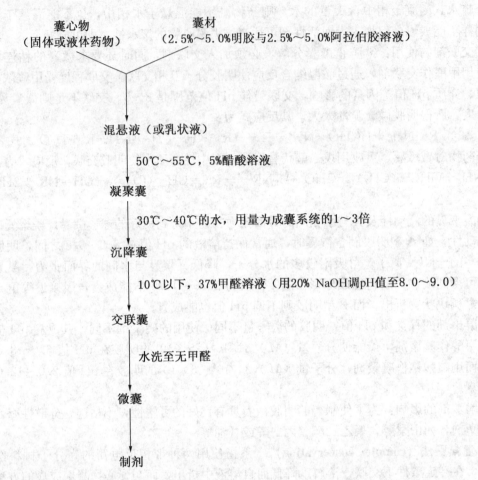

用明胶及阿拉伯胶为材料，介质水、明胶、阿拉伯胶三者的组成与形成凝聚现象的关系见图18-10。图中K为复凝聚区，即可形成微囊的低浓度明胶和阿拉伯胶混合溶液；P为曲线以下两相分离区，两胶溶液不能混溶亦不能形成微囊；H为曲线以上两胶溶液可混溶形成均相的溶液区。A点代表10%明胶、10%阿拉伯胶和80%水的混合液，必须加水稀释，沿虚线AB进入凝聚区K才能发生凝聚。相图说明，明胶同阿拉伯胶发生复凝聚时，除pH值为主要条件外，浓度也是重要条件。

复凝聚法及单凝聚法对固态或液态难溶性药物均能得到满意的微囊。但药物表面都必须能为囊材凝聚相所润湿，从而使药物混悬或乳化于该凝聚相中，才能随凝聚相分散而成囊。因此过分疏水的药物可适当加入润湿剂。此外还应使凝聚相保持一定流动性（如控制温度或加水稀释等），这是保证囊形良好的必要条件。

3. 溶剂-非溶剂法（solvent-nonsolvent） 系指在囊材溶液中加入一种对囊材不溶的溶剂（非溶剂），引起相分离，而将药物包裹成囊的方法。药物可以是固体或液体，但必须对溶剂和非溶剂均不溶解，也不起反应。例如促肝细胞生长素微囊的制备，将促肝细胞生长素的浓溶液在液状石蜡中与乳化剂及CAP（丙酮/乙醇溶解）共搅拌使其乳化，后加入氯仿

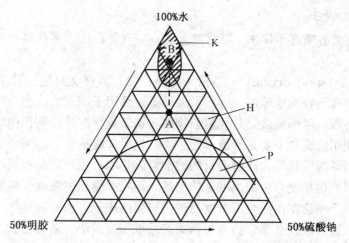

图 18-10 水、明胶、阿拉伯胶三者的组成与凝聚现象

（非溶剂）析出微囊，离心，用乙醚洗涤，干燥，即得类白色粉末状微囊，微球平均粒径 12.7μm，载药量 29.7%，微球中药物收率 95.7%。

4. 改变温度法（temperature variation） 改变温度法制备微囊不需加凝聚剂，而通过控制温度成囊。如以乙基纤维素（EC）作囊材时，可先在高温下溶解，后降温成囊。如需改善粘连可使用聚异丁烯（PIB）作分散剂，用聚异丁烯（$M_{av}=3.8\times10^5$）与EC、环己烷组成三元系统，在80℃溶解成均匀溶液，缓慢冷至45℃，再迅速冷至25℃，EC可凝聚成囊。

5. 液中干燥法（in-liquid drying） 系指从乳状液中除去分散相中的挥发性溶剂以制备微囊的方法，亦称乳化-溶剂挥发法。液中干燥法制备微囊的基本工艺流程为：首先将囊材溶解在易挥发的溶剂中，并将药物分散在囊材溶液中，然后将囊材溶液加连续相及乳化剂混合乳化，制成乳状液。蒸发除去囊材的溶剂，如所用的囊材溶剂不能溶解药物，则制得的是微囊，反之则是微球。

液中干燥工艺包括两个基本过程：溶剂萃取过程（两液相之间）和溶剂蒸发过程（液相和气相之间）。按操作方法可分为连续干燥法、间歇干燥法和复乳法。其中连续干燥法具有成囊性好，工艺较为简单等优点。连续干燥法制备微囊时，如材料的溶剂与水不易混溶，多用水作连续相，加入亲水性乳化剂（如极性的多元醇），制成 O/W 型乳状液；亦可用高沸点的非极性液体，如液状石蜡作连续相，制成 O/O 型乳状液。如材料溶剂能与水混溶，则用液状石蜡作连续相，加入可溶性乳化剂（如Span80或85），制成 W/O 型乳状液。根据以上连续相的不同，又分别称为水中干燥法及油中干燥法。

例如布洛芬微囊的制备：将乙基纤维素（EC）溶于二氯甲烷中，加入过100目筛的布洛芬粉末，在30℃水浴中以转速250r/min搅拌20分钟，继续搅拌，加入到含0.5%表面活性剂的100ml蒸馏水中，水温由30℃逐步升高到40℃，230r/min搅拌3小时，过滤，用50ml蒸馏水洗涤3次，室温干燥24小时，即得粉末状微囊。

（二）物理机械法

物理机械法主要有喷雾干燥法、喷雾冻凝法、空气悬浮法、多孔离心法，其中以喷雾干燥法应用较多。

1. 喷雾干燥法（spray drying） 系指先将囊心物分散在囊材的溶液中，再将此混合物喷入惰性热气流使液滴收缩成球形，进而干燥即得。可用于固态或液态药物的微囊化。如囊心物不溶于囊材溶液，可得到微囊；如囊心物能溶解于囊材溶液，则得微球。

喷雾干燥法使用的囊材主要是纤维素衍生物，如甲基纤维素、乙基纤维素、羟丙基甲基纤维素，以及聚丙烯酸树脂等。溶解囊材的溶剂可以是水，也可以是有机溶剂，目前主要以水作溶剂。影响因素包括混合液的黏度、均匀性、药物及囊材的浓度、喷雾的速率、喷雾方法及干燥速率等。干燥速率由混合液浓度与进出口温度决定。囊心物比例不能过大，否则难以被囊膜包裹，且通常囊膜孔多，故所得微囊产品堆密度较小。若囊心物为液态，通常载药量不超过30%。

微囊带电易引起粘连，尤其是在最后干燥阶段。处方中使用水或水溶液，或在工艺中采用连续喷雾而无间歇时，均可减少微囊带电而避免粘连。此外，也可在囊材溶液中加入抗黏剂减少微囊粘连，常用的抗黏剂有二氧化硅、滑石、单硬脂酸甘油酯及硬脂酸镁等。

2. 喷雾冻凝法（spray congealing） 系指将囊心物分散于熔融的囊材中，再喷于冷气流中凝聚而成囊的方法。常用的囊材有蜡类、脂肪酸和脂肪醇等，它们在室温下均为固体，而在较高温度时能熔融。

3. 空气悬浮法（air suspension） 亦称流化床包衣法（fluidized bed coating），系利用垂直强气流使囊心物悬浮在包衣室中，囊材溶液通过喷嘴射撒于囊心物表面，使囊心物悬浮的热气流同时将溶剂挥干，囊心物表面便形成囊材薄膜而得微囊。在悬浮成囊的过程中，药物虽已微粉化，但在喷雾过程中仍可能会粘结，因此常加入滑石粉或硬脂酸镁加以克服。

4. 多孔离心法（multiorifice-centrifugal process） 系利用离心力使囊心物高速穿过囊材的液态膜形成微囊，再采用不同方法加以固化（用非溶剂、冻凝或挥去溶剂等）制备微囊的方法。

（三）化学法

系利用溶液中单体或高分子的聚合反应或缩合反应制备微囊的方法。特点是不加凝聚剂，常先制成W/O型乳状液，再利用化学反应交联或用射线辐射固化。主要分为界面缩聚法和辐射化学法两种。

1. 界面缩聚法（interface polycondensation） 亦称界面聚合法，系在分散相（水相）与连续相（有机相）的界面上发生单体的缩聚反应。如水相中含有1,6-己二胺和碱（如硼砂），有机相为含对二甲苯酰氯的环己烷、氯仿溶液，将上述两相混合搅拌，就会在水滴界面上发生缩聚反应，生成聚酰胺，反应式为：

$$nH_2N(CH_2)_6NH_2 + nClCOC_6H_4COCl \longrightarrow Cl[COC_6H_4CONH(CH_2)_6NH]_nH + 2nHCl$$

$$Na_2B_4O_7 + HCl + 7H_2O \longrightarrow 4H_3BO_3 + NaCl + NaOH + H_2O$$

由于缩聚反应的速率超过1,6-己二胺向有机相扩散的速率，故反应生成的聚酰胺几乎完全沉积于界面成为囊材。例如门冬酰胺酶微囊：取门冬酰胺酶及门冬酸溶于人体 O 型血红蛋白液（比酶更易与二甲酰氯反应并且结合到壁膜中）和 pH 8.4 硼酸盐缓冲溶液中，加 1,6-己二胺碱性硼酸钠溶液，置反应瓶中，再加混合试剂（环己烷、氯仿、脂肪酸山梨坦 85 混匀组成），置冰浴搅拌，加对苯二甲酰氯，继续搅拌，最后加入混合溶剂再搅拌，显微镜下观察已形成微囊。将此囊立即转入离心管中，离心、倾去上清液，加入分散液（聚山梨酯 20 加蒸馏水），搅拌，加入蒸馏水再搅拌，倾去上清液，将微囊混悬于生理盐水中，4℃保存。

2. 辐射化学法（chemical radiation） 系利用 ^{60}Co 产生 γ 射线的能量，使聚合物（明胶或 PVA）交联固化，形成微囊。特点是工艺简单，但一般仅适用于水溶性药物，并需有辐射条件。例如门冬酰胺酶明胶微囊的制备，将 5% 明胶溶液与液状石蜡（含乳化剂硬脂酸钙）搅拌乳化，形成 W/O 型乳状液，通入氮气驱氧，用 ^{60}Co 源照射使明胶交联成囊，超速离心，倾去液状石蜡，将所得微囊依次用乙醚和乙醇洗涤，真空低温干燥，得到粉末状微囊，浸吸门冬酰胺酶水溶液，置干燥器中充分脱水，即得。

（四）举例

例　复方醋酸甲羟孕酮微囊注射液

【处方】制备复方醋酸甲羟孕酮微囊处方：

醋酸甲羟孕酮	450g	戊酸雌二醇	150g
明胶	适量	阿拉伯胶粉	适量
5% 醋酸溶液	适量	36% 甲醛溶液	适量
20% 氢氧化钠溶液	适量		

制备复方醋酸甲羟孕酮微囊注射液处方：

ME-EV（重量比 3∶1）微囊		羧甲基纤维素钠	0.5%
氯化钠	0.9%	硫柳汞	0.001%
注射用水	适量		

共制 60L（30000 支）

【制备】醋酸甲羟孕酮与戊酸雌二醇分别用气流粉碎法制成微粉。明胶、阿拉伯胶分别以注射用水溶胀，待其溶解后，用 3 号垂熔玻璃漏斗抽滤得澄明溶液。用此溶液与醋酸甲羟孕酮及戊酸雌二醇加液研磨，然后混匀，置夹层反应锅内，维持液温 50℃～55℃，不断搅拌，滴加 5% 醋酸溶液至 pH 4.0～4.1，在显微镜下观察成囊后，继续加入总体积 1～3 倍的 40℃ 的注射用水，冷却至 10℃ 以下，加入 36% 甲醛溶液继续搅拌，用 20% 氢氧化钠调至 pH 8～9，固化完全后离心，得微囊，用注射用水洗微囊至无甲醛为止。将无甲醛微囊溶液混悬于羧甲基纤维素钠等附加剂溶液中，混匀，测定药物含量后，按 2ml 含醋酸甲羟孕酮 15mg、戊酸雌二醇 5mg 稀释，分装于 2ml 安瓿中熔封，100℃ 灭菌 15 分钟，即得。

【注解】孕激素醋酸甲羟孕酮（medroxyprogesterone acetate，MA）与戊酸雌二醇（estradiol valerate，EV）配伍，能抑制排卵，可作为避孕药，选用可生物降解的明胶-阿拉伯胶为囊材，经微囊化后再制成微囊注射液，可以延缓释药、减少剂量、降低毒副作用。

四、微球的制备

（一）制备方法

微球的制备方法与制备微囊大体相似，根据材料和药物的性质不同可采用不同的成球技术，常用的方法有乳化交联法、液中干燥法和喷雾干燥法。

1. 乳化交联法 乳化交联法系以含药物和天然高分子材料（如明胶、白蛋白、壳聚糖）的水相，与含乳化剂的油相搅拌乳化，形成稳定的 W/O 型或 O/W 型乳状液，加入化学交联剂（发生胺醛缩合或醇醛缩合反应，白蛋白亦可加热变性交联），可得粉末状微球。其粒径通常为 $1\sim100\mu m$。以明胶、白蛋白微球为例，制备工艺流程为：

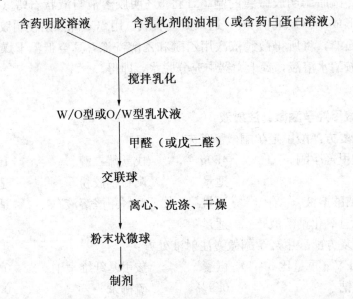

乳化交联法油相可采用蓖麻油、橄榄油或液状石蜡等，水相中可加入不同 HLB 值的表面活性剂如聚山梨酯 20。采用白蛋白为成球材料时，亦可以加热交联代替化学交联，使用的加热交联化温度不同（100℃～180℃），所得微球平均粒径不同，在中间温度（125℃～145℃）时粒径较小。

制备过程中，在搅拌下利用明胶溶液自身的表面张力形成球形，但因易于粘连变形，需加入醛类作交联剂，发生胺醛缩合，使明胶由直链型变为网状结构的凝胶。若药物不宜处于碱性环境，可改用戊二醛代替甲醛，在中性介质中使交联。

亦可用两步法制备微球，即先采用乳化交联法制备空白微球，再选择既能溶解药物、又能浸入空白明胶微球的适当溶剂系统，用药物溶液浸泡空白微球后干燥即得。两步法适用于对水相和油相都有一定溶解度的药物，优点是药物的溶液可反复用于浸泡，提高药物收率。

乳化交联法除了以胺醛缩合反应为基础进行外，也可以利用醇醛缩合反应进行交联，如以药物、合成水溶性高分子材料（如聚乙烯醇 PVA）、交联剂和交联介质为水相，含乳化剂的液状石蜡为油相，经乳化形成 W/O 型乳状液，乳滴中发生醇醛缩合反应交联成微球。例如氮烯苯酸 PVA 微球的制备，在 PVA 水溶液中加入交联剂戊二醛及交联溶液（含 50% 甲醇，并有醋酸与硫酸的水溶液）作水相，含乳化剂的液状石蜡为油相，低温搅拌形成 W/O 型乳状液，升温至 50℃ 使交联完全，冷凝、分离、洗涤、干燥，即得。

2. 液中干燥法 液中干燥法系以药物与聚酯材料（或其他高分子材料）组成挥发性有机相，再与含乳化剂的水相搅拌乳化，形成稳定的 O/W 型乳状液，加水萃取（亦可同时加热）挥发除去有机相，即得微球。例如尼莫地平聚乳酸微球的制备。

3. 喷雾干燥法 喷雾干燥法系指将药物与高分子材料的溶液或混合液，经蠕动泵输送到喷嘴，在压缩气的作用下形成雾滴，干燥室内的热空气流使雾滴快速蒸发，即得。

（二）举例

例 1 尼莫地平聚乳酸微球（采用液中干燥法制备）

【处方】聚乳酸　　　　　　　适量　　　尼莫地平　　　适量
　　　　0.5%明胶水溶液　　　适量　　　二氯甲烷　　　适量

【制备】取适量聚乳酸（PLA）和尼莫地平溶解于二氯甲烷中，超声 30 秒，将此溶液在搅拌下缓慢滴入 0.5% 明胶水溶液中，搅拌乳化 5 分钟后，倒入大量纯化水中（约为水相体积的 12 倍），继续搅拌 3 小时。离心收集微球，用纯化水洗涤，滤过，真空减压干燥即得微黄色粉末状固体微球。

【注解】0.5% 的明胶水溶液作为乳化剂，油相与水相的体积比为 5:50，PLA 质量分数为 3.0%，药物与 PLA 的质量比为 3:3。按照优化处方制备 6 批尼莫地平聚乳酸微球，平均包封率为 86.23%，平均载药量为 53.25%，平均粒径为 61.7μm。扫描电镜图见图 18-11。

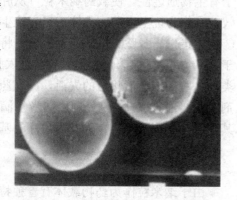

图 18-11 尼莫地平微球扫描电镜图

例 2 顺铂壳聚糖微球（采用乳化交联法制备）

【处方】顺铂微粉　　　　60mg　　　　0.5%聚山梨酯 20　　适量
　　　　5% Span85　　　　适量　　　　壳聚糖　　　　　　3ml
　　　　25%戊二醛　　　　适量　　　　石油醚　　　　　　40ml

【制备】取顺铂微粉 60mg，混悬于 3% 壳聚糖（脱乙酰度 74.31%）溶液 3ml 中，滴入 5% Span85 及 0.5% 聚山梨酯 20 的棉籽油中，以 1200r/min 搅拌乳化 15 分钟，滴加 25% 戊二醛进行醇醛缩合 3 小时成球，加入石油醚 40ml，搅拌 5 分钟，静置，弃去上清液，微球依次用石油醚、异丙醇洗涤 3~5 次，真空干燥得黄色粉末状微球，平均粒径 74.8μm，其中 50~120μm 范围的占 73.72%，可经 1.5×10^4 Gy 剂量辐射灭菌。

五、微囊、微球的质量评价

《中国药典》2010 年版二部中对微囊、微球、脂质体均采用同一指导原则，质量评价主要包括：①形态、粒径及其分布；②载药量与包封率；③突释效应或渗漏率；④释药速度；

⑤有机溶剂残留量；⑥体内分布。

第六节 纳米粒制备技术

一、概述

纳米粒（nanoparticle）是由高分子物质组成的骨架实体，药物可以溶解、包裹于其中或吸附在实体上。纳米粒可分为骨架实体型纳米球（nanosphere）和膜壳药库型纳米囊（nanocapsule）。

在药剂学中，纳米粒一般指粒径在 $10\sim100nm$ 的微粒，其作为药物载体，具有特殊的医疗用途：①作为抗癌药物载体，肿瘤的血管壁间隙约为 $100nm$，对粒径小于 $100nm$ 的粒子有生物通透性，使载药纳米粒可从肿瘤有隙漏的内皮组织血管中逸出而进入肿瘤内发挥疗效；②作为抗生素药物载体，提高抗生素和抗真菌、抗病毒药治疗细胞内细菌感染的功效；③作为蛋白、多肽类口服药物载体，将药物经胃部输送到肠腔，由于其粒径极小（一般需小于 $200nm$），可被肠道黏膜吸收并进入肠壁，并且由于纳米载体的保护，可防止多肽、疫苗类和一些药物在消化道的失活，提高药物的生物利用度；④作为黏膜给药载体，如一般滴眼剂消除半衰期仅 $1\sim3$ 分钟，纳米粒滴眼剂会黏附在结膜和角膜上，可大大延长作用时间。其他医疗应用还包括作为基因治疗的基因输送载体等。

二、纳米粒的制备

由于纳米粒作为药物载体有着独特的医疗用途，因此其制备技术的研究十分深入。制备纳米粒所用的载体材料种类与前述微囊、微球所用材料基本相同。主要制备技术有乳化聚合法、天然高分子凝聚法、液中干燥法、自动乳化法等。

（一）乳化聚合法

以水作连续相的乳化聚合法是目前制备载药纳米粒的重要方法，常用于制备聚氰基丙烯酸烷酯、聚甲基丙烯酸甲酯或聚戊二醛等纳米粒。将单体分散于含乳化剂水相的胶束内或乳滴中，通过剧烈的搅拌形成小液滴。单体遇阴离子引发剂（如 OH^-、CH_3O^-、CH_3COO^-）或其他引发剂分子或经高能辐射发生聚合反应，单体快速扩散使聚合物链进一步增长，形成纳米粒。

1. 聚氰基丙烯酸烷酯纳米粒 聚氰基丙烯酸烷酯（polyalkylcyano-acrylate，PACA）极易生物降解，在体内几天即可消除。PACA 的降解速率基本上随烷基碳原子数的增加而降低。在甲、乙、丁、异丁和己酯中，以丁酯降解最慢、体内耐受性好。聚合反应在室温下进行，以水中 OH^- 离子作引发剂，故 pH 值对聚合反应速率影响较大，碱性溶液中反应快。

制备 PACA 纳米粒的基本过程为：氰基丙烯酸烷酯单体在搅拌下滴入含药物、乳化剂与稳定剂的酸性水溶液（水相）中，搅拌乳化。调 pH 值至 2，继续搅拌，得纳米粒。制得的纳米粒可能是纳米囊,即聚合物仅形成膜,亦可形成聚合物实体,即纳米球。通常制得的聚合物 M_r 低,纳米粒软而易于粘连,故稳定剂的应用特别重要,常用的稳定剂有右旋糖酐 70/40/10 及泊洛沙姆 184/188/237。

2. 聚甲基丙烯酸甲酯纳米粒 聚甲基丙烯酸甲酯(polymethyl methacrylate,PMMA)纳米粒由 γ 辐射乳化聚合法或化学引发聚合法制备。该法在水性介质中进行聚合,可避免使用有机溶剂,有时可加入 HPMA(羟丙基甲基丙烯酸甲酯)以提高 MMA 单体的水溶性。聚合物的 M_r 及纳米粒的粒径均随单体浓度的增大、引发剂(如过硫酸钾)浓度的降低及温度的降低而增大。制备 PMMA 纳米粒时一般不加乳化剂,但如加入高分子保护胶(如蛋白质)可使纳米粒的粒径分布变窄。药物可在聚合前加入,或用二步法制备。

(二)天然高分子凝聚法

天然高分子材料可由于化学交联、加热变性或盐析脱水而凝聚成纳米粒。

1. 白蛋白纳米球 制备白蛋白纳米粒的基本过程为:将 200~500g/L 的白蛋白同药物(或同时还有磁性粒子做成磁性纳米球)溶于或分散入水中作水相,在 40~80 倍体积的油相中搅拌或超声乳化得 W/O 型乳状液,将此乳状液快速滴加到热油(100℃~180℃)中并保持 10 分钟;白蛋白变性形成含有水溶性药物(或还有磁性粒子)的纳米球,再搅拌并冷却至室温,加醚分离纳米球,以 3000r/min 的离心力离心,再用醚洗涤,即得。

所制得的白蛋白纳米球的粒径及其分布不受白蛋白浓度、乳化时间、超声波强度、水/油两相体积比等因素的影响。油相种类的不同影响不大,如油相用液状石蜡或棉籽油,得到的纳米球平均粒径分别为 820nm 和 560nm,差异不大。但粒径受乳状液加入热油时操作速度的影响,快速滴加时粒径较小,反之则粒径大且分布很宽。

对热不稳定的药物可改在醚中加入甲醛或偶联剂 2,3-丁二烯并搅拌 5~60 分钟,亦可使白蛋白交联固化,但所得纳米球较热变性所得纳米球释药快。

2. 明胶纳米球 制备明胶纳米球的基本过程为:明胶及药物分散在水中为水相,在多倍体积的油相中搅拌或超声乳化得 W/O 型乳状液,将形成的乳状液在冰浴中冷却,使明胶乳滴完全胶凝后化学交联。可将 W/O 型乳状液中的明胶乳滴冷却至胶凝点以下用甲醛交联固化,因明胶作材料时无需加热,故适用于对热敏感的药物。亦可先将高分子材料在稀溶液中吸水膨胀、溶解,加入药物,再加入盐析剂使结合有药物的高分子凝聚脱水收缩成团,最后用醛交联制备纳米球。如用明胶、人血浆白蛋白、牛血清白蛋白、酪蛋白等为载体材料时,用乙醇或硫酸钠脱水凝聚,用戊二醛交联。

(三)液中干燥法

将药物和载体材料分散在挥发性溶剂中作油相,与含乳化剂的水相搅拌或超声或高压乳匀机乳化,蒸发去除溶剂,载体材料析出形成纳米粒。纳米粒的粒径取决于溶剂蒸发之前形成乳滴的粒径。如曲安奈德聚乳酸纳米粒的制备,取曲安奈德 20mg 与 PLA 400mg 溶于 2ml 氯仿中为油相,与 0.5% 明胶溶液 40ml 在 15℃以下超声乳化 45 分钟制得 O/W 型乳状液,再升温至 40℃缓慢蒸发氯仿,再超声蒸发 45 分钟除尽氯仿,离心,水洗后将纳米粒混悬于水,冻干。所得纳米粒平均粒径为 476nm,收率 79.2%,载药量 4.5%。

（四）自动乳化法

自动乳化法可包封水溶性药物，也可包封水不溶性药物。自动乳化的基本原理是：在特定条件下，乳状液中的乳滴由于界面能降低和界面骚动，而形成更小的、纳米级乳滴，然后再固化、分离，即得。例如用 DL-丙交酯/乙交酯共聚物（PLGA）制备多肽类药物（如那法瑞林，nafarelin acetate，简称 NA，为促黄体激素释放因子的类似物）的纳米球时，将 120mg PLGA、3mg NA 混悬于经 $0.2\mu m$ 滤膜过滤的 1.5ml 水中，加混合溶剂（15ml 丙酮、0.5ml 二氯甲烷），倾入经抽气减压、中等速度搅拌的 50ml PVA 水溶液（20g/L）中，形成 O/W 型乳状液，丙酮迅速扩散进入水相，使水相及有机相间的界面张力明显降低；同时，界面的扰动增大了界面积，使有机相乳滴粒径进一步减小，形成纳米球大小的乳滴；丙酮进一步扩散出而水进入乳滴，引起聚合物的沉积，最终形成纳米球。纳米球表面吸附的 PVA 分子可阻止搅拌时纳米球的粘连与合并。经 3~4 小时，二氯甲烷从混合溶剂中挥发，纳米球在水中进一步固化。用 $1.0\mu m$ 孔径的滤膜过滤后，滤液超速离心（156200r/min）1 小时，除去游离的药物并洗去 PVA，所得的纳米球再分散在水中，经超速离心，即得 200~300nm 粒径的纳米球。若将 M_{av} 值为 4500 的 PLGA 与 M_{av} 值更大的混合使用，由于协同效应，PLGA 将迅速沉积并与 NA 产生离子间相互作用，可以提高 NA 的包封率。若聚合物中混用少量带负电荷的磷脂（如二棕榈酰磷脂酰甘油或磷酸双十六酯），可使水溶性的 NA 泄漏减少。

其他制备纳米粒的方法还有超临界流体快速膨胀技术、超临界反溶剂法、复乳法等。

三、固体脂质纳米粒的制备

固体脂质纳米粒（solid lipid nanoparticle，SLN）是指以生理相容的高熔点脂质为骨架材料制成的纳米粒。常用的固体脂质材料为高熔点脂质，有饱和脂肪酸（硬脂酸、癸酸、月桂酸、肉豆蔻酸、棕榈酸、山嵛酸）的甘油酯（三酯、双酯、单酯及其混合酯）、硬脂酸、癸酸、棕榈酸、甾体（胆固醇）、蜡（如棕榈酸十六酯）、山嵛酸甘油酯等。乳化剂可用多种磷酸以及合成乳化剂等，尤以多种乳化剂混合使用的效果最佳。由于骨架材料室温下是固体，故 SLN 既具有纳米粒的物理稳定性高、药物泄漏少、缓释性好的特点，又兼有脂质体毒性低、易于大规模生产的优点，并且 SLN 稳定性良好，其水分散系统可以进行高压灭菌或 γ 辐射灭菌，因此 SLN 是极有发展前途的新型给药系统的载体。SLN 的制备方法有熔融-匀化法、冷却-匀化法、微乳法。

（一）熔融-匀化法

熔融-匀化法（melt-homogenization）系制备 SLN 的经典方法，即将熔融的高熔点脂质、磷脂和表面活性剂在 70℃以上高压匀化，冷却后即得粒径小、分布窄的纳米粒。

采用熔融-匀化法制备固体脂质纳米粒，常采用的分散方法除使用高压乳匀机分散外，还可以采用胶体磨研磨、超声匀化、高速搅拌器分散等方法。不同的分散方法，可得不同粒径的纳米粒，以高压乳匀机制得的固体脂质纳米粒粒径小且分布窄。

熔融-匀化法虽是经典法，但因药物在高温下与脂质混熔，冷却后呈过饱和可在 SLN 表面析出药物晶体，甚至在水相中析出。

（二）冷却-匀化法

冷却-匀化法（cold-homogenization）系将药物与高熔点脂质混合熔融并冷却后，与液氮或干冰一起研磨，然后与表面活性剂溶液在低于脂质熔点5℃～10℃的温度下进行多次高压匀化即得。虽然此法所得纳米粒粒径较大，但适用于对热不稳定的药物。

（三）微乳法

微乳法（microemulsion）系先将熔融的高熔点脂质加入磷脂、助乳化剂与水制成微乳，再将微乳倒入冰水中冷却即得。该法的关键是选用恰当的助乳化剂。助乳化剂应为乳化剂分子一半长度的药用短链醇或非离子型表面活性剂，如正丁醇、丙二醇、乙醇、甘油等。如喜树碱固体脂质纳米粒的制备，取喜树碱、豆磷脂和硬脂酸，在通氮条件下加热至（80±5）℃，搅拌下加入相同温度含甘油和poloxamer 188的水溶液制成初乳，（80±5）℃、通氮条件下在高压乳匀机41.4MPa压力下乳匀5次，充氮分装，迅速冷却形成喜树碱纳米粒混悬液。其粒径范围在30～330nm，平均粒径为（196.8±21.3）nm；载药量4.77%，包封率99.53%；在小鼠血液、心、脑中的靶向效率高于单核吞噬细胞丰富的肝与脾，在肾脏中分布最低。

此外，还可采用薄膜-超声法、高速匀化法、乳化-溶剂挥发法等方法。

四、磁性纳米粒的制备

在肿瘤治疗中，由于抗癌药物对正常细胞有较强的杀伤作用，因此有必要研究如何将药物引导到特定的患处发挥药效。磁性纳米粒即是一种新型抗癌药物靶向制剂，凭借外加磁场作用，将注入体内的磁性纳米粒富集在肿瘤靶区内，达到提高肿瘤靶区内的药物浓度，降低毒副作用的效果。磁性靶向过程是血管内血流对微粒产生的力与磁铁产生磁力之间的竞争过程。当磁力大于动脉（10cmPs）或毛细血管（0.05cmPs）的线性血流速率产生的力时，1μm的磁性载体可被截留在靶部位，并可能被靶组织的内皮细胞吞噬。如在血流速率为0.55～0.1cm/s的血管处，0.8T（8000Gs，$1T=10^4 Gs$）外磁场就足以使含有20%（W/W）磁性载体的药物全部滞留。

世界上首例应用磁性药物靶向治疗的临床试验是由德国的Lübbe等完成的，他们将制成的阿霉素药物磁性纳米粒（drug magnetic nanoparticles，DMN），经静脉注入体内，通过在肿瘤部位的皮外提供1个0.8T的恒定磁场，将DMN定位于靶部位。此类药物的优点是由磁定位，并诱导其发热，同时释放抗癌药物，可与化疗和热疗同步。缺点是磁场聚焦难题尚未解决，其用于深部肿瘤治疗受到较大限制；所用超顺磁性氧化铁存在毒性问题，因为它可致人体内铁含量升高，正常人每克肝组织内铁的总含量达到200μg时，会诱发肝硬化和肝细胞癌，且人体内铁的总量达15g以上时，会出现亚急性和慢性中毒反应，因此如何降低体内铁的蓄积是必须解决的问题。

磁性纳米粒的制备方法为：

第一步，先用共沉淀反应制备磁流体。取一定量$FeCl_3$和$FeCl_2$分别溶于适量水中，过滤后将两滤液混合，用水稀释至一定量，加入适量分散剂，置超声波清洗器中振荡并同时以1500r/min搅拌，在40℃下以5ml/min滴速加入适量6mol/L NaOH，反应结束后在40℃保温30分钟。将所得混悬液置于磁铁上使磁性氧化铁粒子沉降，弃去上清液后加适量分散剂搅匀，再在超声波清洗器中处理20分钟，过孔径1μm的筛，弃去沉淀，得黑色胶体即为磁流体。其反应如下：

$$Fe^{2+} + 2Fe^{3+} + 8OH^- \longrightarrow Fe_3O_4 + 4H_2O$$

第二步，制备含药磁性纳米粒。例如放线菌素D磁性纳米球，将1g葡萄糖和1g枸橼酸溶解在100ml蒸馏水中，加入0.7g磁流体微粒，超声15分钟，用垂熔漏斗（孔径9～15μm）滤去聚结的磁流体，加入^{3}H-放线菌素D 2ml和^{14}C-氰基丙烯酸异丁酯单体1.5ml，超声3小时，用泵循环管道系统以1ml/min流速通过置于磁场中的管道，吸附磁性纳米粒，然后移去外面磁铁后，用含0.7% NaCl和0.2% $CaCl_2 \cdot 2H_2O$的水溶液100ml洗去吸附在管道内的混合物，超声15分钟，使磁性纳米球粒均匀混悬，再用垂熔漏斗滤去聚结物，得粒径约220nm的放线菌素D聚氰基丙烯酸异丁酯磁性纳米球。放线菌素D为抗癌药物，但对骨髓和肝功能损害大，制成磁性纳米粒给药后，载药纳米球粒移动至外磁场作用部位而定位于靶区，可提高抗癌效果。

此外，还有以碳包铁粉末作为磁性材料制备的纳米粒。碳包铁是在纳米铁表面覆盖一层几纳米厚的多孔活性炭层形成的磁性纳米复合材料，相对于传统的磁核纳米材料而言，具有更大负载药物的能力和更好的缓释效果，但目前还处于基础研究阶段，应用尚不广泛。

五、纳米粒的质量评价

纳米粒的质量评价内容基本与微囊、微球一致，《中国药典》均采用同一指导原则，其中说明了控制质量应检查的项目，主要包括：①形态、粒径及其分布检查；②有机溶剂残留量；③载药量与包封率；④突释效应或渗漏率。

此外，纳米粒常制成冻干品使用，冻干品的外观应为细腻疏松块状物，色泽均匀；加一定量水振摇，应立即均匀分散成几乎澄清均匀的胶体溶液。再分散性可以用分散有不同量纳米粒的介质的浊度变化表示，如若浊度与一定量介质中分散的纳米粒的量基本上呈直线关系，表示能再分散，直线回归的相关系数愈接近1，表示再分散性愈好。

六、举例

例1 阿霉素纳米囊

【处方】阿霉素　　　　　　适量　　　Poloxamer-108　　　适量
　　　　盐酸0.01mol/L　　适量　　　聚氰基丙烯酸正丁酯　适量

【制备】精密称取阿霉素原料药，将其溶于含有适量Poloxamer-108的50ml蒸馏水中，混合均匀，加入一定量的0.01mol/L盐酸中，在磁力搅拌下加入一定的聚氰基丙烯酸正丁酯（polybutylcyanoacrylate，PBCA），反应2小时后，形成阿霉素纳米囊混悬液，然后在50℃～60℃减压浓缩至25ml，加入一定量的冻干赋形剂溶解后，先以G3垂熔玻璃漏斗过滤，再以0.45μm的微孔滤膜过滤，即得浓度为1mg/ml的阿霉素纳米囊溶液，分装于安瓿中，冷冻干燥即可。

【注解】阿霉素（adriamycin or doxorubicin，ADM）是一种广谱抗肿瘤抗生素。抗肿瘤谱广、活性强，被广泛用于治疗肝癌、胃癌等。但由于阿霉素存在心脏毒性、骨髓抑制等严重的不良反应，且其分子结构不稳定，易受水分、光、热等的影响而发生水解、光解等变化，降低了疗效，限制了阿霉素的临床使用。为了减少ADM的不良反应而又达到明显的治疗效果，选用低毒、具有生物降解性和生物相容性良好的聚氰基丙烯酸正丁酯（polybutyl-cyanoacrylate，PBCA）作为药物载体材料，采用乳化聚合法制备纳米囊，具有一定的生物组织靶向性。

例2　阿霉素磁性纳米微球

【处方】碳包铁粉末（Fe和C）　　　100mg　　　阿霉素　　　100mg
　　　　海藻酸钠粉末　　　　　　　100mg　　　$PLCaCl_2$　0.2mol
　　　　正庚烷（ml）：琥珀酸二异辛脂磺酸钠（g）＝10：2

【制备】阿霉素磁性纳米微球的制备采用反相微乳方法，主要步骤为：分别取处方量的碳包铁粉末（Fe和C）、阿霉素和海藻酸钠粉末溶于10ml蒸馏水中，搅拌并超声5分钟后形成混合液。在超声和高速搅拌的条件下，将混合液逐滴加入到正庚烷-琥珀酸二异辛脂磺酸钠的混合油相中，形成微乳体系。再将一定量的0.2mol $PLCaCl_2$ 溶液逐滴加入到上述微乳体系中，继续搅拌45分钟后，进行离心分离。将分离后的微球分别用丙酮和蒸馏水洗涤3次，并进行磁分离，离心（1500r/min，10分钟），取上清液冷冻干燥，即得。

参 考 文 献

1. 崔福德. 药剂学. 第六版. 北京：人民卫生出版社，2007.
2. 陆彬. 药物新剂型与新技术. 北京：人民卫生出版社，1998.
3. 高申. 现代药物新剂型新技术. 北京：人民军医出版社，2003.
4. 孙葭北，刘祥瑞，王坚成，等. 紫杉醇-PVP固体分散体的制备、物相鉴定及细胞药效. 中国药学（英文版），2008，17（2）：113～117.
5. 邓莉，邹豪，蒋雪涛. 水飞蓟宾固体分散体的制备及体外溶出研究. 第二军医大学学报，2000，21（10）：961～963.
6. 陆彬. 作为载药系统的聚合物胶束和泡囊的研究. 河南大学学报（医学版），2008，（1）：2～4.
7. Corrigan OI, Murphy CA, Timoney RF. Dissolution properties of polyethylene glycols and npolyethylene glycoldrug systens. Int J Pharm, 1979, 4 (1)：67～74.
8. 王齐放，王中彦，赵喆，等. β-环糊精及其聚合物包合布洛芬的热力学研究. 中国新药杂志，2007，16（24）：2058.
9. Ishii F, Noro S. Preparation of single bilayer liposomes by an electrocapillery emulsification method. J. Pharm Pharmacol, 1986, 38 (4)：296～297.
10. Vladimir P. Torchilin Structure and design of polymeric surfactant-based drug delivery systems. J. Controll. Release, 2001, 73 (3)：137～172.
11. Mller RH, Schmidt S, Buttle I, et al. Solemuls novel technology for the formulation of IV emulsions with

poorlysoluble drugs. Int J Pharm, 2004, 269 (2/3): 293~302.
12. 余巧, 潘仕荣, 杜卓. 紫杉醇自组装核壳型纳米胶束的制备与性能. 药学学报, 2008, 43 (4): 408~414.
13. Yokoyamam, Fukushima S, Uehara R, et al. Characterization of physical entrapment and chemical conjugation of adriamycin in polymericmicelles and theirdesign forin vivodelivery to a solid tumor. J Controlled Release, 1998, 50 (1/3): 79~92.
14. Sekiguchi K, Obi N. Studies on absorption of eutectic mixture: a comparion of the behavior of eutectic mixture of sulfathiazole and that of ordinary sulfathiazole in man. Chem Pharm Bull, 1961, 9 (11): 866.
15. 张海松, 陆彬, 张宣俊, 等. 促肝细胞生长素口服肠溶微囊的制备. 中国医药工业杂志, 1999, 30 (1): 12~14.
16. Naonori K, Ken-Ichi M, Katsumi M. et al. Sustained release of nifedipine from granules. J Pharm Sci, 1986, 75 (1): 57~74.
17. 李凤前, 陆彬, 陈文彬, 等. 肺靶向汉防己甲素缓释微囊给药系统的研究. 药学学报, 2001, 36 (3): 220~223.
18. Wissing S A, Kayser O, Muller RH. Solid lipid nanoparticles for parenteral drug delivery. Adv Drug Del Rev, 2004, 56 (1): 1257~1272.
19. 李范珠, 胡晋. 阿霉素纳米囊的制备工艺及其毒性试验. 中国现代应用药学杂志, 2006, 23 (6): 274~276.

第十九章 药物制剂的稳定性

【学习要求】

1. 掌握 药物制剂稳定性的研究意义及研究范畴；影响药物制剂稳定性的主要因素及常用的稳定化方法。
2. 熟悉 药物制剂稳定性实验方法；制剂中药物的化学降解途径。
3. 了解 固体药物制剂稳定性的特点。

第一节 概 述

一、药物制剂稳定性研究的意义

药物制剂的最基本要求是安全、有效和稳定，而稳定是保证药物制剂安全和有效的前提。药物制剂的稳定性系指药物制剂从制备到使用期间保持其物理、化学、生物学和微生物学性质稳定的能力。

药物制剂在生产、贮存和使用过程中，会因各种因素的影响导致药物分解、变质，使其疗效降低、副作用增加，甚至产生有毒物质危及患者的健康和生命安全。因此，通过对药物制剂的稳定性进行研究，探讨影响药物制剂稳定性的因素及使药物制剂稳定化的各种措施，确定药物制剂的有效期，既可保证制剂产品质量，又可减少因制剂不稳定而导致的经济损失。稳定性研究与药品质量研究和质量标准的建立紧密相关，也是药品质量控制研究的主要内容之一。为了科学合理地进行处方设计，提高制剂质量，保证用药的安全、有效，我国在《药品注册管理办法》中对新药的稳定性极为重视，规定新药申请必须呈报有关稳定性资料。同时，各国药典及药品生产质量管理规范在药品的稳定性方面也都有严格的要求和详细的规定。因此为了提高制剂产品质量，保证其疗效与安全，获得更好的社会效益和经济效益，必须重视并研究药物制剂的稳定性。

二、药物制剂稳定性研究的范畴

药物制剂的稳定性变化一般包括化学、物理学和生物学三个方面。化学稳定性变化系指药物由于水解、氧化等化学降解反应，使药物含量（或效价）降低、色泽产生变化等，包括药物与药物之间，药物与溶媒、附加剂、杂质、容器、外界物质（空气、光线、水分等）之间，产生化学反应而导致制剂中的药物降解变质。

物理稳定性变化系指制剂的物理性能发生变化，如溶液剂出现浑浊、沉淀，乳剂的分层、破裂，混悬剂中药物颗粒结块或粗化，片剂崩解度、溶出速度改变等。一般物理方面的不稳定性仅是药物的物理性质发生改变而药物的化学结构不变。生物学稳定性变化系指制剂由于受微生物污染而导致的腐败、变质等。

药物制剂的各种稳定性变化可能单独发生，也可能同时发生。药物制剂若发生化学稳定性变化，通常不仅会影响制剂的外观，而且可引起药物有效成分的含量变化和临床疗效的降低，甚至会增加制剂的毒副作用，危害较为严重。因此本章重点讨论药物制剂的化学稳定性。

三、药物制剂稳定性的化学动力学基础

20世纪50年代初期Higuchi等用化学动力学的原理评价药物制剂的稳定性。化学动力学是研究化学反应速度及反应机理的科学。制剂中的药物以一定的速度降解，降解速度与药物浓度、湿度、pH值和催化剂等因素有关，用化学动力学的方法可以测定药物降解的速度，预测药物的有效期，探讨影响降解速度的因素，从而有针对性地采取有效措施，防止或延缓药物的降解。化学动力学在物理化学中已作了详细论述，现将与药物制剂稳定性有关的基本知识简要地加以介绍。

（一）反应速度与反应级数

用单位时间内反应物浓度或生成物浓度的变化来表示反应速度。药物的降解速度一般可表示为：

$$-\frac{dC}{dt}=kC^n \qquad 式(19-1)$$

式中，$\frac{dC}{dt}$为反应速度；k为反应速度常数，与反应物浓度无关，与反应物的性质、温度、溶剂以及浓度的单位有关，不同的化学反应有不同的反应速度常数；C为反应物浓度；n为反应级数，用于阐明反应物浓度对反应速度影响的大小，$n=0$为零级反应，$n=1$为一级反应，$n=2$为二级反应，以此类推。在药物制剂的各类降解反应中，对于大多数药物而言，尽管它们的反应过程或机理十分复杂，但多可按零级、一级、伪一级、二级反应来处理，其中以一级反应最为常见。一级反应的速率方程为：

$$\frac{dC}{dt}=kC \qquad 式(19-2)$$

积分式为：

$$\lg C=\lg C_0-kt/2.303 \qquad 式(19-3)$$

式中，C_0为$t=0$时刻的反应物浓度，单位为mol/L；C为t时刻的反应物浓度，单位为mol/L；k为一级反应速度常数，单位为s^{-1}、min^{-1}、h^{-1}或d^{-1}。以$\lg C$对t作图呈直线，直线的斜率为$-k/2.303$，截距为$\lg C_0$。一级反应速度与反应物浓度成正比。

零级反应速度与反应物浓度无关。属零级反应的例子较少，如某些光化反应中反应物对光的吸收。此外，混悬剂中药物的降解仅与溶液相中的药物量即药物的溶解度有关，而与混

悬剂中的固体药量无关，药物降解后，固相中的药物就溶解补充到溶液相中，保持溶液中的药量不变，而药物的溶解度为常数。这类降解反应表观上可认为是零级反应，但与真正的零级反应有所不同，故常称为伪零级反应。

还有酯在酸或碱的催化下的水解反应，反应速率应与两种反应物浓度的乘积成正比，理论上应遵循二级反应规律，但其中水的浓度远大于酯的浓度，此时水的浓度变化可以忽略，可认为浓度恒定不变，此反应就表现出一级反应的特征，故称为伪一级反应。

在药物制剂的各类降解反应中，尽管有些药物的降解反应机制十分复杂，但可根据具体情况抓住主要矛盾进行简化处理，可得到满意结果，多数情况可简化为一级或伪一级反应处理。

（二）半衰期与有效期

通常将反应物消耗一半所需的时间称为半衰期（half life），记作 $t_{1/2}$。恒温时，由式（19-3）可知一级反应的 $t_{1/2}$ 为：

$$t_{1/2}=\frac{0.693}{k} \quad \text{式（19-4）}$$

其与反应物浓度无关。

对于药物降解，常用降解 10% 所需的时间来衡量药物的降解速率，称为有效期，记作 $t_{0.9}$。同样一级反应的 $t_{0.9}$ 也与反应物浓度无关。

$$t_{0.9}=\frac{0.1054}{k} \quad \text{式（19-5）}$$

零级、一级、二级反应的速度方程与半衰期及有效期的关系见表 19-1。

表 19-1　　　　　　　零级、一级、二级速率方程及其特征

反应级数	零级	一级	二级
$\dfrac{dC}{dt}=kC^n$	$n=0$	$n=1$	$n=2$
微分式	$-\dfrac{dC}{dt}=k$	$-\dfrac{dC}{dt}=kC$	$-\dfrac{dC}{dt}=kC^2$
积分式	$C=-kt+C_0$	$\lg C=-\dfrac{kt}{2.303}+\lg C_0$	$\dfrac{1}{C}=kt+\dfrac{1}{C_0}$
k 的单位	$(mol/L)\cdot s^{-1}$	$s^{-1}, min^{-1}, h^{-1}, d^{-1}$	$(mol/L)^{-1}\cdot s^{-1}$
半衰期（$t_{1/2}$）	$\dfrac{C_0}{2k}$	$\dfrac{0.693}{k}$	$\dfrac{1}{C_0 k}$
有效期（$t_{0.9}$）	$\dfrac{C_0}{10k}$	$\dfrac{0.1054}{k}$	$\dfrac{1}{9C_0 k}$

第二节 制剂中药物的化学降解途径

不同化学结构的药物,有不同的降解反应。药物的化学降解反应主要包括药物的水解、氧化、异构化、脱羧和聚合等,其中水解和氧化是药物降解的两个主要途径。

一、水解

水解(hydrolysis)系药物降解的主要途径之一。易发生水解反应的药物主要有酯类(包括内酯)、酰胺类(包括内酰胺)、苷类及缩胺类等,通常酯类又较酰胺类易水解。药物的水解可以受专属酸碱催化、广义酸碱催化和亲核试剂催化,药物的水解常可用一级或伪一级反应处理。

1. 酯类药物的水解 含有酯键药物的水溶液,在 H^+ 或 OH^- 或广义酸碱的催化下易发生水解反应。特别在碱性溶液中,由于酯分子中氧的电负性比碳大,故酰基被极化,亲核性试剂 OH^- 易于进攻酰基上的碳原子,使酰氧键断裂,生成醇和酸,酸进一步与 OH^- 反应,使反应进行完全。酯类药物(RCOOR′)的水解速度在结构上取决于基团 R 和 R′的电子效应和空间效应,当酯类药物中的酯键附近存在大体积基团时可凭借其空间阻碍作用保护酯键,增加药物的稳定性。一般酚酯比醇酯更易水解。

盐酸普鲁卡因的水解是这类药物的代表,碱性条件下水解生成对氨基苯甲酸和二乙胺基乙醇而失去麻醉作用;水解后的对氨基苯甲酸又可氧化,生成有色物质,同时在一定条件下又能脱羧,生成有毒的苯胺。

$$H_2N-\!\!\!\bigcirc\!\!\!-COOCH_2CH_2N(C_2H_5)_2 \cdot HCl + H_2O \longrightarrow$$

$$H_2N-\!\!\!\bigcirc\!\!\!-COOH + HOCH_2CH_2N(C_2H_5)_2 + HCl$$

此外,还有乙酰水杨酸、盐酸丁卡因、盐酸可卡因、普鲁本辛、硫酸阿托品和氢溴酸后马托品等。酯类药物水解,往往使溶液的 pH 值下降,有些酯类药物灭菌后 pH 值下降,即提示药物存在水解的可能。

内酯在碱性条件下易水解开环,如硝酸毛果芸香碱、华法林钠等。

2. 酰胺类药物的水解 酰胺类药物一般较酯类不易水解,因酰胺键是平面结构,其氮上的取代基斥电子效应使羰基碳的电子云密度增高,正电荷降低,因而水解活性降低。但酰胺类药物在一定条件下也可水解生成相应的酸和氨基化合物。易发生水解反应的酰胺类药物有氯霉素、青霉素类、头孢菌素类、巴比妥类、利多卡因和对乙酰氨基酚(扑热息痛)等。

(1) 氯霉素:氯霉素比青霉素类抗生素稳定,但分子中的二氯乙酰氨基的氯原子使酰胺键的羰基碳原子的正电性增强,有利于亲核进攻,水溶液仍很容易分解,主要是酰胺水解,生成氨基物和二氯乙酸。

$$O_2N-\underset{}{\bigcirc}-\overset{H}{\underset{OH}{C}}-\overset{NHCOCHCl_2}{\underset{H}{C}}-CH_2OH \longrightarrow O_2H-\underset{}{\bigcirc}-\overset{H}{\underset{OH}{C}}-\overset{NH_2}{\underset{H}{C}}-CH_2OH + CHCl_2COOH$$

溶液 pH 值为 2～7 时，pH 值对水解速率影响不大；pH 值 6 时最稳定，pH 值 2 以下 8 以上均能加速水解反应。氯霉素水溶液 120℃ 加热，氨基物可能进一步发生降解生成对硝基苯甲醇。同时，氯霉素水溶液对光极敏感，在 pH 值 5.4 时，暴露于日光下，会产生黄色沉淀，故需避光保存。

目前常用的氯霉素制剂主要是氯霉素滴眼液，处方有多种。磷酸盐、枸橼酸盐、醋酸盐等缓冲液能促进其水解，故配制滴眼剂时，宜选用硼酸缓冲液。氯霉素的硼酸-硼砂缓冲液的 pH 值为 6.4，其有效期为 9 个月，调整缓冲剂用量，使 pH 值由原来的 6.4 降到 5.8，可使制剂稳定性提高。氯霉素溶液在 100℃、30 分钟条件下灭菌，药物水解约 3%～4%，若以同样时间 115℃ 热压灭菌，水解可达 15%，故不宜采用此灭菌条件。

(2) 青霉素和头孢菌素类：药物分子中存在不稳定的 β-内酰胺环，在酸或碱的催化下，β-内酰胺环易裂环失效。内酰胺环的水解与环的大小有关，小环内酰胺比大环内酰胺易于水解。

氨苄西林在中性和酸性溶液中的水解产物为 α-氨苄青霉酰胺酸。氨苄西林在水溶液中的最稳定 pH 值为 5.8，半衰期短，宜制成固体制剂（注射用无菌粉末）。头孢唑啉钠在酸或碱性条件下都易水解失效，水溶液在 pH 值 4～7 时较稳定，pH 值 4.6 的缓冲溶液中 $t_{0.9}$ 约为 90 小时。

此外，β-内酰胺的水解性与环的状态有关，单环 β-内酰胺环较并环 β-内酰胺环稳定，例如氨曲南是第一个可以直接生产制成水针剂的单环 β-内酰胺抗生素。

(3) 巴比妥类：也是酰胺类药物，在碱性溶液中容易水解。

3. 其他药物的水解　阿糖胞苷在酸性溶液中，脱氨水解为阿糖脲苷；在碱性溶液中，嘧啶环破裂，水解速度加速。本品在 pH 值 6.9 时最稳定，水溶液 $t_{0.9}$ 约为 11 个月，常制成注射粉针剂使用。

二、氧化

药物制剂暴露在空气中，常温下受空气中氧的氧化而发生降解反应，称为自动氧化反应。药物的自动氧化一般是自由基链式反应，可分为四个阶段：自由基形成阶段、链反应形成阶段、链反应扩展阶段和链反应终止阶段。药物氧化后不仅效价降低，而且可能会伴随有颜色的改变或沉淀的析出甚至有毒物质的生成。药物的氧化过程比水解过程更复杂，药物发生氧化反应与化学结构有关，如酚类、烯醇类、芳胺类、吡唑酮类、噻嗪类药物较易氧化。

1. 酚类药物　这类药物分子中具有酚羟基，如肾上腺素、左旋多巴、吗啡、去水吗啡和水杨酸钠等。

2. 烯醇类　维生素 C 是这类药物的代表，分子中含有烯醇基，极易氧化，氧化过程较为复杂。在有氧条件下，先氧化成去氢抗坏血酸，然后水解为 2,3-二酮古罗糖酸，再进一步氧化为草酸与 L-丁糖酸。在无氧条件下，发生脱水作用和水解作用生成呋喃甲醛和二氧化碳。由于 H^+ 的催化作用，在酸性介质中脱水作用比碱性介质快。金属离子（特别是铜离子）对维生素 C 的氧化有明显的催化作用，$2×10^{-4}$ mmol/L 的铜离子就能使氧化反应速度增大 1 万倍，即使铜离子浓度低至 10^{-9} mmol/L 时仍可催化其氧化。因此维生素 C 制剂中需加入抗氧剂如焦亚硫酸钠、金属离子络合剂 EDTA 等使制剂稳定。

3. 其他类药物 芳胺类如磺胺嘧啶钠，吡唑酮类如氨基比林、安乃近，噻嗪类如盐酸氯丙嗪、盐酸异丙嗪等，烯烃类药物如维生素 A 等都易氧化，其中有些药物氧化过程极为复杂，常生成有色物质。易氧化药物要特别注意光、氧、金属离子对他们的影响，以保证产品质量。

三、异构化

异构化分为光学异构（opitical isomerization）和几何异构（geometric isomerization）两种。通常异构化会使药物的生理活性降低甚至活性丧失。

（1）光学异构化：光学异构化可分为外消旋化作用（racemiaztion）和差向异构化作用（epimerization）。外消旋化主要指分子的旋光性发生变化。某些具有光学活性的药物在某些因素的影响下，转变为它们的对映体，最后得到左旋体和右旋体各一半的混合物。大多数药物的左旋体生理活性大于右旋体，如左旋肾上腺素有生理活性，水溶液在 pH 值 4 左右产生外消旋化作用，外消旋后只有 50% 的活性。同时肾上腺素还是易氧化的药物，故应考虑到含量、色泽等各方面，选择溶液适宜的 pH 值。莨菪碱的左旋体外消旋化后生成阿托品，其药效降为莨菪碱的一半，但因左旋莨菪碱难以制备，故临床上常用硫酸阿托品。

差向异构化指具有多个不对称碳原子的基团发生异构化的现象，如四环素在酸性条件下，4 位上碳原子出现差向异构生成 4-差向四环素，生理活性比四环素低且毒性增加；毛果芸香碱在碱性条件下，α-碳原子也存在差向异构化作用，生成异毛果芸香碱；麦角新碱也能差向异构化，生成活性较低的麦角袂春宁。

（2）几何异构化：有些有机药物，反式异构体与顺式异构体的生理活性有差异。如维生素 A 的生理活性以全反式（all-trans）最高，若发生几何异构化，转化为 2,6-顺式异构体，则生理活性降低。

四、聚合与脱羧

1. 聚合（polymerization） 即两个或多个分子结合形成复杂分子的过程，如氨苄青霉素的浓水溶液在贮存中发生聚合反应，一个分子的 β-内酰胺环裂开，与另一个分子反应生成二聚物，继续反应可生成高聚物。这类聚合物能诱发氨苄青霉素产生过敏反应。噻替哌在水溶液中易聚合失效，若以聚乙二醇 400 为溶剂制成注射剂，可避免聚合失效，使药物保持稳定。

2. 脱羧（decarboxylation） 对氨基水杨酸钠在光、热、水分存在的条件下易脱羧生成有毒的间氨基酚，后者还可继续氧化变色。普鲁卡因的水解产物对氨基苯甲酸也可慢慢脱羧生成苯胺，苯胺在光线影响下氧化生成有色物质，这就是盐酸普鲁卡因注射液变黄的原因。

第三节 影响药物制剂稳定性的因素及稳定化方法

影响药物制剂稳定性的因素包括处方因素和外界因素。处方因素主要指 pH 值、溶剂、离子强度、表面活性剂、赋形剂与附加剂等；外界因素主要包括制剂工艺、水分、空气（氧）、温度、光线、金属离子与包装材料等。这些因素对药物制剂的处方设计、剂型选择、生产工艺和贮存条件确定、包装设计等都非常重要。

一、处方因素对药物制剂稳定性的影响及解决方法

（一）pH 值的影响

1. 专属酸碱催化（specific acid-base catalysis）或特殊酸碱催化 酯类、酰胺类和苷类等药物常受 H^+ 或 OH^- 催化水解，这种催化作用称为专属酸碱催化或特殊酸碱催化，其水解速度主要由 pH 值决定。pH 值对速度常数 k 的影响可表示为：

$$k = k_0 + k_{H^+}[H^+] + k_{OH^-}[OH^-] \qquad 式（19-6）$$

式中，k_0 为参与反应的水分子的催化速度常数，k_{H^+} 和 k_{OH^-} 分别为 H^+ 和 OH^- 的催化速度常数。在 pH 值很低时，主要是酸催化，则式（19-7）可表示为：

$$\lg k = \lg k_{H^+} - pH \qquad 式（19-7）$$

以 $\lg k$ 对 pH 作图得一直线，斜率为 -1。

k_w 为水的离子积，即 $k_w = [H^+] \cdot [OH^-]$，在 pH 值较高时，主要是碱催化，则式（19-8）可表示为：

$$\lg k = \lg k_{OH^-} + \lg k_w + pH \qquad 式（19-8）$$

以 $\lg k$ 对 pH 作图得一直线，斜率为 1。根据上述动力学方程可以得到反应速度常数的对数与 pH 关系的图形，见图 19-1，称为 pH-速度图。pH-速度曲线图最低点所对应的横坐标，即为最稳定 pH 值，以 pH_m 表示。

pH-速度图有各种形状，一种是 V 型图，如图 19-1。药物水解的典型 V 型图是不多见的。硫酸阿托品、青霉素 G 在一定 pH 值范围内的 pH-速度图与 V 型相似。硫酸阿托品水溶液最稳定 pH 为 3.7，因其 k_{OH^-} 比 k_{H^+} 大，故 pH_m 出现在酸性的一侧。0.5％、pH 6.54 的硫酸阿托品水溶液 120℃、30 分钟分解 3.4％，而在 pH 7.3 的磷酸缓冲液 120℃，同样时间分解达 51.8％。青霉素 G 的 pH_m 为 6.5，因其 k_{H^+} 与 k_{OH^-} 相差不多。

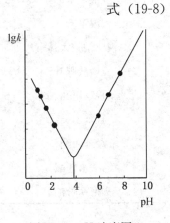

图 19-1 pH-速度图

某些药物的 pH-速度图呈 S 型，如乙酰水杨酸水解 pH-速度图。盐酸普鲁卡因 pH-速度图中有一部分呈 S 型，见图 19-2。这是因为 pH 值不同，普鲁卡因以不同形式（即质子型和游离碱性）存在。

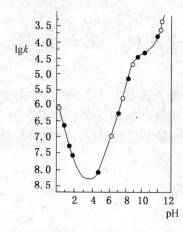

图 19-2　37℃普鲁卡因 pH-速度图

确定最稳定的 pH 值是溶液型制剂处方设计应首先要解决的问题。pH_m 可以通过式（19-9）计算：

$$pH_m = \frac{1}{2}pK_w - \frac{1}{2}\lg\frac{k_{OH^-}}{k_{H^+}}$$ 　　式（19-9）

但一般是通过实验求得，方法为：保持处方中其他成分不变，配置一系列不同 pH 值的溶液，在较高温度下（恒温，如60℃）下进行加速实验，求出各种 pH 溶液的速度常数（k），然后以 $\lg k$ 对 pH 值作图，就可求出最稳定的 pH 值。在较高恒温下所得到的 pH_m 一般可适用于室温，不致产生很大误差。

药物的氧化作用通常也受 H^+ 和 OH^- 的催化，从 Nernst 方程可以得出化合物的标准氧化电位值受 pH 值的影响，因此一些药物的氧化反应必将受处方中酸碱度的影响。

pH 值调节要同时考虑稳定性、溶解度和药效三个方面，如大部分生物碱在偏酸性溶液中较稳定，故注射剂常调节在偏酸范围，但将它们制成滴眼剂时，就应调节在偏中性范围，以减少刺激性，提高疗效。一些药物最稳定的 pH 值见表 19-2。

表 19-2　　　　　　　　　　　　一些药物的最稳定 pH 值

药物	pH_m	药物	pH_m
盐酸丁卡因	3.8	苯氧乙基青霉素	6.0
盐酸可卡因	3.5~4.0	毛果芸香碱	5.1
溴本辛	3.4	氯氮䓬	2.0~3.5
溴化钠胺太林	3.3	氯洁霉素	4.0
三磷酸腺苷	9.0	地西泮	5.0
羟苯甲酯	4.0	氢氯噻嗪	2.5
羟苯乙酯	4.0~5.0	维生素 B_1	2.0
羟苯丙酯	4.0~5.0	吗啡	4.0
乙酰水杨酸	2.5	维生素 C	6.0~6.5
头孢噻吩钠	3.0~8.0	对乙酰氨基酚	5.0~7.0

2. 广义酸碱催化（general acid-base catalysis）或一般酸碱催化　　按照 Bronsted-Lowry 酸碱理论，给出质子的物质叫广义的酸，接受质子的物质叫广义的碱。某些药物也可被广义的酸碱催化水解，这种催化作用称为广义酸碱催化或一般酸碱催化。常用的缓冲剂如醋酸盐、磷酸盐、枸橼酸盐和硼酸盐均为广义酸碱，如 HPO_4^{2-} 对青霉素 G 钾盐、苯氧乙基青霉素的催化作用。

在实际应用中,为了减少缓冲液对药物的催化作用,处方设计中应尽可能选择没有催化作用的缓冲系统。

(二)溶剂的影响

对于易水解的药物常采用非水溶剂,如乙醇、丙二醇和甘油等可使其稳定性提高。根据式(19-10)可以说明非水溶剂对易水解药物的稳定化作用:

$$\lg k = \lg k_\infty - \frac{kZ_AZ_B}{\varepsilon} \qquad 式(19-10)$$

式中,k为速度常数,ε为介电常数,k_∞为溶剂ε趋向∞时的速度常数,Z_AZ_B为离子或药物所带的电荷的乘积。式(19-10)表示溶剂介电常数对药物稳定性的影响,适用于离子与带电荷药物之间的反应,以$\lg k$对$1/\varepsilon$作图得一直线。若药物离子与攻击离子的电荷相同,如OH^-催化水解苯巴比妥阴离子,$\lg k$对$1/\varepsilon$所得直线的斜率为负值,即采用介电常数低的溶剂将降低药物分解的速度。故苯巴比妥钠注射液采用介电常数低的溶剂如丙二醇(60%)以提高注射液的稳定性,在25℃时的$t_{0.9}$可达1年左右;反之,若药物离子与进攻离子的电荷相反,如专属碱对带正电荷的药物的催化,如仍采用介电常数低的溶剂,则不能达到使药物制剂稳定的目的。

(三)离子强度的影响

在制剂处方中往往会加入电解质,如pH值调节剂、等渗调节剂、抗氧剂和缓冲剂等。电解质的加入可使体系的离子强度增大,会对降解速度产生影响,这种影响可用式(19-11)说明:

$$\lg k = \lg k_0 + 1.02Z_AZ_B\sqrt{\mu} \qquad 式(19-11)$$

式中,k为降解速度常数,k_0为溶液无限稀释($\mu=0$)时的速度常数,μ为离子强度,Z_AZ_B为溶液中药物所带的电荷的乘积。以$\lg k$对$\sqrt{\mu}$作图可得一直线,其斜率为$1.02Z_AZ_B$,外推到$\mu=0$可得k_0,见图19-3。对于相同离子间的反应,如药物离子带负电,且受OH^-的催化,加入盐使溶液离子强度增加,从而使反应速度增加;若受H^+的催化,溶液离子强度增大,则反应速度降低。

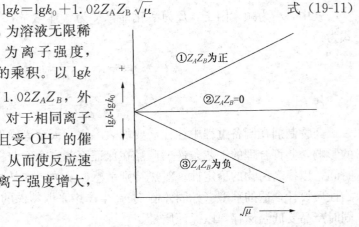

图19-3 离子强度对反应速度的影响

(四)表面活性剂的影响

某些容易水解的药物,加入表面活性剂可使其稳定性提高,如苯佐卡因易受碱催化水解,加入一定量的十二烷基硫酸钠,30℃时的$t_{1/2}$从64分钟增加到115分钟。这是因为表面活性剂在溶液中形成胶束,苯佐卡因增溶在胶束中,在药物周围形成一层带负电荷的"屏障",阻碍OH^-进入胶束,从而减少其对酯键的攻击,增加了苯佐卡因的稳定性。但某些情况下,表面活性剂会使药物分解速度加快,如聚山梨醇80使维生素D_3稳定性下降,故需通过实验,正确选用表面活性剂。

(五) 处方中基质或赋形剂的影响

处方中的辅料也会对药物制剂的稳定性产生影响，如片剂常用的润滑剂硬脂酸镁可与乙酰水杨酸反应，生成乙酰水杨酸镁，提高了系统的 pH 值，使乙酰水杨酸溶解度增加，降解速度加快。因此生产阿司匹林片时不应采用硬脂酸镁为润滑剂，而应使用影响较小的滑石粉或硬脂酸。软膏剂、栓剂的基质也会影响药物制剂的稳定性，如聚乙二醇能促进氢化可的松、乙酰水杨酸的分解。此外，赋形剂中的水分、微量金属离子有时也会对药物的稳定性产生间接影响。

二、外界因素对药物制剂稳定性的影响及解决方法

外界因素对生产工艺条件的制订及包装的设计十分重要。外界因素包括温度、光线、空气（氧）、金属离子、湿度、水分和包装材料等。其中温度对各种降解途径（如水解、氧化等）均有较大影响，而光线、空气（氧）、金属离子对于易氧化药物影响较大，湿度、水分主要影响固体药物的稳定性，包装材料是各种产品都必须要考虑的问题。

(一) 温度的影响

一般温度升高，反应速度加快。根据 Van't Hoff 经验规则，温度每升高 10℃，反应速度约增加 2~4 倍。不同化学反应增加的倍数可能不同，故该规则只是一个粗略的估计。Arrhenius 根据大量的实验数据，提出了著名的 Arrhenius 指数定律，定量地描述了温度与反应速度之间的关系，是预测药物稳定性的主要理论依据。

$$k = Ae^{-E/RT} \qquad \text{式（19-12）}$$

式中，A 为频率因子，E 为活化能，R 为气体常数，T 为绝对温度。式（19-12）对数式为：

$$\lg k = \frac{-E}{2.303RT} + \lg A \qquad \text{式（19-13）}$$

或

$$\lg \frac{k_2}{k_1} = \frac{-E}{2.303R}\left(\frac{1}{T_2} - \frac{1}{T_1}\right) \qquad \text{式（19-14）}$$

药物制剂在制备过程中往往需要加热溶解、灭菌等操作，此时应考虑温度对药物稳定性的影响，制订合理的工艺条件。产品在保证灭菌完全的前提下，可降低灭菌温度，缩短灭菌时间，以提高药物的稳定性；对热特别敏感的药物，如某些抗生素、生物制品等，要根据药物性质设计合适的剂型（如固体制剂），生产中采取特殊的工艺，如冷冻干燥、无菌操作等，同时产品要低温储存，以保证质量。

(二) 光线的影响

在制剂生产与产品储存过程中，还必须考虑光线的影响。光是一种辐射能，波长越短，能量越大。光能激发氧化反应，加速药物分解。药物受光线辐射作用使分子活化而发生分解称为光化降解（photodegradation），易被光降解的物质称为光敏感物质。药物对光是否敏感，主要与其分子的化学结构有关。酚类药物及分子结构中含不饱和双键的药物在光照影响下较易发生降解反应。光化反应机理较复杂，降解反应速度与化合物的浓度有关，如硝苯吡

啶在低浓度（6×10^{-5} mol/L）时，光解反应为表观一级反应；在高浓度（2×10^{-4} mol/L）时，为零级反应，降解反应速度为常数，与初始浓度无关。

对光敏感的药物有氯丙嗪、异丙嗪、核黄素、氢化可的松、泼尼松、叶酸、维生素 A、维生素 B、辅酶 Q_{10}、硝苯吡啶等。

光敏感的药物制剂，在制备过程中要避光操作。此外，选择包装也甚为重要，如抗组胺药物用透明玻璃容器包装进行加速实验，8 周含量下降 36%，而用棕色瓶包装含量几无变化。因此，对光敏感的药物制剂宜采用棕色玻璃包装或容器内衬垫黑纸，避光贮存。

（三）空气中氧的影响

空气中的氧是诱导药物氧化的主要因素。空气中的氧进入制剂的主要途径有：①由溶剂带入，氧在水中有一定的溶解度，在平衡时，0℃为 10.19ml/L，25℃为 5.75ml/L，50℃为 3.85ml/L，在 100℃的水中几乎没有氧；②容器空间残存的一定量的氧。

各种药物制剂几乎都有与氧接触的机会，因此除去氧气是防止药物氧化的根本措施。一般在溶液和容器空间通入惰性气体（CO_2 或 N_2），置换其中的氧气，如在水中通入 CO_2 至饱和时，残存氧气仅为 0.05ml/L，通 N_2 至饱和时约为 0.36ml/L。对于固体药物，也可采取真空包装等。

为了防止药物的自动氧化，需在制剂中加入抗氧剂（antioxidants）。抗氧剂有两种作用类型，一种抗氧剂本身是强还原剂（如亚硫酸盐类），极易被氧化，从而保护药物免遭氧化，在此过程中抗氧剂本身被逐渐消耗；另一种抗氧剂是链反应的阻断剂，能与游离基结合，使链反应中断，在此过程中抗氧剂本身不被消耗。此外还有一些物质能显著增强抗氧剂的效果，通常称为协同剂（synergists），如枸橼酸、酒石酸和磷酸等。

抗氧剂可分为水溶性和油溶性两大类，可根据溶剂类型选用。此外还可根据药液的酸碱性进行选择，如焦亚硫酸钠和亚硫酸氢钠常用于弱酸性药液，亚硫酸钠常用于偏碱性药液，硫代硫酸钠在偏酸性药液中可析出硫的细粒，故只能用于碱性药液中。

（四）金属离子的影响

制剂中微量金属离子主要来自原辅料、溶剂、容器以及操作过程中使用的器具等。微量金属离子对自动氧化反应中自由基的形成、链反应的形成及扩展均有显著的催化作用，如 0.0002mol/L 的铜离子能使维生素 C 的氧化速度增大 104 倍。其机理是缩短氧化作用的诱导期，增加游离基生成的速度。

要避免金属离子的影响，应选用纯度较高的原辅料，在操作过程中避免与金属器械的接触，同时还可加入螯合剂，如依地酸二钠（常用量为 0.005%～0.05%）或枸橼酸、酒石酸、磷酸和二巯乙基甘氨酸等。

（五）湿度和水分的影响

空气湿度及物料含水量对固体药物制剂稳定性的影响最为显著。水是化学反应的媒介，固体药物吸附水分后，在表面形成一层液膜，降解反应通常就在液膜中进行。微量的水就能加速乙酰水杨酸、青霉素 G 钠盐、氨苄西林钠、硫酸亚铁等药物的降解。药物是否容易吸湿，取决于其临界相对湿度（CRH）的大小，药物的临界相对湿度越低，对空气湿度越敏感。

湿度和水分对固体制剂稳定性影响的实验研究，一般采用在样品中加微量的水，得到含水量不同的样品，或将样品放置在不同无机盐的饱和溶液的器皿中，然后对样品进行恒温加热处理或强光照射，用化学动力学方法计算各样品降解反应的速度常数，分析水分或环境湿度对药物稳定性的影响。

为避免湿度和水分对药物制剂稳定性的影响常采用的方法有：对易水解的药物，如头孢类抗生素，在处方设计中应避免使用吸湿性辅料；在制备过程中尽量不使用水，必要时还要对环境的相对湿度进行控制；在包装设计时应选用铝塑包装等密封性好的包装材料。

（六）包装材料的影响

药物贮藏于室温环境，易受光、热、水汽及空气（氧）等因素的影响。包装设计可以在一定程度上排除这些因素的干扰，但也要考虑包装材料与药物制剂的相互作用。常用的包装材料有玻璃、塑料、橡胶及金属等。

玻璃的理化性质稳定，不易与药物发生相互作用，气体不能透过，是目前应用最多的一类包装材料。棕色玻璃能阻挡波长小于 470nm 的光线透过，故光敏感药物可用棕色玻璃瓶包装，但有时玻璃会释放碱性物质或脱落不溶性玻璃碎片，从而影响制剂的稳定性。

塑料是聚氯乙烯、聚丙乙烯、聚乙烯、聚酯和聚碳酸酯等一类高分子聚合物的总称。塑料具良好的柔韧性、弹性和抗撕裂性，抗冲击能力强，用作包装材料既便于造型，又不易破碎，且体轻易携。但塑料存在三个问题：①透气性，制剂中的气体可以与大气中的气体进行交换，导致装于聚乙烯瓶中的四环素混悬剂变色变味、乳剂脱水氧化甚至破裂变质，还可使硝酸甘油挥发逸失；②透湿性，如聚氯乙烯膜的厚度为 0.03mm 时，在 40℃、90% 相对湿度条件下透湿速度为 $100g/(m^2 \cdot g)$；③吸附性，塑料中的物质可以迁移进入溶液，而溶液中的物质（如药物、防腐剂等）也可被塑料吸附，如尼龙就能吸附多种抑菌剂。

鉴于包装材料与药物制剂稳定性的关系，在产品试制过程中应进行"装样试验"，对各种不同包装材料进行认真研究与选择。

三、药物制剂稳定化的其他方法

（一）改进药物剂型或生产工艺

1. 制成固体制剂 在水溶液中不稳定的药物可考虑将其制成固体制剂，如供口服的可制成片剂、胶囊剂、颗粒剂等；供注射的则可制成注射用无菌粉末。

2. 制成微囊或包合物 采用微囊制备技术和环糊精包合技术，可防止药物受外界环境因素的影响而导致的降解，如维生素 A 制成微囊稳定性有很大提高；维生素 C、硫酸亚铁制成微囊或包合物后可有效防止药物的氧化。

3. 采用粉末直接压片或包衣工艺 一些对湿热不稳定的药物，可以采用粉末直接压片或干法制粒。此外，包衣也是提高片剂、丸剂等固体剂型稳定性的常用方法，如氯丙嗪、异丙嗪、对氨基水杨酸钠等，制成包衣片后提高了药物的稳定性。

（二）制成难溶性盐

一般药物混悬液的降解取决于其在溶液中的浓度，而不是药物的总浓度。因此将易水解的药物制成难溶性盐或难溶性酯类衍生物,可增加其稳定性。水溶性越低,稳定性越好,如青霉素 G 钾盐,制成溶解度小的普鲁卡因青霉素 G(水中溶解度 1:250)后稳定性显著提高,与 N,N-双苄乙二胺生成苄星青霉素 G(长效西林)后溶解度进一步减小(1:6000),稳定性也相应进一步增加。

(三)制成前体药物

利用化学修饰方法制备成前体药物,使药物的水解反应速度降低。如氨苄青霉素在中性溶液中较稳定(pH 值 6.0~7.5),在酸性环境中不稳定,制备成前体药物氨苄青霉素酞酯后,可使氨苄青霉素的胃酸稳定性增加。

第四节 药物制剂稳定性试验方法

稳定性试验的目的是考察原料药或药物制剂在温度、湿度和光线的影响下随时间变化的规律,为药品的生产、包装、贮存和运输条件提供科学依据,同时通过试验确定药物制剂的有效期。

药物制剂稳定性所用样品应是生产量具有一定规模的(如片剂或胶囊剂至少批生产量为在 10000~20000 片或胶囊 10000~20000 粒),其处方和生产工艺应与大生产一致,所用包装应与上市产品一致。在稳定性试验中,应重视降解产物的检查。

一、药物制剂稳定性重点考察项目

所有剂型除必须考察性状、含量、有关物质等指标外,还应根据不同剂型及具体品种提出考察项目,表 19-3 列出了主要剂型稳定性考察的主要项目。

表 19-3 主要剂型的稳定性主要考察项目表

剂型	稳定性重点考察项目
片剂	性状、含量、有关物质、崩解时限或溶出度或释放度
胶囊	性状、含量、有关物质、崩解时限或溶出度或释放度、水分,软胶囊需要检查内容物有无沉淀
注射剂	性状、含量、pH 值、可见异物、有关物质、无菌检查
栓剂	性状、含量、融变时限、有关物质
软膏剂	性状、均匀性、含量、粒度、有关物质
乳膏剂	性状、均匀性、含量、粒度、有关物质、分层现象
糊剂	性状、均匀性、含量、有关物质
凝胶剂	性状、均匀性、含量、有关物质、粒度,乳胶剂应检查分层现象

(续 表)

剂型	稳定性重点考察项目
眼用制剂	如为溶液，应考察性状、澄明度、含量、pH 值、有关物质；如为混悬液，还应该考察粒度、再分散性； 洗眼剂还应考察无菌度；眼丸剂应考察粒度与无菌度
丸剂	性状、含量、有关物质、溶散时限
糖浆剂	性质、含量、澄清度、相对密度、有关物质、pH 值
口服溶液剂	性状、含量、澄清度、有关物质
口服乳剂	性状、含量、分层现象、有关物质
口服混悬剂	性状、含量、沉降体积比、有关物质、再分散性
散剂	性状、含量、粒度、有关物质、外观均匀度
气雾剂	泄漏率、每瓶主药含量、有关物质、每瓶总揿次、每揿主药含量、雾滴分布
粉雾剂	排空率、每瓶总吸次、每吸主药含量、有关物质、雾粒分布
喷雾剂	每瓶总吸次、每吸喷量、每吸主药含量、有关物质、雾滴分布
颗粒剂	性状、含量、粒度、有关物质、溶化性或溶出度或释放度
贴剂（透皮贴剂）	性状、含量、有关物质、释放度、黏附力
冲洗剂、洗剂、灌肠剂	性状、含量、有关物质、分层现象（乳状型）、分散性（混悬型），冲洗剂应考察无菌
搽剂、涂剂、涂膜剂	性状、含量、有关物质、分层现象（乳状型）、分散性（混悬型），涂膜剂还应考察成膜性
耳用制剂	性状、含量、有关物质、耳用散剂、喷雾剂与半固体制剂分别按相关剂型要求检查
鼻用制剂	性状、pH 值、含量、有关物质、鼻用散剂、喷雾剂与半固体制剂分别按相关剂型要求检查

注：有关物质（含降解产物及其他变化所生成的产物）应说明其生成产物的数目及量的变化，如有可能应说明有关物质中何者为原料中的中间体，何者为降解产物，稳定性试验重点考察降解产物。

二、药物制剂稳定性试验方法

药物制剂的稳定性研究，首先应查阅原料药稳定性有关资料，特别是温度、湿度和光线对原料药稳定性的影响，并在药物制剂的处方筛选与工艺设计过程中，根据主药与辅料的性质，进行必要的影响因素试验，同时在考察包装条件的基础上进行长期试验和加速试验。

（一）影响因素试验

1. 高温试验 供试品开口置适宜的洁净容器中，60℃温度下放置 10 天，于第 5 天和第 10 天取样，按稳定性重点考察项目进行检测。若供试品含量低于规定限度时，则在 40℃条件下同法进行试验。若60℃无明显变化,不再进行40℃试验。

2. 高湿度试验 供试品开口置恒湿密闭容器中,在25℃分别于相对湿度90%±5%条件下放置10天,于5天和第10天取样,按稳定性重点考察项目要求检测,同时准确称量试验前后供试品的重量,以考察供试品吸湿潮解性能。若吸湿增重5%以上,则在相对湿度75%±5%条件下,同法进行试验;若吸湿增重5%以下且其他条件符合要求,则不再进行此项试验。恒湿条件可在密闭容器如干燥器下部放置饱和盐溶液,根据不同相对湿度的要求,可以选择NaCl饱和溶液[相对湿度75%(15.5℃~60℃)],KNO_3饱和溶液(相对湿度92.5%,25℃)。

3. 强光照试验 供试品开口放置在装有日光灯的光照箱或其他适宜的光照装置内,于照度为4500lx±500lx的条件下放置10天(总照度量为120万lx·h),于第5天和第10天取样,按稳定性重点考察项目进行检测,特别要注意供试品的外观变化。

(二)长期试验

长期试验是在接近药品的实际贮存条件下进行的,其目的是为制订药品的有效期提供依据。试验方法为:取供试品3批,市售包装,在温度25℃±2℃,相对湿度60%±10%的条件下放置12个月,每3个月取样一次,分别于0、3、6、9、12个月,按稳定性重点考察项目进行检测。12个月以后,仍需继续考察,分别于18、24、36个月取样进行检测。将结果与0月比较以确定药品的有效期。

对温度特别敏感的药品,长期试验可在温度6℃±2℃的条件下放置12个月,按上述时间要求进行检测,12个月以后,仍需按规定继续考察,制订在低温贮存条件下的有效期。

(三)加速试验

加速试验是在加速条件下进行,其目的是通过加快药物制剂的化学或物理变化,探讨药物制剂的稳定性,为处方设计、工艺改进、质量研究、包装改进、运输和贮存提供必要的资料。

1. 加速实验法 取供试品3批,按市售包装,在温度40℃±2℃,相对湿度75%±5%的条件下放置6个月。所用设备应能控制温度,并能对真实温度和湿度进行监测。试验期间第1个月、2个月、3个月、6个月分别取样一次,按稳定性重点考察项目检测。

对温度特别敏感的药物制剂,预计只能在冰箱(4℃~8℃)内保存使用,此类药物制剂的加速试验,可在温度25℃±2℃、相对湿度60%±10%的条件下进行,时间为6个月。

2. 经典恒温法 在实际研究工作中,采用经典恒温法,特别对于液体制剂,预测结果有一定的参考价值。经典恒温法的理论依据是Arrhenius指数定律,如式(19-12),其对数形式如式(19-13)。

以$\lg k$对$1/T$作图得一直线,称Arrhenius图,直线斜率为$-E/2.303R$,由此可计算出活化能E。若将直线外推至室温,就可以求出室温时的速度常数($k_{25℃}$)。由$k_{25℃}$可求出分解10%所需的时间(即$t_{0.9}$)或室温贮藏若干时间后残余的药物浓度。

试验时应根据药品的性质及稳定性预试验结果,确定稳定性指标的测定方法,选取试验温度与取样时间。具体试验步骤为:①将样品置于不同温度的恒温器中,定时取样测定含量；②求出各温度下不同时间的药物浓度，以药物浓度或浓度的其他函数对时间作图，判断反应级数；③再由直线斜率求出各温度的反应速度常数 k_1、k_2、k_3……；④以 $\lg k$ 对 $1/T$ 作图，得到直线 Arrhenius 图，求出 E 和 A；⑤直线外推至室温，求出 $k_{25℃}$，带入 C-t 方程，求出分解 10% 所需的时间。

欲得到预期的结果，除了精心设计试验外，关键是对试验数据进行正确的处理。化学动力参数（如反应级数 n、k、E、$t_{1/2}$）的计算，有图解法和统计学法两种，后一种方法比较准确、合理，近年来在稳定性研究中广泛应用。

例：某药物制剂，在 40℃、50℃、60℃、70℃ 四个温度下进行加速实验，测得各个时间的浓度，确定为一级反应，用线性回归法求出各温度的速度常数，结果见表 19-4，求 $T_{0.9}$。

表 19-4　　　　　　　　　　　　动力学数据表

T (℃)	$1/T \times 10^3$	$k \times 10^5$ (h^{-1})	$\lg k$
40	3.192	2.66	-4.575
50	3.094	7.94	-4.100
60	3.001	22.38	-3.650
70	2.913	56.50	-3.248

将表 19-4 中所述数据（$\lg k$ 对 $1/T$）进行一元线性回归，得回归方程：

$$\lg k = \frac{4765.98}{T} + 10.64$$

$E = -(-47.689) \times 2.303 \times 8.319 = 91309.77 \text{ (J/mol)} = 91.31 \text{ (kJ/mol)}$

$k_{25℃} = 4.6 \times 10^{-6}$ (h^{-1})　　　$T_{0.9} = \dfrac{0.1054}{k_{25℃}} = 22913$ (h) $= 2.65$ （年）

在实际工作中回归方程可以用于预测，但据数理统计理论可知，回归方程的适用范围，一般只限于原来观测数据的变动范围内，回归预测不能任意外推。因此在实际问题中仅知道预测值是不够的，还需知道预测值的变动范围。因此，用统计分析的方法作出一个区间估计，在预测有效期时更具参考价值。

3. 台阶型变温法　台阶型变温法的理论依据仍是 Arrhenius 指数定律，结合恒温与变温方法，按台阶升温规律升温，工作量较经典恒温法明显减少，且数据处理简单，精确度高。

试验设计时需选择变温的起始和终了温度，以及升温的温度间隔。在起始温度下恒温加速一段时间，为一个恒温台阶。然后升高一个间隔的温度，再恒温一段时间，为另一个恒温台阶。可以设计多个恒温台阶而进行加速试验，在每个台阶的开始及终了时分别取样分析。

三、有效期的统计分析

在药物制剂稳定性的试验研究中往往引入统计分析的方法进行试验设计及数据处理，使得有效期的确定更加准确合理。

有效期确定的统计分析一般根据实测数据以 $\lg k$ 对 $1/T$ 进行线性回归,得回归方程,按回归方程求出 $\lg k_{25℃}$,然后计算 $\lg k_{25℃}$ 的 95% 单侧可信限的置信区间 $\lg k_{25℃} \pm Z$,其中:

$$Z = t_{N-2} \cdot S \cdot \frac{1}{N} + \sqrt{\frac{(X_0-\bar{X})^2}{\sum(X_i-\bar{X})^2}} \qquad 式(19-17)$$

$$S = \sqrt{\frac{Q}{N-2}} \qquad 式(19-18)$$

式中,$Q = L_{yy} - bL_{xy}$;b 为直线斜率;L_{yy} 为 y 的离差平方和,即 $L_{yy} = \sum y^2 - (\sum y)^2/N$;$L_{xy}$ 为 xy 离差乘积之和,即 $L_{xy} = (\sum x)(\sum y)/N$;$t_{N-2}$ 为概率 0.05,自由度为 $N-2$ 的 t 单侧分布值;N 为数据组;X_0 为给定的自变量;$\bar{X}$ 为自变量 X 的平均值。

第五节 固体制剂的稳定性

一、概述

与液体制剂相比,固体制剂在稳定性研究中有许多不同特点,主要表现为:①固体药物一般分解较慢,需要较长时间和精确的分析方法;②固体状态的药物分子相对固定,不像溶液那样可以自由移动和完全混合,因此具有系统的不均匀性,分析结果很难重现;③药物的氧化作用往往局限于固体表面,并将内部分子保护起来,以致表里变化不一;④固体制剂是多相系统,常包括气相(空气和水汽)、液相(吸附的水分)和固相,当进行试验时,这些相的组成和状态常发生变化,特别是水分的存在对稳定性影响很大。这些特点表明固体制剂稳定性研究是一项十分复杂的工作。

二、固体制剂稳定性试验的影响因素

(一) 药物晶型

结晶内部结构不同的类别称晶型(crystal form)。物质在析出结晶时受各种因素的影响,造成分子间键合方式和相对排列发生变化,形成不同的晶型结构。不同晶型的药物,其理化性质,如溶解度、熔点、密度、蒸气压、光学和电学性质不同,稳定性亦不同。一些药物,如利福平、氨苄西林钠和维生素 B_1 等的稳定性与晶型有很大关系。利福平有无定形〔熔点 172℃~180℃(分解)〕、晶型 A〔熔点 183℃~190℃(分解)〕和晶型 B〔熔点 240℃(分解)〕。无定型在 70℃加速试验条件下保存 15 天,含量下降 10% 以上,室温贮存半年含量明显下降,而晶型 A 和晶型 B 在同样条件下,含量下降 1.5%~4%,室温贮藏 3 年,含量仍在 90% 以上。

另外,在制剂工艺中,如粉碎、加热、冷却和湿法制粒的操作都可能使晶型发生变化。因此在处方设计时,要对晶型作必要的研究,明确药物有几种晶型,何种晶型稳定,何种晶型有效。研究晶型的方法有热分析法、X 线衍射法、红外光谱、核磁共振谱、热显微镜和溶出速度法等。

（二）固体药物之间的相互作用

固体制剂中组分间的相互作用可能导致药物的分解，如传统的复方乙酰水杨酸片剂（APC）中，因非那西丁的毒副作用较大而改用对乙酰氨基酚（扑热息痛）。但现已发现乙酰水杨酸与对乙酰氨基酚之间有乙酰转移反应，也可能是对乙酰氨基酚直接水解。含有非那西丁或扑热息痛的 APC 片剂在 37℃进行加速试验，游离水杨酸增加的情况见图 19-4。

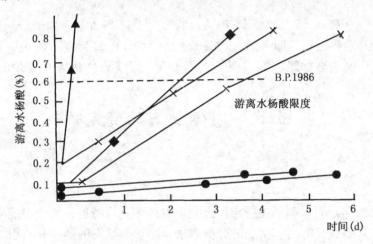

注：● 乙酰水杨酸＋非那西丁＋可待因
　　× 乙酰水杨酸＋对乙酰氨基酚＋可待因
　　■ 乙酰水杨酸＋对乙酰氨基酚＋可待因＋滑石粉
　　▲ 乙酰水杨酸＋对乙酰氨基酚＋可待因＋硬脂酸镁

图 19-4　复方乙酰水杨酸片 37℃加速实验

（三）固体药物分解中的平衡现象

虽然固体药物分解动力学与液体制剂不同，然而温度对于反应速度的影响，一般仍可用 Arrhenius 方程来描述。但在固体分解中若出现平衡现象，则不宜使用 Arrhenius 公式，而要用 Van't Hoff 方程来处理。如在杆菌肽（bacitracin）的热分解试验中发现，40℃贮存 18 个月残余效价为 64％，以后不会再继续下降，即达到平衡。此外，在维生素 A 胶丸和维生素 E 片剂的研究中也存在这些平衡现象。

三、固体制剂稳定性试验的特殊要求和特殊方法

（一）固体制剂稳定性试验的特殊要求

本章第四节所述的稳定性试验方法一般也适用于固体制剂。但根据固体药物制剂稳定性的特点，还要有一些特殊要求：①由于水分对固体制剂稳定性影响较大，故每个样品必须测定水分，加速试验过程中也要测定；②样品必须置于密封容器内，但为了考察材料的影响，可以用开口容器与密闭容器同时进行，以便比较；③固体剂型要使样品含量尽量均匀，以避免测定结果的分散性；④药物颗粒的大小，对结果也有影响，故样品要用一定规格的筛过

筛，并测定其粒度，固体表面是微粉的重要性质，必要时可用 BET 方法测定；⑤试验温度不宜过高，以 60℃以下为宜。

此外还需注意赋形剂对药物稳定性的影响。试验方法一般为：药物与赋形剂按 1∶5 配料，药物与润滑剂按 20∶1 配料。常用赋形剂和润滑剂有淀粉、糊精、蔗糖、磷酸氢钙、硫酸钙、硬脂酸镁和硬脂酸等。配好料后，其中一半用小瓶密封，另一半吸入或加入 5％水，也用小瓶密封，然后在 5℃、25℃、50℃、60℃和 4500lx 光照下进行加速试验，定期取样测定含量或进行薄层分析，同时观察外观、色泽等变化，以判断赋形剂是否影响药物的稳定性。

（二）固体制剂稳定性试验方法

1. 热分析法 常用差示热分析法（Differential Thermal Analysis，DTA）和差示扫描量热法（Differential Scanning Calorimetry，DSC）。DTA 法系在程序温度控制条件下，测量供试品与参比物之间温差随温度变化的一种技术；DSC 与 DTA 的原理基本相似，系在程序温度控制条件下，测量输入到参比物和测量物的能量随温度变化的一种分析方法。它比 DTA 反应灵敏、重现性好、分辨率高而较准确。

2. 漫反射光谱法 药物之间发生化学反应后，有时会变色。当光线照射在样品表面时，部分光线被样品吸收，部分光线向各个方向反射（漫反射），通过测定反射率，可以判断药物与辅料或药物与药物间有无相互反应和化学吸附。本法常用于片剂赋形剂的筛选。

参 考 文 献

1. 崔福德．药剂学．第六版．北京：人民卫生出版社，2007.
2. 屠锡德．药剂学．第三版．北京：人民卫生出版社，2002.
3. 张兆旺．中药药剂学．北京：中国中医药出版社，2003.
4. 袁其朋，赵会英．现代药物制剂技术．北京：化学工业出版社，2005.
5. Loyd V. Allen, Jr. Ansel's Pharmacutical Dosage Forms and Drug Delivery Systems. Eighth Edition. LWW, 2005.
6. 陆彬．药剂学．北京：中国医药科技出版社，2007.

第二十章 药物制剂的配伍变化

【学习要求】

1. **掌握** 药物制剂配伍变化的含义；药剂学配伍变化的内容；药物制剂配伍变化的处理原则和方法。
2. **熟悉** 注射剂配伍变化的主要原因；药物制剂配伍变化的研究方法。
3. **了解** 体内药物相互作用。

第一节 概 述

在制剂生产或临床用药过程中，将两种或两种以上的药物混合在一起称为配伍。药物配伍应用后在理化性质或生理效应方面产生的变化称为药物配伍变化。其中不利于生产、应用和治疗的药物配伍变化称为配伍禁忌。

一、药物配伍用药的目的

合理进行药物配伍可达到的目的：①使药物之间产生协同作用，增强疗效，如磺胺类药物与甲氧苄氨嘧啶合并使用，疗效显著增强；②减少毒副作用、减少或延缓耐药性的发生，如阿莫西林与克拉维酸钾配伍联用，可保护阿莫西林免遭β内酰胺酶的水解；③利用相反的药性或药物间的拮抗作用以克服药物的毒副作用，如用吗啡镇痛时常配伍阿托品，以消除吗啡对呼吸中枢的抑制作用及对胆道、输尿管及支气管平滑肌的兴奋作用；④为预防或治疗合并症而配伍其他药物，如长期应用苯妥英钠，可导致叶酸的缺乏，应配伍使用叶酸和维生素B_{12}。

药物合理配伍可达到上述预期目的，反之，则可能会使药效降低，给治疗带来不利影响，甚至使患者中毒。药物配伍后可能发生一种配伍变化，也可能同时发生几种配伍变化；有的在体外没有发生配伍变化，但进入体内却发生相互作用。因此，药物能否配伍应用，关键要看其对机体产生的影响情况。

二、药物配伍变化的类型

药物的配伍变化，从不同角度出发有不同的分类方法。
1. **按配伍变化的性质分类** 分为疗效学配伍变化和物理化学配伍变化。
2. **按药物的特点及临床用药情况分类** 分为药剂学配伍变化和药理学配伍变化。

3. 按配伍变化发生的部位分类　分为体外配伍变化和体内药物相互作用。体外配伍变化主要是物理配伍变化和化学配伍变化；体内药物相互作用又可分为药物动力学相互作用和药效学相互作用。

本章按第三种分类方法进行介绍，即体内配伍变化和体外相互作用。药剂学的配伍变化属于体外配伍变化，即药物进入机体前发生的变化，这种变化是由药物理化性质的改变所引起的，是在药剂生产、储藏及应用配伍过程中可能会发生的配伍变化。根据其变化性质的不同，可分为物理配伍变化和化学配伍变化。在药物制剂的各种剂型中，注射剂的配伍变化影响最大，本章将重点讲述。

第二节　药物制剂体外配伍变化

一、物理配伍变化

物理配伍变化系指药物在制备、贮存过程中，发生分散状态或物理性质的改变，造成药物制剂不符合质量标准或医疗要求。物理配伍变化主要表现在溶解度、吸湿性和粒径等方面。

（一）溶解度的改变

许多药物制剂配伍时因溶剂性质的改变导致药物溶解度降低，出现沉淀现象。例如12.5%的氯霉素注射液当用大输液稀释至浓度在0.25%以下时，则会出现氯霉素沉淀；含树脂的醇溶性制剂在与水性制剂配伍时会析出树脂；含黏液质、蛋白质多的水溶液若加入过量的醇会产生沉淀；在某些饱和溶液中加入其他物质时可能发生分层或沉淀，如芳香水剂中加入一定量的盐可使挥发油分离出来。

（二）潮解、液化和结块

有些药物吸湿性很强，如干浸膏、含糖颗粒剂、乳酶生、干酵母、胃蛋白酶和无机溴化物等，这些药物间配伍或与其他药物配伍时，在制备、应用或贮存中常发生潮解与液化现象，给制备带来困难并影响产品质量，但某些情况下可利用液化现象以满足制剂所需。发生潮解、液化的原因可归纳为：①固态的酸性与碱性药物反应生成水，如制备泡腾固体制剂时常用碳酸氢钠与有机酸（如枸橼酸），两者混合时在较高湿度下会很快发生中和反应生成水，使混合物润湿；②含结晶水多的盐与其他药物发生反应生成含结晶水少的盐而放出结晶水，如醋酸铅与明矾混合则放出结晶水；③混合物的临界相对湿度下降而吸湿，一些水溶性药物在室温下其临界相对湿度高时会出现润湿甚至液化；④形成低共熔混合物，根据剂型及治疗需要，制备中可利用处方中的低共熔混合物液化现象，如牙科常用的消炎止痛滴牙剂就是利用苯酚与樟脑或苯酚、麝香草酚与薄荷脑混合共研产生的共熔液化现象而制成的液体滴牙剂。

散剂、颗粒剂由于药物配伍后产生的吸湿性增强而引起结块。结块现象易使药物分解失效。

(三) 分散状态或粒径变化

粒径或分散状态的改变可直接影响制剂的质量。如乳剂、混悬剂中分散相的粒径可因与其他药物配伍，也可能因久贮而变粗，引起分散相聚结、凝聚或分层，导致使用不便或分剂量不准，甚至影响药物在体内的吸收；某些胶体溶液可因电解质或其他脱水剂的加入使胶体分散状态破坏而产生沉淀；某些保护胶体，会因加入浓度较高的亲水物质如糖浆、乙醇或强电解质而使保护胶失去作用；吸附性较强的物质如活性炭、白陶土、碳酸钙等，与小剂量生物碱配伍时，会吸附生物碱而使其在机体中释放不完全。

二、化学配伍变化

化学配伍变化系指药物配伍时，药物间发生了氧化、还原、水解、分解、复分解、缩合和聚合等化学反应，使药物出现了不同程度的降解，影响药物制剂的外观、质量和疗效，甚至产生毒副作用。化学配伍变化一般表现为变色、混浊、沉淀、产气、含量或效价下降、爆炸或燃烧等。

(一) 变色

药物配伍发生氧化、还原、聚合和分解等反应时，可产生有色化合物或发生颜色上的变化。如烟酰胺与维生素 C 混合会产生橙红色；多巴胺注射液与碳酸氢钠注射液配伍后会逐渐变成粉红色至紫色；含酚羟基的药物与铁盐相遇时混合物颜色变深。这些变色现象在光照、高温、高湿环境中发生得更快。

(二) 混浊和沉淀

液体制剂配伍应用时，若配伍不当可能发生混浊或沉淀。

1. 因 pH 值改变而产生沉淀　由难溶性碱或难溶性酸制成的可溶性盐，其水溶液常因 pH 值的改变而析出沉淀。如水杨酸钠或苯巴比妥钠的水溶液遇酸或酸性药物后，则会析出水杨酸或巴比妥酸的沉淀。又如多种生物碱及一些含氮的有机药物如苯海拉明、丁卡因、抗生素等，本身难溶，它们的盐溶液遇碱或碱性药物后，则会析出难溶性碱而产生沉淀。

2. 发生水解反应而产生沉淀　如苯巴比妥钠溶液因水解产生无药效的苯乙基乙酰脲沉淀；硫酸锌在中性或弱碱性溶液中，易水解生成氢氧化锌沉淀。因此硫酸锌滴眼液中，常加入少量硼酸使溶液呈弱酸性，以防止硫酸锌的水解。

3. 生物碱盐溶液的沉淀　大多数生物碱的盐溶液，当与鞣酸、碘、碘化钾、溴化钾或酸性较强的苷类等相遇，能产生沉淀。经实验证实黄芩苷和黄连素在溶液中能产生难溶性沉淀。

4. 因复分解而产生沉淀　无机药物之间常发生复分解反应而产生沉淀，如硫酸镁溶液遇可溶性钙盐、碳酸氢钠或某些碱性较强的溶液时，均会产生沉淀。如在镁乳的制备中，利用硫酸镁和氢氧化钠进行反应，则是有目的的配伍。又如硝酸银遇含氯化物的水溶液时即产生沉淀，故在配制 0.5% 硝酸银滴眼液时，要用硝酸钾或硝酸钠调节渗透压而不能用氯化钠。

（三）产气

药物配伍时出现的产气现象，一般系由化学反应引起，如铵盐与强碱性药物配伍，可分解产生氨气；碳酸盐、碳酸氢盐与酸类药物配伍发生中和反应产生二氧化碳。某些制剂就是利用这一性质，以实现用药目的，如含漱用的复方硼酸钠泡腾片在服用时，利用其产生的二氧化碳，以实现药物的迅速崩解和分散，提高药物疗效。

（四）因发生分解反应而使药物含量或效价下降

如维生素 B_{12} 与维生素 C 混合制成溶液时，B_{12} 分解，含量显著降低，药效下降；叶酸与维生素 C 或嘧啶钠混合，叶酸易失效。红霉素乳糖酸盐与葡萄糖氯化钠注射液配合（pH 值为 4.5），6 小时效价下降约 12%，因红霉素在酸性条件下（pH5 以下）不稳定，若与药物配伍后 pH 下降至 4.0 左右则 6 小时效价下降在 50% 以上（25℃）。

（五）发生爆炸

大多由强氧化剂与强还原剂配伍引起，如氯化钾与硫、高锰酸钾与甘油配伍时均可能发生爆炸。碘与白降汞混合研磨会产生碘化氮，如有乙醇存在可引起爆炸。

三、注射剂的配伍变化

（一）注射剂配伍变化的类型

因治疗和抢救工作的需要，经常需将几种注射液配伍使用。注射液的配伍变化同样可分为药理学配伍变化和药剂学配伍变化。药剂学的配伍变化，主要表现为可见的和不可见的两种变化现象。可见的配伍变化系指一种注射剂与另一种注射剂混合或加入输液剂后出现了混浊、沉淀、结晶、变色或产气等变化现象，如 15% 的硫喷妥钠水性注射液与非水溶剂制成的西地兰注射液混合时可析出沉淀；枸橼酸小檗碱注射液与等渗氯化钠混合时则析出结晶等。不可见的配伍变化系指肉眼观察不到的配伍变化，如某些药物的水解、分解和效价下降等，均为肉眼观察不到的配伍变化，可影响疗效或出现毒副作用，带来潜在的危害性。

（二）引起注射剂产生配伍变化的原因

1. 溶剂组成的改变 当某些含非水溶剂的注射剂加入到输液剂中时，由于溶剂组成的改变会使药物析出。如安定注射液含 40% 丙二醇、10% 乙醇，当与 5% 葡萄糖或 0.9% 氯化钠注射液配伍时容易析出沉淀。由于注射液和输液剂多以水为溶剂，尤其是输液剂用量大且直接滴注进入血管，对药液的 pH 值、离子强度和种类、浓度、澄明度等都有很严格的要求。

常用的输液剂有 5% 葡萄糖注射液、等渗氯化钠注射液、复方氯化钠注射液、葡萄糖氯化钠注射液和右旋糖酐注射液等，这些单糖、盐、高分子化合物溶液一般较稳定，常与注射液配伍，但有些输液剂由于性质特殊，不宜与注射液配伍。如：①血液制品，由于其不透明，在产生沉淀、混浊时不易观察，且血液成分极复杂，与含药物的注射液混合后可能引起溶血、血细胞凝聚等现象；②20% 甘露醇注射液为过饱和溶液，加入氯化钾、氯化钠溶液时，易析出甘露醇结晶；③静脉注射用乳剂因乳剂的稳定性受多种因素影响，加入药物往往会破坏乳剂的稳定性，产生乳剂破裂、油相合并或聚集等现象，故这类制品与其他注射液配伍应慎重。

2. pH 值的改变 注射液的 pH 值是影响其稳定性的重要因素。因 pH 值的改变，有些药物会产生沉淀或加速分解。如生物碱、有机酸和酚类等，在一定 pH 值的溶液中较稳定，当 pH 值改变时，其稳定性也会发生变化。含碱性药物的制剂不宜与酸性注射剂配伍，含酸性药物的制剂不宜与碱性注射剂配伍。如硫酸长春新碱注射液与碳酸氢钠、磺胺嘧啶钠等碱性注射液混合时，由于 pH 值的升高使生物碱游离而析出沉淀，影响药效。又如青霉素 G 在与其他药物溶液混合后，若混合液 pH 值到 4.5，则 4 小时可损失 10% 的效价；而在 pH 值 3.6 的溶液中 4 小时损失 40% 的效价。

3. 缓冲容量 注射液中缓冲剂抵抗 pH 值变化能力的大小称缓冲容量。许多注射液的 pH 值由所含成分或加入的缓冲剂的缓冲能力所决定，具有缓冲能力的溶液其 pH 值可稳定在一定范围，从而使制剂稳定。混合后的药液 pH 值若超出其缓冲容量，仍可能出现沉淀。如 5% 硫喷妥钠注射液与氯化钠注射液配伍不发生变化，但加入含乳酸盐的葡萄糖注射液则会析出沉淀。

4. 原辅料的纯度和盐析作用 注射液之间发生的配伍变化也可能由于原辅料的纯度不符合要求所引起。如氯化钠输液剂若原料中含有微量的钙盐，当与 2.5% 枸橼酸注射液配伍时，会产生枸橼酸钙悬浮微粒而出现混浊。

某些呈胶体分散系统，如两性霉素 B 只能加到 5% 葡萄糖注射液中静滴，若加入到含大量电解质的输液剂中，会被盐析，使胶体粒子凝聚而产生沉淀。

5. 成分之间发生反应 某些药物可直接与输液剂或另一注射液中的某种成分发生反应。如在中性或碱性条件下，四环素会与含钙盐的输液剂形成螯合物而产生沉淀。

6. 混合浓度、混合顺序及其稳定性的影响 两种或两种以上药物配伍后若出现沉淀，则可能与其浓度和放置时间有关，如红霉素乳糖酸盐与等渗氯化钠或复方氯化钠注射液各以 1% 浓度混合时，能保持澄明，但当后者浓度为 5% 时，则出现不同程度的浑浊。

改变混合顺序可避免某些药物混合后产生沉淀，如 1g 氨茶碱与 300mg 烟酸配合，应先将氨茶碱用输液剂稀释至 1000ml，再慢慢加入烟酸可得澄明溶液，若先将两种溶液混合则会析出沉淀，因此在配伍时应采取先稀释后混合，逐步提高浓度的方法。

混合后还应注意放置时间的影响，有些药物在溶液中的反应速度很慢，故可在短时间内使用。如磺胺嘧啶钠注射液与葡萄糖输液剂混合后，约在 2 小时左右出现沉淀。注射剂在配伍使用过程中，若在数小时内无沉淀发生或分解量不超过规定范围，并在规定时间内输完，一般不会影响疗效。如输入量较大时，应分次输入，或临用前新配。

7. 离子作用 有些离子能加速药物的水解反应。如乳酸根离子能加速氨苄青霉素和青霉素 G 的水解，在含乳酸钠的复方氯化钠输液剂中氨苄青霉素 4 小时后降解 20%。

8. 氧与二氧化碳的影响 注射剂的制备过程中常需在安瓿内充惰性气体，以排除氧气，防止药物被氧化。有些药物如苯妥英钠、硫喷妥钠注射液会因吸收空气中的二氧化碳而使溶液的 pH 值下降，析出沉淀。

第四节 体内药物相互作用

体内药物相互作用系指药物的药效受到配伍应用的药物、内源性物质、附加剂、食物等影响而发生变化的现象。这里的变化不仅包括疗效、强度、持续时间、副作用、毒性的改变,而且包括对临床和检验、体内药物浓度测定等的干扰;不仅仅限于用药过程中,也包括用药后一定时间内所发生的相互影响。

一、吸收过程中的药物相互作用

1. 吸收部位药物之间的物理化学反应　联合应用的药物口服进入胃肠道后,由于药物相互之间或与机体内源性物质、食物的相互作用,可能形成配合物、螯合物或复合物而影响吸收。如四环素类抗生素在胃肠道中与二价或三价金属离子形成络合物,这些络合物在中性或弱碱性环境中溶解度更低,因而影响四环素族药物的吸收。

2. 胃肠道 pH 值变化　某些药物口服后能改变胃肠道的 pH 值,进而影响合用药物在胃肠道的溶解性、离子化程度等,最终影响药物吸收。如碳酸氢钠可显著降低四环素的吸收,因为四环素在 pH5 左右溶解度最大,当与碳酸氢钠配伍时胃液 pH 值升高,使四环素溶解度下降,溶解速度变慢,从而影响四环素的吸收。

3. 胃排空速率与肠蠕动　胃排空速率会影响药物的吸收速度和程度,因此能促进或抑制胃排空速率的药物能影响另一药物的吸收。如灭吐灵与普鲁本辛对扑热息痛吸收的影响,普鲁本辛(注射)与扑热息痛(口服)合用与单独服用扑热息痛比较,前者与后者相比,扑热息痛血中浓度的峰值低且达峰时间后延,而灭吐灵(注射)与扑热息痛合用对扑热息痛的影响则相反。这是由于胃肠蠕动因服用刺激性泻药而加快,因服用抗胆碱药物而减慢,从而影响与其合用的另一种药物的吸收。

4. 其他　如新霉素、对氨基水杨酸及秋水仙碱因对小肠黏膜有毒性作用而影响某些药物的吸收。

二、分布过程中的药物相互作用

影响分布的相互作用最常见的是置换作用。置换系一种药物减少另一种药物与蛋白的结合。通常两种药物会在蛋白质某一结合位置上发生竞争现象,亲和力强的药物将亲和力弱的药物置换出来,结果使被置换的药物游离型浓度增加。因药效与游离型药物有关,故药物与蛋白质结合率的改变直接影响药物的疗效与副作用,如保泰松与华法林同用时,华法林的游离药物浓度增加,容易产生出血等副作用。

三、代谢过程中的药物相互作用

药物的体内代谢主要是在肝脏被肝微粒体中的药物代谢酶族(药酶)所代谢。此外,血液、肾脏及其他部位也存在某些药酶。药酶的作用多具有一定的专属性。代谢过程的药物相互作用可分为酶促作用和酶抑作用。

1. 酶促作用 某一药物可使另一种药物的代谢酶活性增强，致使后者消除加快、药效降低。如巴比妥类药物可诱发肝药酶对口服抗凝剂（如双香豆素类）的代谢作用；乙醇有酶促作用，风湿止痛药酒可使安乃近等药物代谢加快，半衰期缩短，药效下降。

2. 酶抑作用 有些药物能抑制另一种药物代谢酶的活性，使代谢作用减慢，致使这些药物的药理作用增强或毒性增加。如双香豆素抑制甲磺丁脲在肝脏内羟基化反应酶的作用，使羟化反应不能顺利进行，而使甲磺丁脲在体内停留时间延长。

此外还有少数药物的体内代谢具有双相活性，如导眠能、羟基保泰松等对巴比妥代谢酶的作用，开始是酶抑作用，连续给药后则呈现酶促作用。

四、排泄过程中的药物相互作用

肾小管主动分泌的药物之间可相互竞争，即一种药物可抑制另一种药物自肾小管的分泌，使后者的消除减慢，血药浓度相应增高、作用增强。如青霉素与丙磺舒都通过肾小管分泌机制排泄，丙磺舒能与青霉素在肾小管近端竞争分泌进入尿液中，从而使通过肾小管近端分泌进入尿中的青霉素的量大大减少，血中青霉素浓度增高而维持较长的作用时间。

有些药物服用后会改变尿液的 pH 值，如红霉素一般对革兰阳性菌有效，但与碳酸氢钠合用后也可治疗泌尿系统的感染（多系革兰阴性菌感染）。可使尿液碱化的药物有乙酰唑胺、乳酸钠、碳酸氢钠、枸橼酸钠、氯噻嗪类利尿药等；可使尿液酸化的药物有氯化铵、氯化钙、盐酸精氨酸、维生素 C 等。

有些药物能加快另一种药物的排泄，有些则会降低另一种药物的排泄，或使另一种药物从尿中析出而形成蛋白尿、血尿。另外有些药物配伍时会发生相互反应而影响排泄。

五、药效学的相互作用

同时使用两种以上药物，由于药理效应或作用机制的不同，可使总效应发生改变，称为药效学的相互作用。药效学相互作用可能出现协同作用和拮抗作用。

1. 协同作用 两种以上药物合并使用后，使药物作用增加。协同作用又可分为相加作用和增强作用。相加作用系药物作用等于两药作用之和；增强作用表现为药物作用大于两药作用之和。如氯丙嗪能延长和加强中枢神经系统抑制药（如巴比妥类）和镇痛剂的作用，当合并用药时这些药只需常用剂量的 1/4～1/2。增强作用不一定都是有利的，如巴比妥类药物同时使用，会使作用减弱或消失。

2. 拮抗作用 两种以上药物合并使用后，使药物作用减弱或消失。一般不宜配伍使用，但在临床上也可将有拮抗作用的药物有意地配伍使用以纠正主要的副作用和突出主要的治疗作用。

此外，药物的协同作用与拮抗作用不单纯发生在治疗作用上，在毒副作用上也同样存在。

第五节 配伍变化的研究与处理方法

药物制剂的配伍变化情况往往很复杂,判断两种药物是否会产生配伍变化,一方面应根据药物的理化性质、药理作用及其配方、临床用药对象、剂量、用药意图等,并结合易产生配伍变化的原因进行分析;另一方面可通过试验观察作出合理的判断。

一、配伍变化的试验方法

(一) 可见的配伍变化试验方法

这一类配伍变化的试验方法较多,常用的方法是将两种药液混合,在一定时间内用肉眼观察有无混浊、沉淀、结晶、变色和产气等现象。试验中要注意混合比例、观察时间、浓度与 pH 值等,条件不同会出现不同结果。对于有沉淀或混浊产生的配伍,为进一步分析原因,可采用向该混合液中加入酸或碱调节使其恢复至原 pH 值,观察沉淀是否消失,或将沉淀滤出,用适当方法鉴别沉淀为何种物质,判断是否有新物质生成等。

(二) 测定变化点的 pH 值

pH 值的改变是药物制剂发生配伍变化的主要原因之一,故在实际应用可用注射液变化点的 pH 值作为预测配伍变化的依据。其方法为:取 10ml 注射液,先测定其 pH 值,再分别滴加 0.1mol/L 的盐酸(主药是有机酸时)或 0.1mol/L 氢氧化钠溶液(主药是有机碱时),直至出现混浊或变色为止,再测定 pH 值并记录所用酸或碱的量以及 pH 值的移动范围。若酸或碱的量达到 10ml 以上还未出现任何变化,则认为酸或碱对该药液不引起变化。如果 pH 值移动范围大,说明该药液不易产生配伍变化;如果 pH 值移动范围小,则说明该药液容易产生配伍变化。该方法很实用,但终点不易判定、误差大。

(三) 稳定性试验

药物在输液过程中的不稳定现象比较常见,因为临床输液的时间比较长,且药物加入输液剂后的 pH 值可能发生改变,同时往往含有对药物降解具催化作用的离子。若在规定时间内(如 6 小时或 24 小时)药物效价或含量降低不超过 10%,则一般认为是稳定的,可配伍使用。

试验方法:将注射液按实际使用量和浓度,加入输液剂中(常用量在 100~500ml),或再加第二种、第三种注射液,混合均匀后,控制恒定温度,立即测定其中不稳定药物的含量或效价,并记录该混合液的 pH 值与外观等。然后每隔一定时间取出适量进行含量或效价测定,并记录结果,以了解药物在一定条件下的稳定性情况并测得含量或效价下降 10% 所需要的时间。试验时应注意选择灵敏度高、不受混合液中其他成分干扰的适宜的定量方法,也可用化学动力学的方法,求出反应速度常数,分析各种因素(pH 值、温度、离子强度等)与药物配伍变化的关系。

（四）紫外光谱、薄层层析、GC、HPLC 等的应用

采用紫外光谱、薄层层析、GC、HPLC 等方法分析，可以鉴定配伍产生的沉淀物成分。如维生素 B_1 注射液与利血平注射液混合后析出的沉淀物，其紫外光谱与单独的维生素 B_1 或利血平均不一致，说明沉淀物是配伍后所产生的新物质。

紫外光谱、薄层层析、GC、HPLC 等方法是较快速、简便、灵敏的分析方法。

（五）药动学及药效学试验

疗效上的配伍变化常需进行药动学或药效学试验，研究药物配伍后是否产生药动学参数的变化或药理效应的变化。如西咪替丁与普鲁卡因胺合用后，后者生物半衰期由 2.9 小时延长至 3.8 小时，血药浓度也相应增高，研究发现这是由于西咪替丁减少了普鲁卡因胺的肾清除率的缘故。

二、配伍变化的处理原则和方法

（一）配伍变化的处理原则

1. 审查处方，了解用药意图　在审查处方发现疑问时，应首先与处方医师联系，了解用药意图，明确给药对象及条件，如患者的年龄、性别、用药途径、病情及严重程度等。对患有合并症的患者，审方时应注意禁忌证，并结合药物的理化性质和药理效应分析可能产生的不良影响和作用，对处方成分、剂量和用法等各个方面进行全面审查，必要时还需与处方医师联系，共同确定解决方案，使制剂能更好地发挥疗效，保证用药安全。

2. 生产工艺和贮藏条件的控制　控制温度、光线、氧气和重金属含量是延缓水解、氧化反应的基本措施。对于挥发油、酚类、醛类和醚类等易氧化的药物或酯类、酰胺类和皂苷类等易水解的药物，宜制成固体制剂以增加其稳定性，并应注意控制水分含量，控制温度，避免湿、热等处理过程。如果确定要制成注射剂，可考虑制成粉针剂，并注意附加剂和包装材料的影响。

（二）配伍变化的处理方法

在上述原则的基础上，一般采用改变储存条件、改变调配次序、改变溶剂或添加助溶剂、调整溶液 pH 值、改换药物或改变剂型等方法，处理不合理的配伍变化。

1. 改变储存条件　有些药物在使用过程中，因贮存条件如温度、空气、水、二氧化碳和光线等因素的影响，会产生沉淀、变色或分解，故这些药物应在密闭及避光的条件下储存。如含对氨基水杨酸钠、肾上腺素等的溶液遇空气易氧化而变色；含氧化镁的制剂容易吸收空气中的水、二氧化碳而变成硬块，使固体制剂不易分散。一些易水解、需临时调配的制剂，如金霉素滴眼液等，应贮存于 5℃ 以下以减少外界因素对其药效的影响，延缓效价的下降。另外，乳剂在放置过程中会发生絮凝现象，如振摇后能复原，应告知病人放心使用。这与因储存条件不当而导致的药物药效降低甚至变质有本质的区别。

2. 改变调配次序　对于某些药物溶液，调配次序不仅影响生产工序的繁简，还会影响成品的质量。如将 0.5% 苯甲醇与 0.5% 三氯叔丁醇在水中配伍时，由于三氯叔丁醇在冷水中溶解速度很慢，如先与将其与苯甲醇混合则极易溶解。又如将碳酸镁、枸橼酸与碳酸氢钠

制备合剂时，需先将枸橼酸与碳酸镁混合溶解后再将碳酸氢钠溶入；若先将碳酸氢钠与枸橼酸混合则会发生酸碱中和反应，而不能制成溶液剂。

3. 改变溶剂或添加助溶剂　改变溶剂系指改变溶剂容量或变成混合溶剂，常用于防止或延缓溶液剂析出沉淀或分层。药物因超过溶解度而析出沉淀时，可通过增加溶剂量或添加增溶剂、助溶剂等克服沉淀现象。如用芳香水制得的盐类溶液往往易析出挥发油，但将芳香水稀释后可加以克服。亦可使用潜溶剂，即能提高难溶性药物溶解度的混合溶剂。如甲硝唑在水中的溶解度仅为10%，若改为水-乙醇的混合溶剂，则溶解度可提高5倍。

4. 调整溶液的pH值　pH值会影响很多微溶性药物溶液的稳定性。阴离子型药物，如芳香有机酸盐、巴比妥酸盐、磺胺盐、阴离子表面活性剂、酸性含汞的防腐剂和青霉素盐等，在pH值降低到一定程度时，会析出溶解度较小的游离酸。同样，阳离子型药物，如生物碱及其类似物、碱性抗生素、碱性维生素、碱性局部麻醉剂和碱性安定剂等，当pH值升高到一定程度时会析出溶解度较小的游离碱。大多多价可溶性金属盐（如硫酸锌等）在溶液中亦能因pH值的升高而生成难溶性氢氧化物或碱性物。pH值的改变也会使一些药物的氧化、水解或降解等作用加速或延缓。因此调节药物至适宜的pH值非常重要。

5. 改换药物或改换剂型　在征得医师同意的条件下可适当改换药物，但所改换的药物的疗效应力求与原药物相似，用法也尽量与原药一致。例如0.5%硫酸锌与2%硼砂配伍制备滴眼液会析出碱式硼酸锌或氢氧化锌，可改用硼酸代替硼砂。

有些处方制备成注射剂时易产生沉淀，可考虑改制成其他剂型。

总之，在制剂的生产、贮存和使用过程中可能会发生各种原因所致的配伍变化，导致药物的疗效降低，毒副作用增加。为此，应严格制定最佳处方和制备工艺，尽可能降低不合理配伍变化发生的可能性。一旦发生药物制剂的配伍变化或配伍禁忌，应认真分析其原因，从制剂处方、剂型、工艺和储存条件等环节进行分析，寻找解决方法。目前有将药物制剂产生配伍变化的现象及处理方法的经验编成计算机软件的，以供使用者随时查对与参考。

参 考 文 献

1. 奚念朱．药剂学．第3版．北京：人民卫生出版社，1994．
2. 张兆旺．中药药剂学．第2版．北京：中国中医药出版社，2008．
3. 专家编委会．国家执业药师资格考试药剂学过关全攻略．沈阳：辽宁科学技术出版社，2008．

第二十一章 药物制剂的设计

【学习要求】

1. **掌握** 药物制剂设计的主要内容；药物制剂的处方与工艺的优化设计。
2. **熟悉** 药物制剂设计的基本原则；药物的理化性质及测定。
3. **了解** 给药途径对剂型的确定；常用的文献检索网站。

第一节 概 述

药物制剂设计系指在新制剂的研究与开发过程中，根据药物本身的理化性质及临床用药需要对制剂进行设计，以确定合适的给药途径、药物剂型，选择恰当的辅料和制备工艺，并在此基础上筛选制剂的最佳处方和工艺条件，确定包装，最后获得适合生产和临床应用的优质制剂产品。药物制剂设计是新制剂研究和开发的起点，是决定制剂产品安全性、有效性、稳定性、可控性及顺应性的重要环节。

一、药物制剂设计内容

药物制剂设计包括的主要内容有：处方前研究工作、剂型选择、处方和工艺的优化设计、包装设计等。

1. 处方前研究工作 对药物的理化性质、药理学、药动学全面认识，必要时应进行实验获取基本参数，为剂型及处方设计等研究提供参考依据。

2. 剂型选择 根据药物性质和临床治疗需要，确定给药途径，并综合各方面因素，选择合适的剂型。

3. 处方和工艺的优化设计 根据所确定剂型的特点，选择适合于该剂型的辅料或添加剂，通过各种测定方法考察制剂的各项指标，采用实验设计优化法对处方和工艺进行优化。处方和工艺设计是新制剂研究和开发的重要阶段，其设计水平直接关系到制剂的有效性、安全性、可控性、稳定性、适用性及经济技术的合理性。

4. 包装设计 药品的包装设计系指对药品的包装作用、包装材料、包装容器、装潢设计原则、包装成品评价等进行系统的研究和充分的论证，使药品包装真正起到保护药品、方便使用和促进销售等作用。

二、药物制剂设计原则

药物制剂设计应提高或不影响药物的药理活性，减少药物的刺激性、毒副作用或其他不良反应，设计的基本原则主要包括以下几个方面。

1. 安全性（safety） 安全性是药物制剂设计首先要考虑的重要方面。药物制剂设计应最大限度地提高药物治疗的安全性，降低药物的刺激性或毒副作用。药物的刺激性及毒副作用主要与药物的化学结构相关，也与药物制剂设计密切相关。通过适宜的剂型、合理的处方和科学的制备工艺可降低药物的刺激性或毒副作用。如对于治疗指数低的药物，可设计成缓释、控释制剂，以减小峰谷波动，维持较稳定的血药浓度水平，降低毒副作用。

2. 有效性（effectiveness） 在保证安全性的同时，有效性是药物制剂设计要考虑的重要因素之一。若制剂设计不当，即使药理活性很高的药物，也有可能在体内无效。药物的有效性与给药途径、剂型及给药剂量等因素密切相关，如硝酸甘油各制剂的起效快慢次序依次为：硝酸甘油口腔速崩片、舌下片、普通片、贴剂。对心绞痛进行长期预防时可选择硝酸甘油贴剂；急救时，宜选择起效迅速的口腔速崩片。

理想的药物制剂设计不仅仅是为了保持药物的疗效，更应能增强药物治疗的有效性。增强药物治疗的有效性可从药物本身特点或治疗目的出发，采用制剂的各种方法克服其弱点，充分发挥其作用。如难溶性药物制备口服制剂时，可采用在处方中加入增/助溶剂、固体分散体制备技术、环糊精包合物制备技术、纳米乳/微乳制备技术、微粉化技术等多种方法增加其溶解度和溶出速度，以促进药物吸收，提高药物治疗的有效性。

3. 稳定性（stability） 稳定性是保证药物制剂安全性和有效性的基础。制剂设计中不仅要考虑处方配伍及工艺过程中的稳定性，还要考虑贮存期及使用期间的稳定性。

4. 可控性（controllability） 药品质量是决定其有效性和安全性的重要保证，因此制剂设计必须做到质量可控，这也是药物制剂的基本要求之一。可控性主要体现在制剂质量的可预知性与重现性。可预知性即按已建立的工艺技术制备的合格制剂，各项指标应完全符合质量标准的要求；重现性即不同批次生产的制剂均应达到质量标准的要求，不应有大的变异，以保证质量的稳定性和均一性。

5. 顺应性（compliance） 顺应性系指患者或医护人员对所用药品的接受程度。从给药途径而言，口服是应用最广泛、最易被接受的给药途径；而注射则需要专业技术人员操作，注射时的疼痛感使长期应用患者及儿童患者难以接受；直肠用药对于婴幼儿是一种较好的给药途径。

顺应性的范畴还包括制剂的外观、大小、形状、色泽、嗅、味、使用方法等多个方面。较小的体积、较少的数量、明快的色彩、良好的口味、方便而快捷的使用方法会受到更多患者的青睐。

此外，药物制剂设计时还应考虑降低成本，简化制备工艺等方面。

第二节 给药途径对剂型的要求

设计剂型和发展制剂的目的是为了满足临床治疗和预防疾病的需要，针对疾病的种类和特点，要求有不同的给药途径及相应的剂型和制剂。不同给药途径或部位的生理及解剖特点不同，给药后药物的体内转运过程有很大差异。设计适宜剂型和制剂对临床治疗的有效性和安全性具有重要意义。不同给药途径对制剂的要求也不同。

一、口服给药剂型及要求

口服给药是最常见、最符合正常生理活动规律的给药方式，也是最易为患者所接受的常用给药途径之一，适合于各种类型的疾病和人群，尤其适合于需长期治疗的慢性疾病患者。因此口服给药剂型是新制剂开发的首选剂型。适合于口服给药的常用剂型有片剂、胶囊剂、颗粒剂、丸剂等固体剂型以及溶液剂、混悬剂和乳状液等液体制剂。在所有剂型中，片剂的临床使用量排首位，其次是胶囊剂。片剂和胶囊剂携带、贮运和服用均较为方便，稳定性好，生产成本也较低。但片剂和胶囊剂在体积大时不宜吞服或吞服时有不适感，较液体制剂吸收、起效慢。液体制剂和颗粒剂更适合于老人、儿童以及吞咽困难的人群用药，有利于药物尽快发挥作用，但液体制剂、颗粒剂的服用体积一般较大，对色、香、味以及制剂稳定性要求高，贮运均不便，包装及生产成本也较高。

口服剂型设计时一般要求：①在胃肠道内吸收良好；②避免对胃肠道的刺激作用；③克服首过效应；④具有良好的芳香气味、可口的味觉、适宜的体积及给药剂量；⑤对于特殊用药人群，如老人与儿童吞咽困难，应采用液体剂型或易于吞咽的小体积剂型，如口服液或口腔崩解片等。

二、注射给药剂型及要求

注射给药的特点一般是起效快，可迅速通过体循环将药物运送至全身各处，发挥药理作用，尤其适用于急救或快速给药的情况或无法采用其他方式给药的情况。但注射给药病人的顺应性差，需要医护人员和患者之间的配合。此外注射给药后，药物瞬间到达体内，血药浓度高，有可能超过其治疗窗，造成毒副反应。

注射给药的剂型包括溶液型、混悬型、乳剂型、固体粉末型以及输液剂、注射用浓溶液等。设计注射剂型时一般要求：①根据药物的性质与临床要求可选用溶液型、混悬型、乳剂型等，并要求符合无菌、无热原、刺激性小等质量要求；②需长期注射给药时，可采用缓释注射剂；③对于在溶液中不稳定的药物，可考虑制成冻干制剂或无菌粉末，临用前需溶解。

三、皮肤给药剂型及要求

皮肤给药方便、安全、缓和，特别适合于皮肤及肌肉、关节等局部疾病的治疗；作为全身给药途径时，主要对慢性疾病发挥缓释及长效作用。皮肤给药的剂型可选择软膏、乳膏、凝胶等半固体制剂，也可选择搽剂、洗剂、酊剂等液体制剂以及气雾剂、喷雾剂、贴剂、巴布剂等剂型。不同剂型适合于不同用药部位及用药目的。如光滑皮肤给药可选择多种剂型，而多皱褶皮肤，不宜选择贴剂、硬膏剂；关节等运动部位可选择拉伸性好的巴布剂；大面积皮肤用药则宜选择涂布性好、透气性好、油污性和封闭型较小的搽剂、凝胶剂、气雾剂或喷雾剂；经皮肤给药进行全身治疗一般选择透皮贴剂。

四、黏膜及腔道给药剂型及要求

眼、鼻腔、口腔、耳道、阴道及直肠等黏膜部位或腔道的病变常采用局部给药，其中眼、耳道部位给药主要用于局部治疗；口腔、鼻腔、直肠和阴道既可用于局部治疗也可用于全身治疗。根据黏膜及腔道生理特点，用于眼、鼻、耳等部位给药的剂型主要是体积小、剂量小、刺激性小的液体制剂或半固体制剂，如各种滴眼剂、眼膏剂、滴鼻剂和滴耳剂；用于直肠、阴道以及口腔内给药的剂型则以栓剂、片剂、胶囊剂以及溶液剂为主。

第三节 药物制剂处方设计前研究工作

处方设计前研究（preformulation）主要包括：①通过实验研究或文献资料获取药物的相关理化参数，如药物的物理性状、熔点、沸点、溶解度、溶出速度、多晶型、pK_a、分配系数等；②测定药物的生物学性质；③测定药物与各种有关辅料间的相互作用。这些工作将为药物制剂的开发提供重要参考依据。

一、文献检索

文献检索是处方前工作首先要进行的一项重要工作。目前常用的检索工具有 Internet 检索和光盘检索。

1. Internet 检索 在已进入网络时代的当今社会，Internet 检索已成为获取信息的最主要途径之一。网络检索工具主要有搜索引擎和 Internet 数据库检索。除一般主体指南和综合搜索引擎外，常用的医药专业搜索引擎有 PharmWeb（http：//www.pharmweb.net）、Biomednet（http：//www.biomednet.com/）、HealthAtoZ（http：//www.healthatoz.com）、MedEngine（http：//www.mediaengine.org）等；Internet 数据库检索常用的有中国期刊网（http：//www.cnki.net）、万方数据库（http：//chinainfo.gov.cn）、维普中文数据库（http：//www.cqvip.com）、PubMed 检索系统（http：//www.ncbi.nlm.nih.gov）、SpringerLink（www.springerlink.com）、Medbioworld（www.medbioworld.com）、HighWire Press（http：//highwire.stanford.edu/）等。

2. 光盘检索 光盘数据检索又称 CD-ROM 数据库检索。其费用低廉，安全性能高，且在整个检索过程中不涉及远程通信网络问题，可为用户提供良好的检索条件和环境气氛。

常用药学中文光盘数据库有《中国生物学文献数据库》（CBA）、《中国药学文摘光盘数据库》(CPICK)、《中国中医药文献数据库》、《中国化学文摘数据库》、《中国药品专利数据库》等;药学外文光盘数据库有《美国化学文摘光盘数据库》(CA)、《国际药学文摘光盘数据库》(IPA)、《荷兰医学文摘数据库》(EM)、《MEDLINE 数据库》等。

近年来随着网络速度、网络信息更新速度的加快,光盘数据库正在逐渐被网络数据库所取代。

二、药物的理化性质

药物的理化性质研究主要包括 pK_a、溶解度、熔点、多晶型、分配系数、表面特性以及吸湿性等的测定。

(一) 溶解度和 pK_a

溶解是药物吸收的前提条件,因此,药物都必须具有一定的溶解度。大多数药物是有机弱酸和有机弱碱类,在不同 pH 值介质中,溶解度也不同,溶解后以解离型或非解离型形式存在,因此对药物的吸收可能会有很大影响。一般解离型药物不易通过类脂生物膜被吸收,非解离型药物可有效地通过类脂生物膜被吸收。

由于药物的溶解度和 pK_a 在很大程度上影响着许多研究工作,因此在进行处方前研究中必须首先测定溶解度和 pK_a。

1972 年 Kaplan 提出在 pH 值 1~7 范围内 (37℃),药物在水中的溶解度小于 1% (10mg/ml) 时,都可能出现吸收问题;溶出速率 (intrinsic dissolution rate) 大于 $1\text{mg} \cdot \text{cm}^{-2} \cdot \text{min}^{-1}$,吸收不会受限,小于 $0.1\text{mg} \cdot \text{cm}^{-2} \cdot \text{min}^{-1}$,吸收受溶出速率限制。由于溶出时呈漏槽状态,溶出速率与溶解度成正比关系。此溶出速率相差 10 倍,即表明溶解度最低限度为 1mg/ml,溶解度小于此限度则需采用可溶性盐的形式。

溶解度的近似测定可按《中国药典》2010 年版二部凡例中方法进行。更为准确地测定溶解度的方法是:取过量药物加入定量溶剂中,在恒定温度 (通常为 25℃或 37℃) 下振摇,观察药物在溶液中的溶解情况,直至达到饱和,测定药物溶液浓度即可。一般为了确定药物的溶解性质,根据剂型及制剂的要求,常需要在多种溶剂系统中测定药物溶解度。常用的溶剂有水、0.9% NaCl 溶液、稀盐酸溶液 (0.1mol/L 的 HCl)、稀碱溶液 (0.1mol/L 的 NaOH)、pH6.8 磷酸盐缓冲溶液等。

药物的解离状态、pK_a 和 pH 的关系可用 Handerson-Hasselbach 公式来说明:

对弱酸性药物

$$pH = pK_a + \lg \frac{[A^-]}{[HA]} \qquad 式 (21-1)$$

对弱碱性药物

$$pH = pK_a + \lg \frac{[B]}{[BH^+]} \qquad 式 (21-2)$$

式中,[B]、$[BH^+]$ 分别为未解离和解离弱碱性药物的浓度;[HA]、$[A^-]$ 分别为未解离和解离弱酸性药物的浓度。

据式 (21-1) 和 (21-2) 可由不同 pH 值时所对应的药物溶解度测定 pK_a 值;若已知

[HA] 或 [B] 和 pK_a，则可预测任意 pH 条件下药物的溶解度（非解离型和解离型溶解度之和），预测盐的溶解度和 pH 值的关系。

测定药物 pK_a 的方法有滴定法、电导法、电位法、溶解度法等。

（二）分配系数

药物产生药效的前提是首先要求药物分子通过生物膜。生物膜相当于类脂屏障，这种屏障作用与被转运药物分子的亲脂性有关。评价药物分子亲脂性大小的重要物理参数是油/水分配系数。分配系数（partition coefficient，P）代表药物分配在油相和水相中（如辛醇/水、三氯甲烷/水系统）并达平衡时的比例。如果药物在两相中都是以单体存在，则分配系数为药物在两相中的溶解度之比，只要测定两相中药物的溶解度即可求得分配系数。

测定油/水分配系数常用的有机溶剂为 n-辛醇。因为辛醇的极性和溶解性能较其他惰性溶剂好，药物分配进入辛醇较分配进入其他惰性溶剂容易，故易测得结果。必须注意 P 值因测定方法和溶剂不同而不同。

分配系数的测定应用较多，如测定药物在水和混合溶剂中的溶解度，可预测同系列药物的体内吸收，有助于药物从样品中特别是生物样品（血、尿）中的提取；在分配色谱法中有助于选择 HPLC 色谱柱、TLC 薄层板和流动相等。

（三）熔点和多晶型

多晶型（polymorphism）是药物的重要物理性质之一。药物常存在有一种以上的晶型，称为多晶型。多晶型药物的化学成分相同，但晶型结构不同，晶格能大小不同，导致其某些物理性质，如密度、熔点、溶解度、溶出速度、硬度、稳定性也不同。一般多晶型药物中只有一种晶型是稳定的，其他晶型为亚稳定型或不稳定型，最终都会转变成稳定型，这种转变可能需要几分钟到几年的时间。亚稳定型是药物存在的一种高能状态，通常熔点低，溶解度和溶解速度较高。因此，药物的晶型往往会影响其吸收速度和临床药效。对于难溶性药物，不同晶型的溶解度及溶解速度的差异，易导致其口服制剂在胃肠道吸收速度和吸收程度的差异。但不是所有药物的多晶型都会产生吸收、生物利用度或稳定性的显著差异。实际上药物的多晶型是一种较普遍的物理现象，许多药物不同晶型之间的晶格能、溶解度、溶解速度、熔点、稳定型等差异不大。有些药物不同晶型的性质虽然差异较大，但在适宜的体内或体外条件下可以发生有利的晶型转变。

研究药物多晶型的方法有溶出速度法、X 射线衍射法、红外分析法、热分析法等。

在药物制剂的生产中，许多因素可促使晶型间发生转变，如湿或热等外界环境，喷雾干燥、加热灭菌、冷冻干燥等工艺工程。因此，处方前研究要研究药物是否存在多晶型、有多少种晶型、稳定性如何、各种晶型的溶解度如何等等。

（四）吸湿性

药物能从周围环境空气中吸收水分，称具有吸湿性（hygroscopicity）。一般药物的吸湿程度取决于周围空气的相对湿度（relative humidity，RH），空气的相对湿度越大，暴露于空气中的药物越易吸湿。绝大多数吸湿性药物在 RH30%～45%（室温）时，与空气相平衡时水分含量很低，在此条件下贮存的物质较稳定。因此，药物最好置于 RH50% 以下条件贮存。此外，采用合适的包装也可在一定程度上防止水分的影响。

药物及固体制剂的吸湿性试验一般置于自动恒温恒湿设备中进行，也可以将适宜的饱和无机盐溶液放置在稳定的密闭容器中形成湿度环境。如在25℃时，饱和氯化钠所形成的相对湿度为75%，饱和硝酸钾溶液所形成的相对湿度为92.5%。

（五）粉体学性质

药物的粉体学性质主要包括粒子形态、大小、粒度分布、粉体密度、附着性、流动性、润湿性和吸湿性等。这些性质会对药物制剂的处方设计、制备工艺和制剂产品产生很大的影响，如流动性、含量、均匀度、稳定性、颜色、味道、溶出速度和吸收速度等无不受药物粉体学性质的影响。用于固体制剂的辅料如填充剂、崩解剂、润滑剂等的粉体性质也可改变或改善主药的粉体性质，有助于制剂成型及提高制剂的质量。

（六）药物的化学稳定性

处方设计前工作的一个重要内容是对药物的稳定性及其影响因素进行研究。光、热、湿、氧、pH值及辅料等都可能会影响药物的稳定性。任何一个药物制剂均应标出有效期，确保在其所要求的贮藏条件下，药物含量或效价能保持在质量标准要求的限度以上。通过对药物本身稳定性的研究，可对处方组成、制备工艺、辅料选用和包装设计起指导作用。

稳定性常用的测定方法有HPLC法、TLC法、热分析法、漫反射光谱法等。

二、药物的生物学性质

药物的生物学性质包括对生物膜的通透性，在生理环境下的稳定性，药物的吸收、分布、代谢、消除等特性，药物的毒副作用及治疗窗等。药物的生物学性质对制剂设计有重要指导作用。如对于口服吸收差的药物，可考虑选择注射剂等剂型。缓释、控释制剂对药物的半衰期、治疗指数、吸收部位等均有一定要求。

三、药物与辅料的相容性研究

药物与辅料的相容性研究系指药物与辅料间相互作用研究，这些相互作用将影响制剂的外在和内在质量。药物与辅料的相容性研究是处方前研究工作中的一项重要内容，具体试验方法因不同制剂品种而异。

对于固体制剂，可选若干种辅料，将少量药物和辅料混合，置于胶塞封蜡密闭的小瓶中，分别于室温以及55℃（硬脂酸、磷酸二氢钙一般用40℃）贮存，然后于一定时间检查其物理性质，如结块、液化、变色、臭味等，并采用适宜方法检查其含量及有关物质。此外，还需对药物和辅料在相同条件下单独进行对比试验。目前通常采用热分析方法研究和预测药物与辅料之间物理化学方面的相互作用，比较药物与辅料的混合物、药物、辅料各自的热分析曲线，可通过熔点的改变、峰形和峰面积、峰位移等变化了解药物与辅料间的理化性质变化及其规律。

对于口服液体制剂，常研究药物与乙醇、甘油、糖浆、防腐剂和缓冲液的配伍。对注射剂的配伍，一般是将药物置于含有附加剂的溶液中进行研究，通常是在含重金属（同时含有或不含螯合剂）或抗氧剂（在含氧或氮的环境中）的条件下研究，目的是了解药物和辅料在氧化、曝光和接触重金属条件下的稳定性，为注射剂处方设计提供依据。

第四节　药物制剂处方与工艺的优化设计

通过处方设计前的研究工作掌握了药物的理化性质、生物学性质，并确定了可应用的辅料后，下一步的工作是根据制剂要求设计处方和工艺。处方设计包括对辅料种类及其用量的选择；工艺设计包括对工艺类型及工艺过程中具体的制备条件如温度、压力、搅拌速度、混合时间等的选择。多数情况下需要对备选辅料、辅料用量、工业类型及条件等进行优化设计，并进行试验以确定最佳处方及制备工艺。实际工作中一般首先通过适当的预试验选择一定的辅料和制备工艺后，再采用优化技术对制剂处方和工艺进行优化设计。

优化过程包括：①选择可靠的优化设计方案以适应线性或非线性模型拟合；②建立效应与因素之间的数学关系式，并通过统计学检验确保模型的可信度；③优选最佳方案。

一、优化指标的确定

优化指标是制剂应达到的基本性能，即优化设计中的应变量。如片剂基本性能的要求有崩解时限或溶出度、脆碎度、片重差异或含量均匀性、外观等；注射剂的基本性能要求有溶解性、澄明度、刺激性等。要求优化方案达到的指标越多，设计方案中所考虑的辅料及工艺因素就越多，设计方案就越复杂，试验次数也会随之增加。因此一般只选择重要的指标，而忽略一般指标或将其留待优化后考虑，以简化设计。例如对某难溶性药物片剂处方的优化设计，主要以溶出度为优化指标，有针对性地选择辅料及工艺，而对脆碎度、片重差异等可在获得优化结果后再进行考虑。

此外，视剂型特点也可选择影响制剂质量的多个指标进行优化设计。如在微球制剂的制备中，多以包封率为优化指标，而微球的包封率和设计释放时间的累积释放量之间往往呈反比趋势，即包封率越高，设计释放时间内的累计释放量越小。因此单一的指标不能优选出兼顾多者的最佳工艺，可同时采用包封率、累积释放量和突释为优化指标，将各指标归一化处理后进行综合评价。

二、常用优化法

1. 单纯形优化法　单纯形优化法（simplex method）系一种动态调优的方法。基本原理是：若有 N 个需要优化设计的因素，单纯形则由 N+1 维空间多面体所构成，空间多面体的各顶点就是试验点。比较各试验点的结果，去掉最坏的试验点，取其对称点作为新的试验点，该点称为"反射点"。新试验点与剩下的几个试验点又构成新的单纯形，新单纯形向最佳目标点更靠近。如此不断地向最优方向调整，最后找到最佳目标点。

2. 拉氏优化法　拉氏优化法（lagrangian）系一种数学技术。对于有限制的优化问题，其函数关系必须在服从对自变量的约束条件下进行优化。此法是把约束不等式转化为等式，以下列数学例子说明其优化方法。

寻找 $Y=X_1+X_2$ 的 X_1、X_2 值，使 Y 值最小，同时符合：
$$X_1+X_2 \geqslant 4 \qquad 式（21-3）$$

首先必须引入松弛变量 q（必须是非负数）将式（21-3）转化成等式：
$$X_1+X_2-q^2=4 \qquad 式（21-4）$$

然后可建立拉氏函数式 F，F 等于目标函数式 $Y=X_1^2+X_2^2$ 加上拉氏系数 λ 和约束等式（21-4）的乘积，即：
$$F=X_1^2+X_2^2+\lambda(X_1+X_2-q^2-4) \qquad 式（21-5）$$

对式（21-5）取一阶偏导数，并设置为零，可求得 $X_1=2$，$X_2=2$，$q=0$，$\lambda=-4$，则 $Y=8$。

拉氏优化法的特点为：①直接确定最佳值，无需搜索不可行的实验点；②只产生可行的可控变量值；③能有效地处理等式和不等式表示的限制条件；④可处理线形和非线形关系。

3. 效应面优化法 效应面优化法（response surface methodology）系指通过一定的实验设计考察自变量，即影响因素对效应的作用并对其进行优化的方法。效应与考察因素之间的关系可用函数 $Y=F(X_1, X_2, \cdots\cdots, X_k)+\varepsilon$ 表示（ε 为偶然误差），该函数所代表的空间曲面就称为效应面（response surface）。效应面优化法的基本原理就是通过描绘效应对考察因素的效应面，从效应面上选择较佳的效应区，从而回推出自变量取值范围，即最佳实验条件的优化法，将数学与统计学相结合，并利用计算机技术进行数据处理。

4. 试验设计

（1）析因设计：析因设计（factorial design）又称析因试验，系一种多因素的交叉分组试验。它不仅可以检验每个因素各水平间的差异，更主要的是可以检验各因素之间有无交互作用。如果两个或多个因素之间有交互作用，表示这些因素不是各自独立发挥作用，而是互相影响，即一个因素的水平改变时，另一个或几个因素的效应也相应有所改变。反之，如果无交互作用，表示各因素具有独立性，即一个因素的水平改变时不影响其他因素的效应。在析因设计中，研究各因素的所有组合下的试验结果（效应），由此判断哪个因素对结果的影响最大，以及哪些因素之间有交互作用。

（2）星点设计：星点设计（central composite design，CCD）系多因素五水平的试验设计，是在二水平析因设计的基础上加上星点和中心点构成的。CCD 设计表由三部分组成：①2K 或 2K×1/2 析因设计；②星点：由于二水平的析因设计只能用做线性考察，需再加上第二部分星点，才适合于非线性拟合，星点（star point）在坐标轴上的位置可表示为坐标 $(\pm\alpha, 0, \cdots\cdots, 0)$，$(0, \pm\alpha, \cdots\cdots, 0)$，$\cdots\cdots$，$(0, 0, \cdots\cdots, \pm\alpha)$，又称轴点（axial point）；③一定数量的中心点重复试验。星点设计的操作方法参见相关文献。

（3）正交设计：正交设计（orthogonal design）系一种用正交表安排多因素多水平的试验，并用普通的统计分析方法分析试验结果，推断各因素最佳水平（最优方案）的科学方法。用正交表安排多因素多水平的试验，因素间搭配均匀，不仅能把每个因素的作用分清，找出最优水平组合，而且还可考虑到因素的联合作用，并可大大减少试验次数。

（4）均匀设计法：均匀设计法（uniform design）系一种多因素试验设计方法，它具有比正交试验设计法试验次数更少的优点。进行均匀设计必须采用均匀设计表和均匀设计使用表。每个均匀设计表都配有一个使用表，指出不同因素应选择哪几列以保证试验点分布均匀。例如 2 因素 11 水平的试验应选用 U_{11} (11^{10}) 表，表中共有 10 列，根据 U_{11} (11^{10}) 的使用表，应取 1、7 两列安排试验。若有 4 因素应取 1、2、5、7 列进行试验。其试验结果采用多元回归分析、逐步回归分析法得多元回归方程。通过求出多元回归方程的极值即可求得多因素的优化条件。

参 考 文 献

1. 崔福德. 药剂学. 第六版, 北京：人民卫生出版社, 2007.
2. 陆彬. 药剂学. 北京：中国中医药科技出版社, 2007.
3. 靳浩, 吴诚, 梅兴国. 多指标综合评价法优选阿霉素微球的制备工艺及体内的初步考察. 中国药学杂志, 2006, 41 (22)：1723～1725.
4. 吴伟, 崔光华. 星点设计-效应面优化法及其在药学中的应用. 国外医学·药学分册, 2000, 27 (5)：292～298.

教材与教学配套用书

新世纪全国高等中医药院校规划教材

注：凡标〇号者为"普通高等教育'十五'国家级规划教材"；凡标★号者为"普通高等教育'十一五'国家级规划教材"

（一）中医学类专业

1. 中国医学史（常存库主编）〇★
2. 医古文（段逸山主编）〇★
3. 中医各家学说（严世芸主编）〇★
4. 中医基础理论（孙广仁主编）〇★
5. 中医诊断学（朱文锋主编）〇★
6. 内经选读（王庆其主编）〇★
7. 伤寒学（熊曼琪主编）〇★
8. 金匮要略（范永升主编）★
9. 温病学（林培政主编）〇★
10. 中药学（高学敏主编）★
11. 方剂学（邓中甲主编）〇★
12. 中医内科学（周仲瑛主编）〇★
13. 中医外科学（李曰庆主编）★
14. 中医妇科学（张玉珍主编）〇★
15. 中医儿科学（汪受传主编）〇★
16. 中医骨伤科学（王和鸣主编）〇★
17. 中医耳鼻咽喉科学（王士贞主编）〇★
18. 中医眼科学（曾庆华主编）
19. 中医急诊学（姜良铎主编）〇★
20. 针灸学（石学敏主编）〇★
21. 推拿学（严隽陶主编）
22. 正常人体解剖学（严振国　杨茂有主编）★
23. 组织学与胚胎学（蔡玉文主编）〇★
24. 生理学（施雪筠主编）〇★
    生理学实验指导（施雪筠主编）
25. 病理学（黄玉芳主编）
    病理学实验指导（黄玉芳主编）
26. 药理学（吕圭源主编）
27. 生物化学（王继峰主编）〇★
28. 免疫学基础与病原生物学（杨黎青主编）〇★
    免疫学基础与病原生物学实验指导（杨黎青主编）
29. 诊断学基础（戴万亨主编）★
    诊断学基础实习指导（戴万亨主编）
30. 西医外科学（李乃卿主编）★
31. 内科学（徐蓉娟主编）〇

（二）针灸推拿学专业（与中医学专业相同的课程未列）

1. 经络腧穴学（沈雪勇主编）〇★
2. 刺法灸法学（陆寿康主编）★
3. 针灸治疗学（王启才主编）
4. 实验针灸学（李忠仁主编）〇★
5. 推拿手法学（王国才主编）〇★
6. 针灸医籍选读（吴富东主编）★
7. 推拿治疗学（王国才）

（三）中药学类专业

1. 药用植物学（姚振生主编）〇★
   药用植物学实验指导（姚振生主编）
2. 中医学基础（张登本主编）
3. 中药药理学（侯家玉　方泰惠主编）〇★
4. 中药化学（匡海学主编）〇★
5. 中药炮制学（龚千锋主编）〇★
   中药炮制学实验（龚千锋主编）
6. 中药鉴定学（康廷国主编）★
   中药鉴定学实验指导（吴德康主编）
7. 中药药剂学（张兆旺主编）〇★
   中药药剂学实验
8. 中药制剂分析（梁生旺主编）〇

9 中药制药工程原理与设备（刘落宪主编）★
10 高等数学（周喆主编）
11 中医药统计学（周仁郁主编）
12 物理学（余国建主编）
13 无机化学（铁步荣　贾桂芝主编）★
　　无机化学实验（铁步荣　贾桂芝主编）

14 有机化学（洪筱坤主编）★
　　有机化学实验（彭松　林辉主编）
15 物理化学（刘幸平主编）
16 分析化学（黄世德　梁生旺主编）
　　分析化学实验（黄世德　梁生旺主编）
17 医用物理学（余国建主编）

（四）中西医结合专业

1 中外医学史（张大庆　和中浚主编）
2 中西医结合医学导论（陈士奎主编）★
3 中西医结合内科学（蔡光先　赵玉庸主编）★
4 中西医结合外科学（李乃卿主编）★
5 中西医结合儿科学（王雪峰主编）★
6 中西医结合耳鼻咽喉科学（田道法主编）★
7 中西医结合口腔科学（李元聪主编）★
8 中西医结合眼科学（段俊国主编）★
9 中西医结合传染病学（刘金星主编）
10 中西医结合肿瘤病学（刘亚娴主编）
11 中西医结合皮肤性病学（陈德宇主编）
12 中西医结合精神病学（张宏耕主编）★
13 中西医结合妇科学（尤昭玲主编）★
14 中西医结合骨伤科学（石印玉主编）★
15 中西医结合危重病学（熊旭东主编）★
16 中西医结合肛肠病学（陆金根主编）
17 免疫学与病原生物学（刘燕明主编）

18 中医诊断学（陈家旭主编）
19 局部解剖学（聂绪发主编）
20 诊断学（戴万亨主编）
21 组织学与胚胎学（刘黎青主编）
22 病理生理学（张立克主编）
23 系统解剖学（杨茂有主编）
24 生物化学（温进坤主编）
25 病理学（唐建武主编）
26 医学生物学（王望九主编）
27 药理学（苏云明主编）
28 中医基础理论（王键主编）
29 中药学（陈蔚文主编）
30 方剂学（谢鸣主编）
31 针灸推拿学（梁繁荣主编）
32 中医经典选读（周安方主编）
33 生理学（张志雄主编）
34 中西医结合思路与方法（何清湖主编）（改革教材）

（五）药学类专业

1 分子生物学（唐炳华主编）
2 工业药剂学（胡容峰主编）
3 生物药剂学与药物动力学（林宁主编）
4 生药学（王喜军主编）
5 天然药物化学（董小萍主编）
6 物理药剂学（王玉蓉主编）
7 药剂学（李范珠主编）

8 药物分析学（甄汉深　贾济宇主编）
9 药物合成（吉卯祉主编）
10 药学文献检索（章新友主编）
11 药学专业英语（都晓伟主编）
12 制药工艺学（王沛主编）
13 中成药学（张的凤主编）
14 药用高分子材料学（刘文主编）

（六）管理专业

1 医院管理学（黄明安　袁红霞主编）
2 医药企业管理学（朱文涛主编）
3 卫生统计学（崔相学主编）
4 卫生管理学（景琳主编）★
5 药事管理学（孟锐主编）
6 卫生信息管理（王宇主编）
7 医院财务管理（程薇主编）

8 卫生经济学（黎东生主编）
9 卫生法学（佟子林主编）
10 公共关系学（关晓光主编）
11 医药人力资源管理学（王悦主编）
12 管理学基础（段利忠主编）
13 管理心理学（刘鲁蓉主编）
14 医院管理案例（赵丽娟主编）

（七）护理专业

1. 护理学导论（韩丽沙 吴瑛主编）★
2. 护理学基础（吕淑琴 尚少梅主编）★
3. 中医护理学基础（刘虹主编）★
4. 健康评估（吕探云 王琦主编）★
5. 护理科研（肖顺贞 申杰主编）
6. 护理心理学（胡永年 刘晓虹主编）
7. 护理管理学（关永杰 宫玉花主编）
8. 护理教育（孙宏玉 简福爱主编）
9. 护理美学（林俊华 刘宇主编）★
10. 内科护理学（徐桂华主编）上册★
11. 内科护理学（姚景鹏主编）下册★
12. 外科护理学（张燕生 路潜主编）
13. 妇产科护理学（郑修霞 李京枝主编）
14. 儿科护理学（汪受传 洪黛玲主编）★
15. 骨伤科护理学（陆静波主编）
16. 五官科护理学（丁淑华 席淑新主编）★
17. 急救护理学（牛德群主编）
18. 养生康复学（马烈光 李英华主编）★
19. 社区护理学（冯正仪 王珏主编）
20. 营养与食疗学（吴翠珍主编）★
21. 护理专业英语（黄嘉陵主编）
22. 护理伦理学（马家忠 张晨主编）★

（八）七年制

1. 中医儿科学（汪受传主编）★
2. 临床中药学（张廷模主编）○★
3. 中医诊断学（王忆勤主编）○★
4. 内经学（王洪图主编）○★
5. 中医妇科学（马宝璋主编）○★
6. 温病学（杨进主编）★
7. 金匮要略（张家礼主编）○★
8. 中医基础理论（曹洪欣主编）○★
9. 伤寒论（姜建国主编）★
10. 中医养生康复学（王旭东主编）★
11. 中医哲学基础（张其成主编）
12. 中医古汉语基础（邵冠勇主编）★
13. 针灸学（梁繁荣主编）○★
14. 中医骨伤科学（施杞主编）○★
15. 中医医家学说及学术思想史（严世芸主编）○★
16. 中医外科学（陈红风主编）○★
17. 中医内科学（田德禄主编）○★
18. 方剂学（李冀主编）○★

（九）中医临床技能实训教材（丛书总主编 张伯礼）

1. 诊断学基础（蒋梅先主编）★
2. 中医诊断学（含病例书写）（陆小左主编）★
3. 中医推拿学（金宏柱主编）★
4. 中医骨伤科学（褚立希主编）★
5. 针灸学（面向中医学专业）（周桂桐主编）★
6. 经络腧穴学（面向针灸学专业）（路玫主编）★
7. 刺法灸法学（面向针灸学专业）（冯淑兰主编）★
8. 临床中药学（于虹主编）★

（十）计算机教材

1. SAS统计软件（周仁郁主编）
2. 医院信息系统教程（施诚主编）
3. 多媒体技术与应用（蔡逸仪主编）
4. 计算机基础教程（陈素主编）
5. 网页制作（李书珍主编）
6. SPSS统计软件（刘仁权主编）
7. 计算机技术在医疗仪器中的应用（潘礼庆主编）
8. 计算机网络基础与应用（鲍剑洋主编）
9. 计算机医学信息检索（李永强主编）
10. 计算机应用教程（李玲娟主编）
11. 医学数据仓库与数据挖掘（张承江主编）
12. 医学图形图像处理（章新友主编）

（十一）中医、中西医结合执业医师、专业资格考试相关教材

1. 医学心理学（邱鸿钟主编）
2. 传染病学（陈盛铎主编）
3. 卫生法规（田侃主编）
4. 医学伦理学（樊民胜 张金钟主编）

新世纪全国高等中医药院校创新（教改）教材

1. 病原生物学（伍参荣主编）
2. 病原生物学实验指导（伍参荣主编）
3. 杵针学（钟枢才主编）
4. 茶学概论（周巨根主编）
5. 大学生职业生涯规划与就业指导（王宇主编）
6. 方剂学（顿宝生主编）
7. 分子生药学（黄璐琦　肖培根主编）
8. 妇产科实验动物学（尤昭玲主编）
9. 国际传统药和天然药物（贾梅如主编）
10. 公共营养学（蔡美琴主编）
11. 各家针灸学说（魏稼　高希言主编）
12. 解剖生理学（严振国　施雪筠主编）
13. 局部解剖学（严振国主编）
14. 经络美容学（傅杰英主编）
15. 金匮辩证法与临床（张家礼主编）
16. 临床技能学（蔡建辉　王柳行主编）
17. 临床中药炮制学（张振凌主编）
18. 临床免疫学（罗晶　袁嘉丽主编）
19. 临床医学概论（潘涛、张永涛主编）
20. 美容应用技术（丁慧主编）
21. 美容皮肤科学（王海棠主编）
22. 人体形态学（李伊为主编）
23. 人体形态学实验指导（曾鼎昌主编）
24. 人体机能学（张克纯主编）
25. 人体机能学实验指导（李斌主编）
26. 神经解剖学（白丽敏主编）
27. 神经系统疾病定位诊断学（五年制、七年制用）（高玲主编）
28. 生命科学基础（王蔓莹主编）
29. 生命科学基础实验指导（洪振丰主编）
30. 伤寒论思维与辨析（张国俊主编）
31. 伤寒论学用要（翟慕东主编）
32. 实用美容技术（王海棠主编）
33. 实用免疫接种培训教程（王鸣主编）
34. 实验中医学（郑小伟、刘涛主编）
35. 实验针灸学（郭义主编）
36. 推拿学（吕明主编）
37. 卫生法学概论（郭进玉主编）
38. 卫生管理学（景琳主编）★
39. 瘟疫学新编（张之文主编）
40. 外感病误治分析（张国骏主编）
41. 细胞生物学（赵宗江主编）★
42. 组织细胞分子学实验原理与方法（赵宗江主编）
43. 西医诊疗学基础（凌锡森主编）
44. 线性代数（周仁郁主编）
45. 现代中医心理学（王米渠主编）
46. 现代临床医学概论（张明雪主编）
47. 性医学（毕焕洲主编）
48. 医学免疫学与微生物学（顾立刚主编）
49. 医用日语阅读与翻译（刘群主编）
50. 药事管理学（江海燕主编）
51. 药理实验教程（洪缨　张恩户主编）
52. 应用药理学（田育望主编）
53. 医学分子生物学（唐炳华　王继峰主编）★
54. 药用植物生态学（王德群主编）
55. 药用植物学野外实习纲要（万德光主编）
56. 药用植物组织培养（钱子刚主编）
57. 医学遗传学（王望九主编）
58. 医学英语（魏凯峰主编）
59. 药用植物栽培学（徐良主编）
60. 医学免疫学（刘文泰主编）
61. 医学美学教程（李红阳主编）
62. 药用辅料学（傅超美）
63. 中药炮制学（蔡宝昌主编）★
64. 中医基础学科实验教程（谭德福主编）
65. 中医医院管理学（赵丽娟主编）（北京市精品教材）
66. 中医药膳学（谭兴贵主编）
67. 中医文献学（严季澜　顾植山主编）★
68. 中医内科急症学（周仲瑛　金妙文主编）★
69. 中医统计诊断（张启明　李可建主编）★
70. 中医临床护理学（谢华民　杨少雄主编）
71. 中医食疗学（倪世美　金国梁主编）
72. 中药药效质量学（张秋菊主编）
73. 中西医结合康复医学（高根德主编）
74. 中药调剂与养护学（杨梓懿主编）
75. 中药材鉴定学（李成义主编）
76. 中药材加工学（龙全江主编）★
77. 中药成分分析（郭玫主编）
78. 中药养护学（张西玲主编）
79. 中药拉丁语（刘春生主编）
80. 中医临床概论（金国梁主编）
81. 中医美容学（王海棠主编）

82	中药化妆品学（刘华钢主编）	103	针刀医学（吴绪平主编）
83	中医美容学（刘宁主编）	104	中医临床基础学（熊曼琪主编）
84	中医药数学模型（周仁郁主编）	105	中医运气学（苏颖主编）★
85	中医药统计学与软件应用（刘明芝 周仁郁主编）	106	中医行为医学（江泳主编）
		107	中医方剂化学（裴妙荣主编）
86	中医四诊技能训练规范（张新渝主编）	108	中医外科特色制剂（艾儒棣主编）
87	中药材 CAP 与栽培学（李敏 卫莹芳主编）	109	中药性状鉴定实训教材（王满恩 裴慧荣主编）
88	中医误诊学（李灿东主编）		
89	诊断学基础实习指导（戴万亨主编）	110	中医康复学（刘昭纯 郭海英主编）
90	中医药基础理论实验教程（金沈锐主编）	111	中医哲学概论（苏培庆 战文翔主编）（供高职高专用）
91	针刀医学（上、下）（朱汉章主编）		
92	针灸处方学（李志道主编）	112	中药材概论（阎玉凝 刘春生主编）
93	中医诊断学（袁肇凯）主编（研究生用）	113	中医诊断临床模拟训练（李灿东主编）
94	针刀刀法手法学（朱汉章主编）	114	中医各家学说（秦玉龙主编）
95	针刀医学诊断学（石现主编）	115	中国民族医药学概论（李峰 马淑然主编）
96	针刀医学护理学（吴绪平主编）	116	人体解剖学（英文）（严振国主编）（七年制）★
97	针刀医学基础理论（朱汉章主编）		
98	正常人体解剖学（严振国主编）	117	中医内科学（英文教材）（高天舒主编）
99	针刀治疗学（吴绪平主编）	118	中药学（英文教材）（赵爱秋主编）
100	中医药论文写作（丛林主编）	119	中医诊断学（英文教材）（张庆红主编）
101	中医气功学（吕明主编）	120	方剂学（英文教材）（都广礼主编）
102	中医护理学（孙秋华 李建美主编）	121	中医基础理论（英文教材）（张庆荣主编）

新世纪全国高等中医药院校规划教材配套教学用书

（一）习题集

1	医古文习题集（许敬生主编）	19	中医急诊学习题集（姜良铎主编）
2	中医基础理论习题集（孙广仁主编）	20	正常人体解剖学习题集（严振国主编）
3	中医诊断学习题集（朱文锋主编）	21	组织学与胚胎学习题集（蔡玉文主编）
4	中药学习题集（高学敏主编）	22	生理学习题集（施雪筠主编）
5	中医外科学习题集（李曰庆主编）	23	病理学习题集（黄玉芳主编）
6	中医妇科学习题集（张玉珍主编）	24	药理学习题集（吕圭源主编）
7	中医儿科学习题集（汪受传主编）	25	生物化学习题集（王继峰主编）
8	中医骨伤科学习题集（王和鸣主编）	26	免疫学基础与病原生物学习题集（杨黎青主编）
9	针灸学习题集（石学敏主编）	27	诊断学基础习题集（戴万亨主编）
10	方剂学习题集（邓中甲主编）	28	内科学习题集（徐蓉娟主编）
11	中医内科学习题集（周仲瑛主编）	29	西医外科学习题集（李乃卿主编）
12	中国医学史习题集（常存库主编）	30	中医各家学说习题集（严世芸主编）
13	内经选读习题集（王庆其主编）	31	中药药理学习题集（黄国钧主编）
14	伤寒学习题集（熊曼琪主编）	32	药用植物学习题集（姚振生主编）
15	金匮要略选读习题集（范永升主编）	33	中药炮制学习题集（龚千锋主编）
16	温病学习题集（林培政主编）	34	中药药剂学习题集（张兆旺主编）
17	中医耳鼻咽喉科学习题集（王士贞主编）	35	中药制剂分析习题集（梁生旺主编）
18	中医眼科学习题集（曾庆华主编）	36	中药化学习题集（匡海学主编）

37	中医学基础习题集（张登本主编）	46	中医药统计学习题集（周仁郁主编）
38	中药制药工程原理与设备习题集（刘落宪主编）	47	医用物理学习题集（邵建华 侯俊玲主编）
39	经络腧穴学习题集（沈雪勇主编）	48	有机化学习题集（洪筱坤主编）
40	刺法灸法学习题集（陆寿康主编）	49	物理学习题集（章新友 顾柏平主编）
41	针灸治疗学习题集（王启才主编）	50	无机化学习题集（铁步荣 贾桂芝主编）
42	实验针灸学习题集（李忠仁主编）	51	高等数学习题集（周喆主编）
43	针灸医籍选读习题集（吴富东主编）	52	物理化学习题集（刘幸平主编）
44	推拿学习题集（严隽陶主编）	53	中西医结合危重病学习题集（熊旭东主编）
45	推拿手法学习题集（王国才主编）		

（二）易学助考口袋丛书

1	中医基础理论（姜惟主编）	14	病理学（黄玉芳主编）
2	中医诊断学（吴承玉主编）	15	中药化学（王栋主编）
3	中药学（马红主编）	16	中药炮制学（丁安伟主编）
4	方剂学（倪诚主编）	17	生物化学（唐炳华主编）
5	内经选读（唐雪梅主编）	18	中药药剂学（倪健主编）
6	伤寒学（周春祥主编）	19	药用植物学（刘合刚主编）
7	金匮要略（蒋明主编）	20	内科学（徐蓉娟主编）
8	温病学（刘涛主编）	21	诊断学基础（戴万亨主编）
9	中医内科学（薛博瑜主编）	22	针灸学（方剑乔主编）
10	中医外科学（何清湖主编）	23	免疫学基础与病原生物学（袁嘉丽 罗晶主编）
11	中医妇科学（谈勇主编）	24	西医外科学（曹羽 刘家放主编）
12	中医儿科学（郁晓维主编）	25	正常人体解剖学（严振国主编）
13	中药制剂分析（张梅主编）	26	中药药理学（方泰惠主编）

中医执业医师资格考试用书

1	中医、中西医结合执业医师医师资格考试大纲	3	中医、中西医结合执业医师医师资格考试习题集
2	中医、中西医结合执业医师医师资格考试应试指南		